《重症康复临床工作手册》姊妹篇

重症康复治疗

技术与管理

主　编◎潘化平　冯　慧　喻鹏铭
副主编◎朱利月　谢胜锋　周兆斌

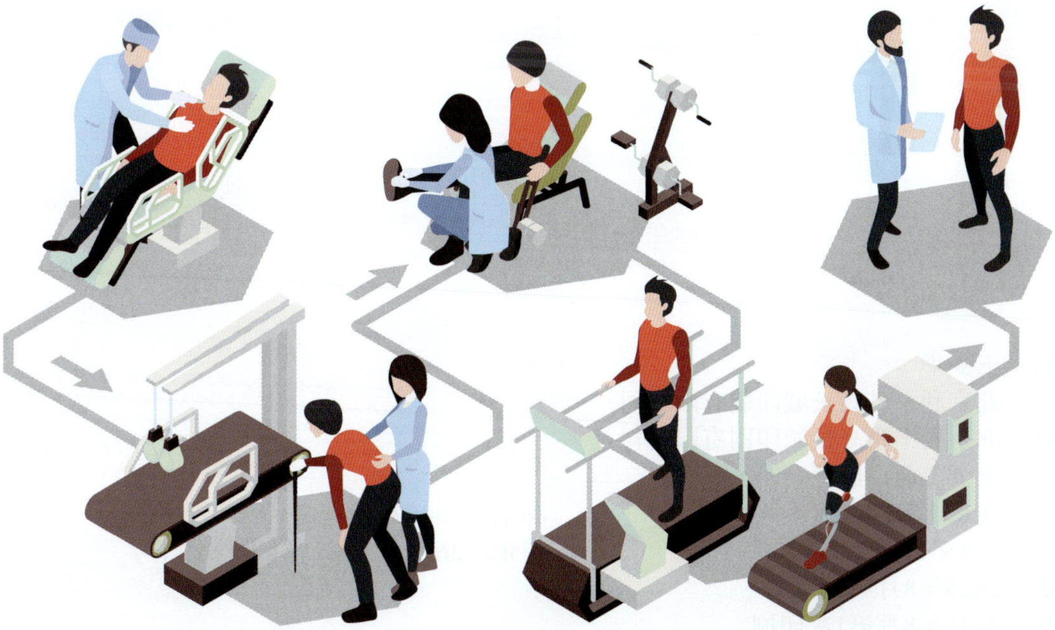

電子工業出版社
Publishing House of Electronics Industry
北京·BEIJING

图书在版编目（CIP）数据

重症康复治疗技术与管理 / 潘化平，冯慧，喻鹏铭主编. -- 北京：电子工业出版社, 2025. 8. -- ISBN 978-7-121-50586-7

Ⅰ. R459.7；R49

中国国家版本馆CIP数据核字第2025CL2568号

责任编辑：王梦华
印　　刷：北京利丰雅高长城印刷有限公司
装　　订：北京利丰雅高长城印刷有限公司
出版发行：电子工业出版社
北京市海淀区万寿路173信箱　　邮编：100036
开　　本：889×1194　1/16　　印张：26.5　　字数：630千字
版　　次：2025年8月第1版
印　　次：2025年8月第1次印刷
定　　价：258.00元

凡所购买电子工业出版社图书有缺损问题，请向购买书店调换。若书店售缺，请与本社发行部联系，联系及邮购电话：（010）88254888，88258888。
质量投诉请发邮件至zlts@phei.com.cn，盗版侵权举报请发邮件到dbqq@phei.com.cn。
本书咨询联系方式：QQ 375096420。

编委会

主　编　潘化平　冯　慧　喻鹏铭

副主编　朱利月　谢胜锋　周兆斌

编　者（以姓氏拼音为序）

阿曼古丽·莫明　复旦大学附属中山医院

陈文莉　东南大学附属中大医院

段帷韬　四川大学华西医院

冯　慧　南京市江宁医院

冯蓓蓓　中山大学附属第六医院

付娟娟　南京市江宁医院

郭　琪　上海健康医学院康复学院

韩　亮　海南医科大学第一附属医院

胡瑞萍　复旦大学附属华山医院

黄　维　四川大学华西医院

黄富表　中国康复研究中心

寄　婧　甘肃省中医院

蒋宛凌　重庆大学附属中心医院

开绍江　南京市江宁医院

黎耀峰　西安交通大学第二附属医院

李　磊　四川大学华西医院

李　赛　南方医科大学深圳医院

李　伊　首都医科大学附属北京康复医院

梁　崎　中山大学附属第一医院

刘　凯　复旦大学附属中山医院

刘立芝　南京市江宁医院

吕　晓　广东三九脑科医院

茅　矛　南京医科大学第一附属医院

莫明玉　广西医科大学第二附属医院
潘化平　南京市江宁医院
　　　　上海交通大学医学院苏州九龙医院
戚新雪　江苏省人民医院
齐国威　山东第一医科大学附属滨州市人民医院
邱运奕　佛山市第一人民医院
王　俊　皖南医学院附属弋矶山医院
王　彦　内蒙古自治区人民医院
王凤怡　四川大学华西医院
王家玺　中日友好医院
王文丽　昆明医科大学第二附属医院
王一君　重庆医科大学附属康复医院
王志勇　福建医科大学附属第一医院
温红梅　中山大学附属第三医院
伍秋含　重庆医科大学附属康复医院
谢秋幼　南方医科大学珠江医院
谢胜锋　中南大学湘雅三医院
徐成伟　南方医科大学珠江医院
徐　磊　重庆大学附属中心医院
杨梦璇　四川大学华西医院
姚超永　广东省高州市人民医院
姚　威　南京市江宁医院
于　幸　上海健康医学院康复学院
喻鹏铭　四川大学华西医院
张春岩　吉林大学第一医院
张艳明　首都医科大学宣武医院
张园园　南京市江宁医院
周柯夫　中南大学湘雅三医院
周兆斌　南昌大学第一附属医院
朱利月　浙江大学医学院附属浙江医院

秘　书　开绍江　杨梦璇

序　一

重症医学挽救生命，康复医学重塑生活。两者的深度融合，是现代医学发展的必然，更是提升危重症患者生存质量的核心。欧美发达国家早已将早期、积极的康复介入视为提升重症患者生存率、改善长期功能结局的核心策略。美国重症医学会（Society of Critical Care Medicine，SCCM）明确指出，超过80%的ICU幸存者遭受着严重的躯体、认知或心理功能障碍，应早期进行系统性康复干预。然而在全球范围内，重症康复资源分布不均、实施路径差异巨大、跨学科协作机制尚待完善等挑战依然严峻。中国作为医疗需求大国，如何在庞大的患者基数与有限的医疗资源之间架设高效、优质的重症康复桥梁呢？本书的诞生，正是对这一时代命题有力的中国回应。

当精准医学重塑临床实践范式，整合医疗成为破解复杂疾病的关键路径；重症康复是破解困局的“金钥匙”，正推动生命救治从“生存保障”向“功能重建”的历史性跨越。作为临床实践的深度参与者，我目睹过太多患者因康复介入延迟导致的不可逆功能损伤。

重症患者处于疾病转归的黄金窗口期，其康复本质是场多学科协同的“生命接力”。当全球顶尖医疗机构将早期康复纳入ICU核心质量指标时，中国重症康复却面临着资源整合不足、协作机制不畅、标准规范缺失等挑战。

这部由活跃在重症医学、康复医学、呼吸医学等诸多领域的临床先锋们共同淬炼而成的《重症康复治疗技术与管理》，正是破局之钥。本书的价值，在于构建了贯通“抢救－稳定－功能重建”全周期的整合式解决方案，有力推动了重症医学与康复医学从“物理空间上的相邻”走向“内在理念与实践上的深度化学融合”；填补了我国在重症康复系统性理论与高级实践技术专著领域的空白，为构建真正以患者功能恢复和生存质量为核心的现代化医疗服务模式提供了理论支撑和实践指南。书中倡导并践行的“早期、主动、全程、多学科协作”理念，必将深刻影响我国重症医学的临床路径，显著降低急危重症患者并发症的发生率和致残率，提升重症患者的生存尊严与生活质量，有效减轻家庭与社会负担，其社会效益与健康经济效益不可估量。

本书的实践价值远超理论意义。每个技术章节通过底线康复治疗技术和特色康复治疗技术来展现，给不同级别的医疗机构提供切实可行的治疗指导和方案，将复杂临床场景转化为可操作的行动指南。而对神经调控技术、人工智能等前沿领域的探索，更彰显了其引领学科发展的前瞻视野。

《重症康复临床工作手册》出版时潘化平主编邀请我写了序，现在出版这部姊妹著作，不仅是《重症康复临床工作手册》的深化与升华，更是我国在重症康复专业发展进程中一座崭新的丰碑，标志着我国重症康复医学在系统化、规范化和国际化道路上迈出了坚实而关键的一步。期待这部凝聚临床智慧的著作，成为每位奋战在ICU与康复病房同仁的“战术手册”，让重症康复从辅助治疗升级为生命重建的核心支柱，助力更多患者跨越生存与生活之间的鸿沟。

美国医学科学院院士

南京医科大学康复医学院荣誉院长

序 二

在全球医学向精准化、整合化纵深发展的时代背景下，重症医学与康复医学的交叉融合已成为重构现代医疗体系的重要战略赛道。世界卫生组织（World Health Organization，WHO）在《2023世界卫生统计报告》中指出，对于重症患者，康复的早期介入与全生命周期管理，可显著降低患者致残率与并发症发生率，提升医疗资源的利用效率。然而，当前我国重症康复领域仍面临评定与治疗技术不循证、多学科协同机制缺失、质量控制体系不完善与管理流程不规范等结构性矛盾，严重制约着重症康复的临床实践与高质量发展。

作为长期致力于重症康复医学临床实践与学科建设的研究者，我深刻认识到重症康复的发展水平不仅关乎患者个体的功能重建与生命尊严，更承载着优化医疗资源配置、推进分级诊疗体系建设的重要使命。重症患者处于疾病转归的关键窗口期，其治疗过程需突破临床专科分科壁垒，构建以重症患者为中心、以循证重症康复为基础的整合医疗模式。

《重症康复治疗技术与管理》一书的出版，无疑是我国重症康复学科发展历程中的重大实践创新。本书集结了全国三十多家三甲医院重症医学、重症康复等领域的学术带头人及临床一线专家，以循证医学为导向，系统构建了重症康复治疗技术与管理的理论框架。在技术维度，书中创新性地提出了“四维评估 – 动态干预”的康复模式，将神经调控技术、智能可穿戴设备与传统康复疗法深度融合，形成覆盖呼吸功能支持，运动功能重建，吞咽功能、言语功能与认知功能改善等全领域的技术解决方案。在管理维度，通过引入国际先进的临床路径管理理念，构建了涵盖重症康复临床流程、质量控制、风险预警及科室运营的智能化管理体系，为重症康复的循证化、标准化、同质化发展提供了系统性解决方案。

本书的另一大特色在于其显著的实践指导性与学术前瞻性。在每个章节最后均嵌入复杂重症康复案例，系统展示了从早期康复介入指征判断、多学科协作方案制定，到长期随访管理的完整临床路径。同时，书中对神经调控、虚拟现实与人工智能等前沿技术在重症康复中的应用展望，为重症康复学科未来发展指明了方向。这种理论与实践的深度融合，使本书不仅成为重症康复领域从业者的实用指南，而且成为推动重症康复学术创新的力量源泉。

站在“健康中国 2030”战略实施的关键节点，重症康复的发展已上升为国家医疗卫生事业高质量发展的重要组成部分。我坚信，《重症康复治疗技术与管理》一书的出版，将有力推动我国重症康复学科体系的完善与升级，为构建具有中国特色的重症康复医疗体系提供技术支撑与实践垂范。期待本书能够激发更多同仁投身于重症康复事业的创新实践，成为提升我国重症康复服务水平、推进健康中国建设的新质生产力。

四川大学华西医院康复医学中心主任

中华医学会物理医学与康复学分会主任委员

前　言

随着现代医学的快速发展，重症康复作为康复医学的一个亚专业，近几年在理论和实践上正在逐步发展壮大。越来越多的临床医务工作者认识到康复医学的作用与价值，但重症康复的定义、内涵、边界以及核心技术等问题一直困扰着从业者们，大家也一直在通过不同途径、不同方式与同道们进行交流、找寻着答案。

“重症康复”这个词从其出现，到形成一个专业方向和学术团体，主要有两方面的原因：一方面是主动参与形成的。由于急诊急救技术与设备的快速发展，患者死亡率得到了有效控制，从而产生了大量高强度护理及提高生存质量的医疗服务工作，亟需大量受到专门训练、有着独特且有效治疗技术的医务工作者。另一方面是被动应对产生的。随着医疗机构高质量发展需求、医疗保险催生有价值医疗服务理念的普及，导致临床专科普遍需要加快周转、降低并发症发生率，在有限的医疗时间内提升患者的生理功能。

重症康复倾向于做到临床救治与康复服务同步，而不是传统的康复医疗服务需要等到患者病情稳定后方才介入。急性病期、对干预措施的反应、可靠预测的时机和恢复的病期是改善神经危重症患者预后的关键。早期活动、呼吸治疗、体位治疗、被动活动等是重症康复的常见措施，存在治疗方案选择主观性大、治疗疗效的评估缺乏有效手段的现状，这些也限制了重症康复的推广应用。

重症康复实施的对象不同于一般的急性重症患者，他们不仅因为自身疾病无法脱离ICU环境，更会因ICU内的多种环境影响、治疗方式等遗留下严重的器官功能障碍，进而影响患者的生命质量。因此慢性重症患者的治疗和管理需要综合多方面的措施，以确保患者在长期住院期间获得最佳的护理和恢复。重症康复管理和技术施展的异质性，对危重症患者医疗安全、临床结局有什么影响，以及我们可以从中学到什么，这些对于了解病理生理学以及指导和优化个人患者管理非常重要。

重症康复的对象目前尚没有统一的标准。现有的标准在持续时间、器官功能障碍严重程度、功能依赖程度和预后的考量上仍存在差异，对于危重症患者康复介入时机的选择仍具争议，施展康复治疗技术以及技术标准化、规范化同样众说纷纭，对重症患者进行多学科协作以及精细化监测和治疗上的管理，及时处理潜在的并发症，也都有待于进一步确认。

前一本著作《重症康复临床工作手册》的编写、出版，很好地起到了提高重症康复专业理论水平、诊疗操作技能和临床实践能力，以及优化重症康复治疗流程的作用，在全国引起了很大反响；对推广、普及、提升我国的重症全病程康复医疗的理念和实用技术应用起到了很大的作用。同仁们对这本著作的认可，使我和喻鹏铭教授，以及一批志同道合的同行们一致认为，为了更好地推动重症康复治疗技术规范化、标准化建设的工作，有必要撰写一本有关重症康复治疗技术与管理的著作。

这部由诸多领域临床专家共同撰写的《重症康复治疗技术与管理》，旨在抛砖引玉，推动重症医学与康复医学的深度融合。本书从技术层面创新性地提出了“四维评估－动态干预”的康复模式，将最新康复技术与传统康复疗法深度融合，形成了覆盖全领域的技术解决方案；同时，从管理层面引入了国际先进的临床路径管理理念，为重症康复的循证化、标准化、同质化发展提供了系统性解决方案。我们期待这部著作能为构建以患者功能恢复和生存质量为核心的现代化医疗服务模式，以及建立健全符合实际工作需求的重症康复专科人员培训与管理体系提供参考。

本书的撰写，承蒙南京市江宁医院康复医学中心团队、四川大学华西医院康复医学中心喻鹏铭教授团队以及所有编写专家的支持和辛勤付出，作为本书主编，我谨致以诚挚敬意和衷心的感谢。另外，要特别感谢电子工业出版社和王梦华编辑，是他们的远见、宽容和耐心，才得以使这本书能够顺利出版。

本书是三十多家医院的几十位专家，历经两年多的讨论、撰写和修订。虽然大家都竭尽全力，但由于水平有限，本书难免存在不当之处，敬请同行和读者批评指正。

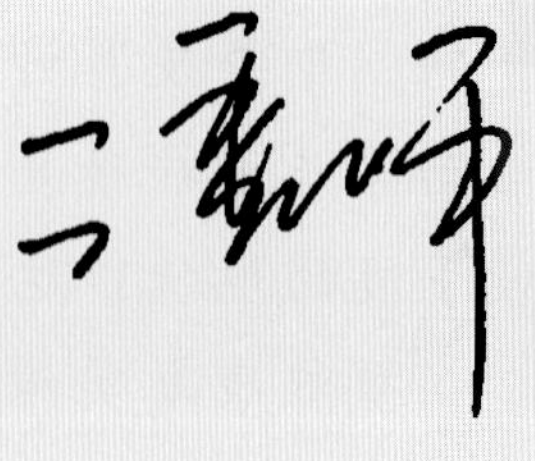

目　录

第一篇　重症康复治疗基础与管理

第二篇　重症患者相关问题的康复管理

第三篇　质量控制与风险处理

第四篇　重症康复治疗技术展望与思考

第一篇
重症康复治疗基础与管理

第一章

重症康复治疗绪论

重症患者的康复治疗是现代医疗体系中一个关键的组成部分。针对重症患者的物理治疗，其主要目的是在不增加患者负担的前提下，尽早开始康复过程，以减少进入重症监护病房（intensive care unit，ICU）导致的并发症，帮助患者在经历严重疾病或手术之后恢复最佳的功能状态。

近年来，随着科技的进步，一系列新兴的康复治疗技术被应用于临床实践中，包括但不限于神经肌肉电刺激（neuromuscular electrical stimulation，NMES）、早期动员（early mobilization）、多感官刺激治疗以及基于游戏的虚拟现实（virtual reality，VR）训练等。这些技术都显示出了在促进肌力恢复、改善患者运动功能和认知能力等方面的潜力。

NMES 通过外部电极施加电流来激活肌肉，尤其在患者无法进行主动运动时非常有用。研究表明，NMES 可以改善肌肉力量并有助于肌肉重建。NMES 是一种非侵入性治疗手段，通过电刺激促进肌肉收缩，有助于防止肌肉萎缩并提高肌肉力量。

早期动员被认为对于改善长期的功能结果至关重要，包括短期行走和认知功能的改善。治疗过程可以从床上坐起、转床、站立到走路等活动逐渐递增。早期动员是一种积极的康复策略，鼓励患者在 ICU 环境中尽早进行物理活动，以减少卧床引起的并发症。

被动关节活动（passive range of motion）是指康复治疗人员移动患者的关节，而患者不需要用力。这种治疗方式有助于维持关节活动范围，预防关节僵硬和肌肉挛缩。

呼吸治疗（respiratory therapy）包括吸入治疗、振动和胸部理疗以及呼吸肌训练等措施，是提高重症患者呼吸功能和促进痰液排出的关键性治疗方法。

床上擦浴（bed baths）和皮肤护理（skin care）可能不像其他物理治疗那样直接，但它们是防止压疮和其他皮肤问题的重要组成部分。

优化的营养支持（nutritional support）是重症患者康复的一个核心部分，有助于维持肌肉质量和免疫功能。

重症科室有 3 个非常重要的组成部分：首先是专业的医疗团队。专业的医疗团队是重症科室的核心。医疗团队通常由经验丰富的医生、护士和其他专业人员组成。他们经过专门的培训，具备处理各种急危重症患者的能力，负责评估患者的状况，制定治疗方案，并在必要时进行紧急干预。其次是先进的医疗设备。重症科室配备了各种先进的医疗设备，如多参数心电监护仪、无创及有创呼吸机、心肺复苏机、血液灌流设备、床旁血滤机（continuous renal replacement therapy，CRRT）、床旁超声机等。这些设备为医护人员提供了必要的监测和治疗手段，有助于及时发现患者的病情变化，并采取相应的治疗措施。最后是有效的治疗和护理。如果说重症患者的救治水平直接体现了医院的综合实力，那么重症护理无疑是其中不可或缺的关键因素。重症科室通常有完善的治疗及护理流程，以确保患者能够得到及时、有效的救治。这些流程包括制定个性化的治疗方案、实施精细化的护理措施、加强患者的心理支持等。通过科学的治疗和护理，可以最大限度地减轻患者的痛苦，促进患者康复，提高患者的生活质量。

（潘化平）

第二章

重症康复治疗概述

第一节　重症康复

一、重症康复的发展契机

重症监护病房（ICU）可对患者病情提供多重即时监护，同时维持患者血流动力学稳定、给予最佳氧疗支持。严重感染、大手术后、器官衰竭等多种情况下的危重患者需要进入 ICU。ICU 分为普通综合 ICU 和相应专科 ICU。不同的主病因存在不同的专科治疗方向，需要根据患者的病情进入相应专科 ICU 进行后续治疗。

以往对 ICU 治疗的关注点主要在于尽可能维持患者的生命体征、促进存活，改善状态以转入普通病房。随着诊疗技术的进步，ICU 患者的存活率大幅提升，但也逐渐暴露了一些新的问题和需求，尤其是以下两方面。

1. 如何加快患者的康复速度，同时进一步降低病死率和并发症的发生率，缩短 ICU 患者的住院时间与花费。在 Robert 等人的研究中，对 900 例患者进行了 ICU 早期物理治疗后，ICU 住院天数（22%）和总住院天数（19%）均有缩短，24 项费用中的 20 项（80%）费用净节省了共 376.3 万美元（1 美元≈ 7.12 元）。

2. 大量研究证明，患者即使是在救治下存活，但无论是在 ICU 住院期内还是出院后，都会面临生理功能和精神认知功能的衰退，因此如何预防或改善相关障碍很重要。尤其是近 10 年来，ICU 后综合征（post-ICU syndrome）越来越得到关注，这种患者在出院后很难回归到之前的生活状态和社会角色中去。Jensen 等人的荟萃分析显示，374 例 ICU 患者在出院后 3~6 个月，有 49% 的患者在生活质量（quality of life，QOL）、焦虑、抑郁、创伤后应激障碍（post-traumatic stress disorder, PTSD）、生理能力（physical abilities）、认知功能和回归工作等方面受到影响（95%CI 0.26~0.95）。

为了预防、改善以上问题，除了重症临床医学措施的精进以外，积极进行重症康复是一种有效的干预措施。为了优化重症患者恢复，2013 年美国重症监护医学会更新了《成人重症监护疼痛、激动、谵妄的临床实践指南》。指南中提出了协调多学科 ICU 治疗的集束化管理概念，即 ABCDEF bundle。集束化管理包括：

A（assess，prevent，and manage pain）——评估、预防和管理疼痛；B（both SATs and SBTs）——自发觉醒试验（spontaneous awakening trials，SATs）和自发呼吸试验（spontaneous breathing trials，SBTs）；C（choice of analgesia and sedation）——镇痛和镇静的选择；D（delirium: assessment，prevention，and management）——谵妄评估、预防和管理；E（early mobility and exercise）——早期活动和训练；F（family engagement and empowerment）——家庭参与和赋权。该概念中的几个要素，均与重症康复息息相关；这再一次强调了重症康复对重症患者恢复的重要性，早期活动和训练是重症治疗中的关键环路之一。我国国家卫生健康委员会在2021年发布的《关于加快推进康复医疗工作发展的意见》中提出，三级综合医院康复医学科重点要为急危重症和疑难复杂疾病患者提供康复医疗服务，开展重症康复日渐重要且势在必行。

二、重症康复的定义

重症康复（intensive care rehabilitation，ICR）是指针对危重症患者，在病情允许的范围内进行提高患者身体、心理及社会功能的治疗。

广义的重症康复应包括以下三个时间线连续的阶段，但某些患者因疾病发展和自身状态，可能只会接受其中某个阶段的重症康复介入：①ICU预康复。②ICU内康复。③出ICU后康复衔接（出院处方和为慢性期康复做准备）。

重症康复的开展区域并不仅限于传统的ICU内。不少患者在ICU治疗指征完成、出ICU后，经常面临难以直接衔接普通病房治疗的局面，尤其是在接受大手术后、患者仍存在意识障碍、气切套管在位等情况下。随着医学诊疗技术水平的发展，高依赖病房（high dependency unit，HDU）逐步开始设立。HDU作为重症监护病房和普通病房之间的衔接，可解决患者出ICU后转介困难的问题。在HDU内患者进行相关的重症康复治疗，是今后重症康复的一大发展趋势。

三、重症康复的安全性、有效性和重要性

提起重症康复，最被关心的往往是安全性。医生担心患者活动量过大，造成病情反复；治疗师面对插满管路的患者常常觉得不知道从何处入手，是否会在活动的过程中因管路松脱造成危险；护理人员听见各种仪器报警会很紧张患者的生命体征变化，也会担心活动中发生坠床等突发事件；患者自己活动时，也会有一定的恐惧心理而发生保护性行为，影响训练，最常见的是担心离床活动造成跌倒。

多项研究显示，重症康复发生不良事件的概率非常小。Peter等人的荟萃分析显示，48项共7546例患者参与的重症康复，22351次训练中仅发生583次不良事件（2.6%）；其中各研究提及发生率最高的依次为血流动力学改变（33例，69%）、血氧下降（33例，69%）、患者综合表现改变（32例，1.8%）。

除了安全性以外，有效性和重要性也备受关注。以下分别就重症康复三阶段的有效性和重要性进行说明。

（一）ICU预康复

近几十年来，业界逐渐开始关注预康复（pre-rehabilitation）。对于有可能进入ICU或有可能发生严重并发症、甚至死亡的患者进行预康复，可有效降低患者的病重率、进入ICU率、住院周期及死亡率（I级证据）。

Topp等的研究证明，在进入ICU前进行预康复，不仅能帮助患者增强各器官功能储备，更能帮助提高患者对各种ICU操作的耐受性，同时降低并发症的发生率。对于有进入ICU风险的患者进行预康复非常重要，主要人群是手

术前患者，尤其是术前基础状态差、大器官手术、复杂手术、器官移植、老年患者等。预康复对老年手术患者尤其有意义。Bu 等的荟萃分析显示，对 9008 例老年患者（≥ 65 岁）进行髋部术前预康复，仅 1628 例（18.1%）在 30 天内再入院（再骨折、病重入 ICU、发生其他并发症）。Ishith 等进行了 31 项头颈癌患者开展预康复的荟萃分析显示，其中 14 项研究进行运动和营养结合疗法预康复干预，患者的严重并发症发生率明显降低（n=1554，0.66%；95%CI 0.49~0.88，P<0.005）。

（二）ICU 内康复

在 ICU 内，积极进行康复介入的研究数量是最多的，其中最多的就是 ICU 早期康复 / 活动（early rehabilitation/mobilization in the ICU）。在保证安全的前提下，如何有效地进行康复训练和一定强度的训练是否可以改善患者的状态，是整个康复团队关心的重点。

很多患者在接受机械通气后可能产生一系列功能障碍，这就需要康复的积极介入，预防和改善障碍。Barker 等的研究显示，254 例心脏术后患者在接受超过 48h 机械通气后，130 例（51%）出现拔管后吞咽困难，因此极易发生延迟脱机状况。

对 ICU 内的患者，尤其是机械通气下的患者进行早期康复，可改善以下方面：降低机械通气时间（Ⅰ级证据），提高关键肌（呼吸肌）肌力水平（Ⅰ级证据），改善生活表现（Ⅲ级证据），降低患者 ICU 住院时间（Ⅰ级证据）和总住院时间（Ⅲ级证据），降低患者医疗花费（Ⅰ级证据）。Lan 等的 ICU 早期活动荟萃分析中提出，早期活动可以降低 ICU 获得性肌无力（ICU acquired weakness，ICU-AW）发生率，改善机体功能，缩短机械通气时间和总住院日。Stefannie 等的吸气肌训练对 ICU 患者效应的荟萃分析中指出，9 项研究显示 ICU 患者进行吸气肌训练期间几乎没有不良事件发生，13 项研究显示阈值负荷训练法是常用的吸气肌训练技术，4 项吸气肌训练平均可使患者最大吸气压力增加 9 cmH_2O（95%CI 5~14 cmH_2O），9 项研究证实吸气肌训练可降低机械通气时间（95%CI 0.8~7.4 d）。

（三）出 ICU 后康复衔接

越来越多的研究提出，ICU 患者出院后，发生 ICU 后综合征的概率非常高（图 2-1-1）。Jensen 等进行的 ICU 后综合征荟萃分析显示，患者出 ICU 后 3~6 个月后仍可能出现一系列障碍，主要表现为物理和认知障碍，创伤后应激障碍（post-traumatic stress disorder，PTSD；19%~33%）、焦虑（23%~48%）、抑郁（17%~43%）等精神障碍，生活质量（QOL）降低，家庭花费增加，回归工作困难等。

Helle 等的 ICU 后综合征和后续治疗综述中显示，当患者出现 ICU 后综合征时，患者和亲友一起参加后续康复训练，可获得一定的症状和障碍方面的改善。目前关于后续康复训练对于身体功能的改善尚存在一定争议，需要更多的后续研究确定。Mcwilliams 等的观察研究显示，对 38 例 ICU 出院患者进行每周 2 h 共 6 周的门诊康复，6 分钟步行试验（6minutes walk test，6MWT）距离改善了 58%，10 米折返步行测试（10m shuttle walk test）改善了 89%。但该研究缺乏对照组，不能说明是否存在自然恢复的影响。

ICU 后综合征需要多方面康复的介入干预，不仅仅是物理治疗。一般对 ICU 出院后存在认知功能障碍（定义为微小精神障碍）的患者，推荐进行 3~6 个月的认知训练。Jackson 等对 21 例 ICU 出院后患者进行为期 3 个月的家庭上门物理和认知康复后，干预组患者（13 例，95%CI 11.5~14.0）在 Tower 测试中比对照组（7.5 例，95%CI 4.0~8.5）得分有显著改善（P<0.01）。

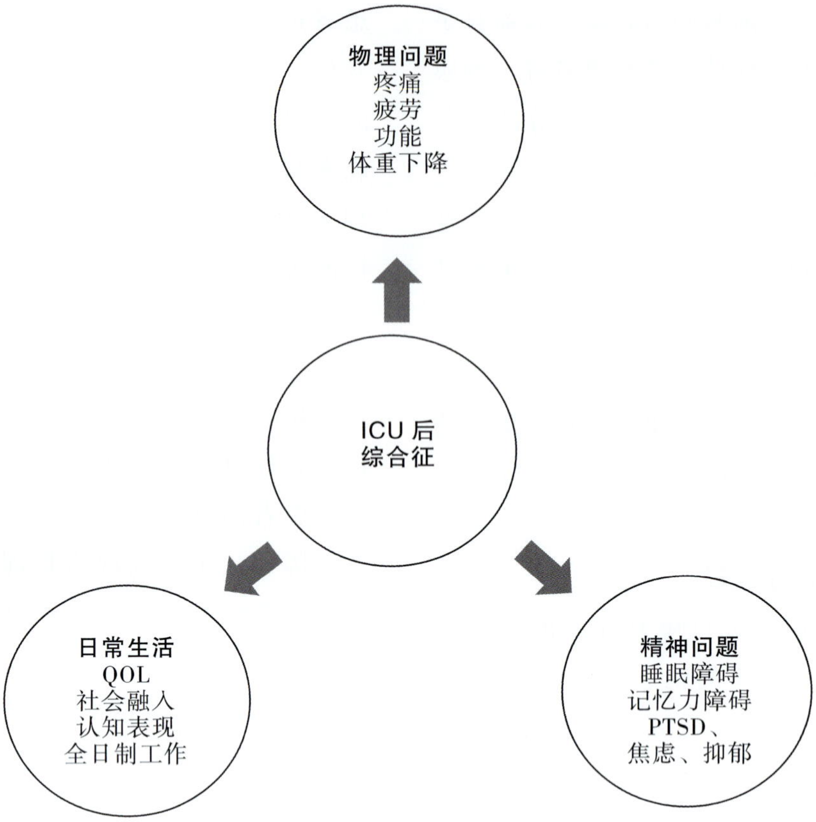

图 2-1-1　ICU 后综合征障碍具体表现

第二节　重症康复团队的分工和协作

一、重症康复团队的构成和工作模式

由于重症患者病情是复杂而严重的，为了能更好、更专业地完成重症康复服务，重症康复团队应该是由多学科参与的，包括重症、康复、其他相关疾病学科（根据患者现主病因、继发、基础疾病决定）、护理、心理、营养、社工等一系列相关学科的专业人员进行跨学科合作（图 2-2-1）。

整个重症康复团队的工作模式，一般是重症医生根据患者情况发出相应会诊、发起团队会议，多学科共同讨论、分析患者的治疗重点、难点、注意事项，设定相应专科治疗计划，根据患者病情变化，进行相应调整的复杂过程。尤其需要注意的是，治疗中可能会出现患者生命体征、病情变化的突发紧急状况，如果不进行及时、有效处理，可能会造成不良事件，甚至危及患者的生命安全。

重症康复团队中的每个成员，都需要具备以下能力。

1. 每个成员均需具备相应的医疗素养，以观察和判断患者是否会出现危险。

2. 每个成员都应积极记录自己每次的处理措施情况，以帮助团队其他成员判断患者情况，调整治疗方案。

3. 每个成员都需要做到遇到紧急、特殊状况、患者近期特别变化时，能够及时汇报给团队其他成员，尤其是该患者的主管重症医生，以便及时进行相关处理，避免发生不良事件和危险。

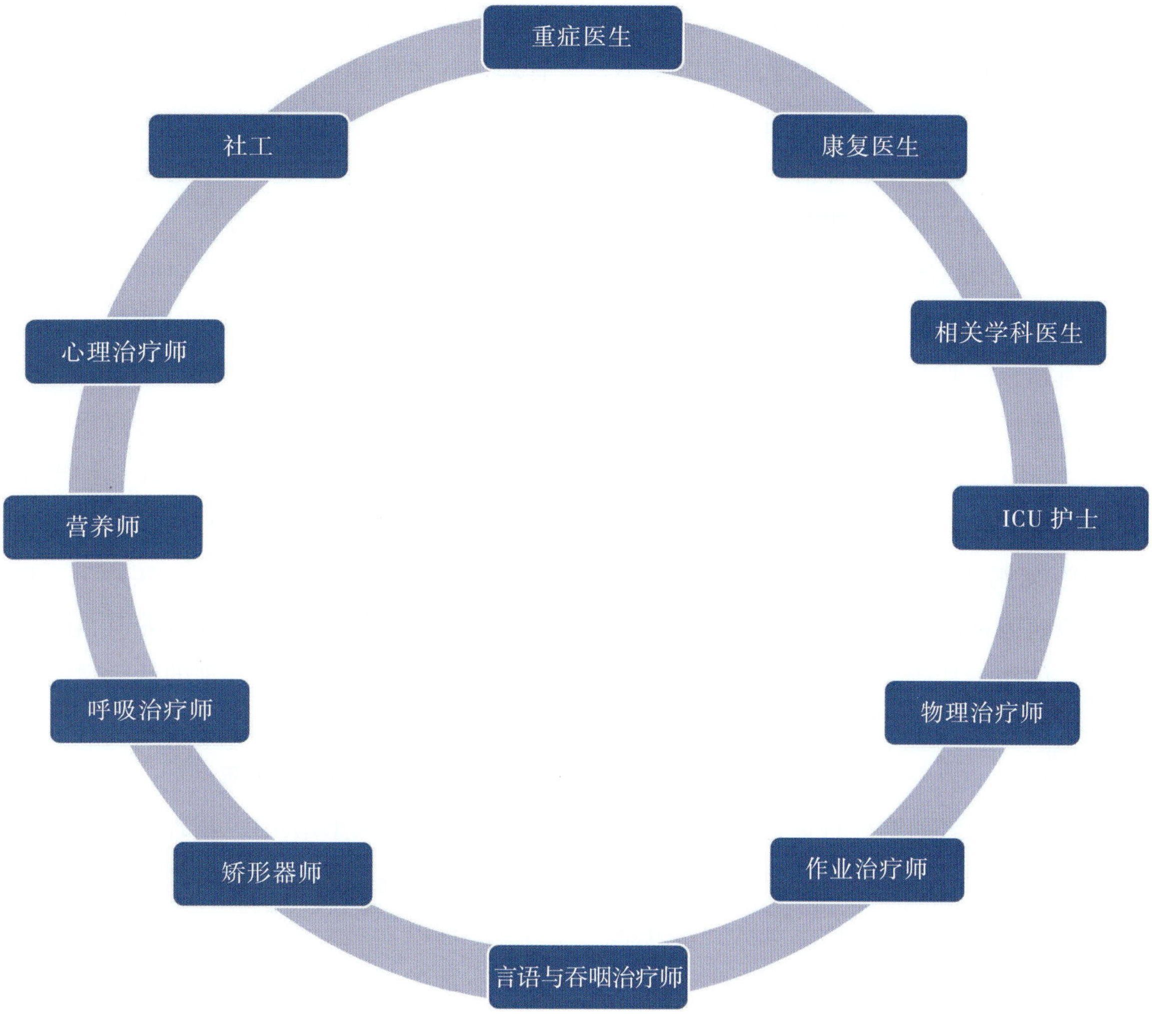

图 2-2-1　重症康复团队成员

二、重症康复团队的角色分工和工作目标

由于医院级别和科室条件的不同，实际的重症康复团队可能并不像上述那样所有角色都能参与进来。下面对每个团队成员的角色分工、职责和工作目标进行详细叙述。

（一）重症医生

由于重症医生对自己所管患者的总体状态和临床诊疗过程有最好的了解和把握，一般是以他们作为整个重症康复团队的核心。重症医生的主要职责是负责患者的重症临床诊治工作，发起相应会诊需求，组织召开团队会议，把控整体治疗走向和治疗风险，作为团队的总纽带去协调团队各成员的相应工作，对紧急事件的处理进行总把控，帮助患者在解决重症临床治疗指针后进行相关转诊，并促进患者出院后回访等。

重症医生的工作目标在于通过多团队的诊治解决主病因，帮助患者降低生命支持等级，促进病情好转，早日转出 ICU 病房，降低医疗花费。

（二）康复医生

在重症康复团队中，康复医生的主要职责是通过一系列临床和康复相关评估，对患者进行康复处方的设定，并根据患者障碍和康复需求情况，安排相应方向的治疗师，协调、把控、整合康复的实际执行情况（不同康复阶段）。

由于各医院的实际条件不同，康复医生有可能不是固定的团队成员。如果康复医生不能加入重症康复团队，势必会给相应康复治疗师造成较大压力。因为在这种情况下，康复治疗师需要具备较高的重症及相关专科的医学素养，才能对患者的临床情况有较好的把控，根据各参数自主设定康复方案，并把控整个过程中的危险因素。一般在没有康复医生的重症团队中，康复治疗的责任人由该患者的物理治疗师担任。

（三）相关学科医生

因呼吸衰竭进入ICU的患者，造成现在病情的根源病因可能是多种多样的，如大手术后、肿瘤、创伤、其他器官衰竭、感染等。寻找和解决根源病因，才是使患者病情逆转的关键点。如肺移植术后发生呼吸衰竭，除重症医生外，还需要该患者的胸外科负责医生进行治疗把控。

每个患者可能存在不同的基础病、合并症和继发病，这些也都需要相应科室医生进行更加专业性的处理。肿瘤患者发生器官衰竭进入ICU，需肿瘤科医生协同进行肿瘤临床诊治把控，如相应靶向药的选择和剂量把控等；合并肾衰竭的患者，需肾脏科医生对其肾功能进行协同管理治疗，如是否进行透析治疗、相应药物剂量把控等。

相关学科医生的主要职责是由该患者的主管重症医生发出协同治疗申请，有针对性地参与相应亚专科疾病的临床诊治，降低相应疾病对重症患者现病情的影响，提出专业性意见，帮助团队其他成员规避治疗中可能出现的亚专科风险，解决该患者重症临床指征后帮助其进行转诊。

（四）ICU护士

ICU护士要对患者进行24h的观察和管理，是整个团队里最了解患者每天具体情况的人。该患者的重症医生为了对患者做精准临床治疗管理，各治疗师在对患者做康复训练时，都需要向管床护士询问该患者的情况，如患者每日总活动量、活动方式、睡眠情况、精神状态、有无特殊治疗（如血液透析、主动脉球囊反搏等）、特殊治疗开始和结束时间、给药类型和剂量等（如镇静药物可能随时调整）、生命支持设备使用情况（类型、模式、脱断时间）等。

ICU护士的主要职责是综合观察、管理、记录、汇报目标患者的情况，ICU护理相关治疗，患者其他治疗的协调和帮助，给予患者生活、活动、心理上的支持等。实际上，ICU护士在患者日常活动管理方面有着其他团队成员无可替代的重要性，而合理的活动量是决定患者重症康复效果的重要部分。

（五）物理治疗师

在重症康复团队中，物理治疗师的主要职责是对不同病因的ICU患者产生的一系列身体活动功能障碍、心肺功能障碍、精神及认知障碍等方面的问题，进行沟通、综合评估→运动处方指定→物理治疗介入→再沟通、评估→再介入。

物理治疗师的工作目标在于通过评估、沟通、物理治疗介入，预防发生一系列的相关并发症和继发性功能障碍，改善患者现有的心肺功能、身体活动功能、情绪与认知功能，防止病情继续加重，降低死亡率，帮助患者缩短住院时间和降低相应花费，同时为回归社会和家庭做准备。图2-2-2展示了物理治疗师陪伴正在进行自主呼吸试验（spontaneous breathing trial，SBT）的患者进行离床活动训练。

（六）其他治疗师

越来越多的研究显示，除了物理治疗，ICU患者需要多方面的康复帮助，完整的重症康复治疗团队，还包括其他康复治疗师，如作业治疗师（occupational therapy，OT）、言语

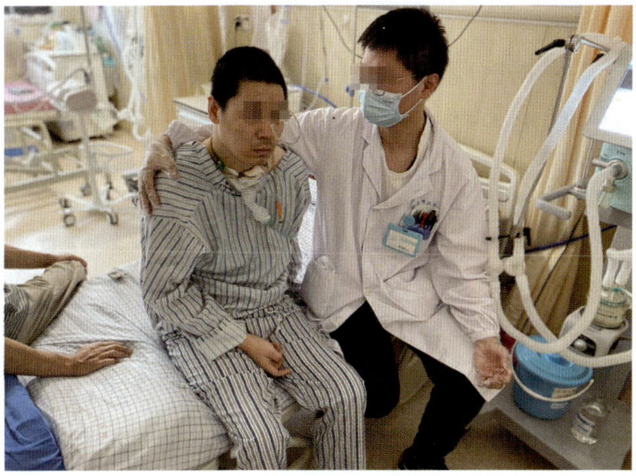

图 2-2-2　物理治疗师陪伴正在进行 SBT 的患者进行离床活动训练

与吞咽治疗师（speech and dysphagia therapy, ST/DT）和矫形器师等。

物理治疗师可通过离床活动帮助患者减少制动时间，作业治疗师的介入也非常重要，现已成为重症康复热点。作业治疗可帮助患者提高实际日常生活活动（activity of daily living, ADL）能力，这不仅关乎患者在 ICU 内的 24 h 自我管理效能，也关乎患者出 ICU 后的再入率和出院再入院率，以及回归社会和家庭的速度。Evelyn 等的研究显示，对机械通气患者（上机 < 72 h，持续带机 24 h）进行每天 2 次、每次 30 min 共 10 d 的主动/辅助 OT 介入（离床活动、转移训练、基础 ADL、作业教育），可降低患者的 ICU 内焦虑评分、改善 ADL 评分、缩短机械通气时间和 ICU 住院天数。出院后的持续作业治疗（包括职业康复介入、环境改造等）也很重要，应当在患者出院前进行评估，制定作业治疗处方，交代患者执行，并嘱咐回访。

重症患者因有创机械通气导致的插管、气管切开（简称气切），会造成呼吸机源性吞咽障碍、言语障碍。研究显示，吞咽障碍不仅会影响患者后续的营养问题，还会影响患者的咳嗽和排痰功能。特别是老年患者，本身就存在会厌、颜面部肌群肌力下降、牙齿缺如等问题，吞咽障碍会更加严重。言语与吞咽治疗师的主要职责在于根据评估结果，对存在及有可能发生吞咽障碍的患者，尽早进行吞咽训练介入；对存在发音、言语障碍的患者，尽早进行言语训练。需要进行门诊训练的患者，给予相应意见。

很多患者因各种问题（多发伤、肢体缺如、衰弱无力等），进行离床活动、出 ICU 进入普通病房、出院回家等情况下，都需要个体化的假肢、辅助器具支持，这些都离不开矫形器师的帮助。矫形器师的主要职责为评估患者现下的情况，根据个体差异、入院期间治疗和日常活动的需求，以及出院后的需求等情况，制定假肢和矫形器处方，根据处方进行制作，并在交付时对重症团队、患者本人、患者家属进行相应的教育（穿戴、使用、维护指导等）。

（七）呼吸治疗师

呼吸治疗师是气道管理方面的专家。随着新型冠状病毒疫情中他们对降低重症率、死亡率做出的贡献，呼吸治疗师在重症康复中的重要性越来越受到关注。

呼吸治疗师的主要职责是对患者进行个体化的气道管理评估、呼吸治疗处方制定和执行。根据不同医院的实际情况，这个角色可能会由重症医生、重症护士，甚至物理治疗师担任，但他们并不能完全取代呼吸治疗师。

（八）营养师

多项研究显示，患者的营养管理情况与重症康复效果呈正相关，患者机体恢复的需求（对抗炎症、身体消耗等）和离床活动耐受度阈值都与营养息息相关。不管是出于什么原因，在患者病情有变化、调整活动量时，其营养类型和量，都需要进行再评估和调整。

营养师的职责为根据当下情况评估患者的营养状态，开具个体化营养处方，决定营养给予方式（静脉、口服、鼻饲等）；在患者病情变化或一段时间后进行再评估和调整；还包括出院时给出相应营养处方，对患者及家属、社工进行相应教育指导。

（九）心理治疗师

根据多项研究显示，ICU 患者常伴随各种精神、心理问题，如 PDST、谵妄、焦虑、抑郁等。ABCDEF 集束化管理也提出，认知和精神管理是重症治疗管理中的重要部分，所有患者都可能需要心理介入支持。

心理治疗师的主要职责是：评估、预防、治疗患者可能出现的各种精神、心理问题，在给予患者心理支持的同时，积极协调整个团队、患者家庭对患者的心理支持方式，并在出院时给予评估、心理介入等后续方案。

（十）社工

无论是在 ICU 内、普通病房住院期还是出院后，患者可能都需要社工的相应支持，尤其是意识障碍、生活不能自理、衰弱和老年患者。社工的合理介入，对患者情况变化的观察和日常生活活动能力的提高，都关系密切。

社工的主要职责是在日常活动和辅助治疗方面给予患者完全或部分辅助帮助；观察患者的日常情况，尤其是异常变化；积极向重症团队成员和患者家属进行相关情况汇报和记录。

第三节　重症康复治疗空间规划

一、重症康复治疗相关科室类型与环境示意

重症康复治疗的主要科室大致分为各亚专科 ICU 病房和 HDU 病房。ICU 病房的患者相对于 HDU 病房的患者来说，由于病情更重、更不稳定，需要的生命支持设备会更多，患者身体连接的各管线也会更多。管线和不同病房的空间设置，都会对康复治疗的实际操作有影响。

根据医院条件、科室及患者病情实际需求，ICU 病房一般有三种设置模式。

1. 大间布置：所有病床围绕 1~2 个中央岛医疗站，呈环形布置。

2. 小间布置：整个 ICU 划分为几个单间，每个单间内设置多张病床，共同管理。

3. 隔离单间：一个单独病床为一间，甚至可根据患者的病情设置层流病房，大多情况下收住病情复杂、防止交叉感染的患者。

HDU 患者与 ICU 患者相比而言，其病情相对稳定，因此 HDU 病房一般为大间布置。

重症患者身体虚弱，常伴有各种感染（特别是肺部感染），容易在接触中被感染。因此重症康复的前提是所有治疗人员了解交叉感染造成患者病情加重且反复的可能性，尤其是 ICU 病房为大间布置的情况。严格进行感染控制是基础要求，包括注意病床间隔离，防护穿戴与更新（口罩、手套、隔离衣、帽子等），及时、准确地进行各种消毒（手和设备消毒）等。团队的每位成员需掌握感染控制知识，通过考核后再上岗。

需要注意的是，研究显示，根据感染控制的要求，除了正确穿戴以外，患者的治疗顺序也与交叉感染率呈正相关。治疗师每天进行患者的治疗排序时，除了考虑患者的特殊治疗因素（病情需求、一日内多次治疗、患者要进行其他检查或治疗、康复训练需提前或见缝插针进行）以外，还应根据患者是否存在多重耐药菌感染来进行治疗排序。

如无特殊治疗需求，一般顺序是：无感染患者→轻微感染患者→多重耐药菌感染患者。

如果某个团队成员需要兼顾不同科室的诊疗需求，一般顺序是：低感染可能性 ICU（一般为 EICU、SICU、低感染 ICU 等）→感染 ICU（如呼吸科 ICU、感染科 ICU、包含合并

严重感染患者的 ICU 等）。实际选择应根据患者的情况而定。

二、活动空间和注意事项

根据患者的病情和治疗需求，重症康复治疗一般分为床上训练、床边训练（包括转移训练）和病区内训练。

为了避免发生不良事件，需要注意以下情况。

1. 在进行任何活动前，都应评估患者当次活动前的病情和生命体征等情况，设置合理的运动处方，并进行相应记录。

2. 活动前确定患者意识和认知状态，以判断患者在训练中能否准确地接收暂停或终止训练的信号（言语或手势）。

3. 在患者意识清醒的情况下，需进行活动前教育；这不仅可以降低活动风险，因患者的安全感增强，还可提高患者的配合度。

4. 活动前评估患者各类创伤情况（创面、骨折、瘘管、置管、连接管路等），以判断是否适合活动；或设定活动限制，并准备固定、保护措施。

5. 活动前需整理、固定好连接在患者身上的管线，并与患者确认，避免在活动中造成管线脱落。

6. 在活动前准备好活动中可能需要的各种辅助设施，包括各种监护设备（至少应备指脉氧夹）、疲劳度量表、活动生命辅助设施（如各种氧气辅助设备）、训练设备、活动辅助器具、休息设备、抢救设备等。

7. 最后，需要判断该次活动需要几个人辅助参与，活动中需要怎样的保护措施，活动前应与相关辅助人员交流信息并对其进行相应安全教育。

（一）床上训练

床上训练一般空间有限，患者的活动也受限制，相对而言是比较安全的。具体治疗细节在后面章节详细叙述。

床上训练一般是根据患者的实际病情和治疗需求，通过调节床位角度来控制患者的活动度，一般分为床头和床位双向调节。电动床操作较为方便，直接使用控制面板进行角度调节；手动调节的床位，可通过手柄进行角度调节。

除了调节角度外，一些特殊的治疗活动需要辅助具或者其他物品来帮助固定患者身体体位，如俯卧位，尤其是腹部不受限俯卧位，需要多个不同型号的枕头和垫巾帮助固定患者。需要注意的是，连接机械通气或其他设备的患者（如 IABP、ECMO）要考虑如何进行管路固定而不影响设备运转。

进行床上活动时，特别是进行转移训练时，可在病床顶端、床头设置辅助把手，帮助患者减少活动中躯干过度用力的情况（出血、疼痛、血流动力学效应、做功过多引起疲劳等）。另外，要注意进行床上活动时常遇到的两种不良事件：坠床事件和患者拔管。

坠床事件的主要原因为床边护栏没有及时归位，患者躁动导致活动中滑落床下。因此在治疗结束时，需及时进行床边护栏复位，躁动患者在不能控制的情况下应用束缚带固定。当然，患者发生躁动的原因有很多，有可能是因病情突然变化、谵妄状态等，需要加以区分。解决办法是在训练前进行谵妄评估，训练时积极关注患者的生命体征和疲劳状态。当然，患者在活动中不小心滑落的情况也会发生，需要在活动前和能沟通的患者充分进行活动要点沟通、危险点教育，并且在活动中注意相应保护。

拔管事件常发生于意识不清或有精神障碍的患者，在治疗后未及时进行肢体束缚，导致患者拔管。解决方法为每日治疗前参与查房，或积极与管床护士沟通，确认患者当日的认知与精神状态，并进行简易谵妄评估；治疗中对存在认知和精神问题的患者，每次仅解开当下要活动的肢体束缚带，训练完成后及时恢复束缚。

（二）床边训练

床边训练往往是治疗人员容易疏忽大意的阶段。由于患者在此阶段肌力尚弱，尚存在平衡控制差、血流动力学适应性差、对环境的认知有偏差等因素，极易发生意识状态变化、跌倒等。

床边一般定义为以患者床为中心、半径 3 米内的范围。床边训练时患者的活动顺序往往是：床上向床边坐位转移→床边 / 离床坐位维持→坐站转移训练→站立位训练→床边迈步和床边步行训练。

当患者身体虚弱难以进行自我转移时，可通过电动减重吊带帮助患者转移至离床椅位，也可通过 1~2 人辅助进行转移；但人工辅助转移有发生滑落的风险，也比较耗费治疗人员的体力。

需要注意的是，无论是床边坐位还是离床坐位训练，若患者双腿不能落地时，需增加踏板，以增加患者的坐位稳定性和安全感。

进行床边坐位（图 2-3-1）时，最好能配备相应小桌板，帮助患者进行上肢支撑；通过增加支撑面、减少躯干肌群做功，更好地维持患者坐位平衡，减少一定量体力消耗，进而增加训练强度阈值（增加训练维持时间和其他训练的强度耐受度）。

进行离床坐位维持（图 2-3-2）时，维持患者的舒适度和稳定性都非常重要。增加软垫或垫被，以增加坐位舒适度非常重要；但是要注意避免这些辅助垫遮盖管线，导致活动中发生管路拽脱等情况。进行离床坐位维持时，需注意维持坐位的安全性，比如使用坐位束缚带或特殊座椅以控制患者在合适的范围内，避免发生滑落等情况（尤其是进行床边踏车训练时）。当然，在患者坐位转移前，需把相应管线、容器和设备妥善、牢固地固定在患者身体上或座椅附近，如患者的鼻饲管、胃肠减压、尿袋、引流袋、瘘管袋等。除了防止脱落外，还因为患者在维持坐位时往往需要进行一些不可间断的临床治疗，如各种输液泵等。

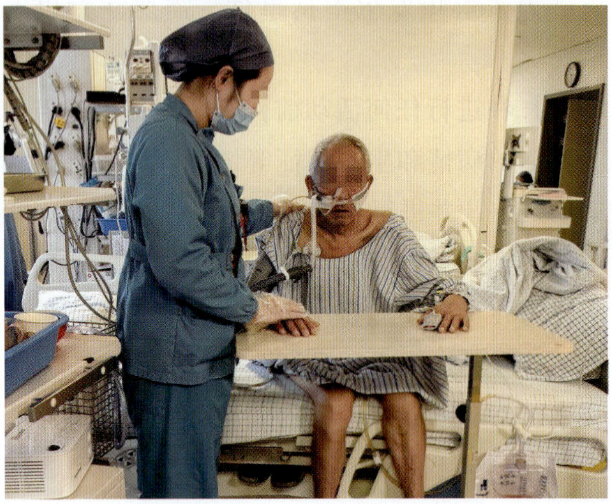

图 2-3-1　床边坐位示意图

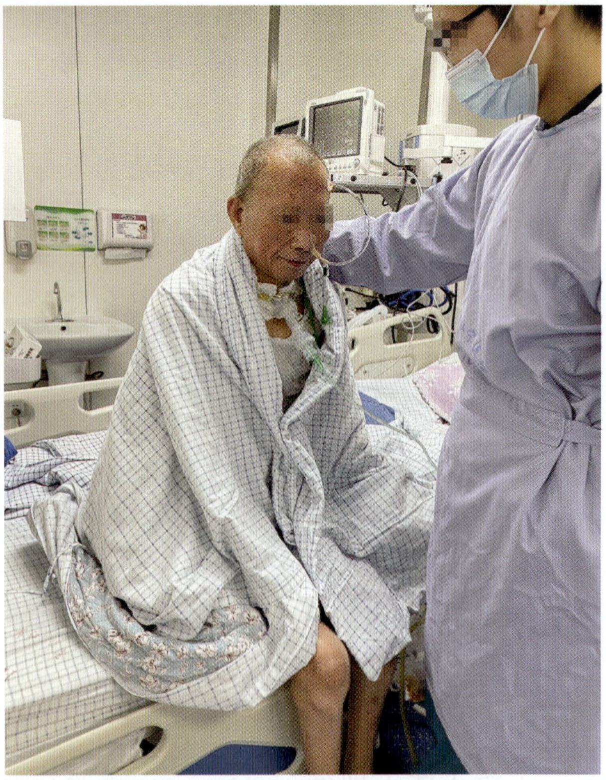

图 1-3-2　离床坐位维持

在进行坐位转移、站位维持、床边步行训练时，一定要注意辅助器具的使用，如各种助行器。具体选择助行器的类型，可根据患者的具体需求而定。助行器应选择可固定患者相应管线的设备——至少应有小挂钩（挂引流袋）、金属架（放置输液袋、输液泵）等。

进行床边训练时，如果患者管线不够长时，可根据情况将一些非必要设备适当封管，如鼻饲管和一些输液管；也可以将输液管连接延长管。必须注意的是，患者在床边活动时应避免发生管路的拽脱情况，此时很多患者还需要一些高级生命支持设备，如各种呼吸支持设备、药物泵等。另外，生命体征监护需要持续进行，不要因为觉得可能影响活动就撤掉监护设备，这是非常危险的。

（三）病区内训练

病区内训练一般指在病区内步行，其他如功率车、直立床等训练，均可在患者床边完成。

病区内步行的场地，一般需要一个可进行 5~10 米折返的空间。和床边步行训练一样，可根据患者情况选择助行器。需要注意的是，和床边训练不同，病区内训练时一些大型机械往往不能随行，但这并不表示患者不需要生命支持。很多情况下，患者只是在静息状态或低水平活动强度下能较好地维持生命体征，尤其是呼吸和心血管系统。在进行持续步行或者一定强度的力量训练时，很容易造成各种参数下降。2023 年慢性阻塞性肺疾病全球倡议（GOLD 指南）中提出，在一定强度下，持续进行患者需求的相应呼吸支持，可以降低训练中的风险发生率，增加患者的训练耐受度和训练容受阈值，从而达到增加安全性和改善训练效果的目的。

因此，在进行病区内训练时，至少要准备好可移动氧源（如氧气枕、可移动小型氧气瓶），以及可进行移动下监测生命体征的设备（如穿戴式生命体征监测设备）或至少准备指脉氧夹。

同时，在步行范围内要准备好供休息的椅子。可以在步道两头各放 1 把椅子，中途放 1 把椅子，但至少全程要有 1 把椅子，以便患者在疲劳或生命体征不能维持训练甚至在出现危险时进行休息。

在进行病区内训练前，一定要确认在患者活动的区域有相应的抢救设备，或者是治疗人员能及时向抢救人员寻求帮助和汇报情况。

第四节 重症康复治疗基础设备

重症康复中涉及的相关设备，主要包括心血管和呼吸评估相关与训练设备，神经、肌骨功能相关评估和训练设备、吞咽相关评估和训练设备。

由于接下来每章都会对康复介入时用到的相应设备进行详细说明，在治疗内容中讲解使用相应设备的型号、原理，这里仅对常规的评估与训练设备进行简要列表说明。

一、心血管和呼吸相关评估与训练

心血管和呼吸相关评估与训练见表 2–4–1。

二、神经、肌骨功能相关评估与训练

神经、肌骨功能相关评估与训练见表 2–4–2。

三、吞咽相关评估与训练

吞咽相关评估与训练见表 2–4–3。

表 2-4-1　心血管和呼吸相关评估与训练

评估			训练	
生命体征	静息状态	监护仪（各种监护设备）	力量及耐力	见神经训练
		呼吸机	容积训练器	三球训练器
		听诊器		激励式肺量计
	离床活动	血压计		简易呼吸球囊
		指脉氧夹	呼吸肌力量训练	膈肌起搏
		穿戴式生命体征监测设备		锥形流阻训练器
呼吸功能	血气分析			压力阈值训练器
	肺功能仪（峰流速仪）		排痰	呼气末正压训练器（Acapella、Flutter）
	B 型超声（膈肌、胸腔内状态）			高频胸壁振荡仪
其他	体重计			肺内叩击通气仪
	皮尺			声学气道廓清仪
	心肺运动试验（非必须）			

表 2-4-2　神经、肌骨功能相关评估与训练

评估		训练	
生命体征	基础同表 2-4-1 相关内容	促醒	正中神经电刺激
	颅内压测定（需格外注意）		耳迷走神经刺激仪
	影像学（CT、MRI）	肌力	弹力带
关节活动度	关节活动度尺		哑铃、沙袋、病房内任意 1 kg 物品（水袋、水瓶）
肌力	徒手		神经肌肉电刺激、生物反馈
	握力器		巴氏球、花生球
创伤	肌骨超声		功率车
反射	叩诊锤		持续被动运动（CPM）：上、下肢
	手电筒	平衡	平衡半球
感觉	感觉测试卡尺（或棉签）		台阶
平衡	徒手	移动	滑布
	平衡测试仪（非必须）		悬吊减重机（非必须）
			各种助行器：四点助行器、前两轮助行器、推行架
			电动起立床
			步行机器人（非必须）
		手功能	手功能训练箱
			ADL 功能训练
		疼痛	经皮神经电刺激
			筋膜刀、冲击波

表 2-4-3　吞咽相关评估与训练

评估		训练
徒手	各种吞咽、饮水试验	吞咽神经肌肉电刺激仪
影像学辅助	电视透视吞咽功能检查	基本训练设备：压舌板、吸舌器、震动棒、牙刷、冰棍、气球、纱布、吸管、大（小）勺子
		食物：各种口味液体（尤其是酸味和患者喜欢的口味）、半固体食物、固体食物、添加增稠剂的食物

（茅　矛，开绍江，潘化平）

第三章

重症康复治疗管理

第一节　重症康复治疗服务人群

重症康复治疗服务涉及各种病因和疾病的患者，因此，准确识别合适的患者并进行正确转诊，是确保安全、有效和早期介入的前提。基于循证实践，目前重症康复的服务人群主要集中为以下疾病患者。

1. 呼吸衰竭（Ⅰ型和Ⅱ型）。
2. 社区获得性或医院获得性肺炎。
3. 胸腔积液。
4. 阻塞性呼吸道疾病（如哮喘、慢性阻塞性肺病等）。
5. 限制性呼吸系统疾病（如肺纤维化、脊柱侧凸等）。
6. 化脓性肺病（如囊性纤维化、支气管扩张等）。
7. 急性肺损伤或急性呼吸窘迫综合征。
8. 急性冠状动脉综合征。
9. 休克（心源性）。
10. 心脏衰竭。
11. 心脏手术后。
12. 胸外科手术后。
13. 腹部手术后。
14. 术后其他并发症（如骨科、血管）。
15. 肾衰竭（急性和慢性）。
16. 胰腺炎。
17. 免疫功能低下。
18. 代谢和电解质紊乱。
19. 全身炎症反应综合征。
20. 休克（化脓性）。
21. 多器官衰竭。
22. ICU 获得性衰弱。
23. 吉兰－巴雷综合征。
24. 血栓性脑血管意外。
25. 脑出血或蛛网膜下腔出血。
26. 创伤性颅脑损伤。
27. 胸部外伤。
28. 多发伤。
29. 脊髓损伤。

第二节　重症康复治疗转诊标准

一、定义

重症康复治疗转诊标准是指在评估重症患

者生理病理基础上，结合患者和患者家属的个性化需求，合理分配医疗资源而制定的一系列指导原则和标准，以确定患者是否适合启动康复治疗的一套标准体系。

二、转诊标准

为了使康复治疗团队成员安全地在 ICU 中进行早期康复，并保证不良后遗症发生风险最低，进行任何转诊和干预前都需要仔细评估患者。其中“红绿灯”——《机械通气危重成人患者主动活动的安全标准专家共识和建议》（*Expert consensus and recommendations on safety criteria for active mobilization of mechanically ventilated critically ill adults*）（以下简称共识），是迄今为止最具权威性和实用性的安全性筛查转诊标准，目的是为成人机械通气和 ICU 的患者制定关于安全参数的共识建议，其颜色编码定义见表 3-2-1。

表 3-2-1　颜色编码定义

●	代表患者运动是安全可行的
△	代表患者运动是可能被采纳的，前提是 ICU 多学科团队有更深入的考虑或讨论
⯃	代表患者运动不良事件的发生或导致不良后果的风险最高

主动活动被定义为患者使用自己的肌力和控制能力来协助活动的任何活动，患者可能需要工作人员或设备的帮助，但他们积极参与主动康复治疗。主动活动水平应根据患者的力量和耐力以及安全标准的评估来确定。

涵盖转诊的安全标准可分为四类：①呼吸因素，包括插管状态、通气参数和辅助治疗的需要等。②心血管因素，包括器械的存在、心律失常和血压等。③神经因素，包括意识水平、谵妄和颅内压等。④其他因素，包括管线和手术或医疗条件等。

（一）呼吸安全因素

共识中提出气管导管插管本身并不是早期活动的禁忌证，如果没有合并其他禁忌证，一小部分吸入气中的氧浓度分数（Fraction of inspiration O_2，FiO_2）≤ 0.6 的患者是可以被转诊进行康复的。如果患者处于几个类别的安全限值（例如低经皮氧饱和度、高 FiO_2 和高呼气末正压），则应经团队谨慎讨论达成一致后进行转诊（表 3-2-2）。

表 3-2-2　呼吸安全因素

	床上运动	离床运动
插管		
气管导管	●	●
气管切开	●	●
呼吸参数		
FiO_2		
≤ 0.6	●	●
> 0.6	△	△
SPO_2		
≥ 90%	●	●
< 90%	△	⯃
RR		
≤ 30	●	●
> 30	△	△
机械通气		
HFOV（高频振荡通气）模式	△	⯃
PEEP		
≤ $10cmH_2O$	●	●
> $10cmH_2O$	△	△
人机对抗	△	△
补救治疗		
NO（血管扩张剂）	△	△
前列环素	△	△
俯卧位通气	⯃	⯃

（二）心血管安全因素

需要注意的是，至今无法就血管活性药物和这些药物组合的剂量达成共识。血管活性药物的使用不是转诊康复的绝对禁忌证，但是否能进行早期康复会受血管活性药物绝对剂量和剂量变化的影响（如近 4h 增加剂量应被视为禁忌）。因此，应和 ICU 团队成员讨论血管活性药物的安全剂量和组合，以保证转诊的安全性（表 3-3-3）。

（三）神经安全因素

神经安全因素详见表 3-2-4。

表 3-2-3　心血管安全因素

	床上运动	离床运动
血压		
高血压急症静脉降压治疗	🛑	🛑
MAP（平均动脉压）		
低于目标范围并引发症状	⚠️	🛑
用血管活性药物和 / 或机械的支持后低于目标范围	⚠️	🛑
无治疗或低等级治疗后高于目标范围的下限	🟢	🟢
接受中等强度治疗后高于目标范围的下限	⚠️	⚠️
接受高等强度治疗后高于目标范围的下限	⚠️	🛑
已知或可疑的严重肺高压	⚠️	⚠️
心律不齐		
心动过缓		
需要药物治疗（如异丙肾上腺素）后或等紧急起搏器植入	🛑	🛑
不需要药物治疗（如异丙肾上腺素）后或等紧急起搏器植入	⚠️	⚠️
经静脉或心外膜起搏器		
依赖的节律	⚠️	🛑
稳定的潜在节律		
心动过速		
＞ 150 /min	⚠️	🛑
120~150 /min	⚠️	⚠️
＜ 120 /min	🟢	🟢
设备		
股动脉内球囊反搏	🟢	🛑
ECMO		
股动脉或锁骨下动脉（非单头双腔插管）	🟢	
中央静脉内置单头双腔插管	🟢	⚠️
心率辅助设备	🟢	🟢

续表

	床上运动	离床运动
肺动脉导管或其他连续心输出量监测装置	🟢	△
其他心血管因素		
乳酸 > 4 mmol 的任何原因造成的休克	△	△
已知或可疑的急性 DVT/ 肺栓塞	△	△
已知或可疑的严重主动脉狭窄	🟢	△
心肌缺血（定义为持续的胸痛和 / 或动态 ECG 改变）	△	🛑

表 3-2-4　神经安全因素

	床上运动	离床运动
意识水平		
患者嗜睡、平静或缺少休息（如 RASS -1~+1）	🟢	🟢
患者轻微镇静或焦虑（如 RASS -2~+2）	△	△
患者平静或镇静（如 RASS ＜ -2）	△	🛑
患者非常焦虑或有攻击性（如 RASS ＞ +2）	🛑	🛑
谵妄		
谵妄工具（如 CAM-ICU）- 动作	🟢	🟢
谵妄工具 + 动作和能够跟从简单指令	🟢	△
谵妄工具 + 动作且不能跟从指令	△	△
颅内压		
积极管理颅内压升高但不在理想范围	🛑	🛑
未积极管理颅内压升高	🟢	△
其他神经系统因素		
颅骨切除术	🟢	△
开放的腰大池（未夹闭）	🟢	🛑
帽状腱膜下引流	🟢	△
脊髓保护状态下（清创或固定术后）	🛑	🛑
急性脊髓损伤	🟢	△
未处理的动脉瘤造成的蛛网膜下腔出血	🟢	△
血管痉挛型动脉瘤术后	🟢	△
癫痫	🛑	🛑

（四）其他安全因素

其他安全因素详见表 3-2-5。

表 3-3-5　其他安全因素

	床上运动	离床运动
外科		
不稳定型骨折 骨盆 脊柱 下肢长骨	△	⯃
大面积开放性创伤 胸部 / 胸骨 腹部	●	⯃
临床		
已知的不可控的活动性出血	⯃	⯃
可疑的活动性出血或出血风险增加	●	△
物理或药物降温处理后患者仍有可接受的最大范围的体温升高	△	△
积极的保温管理	△	△
其他因素		
ICU-AW	●	●
持续的肾脏替代疗法（包括股动脉透析）	●	●
股动静脉导管	●	●
股动脉鞘管	△	⯃
其他引流管道或附属物 胃管 中心静脉置管 胸腔引流管 伤口引流管 肋间引流管 尿管	●	●

三、转诊前需要考虑的问题

1. 处理呼吸机和便携式监护仪、抽吸装置、氧气、复苏球囊等。

2. 考虑患者在康复过程中可能出现的安全风险，以及应该采取哪些策略来防止意外发生。

3. 考虑无菌标准。

4. 患者的主管医生最好是在附近。

5. 根据运动水平检查输液管和输液系统的长度。

6. 考虑软管和输液系统的附件。

7. 注意气道压力不要太高，以免在活动过程中造成压力伤。

8. 考虑专业人员的职业安全风险以及降低这些风险的适当策略。

第三节 重症康复治疗路径管理

一、概念

康复治疗路径是指根据患者的病情、康复目标和治疗计划，制定的一系列阶段性、有序的治疗流程和措施。制定康复治疗路径有助于规范治疗流程，提高治疗效果，降低康复过程中的风险。

二、制定康复治疗路径的原则

（一）个性化

1. 患者特征：考虑患者的病情、康复目标和个体差异，制定个性化的治疗路径。

2. 患者参与：鼓励患者及其家属参与治疗路径的制定，提供关键的反馈意见。

（二）阶段性

1. 分阶段制定：将整个康复过程划分为不同的阶段，每个阶段设定明确的治疗目标。

2. 定期评估：在每个阶段结束时进行评估，根据患者的实际情况调整治疗计划。

（三）综合性

1. 多学科参与：康复治疗路径应涵盖多学科的治疗措施，确保全面康复。

2. 综合性康复计划：整合生理、心理和社会层面的治疗，制定综合康复计划。

（四）可量化

1. 设定可量化目标：每个阶段的治疗目标应该是具体的、可量化的，有助于评估治疗效果。

2. 使用评估工具：利用标准的评估工具对患者的生理、心理和社会功能进行定量评估。

三、制定康复治疗路径的步骤

（一）预评估

1. 患者信息收集：收集患者的基本信息、病史、目前病情等。

2. 康复潜力评估：进行初步康复潜力评估，判断患者是否适合康复治疗。

（二）目标设定

1. 明确治疗目标：与患者及其家属共同确定治疗的整体目标。

2. 分阶段设定目标：将整个康复过程划分为不同的阶段，为每个阶段设定具体目标。

（三）制定治疗计划

1. 多学科团队参与：康复医生、护理人员、物理治疗师、作业治疗师等多学科团队共同制定治疗计划。

2. 综合性治疗计划：整合不同专业的治疗手段，制定合理的综合性治疗计划。

（四）制定康复路径

1. 明确治疗流程：根据治疗计划，制定康复路径，明确每个阶段的治疗流程和措施。

2. 时间节点设定：为每个治疗阶段设定明确的时间节点，有助于掌握治疗进度。

（五）患者教育

1. 康复计划解释：向患者及其家属详细解释康复计划，包括治疗目标、流程和预期效果。

2. 自我管理培训：提供患者所需的自我管理技能培训，增强其参与康复的主动性。

（六）定期评估与调整

1. 定期评估：在每个阶段结束时进行定期评估，根据患者的实际情况调整治疗计划。

2. 沟通与反馈：与患者及其家属保持沟通，获取其对治疗效果的反馈，及时调整治疗计划。

通过以上步骤，制定康复治疗路径能够帮助医疗团队更好地组织治疗过程，提高治疗效果，促进患者顺利实现康复目标（图 3-3-1）。

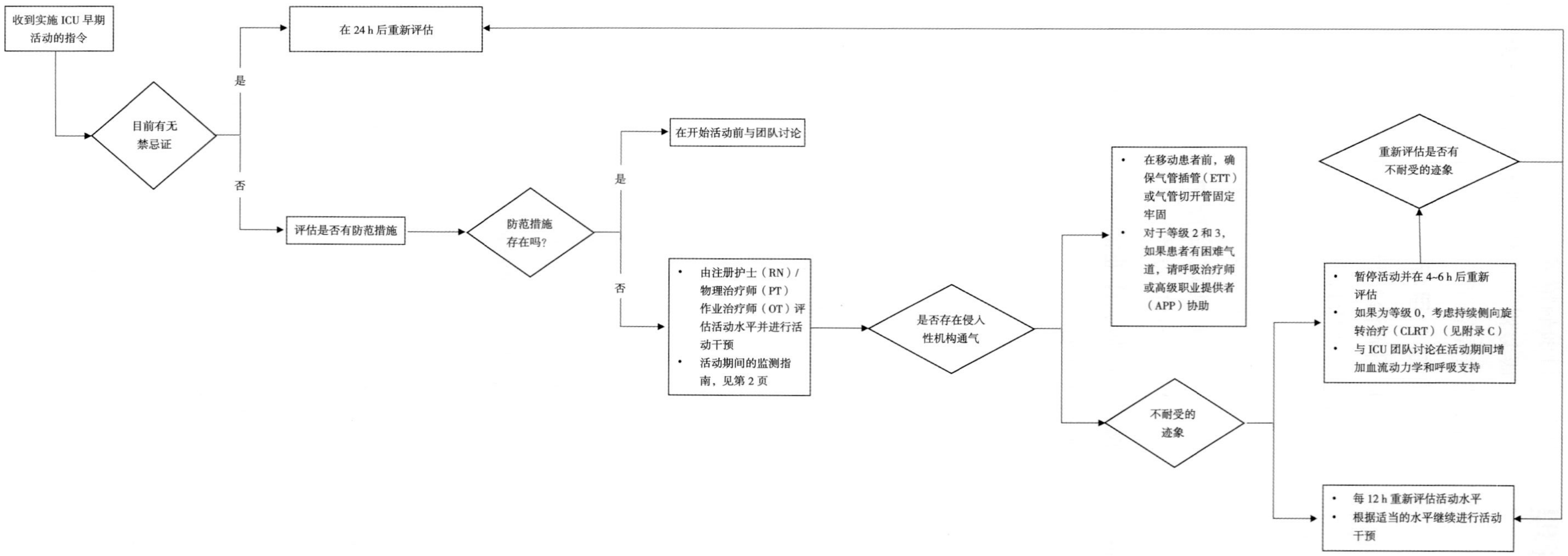

禁忌证
- 颅内压增高（ICP ≥ 15 mmHg）
- 活动性心肌缺血
- 急性或未受控制的颅内事件
- 尽管使用血管活性药物但血压不稳定
- 气道内呼气末正压（PEEP）≥ 15（侵入性机械通气）
- 吸氧量（FiO_2）≥ 0.85
- 体积扩散呼吸（VDR）或高频振荡通气（HFOV）
- 不稳定的心律失常
- 不稳定的骨折
- 未固定的气道
- 活动性出血

预防措施
- 持续透析
- 静脉血栓栓塞（VTE）
- 腰椎引流
- 外部脑室引流
- 整形手术
- 骨科手术
- RASS+3
- 24 h 内行进的气管切开术
- 困难气道

不耐受的迹象（在 5~10 min 内未能解决的情况）
- 呼吸频率（RR）> 40 /min
- 氧饱和度 < 88%
- 平均动脉压（MAP）< 50 mmHg 或 > 130 mmHg
- 心率（HR）< 50 /min 或 > 130 /min
- 出现任何禁忌证

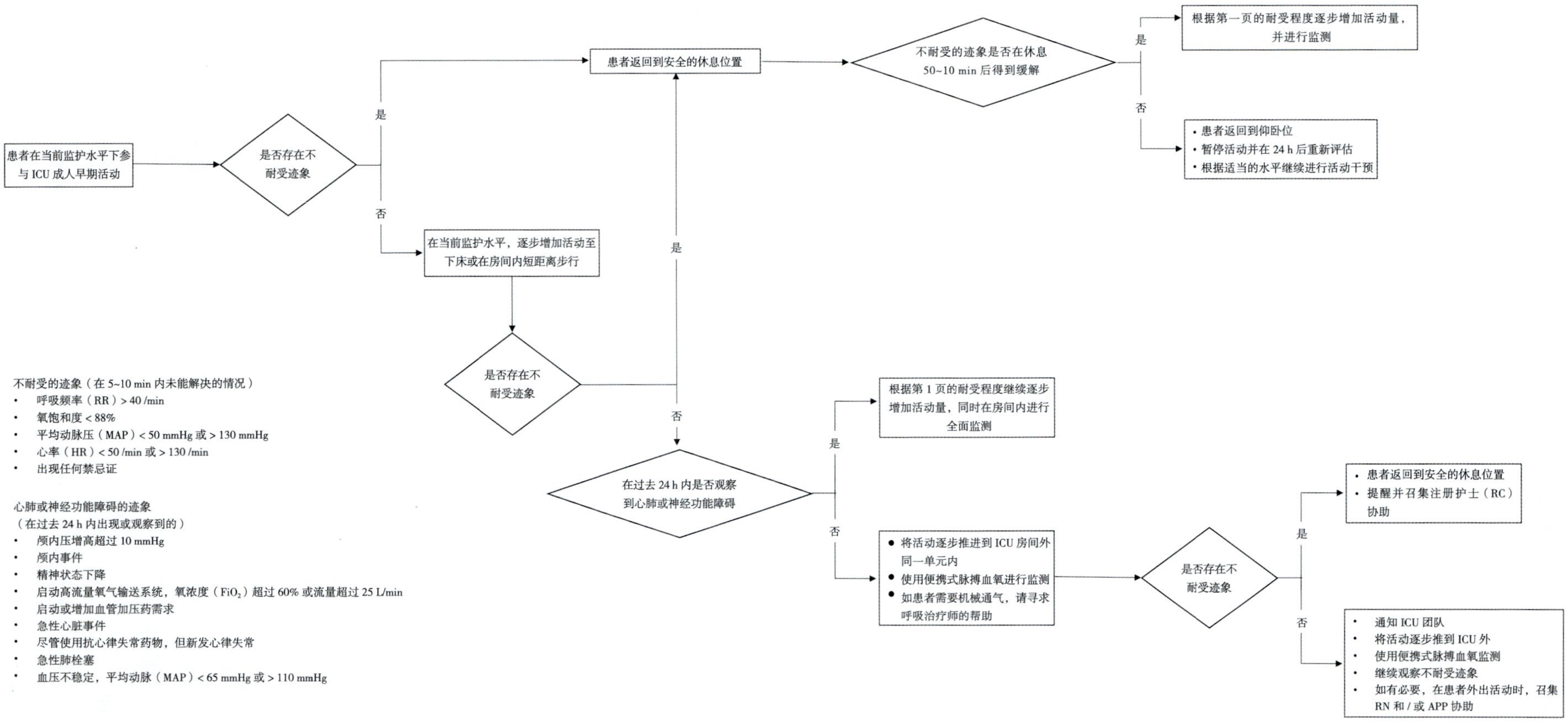

图 3-3-1　重症患者康复治疗临床路径

由 2020 ICU Adult Early Mobilization 霍普金斯路径修改

第四节　重症康复治疗安全管理

一、概念

重症康复治疗安全管理是指在重症患者接受康复治疗的过程中，通过系统的规划和执行，确保重症患者在接受康复治疗时的安全，降低治疗过程中的风险和并发症发生率，从而提高患者的康复效果和生活质量而实施的一系列管理措施。

二、内容

1. 评估与计划：在开始重症康复治疗之前，对患者进行全面的评估，包括病情、功能状态、心理状况等，由医生、护士、物理治疗师、作业治疗师、言语治疗师等多学科团队的成员紧密协作，共同确保治疗过程中的安全，有效制定个性化的治疗方案，并明确治疗的目标。

2. 实施策略

（1）制定安全管理规范：制定详细的重症康复治疗安全管理规范，明确各个环节的责任和要求。

（2）加强培训与考核：对康复治疗团队进行定期的安全管理培训和考核，提高他们的安全意识和应对能力。

（3）建立安全管理制度：建立包括应急准备、器械设备管理、用电安全管理、病区保洁消毒管理等方面的安全管理制度，确保各项措施得到有效执行。

（4）强化安全巡查与监督：制定定期安全巡查制度，对治疗环境、设备等进行日常检查，及时发现和排除安全隐患。

3. 设备与环境管理

（1）设施和设备安全：确保医疗设施和治疗设备符合相关安全标准，定期进行检查和维护，明确相关责任人，确保设备正常运转和安全性。

（2）感染控制：重症患者免疫系统较弱，容易感染。因此，需要采取严格的感染控制措施，包括保持环境清洁、经常洗手、正确处理感染性废物、多重耐药患者隔离等。

（3）照明和通风：确保康复治疗环境的照明和通风良好，以提供一个舒适和安全的工作环境；良好的照明可以帮助医护人员观察患者情况，减少意外发生的可能性。

（4）睡眠质量：为患者提供一个安静、舒适的睡眠环境，有助于患者的休息和恢复；包括控制噪音、确保床铺舒适、维持适宜的温度等。

4. 治疗过程监控

（1）病情观察和监测：医务人员对重症患者进行定期观察和监测，包括心率、血压、呼吸情况等生命体征指标，对于生命体征波动较大的患者应加大监测力度，特别是对症给药治疗后的效果记录。

（2）对重症患者的康复治疗过程进行实时监控，及时发现和处理可能出现的问题和并发症。

（3）对于格拉斯哥评分低于 8 分、有脑出血危险、应用大剂量镇静药及神经外科的患者，应特别注意观察瞳孔变化并记录。

（4）严格做好护理记录，对于需做出相应护理措施或影响护理效果的实验室检查指标应记录，描述应客观确切，记录及时。

5. 患者教育与沟通：对患者及其家属进行康复教育和沟通，提高他们对治疗的理解和配合度，减少因误解或不当操作导致的风险。

三、总结

总的来说，为重症康复治疗营造安全的环境需要综合考虑患者的病情、医务人员的技术水平和责任、医疗设施、治疗设备、感染控制、营养、心理等多方面的情况，确保患者能够在一个安全、舒适的环境中接受治疗，加快康复进程，早日达到康复目标进入下一阶段的康复治疗。通过实施重症康复治疗安全管理，可以最大限度地降低治疗过程中的风险和并发症发生率，提高患者的康复效果和生活质量。在实践中，还应该对重症康复治疗安全管理进行定期总结和评估，分析存在的问题和不足，制定改进措施并持续推进。同时，加强与其他医疗机构和专家的交流与合作，共同提高重症康复治疗的安全管理水平。

（喻鹏铭，齐国威，莫明玉）

第二篇

重症患者相关问题的康复管理

第四章

意识障碍

第一节 概 述

意识障碍（disorders of consciousness，DOC）是指各种严重颅脑损伤导致的意识丧失，包括急性意识障碍如昏迷，以及病程超 28d 的慢性意识障碍（prolonged DOC，pDOC），如植物状态（vegetative state，VS）和微意识状态（minimally conscious state，MCS）。DOC 是颅脑损伤最严重的并发症和后遗症，给临床诊疗工作带来极大困扰。具体来讲，昏迷是指颅脑损伤后完全丧失觉醒，无自发睁眼，对疼痛刺激无反应。VS 是指颅脑损伤后生命体征稳定，出现自发睁眼或疼痛刺激下睁眼，行为上貌似保留睡眠 – 觉醒周期，但对自身和外界环境无感知能力。MCS 是指颅脑损伤后出现明确但波动不连贯的有目的行为。

在 DOC 的病因中，颅脑损伤是首位病因，而非创伤病因主要包括脑卒中和缺氧性脑病（如心肺复苏后）。DOC 的发病机制尚不十分清楚，一般认为丘脑 – 皮质和皮质 – 皮质连接损伤是其主要原因。近年来，对残存意识的检测与判断和对疾病本质特征的理解，以及治疗的方法都有了极大的进步。

基于多模态技术意识障碍的评估主要包括临床行为量表评估、神经电生理和影像学检查。临床行为量表主要有昏迷恢复量表 – 修订版（coma recovery scale-revised，CRS-R），是目前 pDOC 检查与评估的标准临床量表。此外，针对 DOC 患者疼痛的评估量表有伤害性昏迷量表（noxious coma scale，NCS）。格拉斯哥昏迷量表（Glasgow coma scale，GCS）适用于早期意识障碍评定。意识障碍结局评定量表包括格拉斯哥预后评分量表（Glasgow outcome scale，GOS）及其扩展版（Glasgow outcome scale-extended，GOS-E），是目前预后的主要评定工具，但无法区分 VS 和 MCS。建议仍使用 CRS-R 作为预后评定的主要工具。残疾评定量表（disability rating scale，DRS）可以作为补充。神经电生理和影像学评估包括结构和功能两部分，结构部分包括颅脑 CT 和 MRI；残余脑功能评估部分包括脑电图（electroencephalogram，EEG）、量化脑电图（quantitative EEG，qEEG）、诱发电位（包括感觉刺激诱发、事件相关电位、失匹配负波）、经颅磁刺激联合脑电图（transcranial magnetic stimulation EEG，TMS-EEG）、静息态功能磁共振（functional MRI，fMRI）、正电子发射断层扫描（positron emission computed tomography，PET）、近红外功能成像（functional near-infrared spectroscopy，fNIRS）等单独或者联合使用，如 PET-fMRI、fNIRS-EEG。

关于 DOC 的治疗，由于缺乏系统性研究及足够的循证医学证据，目前尚没有确切而有效的方法。在促醒药物方面，主要有作用于多巴胺能系统和作用于谷氨酸能系统的两大类药物，常用的有金刚烷胺、溴隐亭、多巴丝肼、盐酸纳洛酮和酒石酸唑吡坦等。高压氧疗法既可以看作是物理治疗也可以看作是一种药物，能显著增加患者的血氧含量、改善后循环供血、促进上行网状激活系统的功能恢复。

在现有的康复治疗手段中，多感觉刺激技术和神经调控技术是昏迷促醒的核心。从体位改变到关节与肢体的被动活动，从坐站平衡训练到呼吸康复，从吞咽功能训练到包括听、视、触、嗅、味觉以及环境刺激在内的多种感官刺激均是可选的手段。而迅猛发展的无创和有创神经调控技术，结合了有关意识形成的各种理论假说，如全局工作空间理论、信息整合理论、中央环路假说以及脑网络中断机制等，使得神经调控技术不仅能够发挥治疗作用，而且在探索意识障碍的病理机制方面具有独特的优势，因而应用前景广阔。

第二节　临床路径

一、意识障碍诊断路径

意识障碍诊断路径详见图 4-2-1。

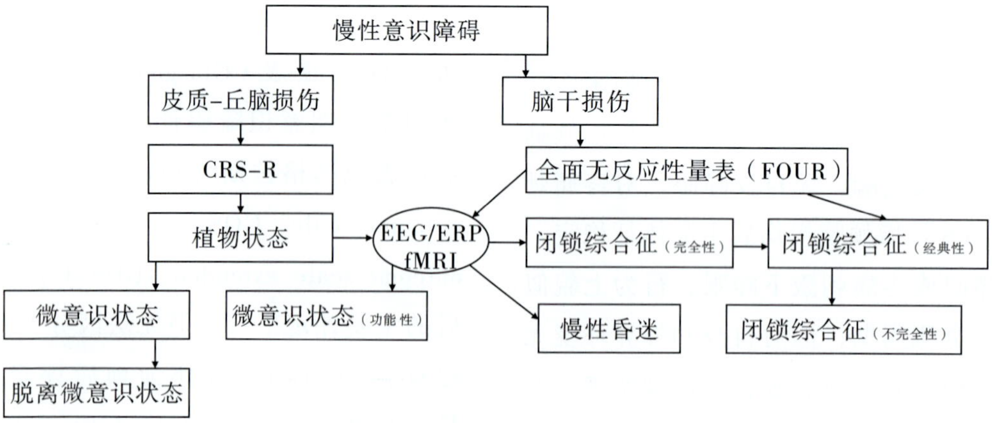

图 4-2-1　意识障碍诊断路径

二、意识障碍康复路径

意识障碍康复路径详见图 4-2-2。

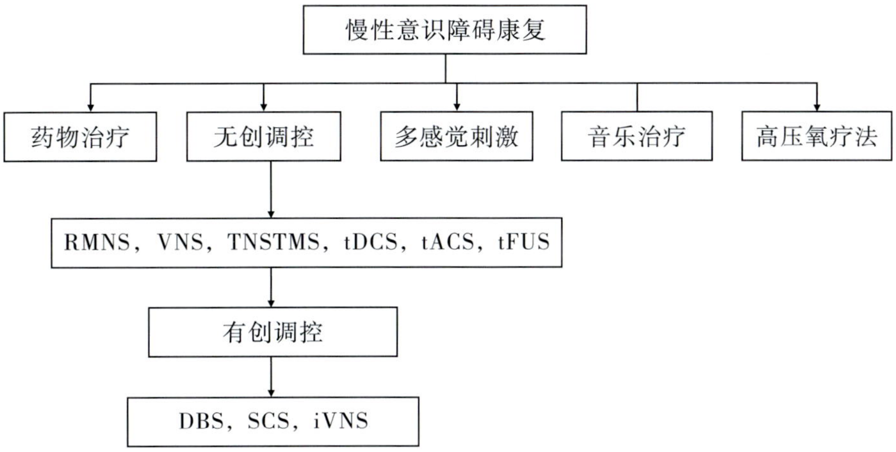

图 4-2-2 意识障碍康复路径

第三节 康复评估

一、行为学评估

意识障碍行为学评估量表尽管操作起来有很大的主观性，易受镇静剂、肌松剂、精神类药物等的影响，但临床使用简便快捷。因此，利用各种行为学评估量表对意识障碍患者进行评定仍是发现严重颅脑损伤患者意识迹象的主要手段，也是临床评估患者意识水平最常用的方法。

1. 格拉斯哥昏迷量表（GCS）：是由英国格拉斯哥大学的 Cmhm Teasdal 与 Bryan Jennett 两位神经外科教授于 1974 年发明的。它操作简单、耗时少，是目前临床应用最为广泛的意识障碍评估工具之一。但其内容对于鉴别植物状态和微（最小）意识状态患者并不敏感，也不能有效地鉴别闭锁综合征。

2. 全面无反应性量表(FOUR，表 4-3-1)：由四项分量表组成，分别为眼部反应、运动反应、脑干反射和呼吸类型，分量表的得分范围是 0~4 分。分数越低，表明死亡和残疾的可能性越大。FOUR 量表弥补了机械通气导致的 GCS 中的语言功能无法测试的缺点。该量表可以监测视觉追踪，检测闭锁综合征患者遵从指令的眼球运动。

表 4-3-1 全面无反应性量表（FOUR）

	临床表现	评分
眼部反应（E）	睁眼且能追踪，或随指令眨眼	4
	睁眼但不能追踪	3
	闭眼，但强声刺激时睁眼	2
	闭眼，但疼痛刺激时睁眼	1
	疼痛刺激仍然闭眼	0
运动反应（M）	做手势（竖起大拇指、握拳或其他手势如 V 字）	4
	疼痛定位	3
	疼痛时肢体屈曲	2
	疼痛时肢体过伸	1
	对疼痛无反应或全面性肌阵挛状态	0

续表

	临床表现	评 分
脑干反射（B）	瞳孔、角膜和咳嗽反射均存在	4
	一侧瞳孔散大固定，角膜和咳嗽反射存在	3
	瞳孔或角膜反射消失（其中一个存在一个消失）	2
	瞳孔和角膜反射均消失	1
	瞳孔、角膜及咳嗽反射均消失	0
呼吸类型（R）	未插管，规律的呼吸模式	4
	未插管，潮式呼吸（陈 – 施呼吸模式）	3
	未插管，不规律的呼吸模式	2
	插管，呼吸频率高于呼吸机设置	1
	插管，呼吸频率等于呼吸机设置，或未插管无呼吸	0

记录：FOUR 评分为______ 日期 / 时间：

评估者： （签名）

3. 昏迷恢复量表 – 修订版（CRS–R，表 4–3–2）：是 1991 年由肯尼迪约翰逊康复协会研究开发的，并在 2004 年进行了修订和出版，命名为昏迷恢复量表 – 修订版（CRS–R）。CRS–R 有六个分量表，分别是听觉、视觉、运动、言语、交流和觉醒水平，得分范围 0~23 分；每个分量表的最低项目代表反射功能，最高项目代表认知功能。CRS–R 尤其适用于鉴别植物状态与微（最小）状态的患者。

4. WHIM 量表：Shiel 等在先前的研究

表 4–3–2 昏迷恢复量表 – 修订版（CRS–R）

次数 / 日期	1______	2______	3______	4______	5______	6______
听觉						
4：对指令有稳定的反应＊＋						
3：可重复执行指令＊＋						
2：声音定位：转头 / 注视						
1：对声音有眨眼反应（惊吓反应）						
0：无						
视觉						
5：识别物体＊						
4：物体定位：伸手寻物＊						
3：眼球追踪＊						
2：视觉定位：注视（>2 s）＊						
1：对威胁有眨眼反应（惊吓反应）						
0：无						
运动						
6：功能性物体运用 ※						
5：自主性运动反应＊						

续表

次数 / 日期	1______	2______	3______	4______	5______	6______
4：能摆弄物体＊						
3：疼痛定位＊						
2：疼痛致肢体回缩						
1：疼痛致异常姿势（过屈 / 过伸）						
0：对疼痛刺激无反应						
言语						
3：可理解的言语表达＊＋						
2：发声 / 发声动作						
1：反射性发声运动						
0：无						
交流						
2：功能性（准确的）※						
1：非功能性（意向性的）＊＋						
0：无						
觉醒水平						
3：能注意						
2：能睁眼						
1：刺激下睁眼						
0：无						
总分						
评估者						

※：EMCS；＊＋：MCS+；＊：MCS−

基础上通过观察97个严重脑外伤患者从昏迷到意识恢复过程中行为的先后变化开发了Wessex头颅损伤矩阵（Wessex head injury matrix，WHIM）量表，制定了58条项目，分别评定患者觉醒和觉知、视觉、交流、认知和社会行为。WHIM量表的设计用于探测各阶段的意识恢复变化和处于微（最小）意识状态患者的细微变化。

5. 伤害性昏迷量表修订版（nociception coma scale-revised，NCS-R）：是用于评估那些刚从昏迷中恢复但不能与外界交流患者的意识量表。这个量表包括运动反应、语言反应、视觉反应和由疼痛引起的面部表情四个分量表，得分范围是0~12分。NCS-R是一个评估不能交流的严重颅脑损伤患者疼痛感觉的敏感量表。

6. 中国持续植物状态量表（Chinese vegetative state scale，CVSS）：是1996年由南京会议上意识障碍专业组制定的，由6个副表组成，包括执行命令、语言、肢体运动、眼球运动、吞咽、情感反应，每项均为0~3分，最低为0分，最高为18分。根据总分，完全性持续性植物状态≤3分，不完全性持续性植物状态5~7分，过渡性植物状态8~9分，脱离植物状态≥10分。

7. 意识障碍预后评分：在GCS提出的第

2年，Jennett和Bond于1975年提出了格拉斯哥预后评分量表（Glasgow outcome scale，GOS）。格拉斯哥预后评分扩展量表（Glasgow outcome scale-extended，GOS-E）是GOS的扩展版本，该版本将结果类别的数量从5个增加到8个，提高其结果的可靠性和敏感性，是颅脑损伤术后广泛使用的结局指标，也是一个全球性的预后量表。残疾评定量表（disability rating scale，DRS）是以世界卫生组织1980年制定的《国际功能、残疾和健康分类》（international classification of functioning，ICF）为框架编制的，主要用于评估中重症颅脑损伤患者的预后水平。

二、神经电生理学评估

1. 脑电图（EEG）：常规EEG是以节律波的形式记录脑、电活动，其波形、频率和波幅随意识状态而变化，广泛应用于意识障碍的诊断，可作为行为学量表证据不充分时的辅助诊断工具。EEG在觉醒或睡眠状态下呈现的特征性表现对微（微/最小）意识状态与植物状态有鉴别诊断意义。此外，EEG还是一项预后预测指标，其异常活动常与不良预后相关。但EEG也存在低敏感性、低空间分辨率、易受干扰等缺点。任务式EEG在意识障碍患者的意识评估方面更具优势，且与远期良好预后相关。但是由于检测条件或实验命令设计的缺陷，任务式EEG的阳性检出率仍较低。此外，定量EEG可以结合影像学建立脑模型，克服EEG自身低空间分辨率的缺点，提取更多的信息以增强EEG的诊断与预后预测能力，但存在分析复杂、需专门分析技术的缺点。

2. 诱发电位（evoked eotentials，EPs）：短潜伏期的体感诱发电位（somatosensory evoked potentials，SEP）、脑干听觉诱发电位（brainstem auditory evoked potentials，BAEP）是意识障碍远期预后不良的强有力预测因素。中潜伏期听觉诱发电位（middle latency auditory evoked potentials，mlAEP）在微（最小）意识状态与植物状态患者之间存在显著差异，敏感性和特异性均较高。

3. 事件相关电位：N100可用于检验听觉传导通路的完整性，该指标对意识障碍的诊断和预后预测价值较低。

4. 失匹配负波（mismatch negative，MMN）可以反映脑对偏差信息自动加工的高级功能，与N100相比具有更佳的预后预测价值。

5. P300：一项反映脑对刺激信号的认知和加工能力即高级认知功能的指标。目前对P300鉴别诊断植物状态与微（最小）意识状态仍存在争议，但P300存在与良好预后显著相关，敏感性和特异性均较高。

6. 经颅磁刺激联合脑电图（transcranial magnetoelectric stimulation-EEG，TMS-EEG）较常规脑电图具有更高的敏感性和特异性以及更丰富的即时脑电信息，其中扰动复杂性指数（perturbational complexity index，PCI）不仅可以鉴别意识状态，还可以对植物状态患者的意识水平进行分层细化。

三、神经影像学评估

1. 头颅计算机断层扫描（computed tomography，CT）：灰质与白质比率（graymatter-whitematter ratio，GWR）可用于预测心脏骤停幸存者的不良预后。然而，GWR对非心脏病因的心脏骤停预后判断较差。

2. 磁共振成像：结构性磁共振成像（structural MRI，sMRI）可以了解颅脑损伤的范围和具体部位。弥散张量成像（diffusion tensor imaging，DTI）可用于预测不同类型急性颅脑损伤后（disorder of consciousness，DOC）的预后转归。

3. 功能性磁共振成像（functional magnetic resonance imaging，fMRI）：是一种通过检测血氧水平依赖（blood oxygen level dependent，BOLD）信号变化显示相应脑区神经元活动的非侵入性脑功能成像技术。fMRI 分为任务态及静息态。虽然任务态已被广泛用于检测 DOC 患者与残留认知和意识有关的大脑活动，但其会受到意识障碍患者状态、研究所用范式、任务表现差异等的影响。静息态 fMRI 特别适合 DOC 患者或不合作患者的检查，因为它无须患者进行特定的任务，并且不需要复杂的实验设置来实施外部刺激。

4. 正电子发射体层摄影（positron emission tomography，PET）：通过观察同位素标记的分子在人体内的代谢情况，从而获得人体功能代谢变化的影像信息。与健康受试者和微小意识状态患者相比，植物状态患者表现为全脑代谢率降低，然而意识恢复并不一定与全脑代谢活动的恢复一致。

5. 功能性近红外光谱技术（functional near-infrared spectroscopy，fNIRS）：是研究光在组织中历经一系列吸收、散射后出射光推带的与组织光学特性相关的生化信息的技术。fNIRS 技术也是一种对长期意识障碍患者有潜力的评估方法。

四、血清学标志物

1. 神经元特异性烯醇化酶（neuron-specific enolase，NSE）：是一种神经元糖酵解酶，在大脑灰质神经元中含量丰富，并参与轴突运输。研究表明，NSE 水平在心脏骤停后 48~72 h 达到峰值，预后准确性也在 48 h 达到最高。ERC/ESISCM2021 复苏后治疗指南规定了 48 或 72 h 内预后不良的阈值 >60 μg/L。然而，国际上对阈值尚没有达成共识。

2. 中枢神经特异蛋白（S100-β）：在神经胶质细胞中含量丰富，并在大脑血管周围的特定星形胶质细胞中特异性表达。S100-β 被认为是心脏骤停后的早期生物标志物。预测 24 h 假阳性率为 0 的不良神经系统后果的阈值具有很大可变性（0.19~2.59 ng/mL）。

3. 神经丝：神经丝（轻、中、重）和 β-连接蛋白是丰富的结构支架蛋白，主要在脑白质内的大型有髓轴突中表达。缺氧性颅脑损伤后血液中神经丝大量增加表明，与慢性神经变性相比，神经丝可能更好地作为急性神经损伤的预后生物标志物。

4. 泛素 C 末端水解酶 L1（ubiquitin C-terminal hydrolase 1，UCH-L1）：是一种 26 kDa 的神经元去泛素酶，主要在神经元和神经内分泌细胞中表达。UCH-L1 不仅对神经轴突稳定性很重要，而且对颅脑损伤后的修复也很重要。UCH-L1 常用在创伤性颅脑损伤中进行评估。

5. 胶质原纤维酸性蛋白（glial fibrillary acidic protein，GFAP）：是星形胶质细胞骨架中中间丝的结构成分，被认为是高度脑特异性标志物。血清 GFAP 可以预测头部外伤后的神经系统结果，在心脏骤停、脑出血和缺血性脑卒中后，其血液水平升高。

第四节 底线康复治疗技术

DOC 将会对重症监护患者的生命质量和预后产生各种不利的影响。本节将会对昏迷、UWS、MCS 和谵妄的常用康复治疗手段进行讲解。

意识障碍的康复治疗虽然不能确保帮助患者从意识受损的状态中完全恢复，但是能够极大地改善患者的生命质量。首先需要通过专业的评估来确定患者的意识水平，然后根据其评估结果选择康复治疗。

1. 支持性治疗多用于昏迷、植物状态或镇静阶段的患者。主要以被动治疗为主，包括身体姿势的管理，预防关节挛缩，肌肉张力的管理，促进呼吸、肠道功能以及提供有意义的活动。

2. 身体姿势的管理也称为体位管理策略，是物理治疗师通过利用重力与患者身体位置的应力关系所采取的一种治疗方式。治疗的过程中要保证患者头部的中立位，避免躯干的扭转或不同轴的姿势。具体治疗技术见表 4-4-1。

3. 患者因意识障碍无法活动肢体，将会引起关节挛缩、肌肉萎缩以及由中枢神经损伤所导致的异常肌张力。物理治疗师可以通过多种方式来维持和改善骨骼肌肉的功能，具体方法见表 4-4-2。

4. 促进呼吸和肠道功能也是意识障碍患者必不可少的一项康复干预措施。物理治疗师通过手法治疗、物理因子疗法等方法，帮助患者尽可能地维持内脏功能正常，具体方法见表 4-4-3。

表 4-4-1　身体姿势管理底线治疗技术

底线治疗技术	具体内容	注意事项
侧卧位	将患者身体水平移至床的一侧，为翻身留出空间，然后将患者的骨盆和胸廓同轴转向一侧，上方的肩肘前屈伸展，屈髋屈膝后用枕头托起，头部保持在水平位置； 根据患者情况每隔 2 h 翻动一次，标准侧卧位背部和臀部与床的夹角不能小于 70°	不能在去颅骨瓣一侧进行侧卧； 保证头部中立位； 监测患者的颅内压（ICP）< 15 mmHg 相对安全； 治疗后需要检查受压的皮肤
高卧位	将患者身体充分移动至床头一端，然后先升高床尾，再升高床头，双侧上肢前臂用枕头托起； 根据患者情况调节高卧位的角度 30° ~60°，每次 10~30 min，每日 1~2 次	监测患者的血流动力学指标，如血压、心率； 注意防止管道、线路脱落； 头颅外伤或手术患者必要时监测颅内压； 治疗后检查患者骶尾部皮肤
高侧卧位	将患者身体充分移动至床头一端，且将一侧多留出半个身位，然后将患者翻身，并将双腿垂至床边，然后先升高床尾，再升高床头； 根据患者情况调节高侧卧位的角度 45° ~70° ，每次 10~30 min，每日 1~2 次； 建议从呼吸机、心电监护仪或管路多的一侧实施	监测患者的血流动力学指标，如血压、心率； 注意防止管道、线路脱落； 头颅外伤或手术患者必要时监测颅内压； 不建议对使用血管活性药物或癫痫患者使用
倾斜床治疗	①具有倾斜功能的病床： 将患者身体向床尾移动，将双足平放在踏板上，然后用绑带分别固定双膝、下腹部、胸部，再将床面倾斜； 初次治疗倾斜角度从 30° 开始，以 5° ~10° 逐渐增加，建议不超过 70°，每次 15~30 min，每日 1~2 次； ②倾斜床： 需要将患者从病床转移至倾斜床，其余步骤同前； 治疗方法同前，不建议管路较多的患者使用倾斜床，脱管风险较大	监测患者的血流动力学指标，如血压、心率； 注意防止管道、线路脱落； 头颅外伤或手术患者必要时监测颅内压； 如使用倾斜床，需要召集 1~2 名人员参与； 不建议对使用血管活性药物或癫痫患者使用

表 4-4-2　骨骼肌肉管理底线治疗技术　　续表

底线治疗技术	具体内容	注意事项
肢体的被动活动	上肢的被动活动、下肢的被动活动、颈部和腰部的被动活动； 轻柔缓慢地移动，逐渐到全范围或达到阻力点； 每个动作做 10 次或达到轻微阻力保持 30s，重复 2~3 组为 1 次治疗； 每天至少完成 1 次肢体的被动活动	只移动到阻力点，不要强迫用力移动； 治疗者需要站稳身体确保用力均匀，缓慢移动； 观察患者面部和关节周围肌肉反应，避免引起疼痛
夹板、矫形器的使用	多采用低温热塑成型的材料，有半成品和预加工材料两种，根据患者情况进行制作或调整； 常用的部位有踝足、腕手，膝关节与肘关节较少； 夹板和矫形器的佩戴不需要物理治疗师在场，经过培训的护理人员就能穿戴； 每次佩戴 1~2 h，4~6 h/d	佩戴前后检查皮肤和骨性突起有无异常； 建议将佩戴医嘱纳入日常护理； 如果皮肤出现水泡、皮疹或破损，应立刻停止佩戴
肌肉电刺激	多采用低频电刺激，建议双侧股四头肌、小腿三头肌； 电极置于肌肉的两端或体积小的主极置于运动点，体积大的辅极置于远端； 频率 50 Hz，脉宽 200~300 μs，电流强度 20 mA 或引起肌肉收缩，每次 30 min，每日 1 次	观察患者面部及非治疗区域是否出现不适反应； 避开皮肤破损或皮疹区域； 大量皮疹不建议治疗； 严重的皮下水肿不建议治疗； 皮肤大量皮屑不建议治疗
卧位下肢踏车	将患者身体调整至合适体位，床头抬高至 15°，然后将踏车置于床上，把患者双侧下肢固定于脚踏板上； 转速不宜超过每分钟 20 转，每次 20 min，每日 1 次	肌张力过高或髋膝关节活动度受限不宜进行踏车； 下肢有深静脉血栓者不能进行； 存在心力衰竭的患者不宜进行

表 4-4-3　促进呼吸、肠道功能底线治疗技术

底线治疗技术	具体内容	注意事项
胸廓手法技术	胸壁回弹技术：治疗者双手置于肋弓下缘，呼气相施加压力，然后迅速松开双手，促进患者吸气动作； 胸壁加压技术：治疗者双手置于肋弓下缘，患者呼气相同步。向上和向内施加一定的压力，以促进呼气流速； 回弹技术和加压技术可以组合使用，每组 3~5 次，每日 2~3 组	进行胸廓的手法操作时要避免颅内压升高； 新发的肋骨骨折患者要避免此操作； 未处理的气胸或皮下气肿要避免此操作； 肺部的出血倾向或未愈合的皮肤伤口避免此操作
呼吸易化技术	压迫人中：对患者上唇到鼻之间的皮肤施加压力，5~10 s，出现噘唇、短暂的呼吸暂停或吞咽动作表示有反应； 胸腹联合加压：对患者一侧肋弓下缘髂骨同时施加压力，可左右交替进行，每侧每次 30~60 s； 向上压迫椎体：对仰卧位患者 T_2 或 T_{10} 施加持续的压力，观察其胸腹部的变化； 肋骨间牵拉：手指置于第 2~3 肋骨，向足侧施压，使肋间隙增宽，并与呼吸相同步	椎体骨折、肋骨骨折患者不能进行此治疗； 双手避开乳房和乳头敏感区域； 用力要均匀恒定，避免爆发力； 治疗者要选择稳定舒适的体位； 治疗过程中要仔细观察患者胸廓或呼吸的变化； 心功能不全或颅内压高的患者谨慎使用

续表

底线治疗技术	具体内容	注意事项
过度充气治疗	①手动过度充气治疗（MHI）： 患者采取侧卧位（治疗的肺部在上），使用装有呼吸正压装置的简易呼吸器，并配有简易的压力计； 将空气缓慢输送到肺部，屏气后放气，压力控制在 40 cmH_2O, 在吸气相末保持 1~2 s，每组 3~6 次； ②呼吸机过度充气治疗（VHL）： 通过调节呼吸机的参数进行过度充气； 增加潮气量将气道压力提高至 40 cmH_2O，持续 10 s，或提高 PEEP 至 15 cmH_2O	气胸、肺大泡、肺脓肿、肺纤维化、气道痉挛不宜进行此治疗； 肺部出血倾向禁忌； 未经处理的气胸不宜进行此治疗； 高呼气末正压（PEEP）> 10 cmH_2O 不建议使用 MHI； 血压不稳定、严重的低氧血症、心功能不稳定的患者均不宜进行此治疗； 无颅内压监测的脑外科术后患者不推荐
干扰电治疗	2 组电极置在脐周交叉并置； 载波 4 kHz，差频 80~160 Hz，强度不超过 30 mA，每次 30 min，每日 1 次	严重的腹水患者不宜进行治疗； 腹部伤口未愈合和大面积皮疹患者不宜进行治疗； 佩戴心脏起搏器患者禁用； 消化道出血、腹泻患者禁用

表 4-4-4　提供有意义的活动

底线治疗技术	具体内容	注意事项
有意义的活动	使用头戴式耳机给患者播放音乐； 为患者播放视频，如球赛、家庭纪录视频，建议在高卧位下进行； 亲属的陪伴，如谈话；简单的修饰； 帮助患者到户外环境； 治疗时间每次 30~60 min，建议每日 1 次	当患者进行亲属互动时注意保护隐私； 如到户外进行治疗，需要与医生、护士进行沟通，并持续监测生命体征

5. 干预性治疗多使用刺激患者感官的方法，从而提高患者的意识水平和行为能力。如果能够更早地发现微小意识状态、谵妄的患者并及时进行治疗，将会极大地改善这些患者的意识水平。对处于微小意识状态的患者给予一定的感官刺激，对恢复意识水平可起到重要作用。在面对谵妄患者时要尽量减少化学和物理约束的使用，提供充分的疼痛管理和高质量的基础护理，减少夜间的治疗和干扰、促进夜间持续睡眠以及白天活动，尽早开展早期活动。干预性的治疗见表 4-4-5。

6. 意识障碍康复底线治疗技术通用的适应证和禁忌证见表 4-4-6。

表 4-4-5 干预性的治疗

促醒治疗	视觉刺激，利用各种具有视觉刺激的物体，鼓励患者追踪这些物体； 听觉刺激，利用亲属的声音、患者喜欢的音乐或自然界的声音刺激； 嗅觉刺激，使用香料、精油或食物的香气进行刺激； 味觉刺激，使用有味道的冰棒，也可以用棉签蘸取少量食物的汁液涂在患者舌头上以刺激味觉； 触觉刺激，通过在患者身体表面摩擦不同质地的物品（如丝绸、仿真动物毛皮、光滑金属、或冷或热的物品）来进行； 每次累计刺激时间 20 min~2 h，每日 1~2 次	建议在高卧位或坐位进行刺激； 单一的感觉刺激不如多重刺激有效； 听觉刺激时要检查患者耳道内是否通畅； 对气管插管的患者进行嗅觉刺激时，需要将刺激物送入鼻腔； 进行味觉刺激后，需要将口腔内的残留物清理干净； 进行触觉刺激前要知晓患者是否有皮肤过敏
空间和时间定向干预	将时钟和日历置于患者视野中； 为患者制定一份每日时间表； 允许患者持有并能支配的个人物品； 将家属的探视纳入日程； 尝试带患者短暂离开现在的地方； 利用每日的新闻锻炼患者的逻辑和认知能力	与医生和护士沟通使用化学和物理约束的剂量和时间； 将医生、护士和家属都融入谵妄干预团队； 带患者离开病房需要进行计划与安全评估
早期活动	根据患者功能情况使其尽可能参与日常活动，如最基本的修饰，使用刮胡刀、梳子或床旁如厕； 活动以动员患者的需求和主动参与为主，每日至少 1 次	早期的活动要根据患者当时的情况而定； 目的是指导患者如何参与或尽可能地完成； 早期活动尤其是离床行走，需要团队的精心策划，而不是一人行为
正中神经电刺激	右侧大鱼际、腕横纹，主极置于远端，辅极置于近端； 非对称双相脉冲，脉宽 300 μs，频率 40 Hz，刺激 20 s，休息 40 s，强度 20 mA，每日 6~8 h	治疗前后检查治疗部位的皮肤； 严重的手部水肿患者不建议治疗； 保证电极片与皮肤紧密相连； 避免引起手部肌肉强直性收缩； 癫痫的患者不建议使用
经颅直流电刺激	辅极（阳极）放置在左背外侧前额皮质区域。主极（阴极）放置在右侧眉弓上方。 治疗强度 20 mA，每日 20 min	金属植入物或植入大脑的电子医疗设备不建议使用； 癫痫的患者不建议使用； 去颅骨瓣患者，治疗区域伤口未愈合或皮肤炎症患者不建议使用； 发热或全身感染的患者不宜进行； 正在使用肌松剂、镇静药物的患者不宜进行
经颅磁刺激	探头置于背外侧前额皮质区，并与头皮呈 45° 夹角	注意事项同上

表 4-4-6 意识障碍康复底线治疗技术通用的适应证和禁忌证

适应证	禁忌证
稳定的创伤性颅脑损伤意识障碍	持续不可控的癫痫
由各种原因导致的昏迷和微小意识状态	颅内高压、严重颅内水肿
谵妄	血流动力学不稳定
脑血管病所引起的意识障碍	出血倾向
正在接受镇静或镇痛药物治疗	严重的全身感染

第五节　特色康复治疗技术

特色康复治疗技术详见表 4-5-1。

表 4-5-1　特色康复治疗技术

特色康复治疗技术	具体操作方法	注意事项
深部脑刺激（deep brain stimulation，DBS）	将脉冲发生器植入目标区域（主要在中央丘脑），通过电脉冲达到刺激局部的作用，激活具有调节唤醒和注意力等作用的神经回路； 一般在术后 2~4 周左右开机，开机后 3~6 个月可能需要数次调整参数，选择一个最佳的刺激参数	心脏起搏器、有出血倾向或存在其他不能耐受立体定向手术的严重内科疾病禁用； 生命体征不稳定者禁用
脊髓电刺激（spinal cord stimulation，SCS）	在硬膜外（C_2~C_4 处）植入电极，选择不同的参数（5 Hz、70 Hz 或 100 Hz）会对脊髓产生不同的刺激模式，以兴奋或抑制的方式调节神经元的兴奋性和放电率，从而激活网状结构和丘脑－皮质网络，调节 DOC 患者的脑功能	存在凝血功能障碍、椎管内存在手术后瘢痕或肿瘤占位患者禁用； 电极植入部位存在感染、脊柱存在严重畸形如患有脊柱裂的患者禁用
重复经颅磁刺激（repetitive transcranial magnetic stimulation，rTMS）	参数：高频刺激（推荐 10 Hz）、强度 90% RMT、8 字形或圆形线圈前方与鼻尖切线呈 45° 夹角，与目标靶区切角呈 90°； 靶点：左侧 DLPFC 或颞顶交界处； 每次 20 min，10 d 为 1 疗程	未控制的癫痫、头部创伤未愈合患者禁用； 颅骨金属植入、起搏器、刺激部位开颅患者禁用
经颅直流电刺激（transcranial direct current stimulation，tDCS）	通过一对电极（阳极兴奋，阴极抑制）在头皮持续输送微弱电流（1~2 mA），用以调节皮质兴奋性； 靶点推荐：左侧 DLPFC 或双侧 DLPFC	肿瘤、局部急性感染性疾病，高热或体质衰弱者禁用； 体内植有心脏起搏器和金属异物者禁用
经颅交流电刺激（transcranial alternating current stimulation，tACS）	通过放置在头部的电极向头部目标区域输送正弦电流（1000~2000 μA），诱发潜在的振荡活动并同步大范围的神经元网络	同 tDCS
正中神经刺激（median nerve stimulation，MNS）	靶点：左侧、右侧或双侧前臂腹侧，腕横纹上方 2 cm 处； 参数：40 Hz、10~20 mA 的经皮电刺激强度，以患者手指轻微收缩为佳； 每日 8 h，30 d 为 1 疗程	生命体征不平稳，颅内情况不稳定，存在颅内活动性出血或脑脊液漏者禁用； 癫痫、严重心律失常或心脏起搏器置入患者禁用

第六节　康复治疗技术进展

一、意识障碍的评估

DOC 患者的精确诊断是临床有效治疗的重要前提，当前检测急性昏迷、DOC 患者意识水平应基于多模态下的综合评估，包括经典的行为学评估，以及近些年飞速发展的基于静息态或任务态的神经电生理技术和 MRI，以及正电子发射计算机断层显像（positron emission tomography-computed tomography，PET-CT）技术等。

但是，目前在临床上检测患者是否存在意识迹象依然最依赖行为学的评定。当前最全面、最敏感的循证行为学评估金标准是美国 JFK 医学中心研发的昏迷恢复量表－修订版（CRS-R）。《欧洲昏迷和意识障碍诊断指南》（2020 版）推荐在所有 DOC 患者中使用 CRS-R 评分，并在 10d 内进行不少于 5 次的评定以降低因主观因素而造成的信度和效度不足（误诊率从 36% 降低至 5%）。对于行为学评估，指南还推荐了 FOUR 量表用于 ICU 环境中的昏迷患者。FOUR 量表具有的可重复且可快速执行评估项目的特点，使其日渐成为用于颅脑损伤危重患者的最佳工具。

近年来，以静息态脑电图（resting-state EEG，rs-EEG）、事件相关电位（event-related potential，ERP）和 TMS-EEG 为代表的神经电生理技术为 DOC 患者的诊断分类、疗效判断和预后提供了相对便捷、客观、直接、及时且适用的评估方法。rs-EEG 可以记录静息大脑的电活动，分析大脑神经电活动不同频段代表的脑电背景，可用于预测结局、评估剩余认知功能、检测意识并提供一种与外界交流的手段。通常 rs-EEG 的 α 功率在正常受试者中较高，在 DOC 康复后患者中较低，在 VS/UWS 患者中则几乎为零，而 MCS 患者 α 功率恰好介于 VS/UWS 和康复后的患者之间。rs-EEG 检测到意识信号总是优先于行为反应，使其成为识别和预测意识恢复的敏感技术。ERP 技术能够捕捉昏迷患者对外界刺激的大脑反应，包括听觉、视觉和体感诱发电位。听觉诱发电位因其易于实施而受到广泛关注。在视觉诱发电位研究中，P300 波（一种在刺激后约 300 ms 出现的正向波）被认为是昏迷患者意识恢复的有力指标。然而，近期的研究发现，N400 波（一种在刺激后约 400 ms 出现的负向波）在检测意识恢复方面比 P300 波更为敏感。此外，仅存在 P300 波并不足以准确区分无反应觉醒综合征和 MCS 的患者。TMS-EEG 技术是近年来将经颅磁技术与脑电技术相结合的一种新兴技术，其可以在不依赖患者运动通路的完整性以及不需要任何形式主动参与的情况下，使检测具备 EEG 高时间分辨率的特点。扰动复杂性系数（perturbational complexity index，PCI）是当前 TMS-EEG 数据应用在 DOC 量化分类评测体系中的代表，该算法通过结合非参数的自举统计程序和 Lempel-Ziv 复杂性，以达到量化 TMS 诱发的皮质兴奋活动时间和空间复杂性的目的。研究表明，当 PCI 在 0.19~0.31 时，受试者处于慢波睡眠、麻醉下或 VS/UWS；当 PCI 在 0.32~0.49 时，受试者处于 MCS，可见 PCI 的增加与意识水平的提升呈正相关。TMS-EEG 还能配合 MRI 导航技术和溯源分析手段探究大脑活动或意识活动。

二、意识障碍的康复

鉴于药物干预在提高意识水平方面的效率较低，非药物方法似乎在 DOC 患者的治疗中占主导地位。根据文献和目前的使用情况，最近有人提出，所有 DOC 患者都可以从无创脑刺激中受益。

（一）无创神经调控

在临床意识障碍的无创康复治疗方法主要包括 tDCS、tACS、MNS、rTMS 和经皮迷走神经电刺激（transcutaneous vagal nerve stimulation，tVNS）等。

1. tDCS 是一种经过头皮和颅骨向大脑皮质提供低电流的便携式可穿戴的无创脑刺激神经调节技术，可立即或持久地改变大脑功能。tDCS 的工作原理是通过两块电极向头皮的某一区域施加 1~2 mA 正极和负极的固定电流来调节皮质的兴奋性。2014 年 Thibaut 等在一项双盲随机对照试验（randomized controlled trial，RCT）中证明了 DLPFC 上的 tDCS 可改善 MCS 患者的意识。但是没有关于 VS/UWS

个体治疗效果的报告。Angelakis 等的一项研究表明，疗效可能与病理情况的严重程度和 tDCS 持续时间有关，而不是与刺激的部位有关。当前研究表明，tDCS 后的行为改善涉及 DLPFC、楔前叶和丘脑的解剖和功能保留。需要强调的是，尽管 tDCS 设备成本低廉且易于在临床环境中操作，但国际临床神经生理学联合会已明确指出，目前尚无充分证据支持对昏迷患者使用tDCS进行治疗的具体有效性建议。为了深入探究 tDCS 如何调节大脑皮质活动并促进神经可塑性，亟须开展更多关于其作用机制和临床效果的研究。

2. rTMS 是在 TMS 技术上发展起来的一种治疗手段，已被指南建议应用于抑郁症、强迫症、脑卒中后运动障碍等多种神经和精神疾病的治疗中。rTMS 通过发送短暂的电流脉冲由连接设备的线圈产生磁场，该线圈包裹在塑料中并靠近头皮固定，以便磁场可以聚焦到大脑皮质的特定区域。相比于其他无创调控技术，rTMS 可以配合 MRI 导航技术穿透颅骨精确兴奋或抑制特定的大脑皮质区域。rTMS 的灵活性在于其刺激参数的可调节性，这不仅允许直接针对特定的大脑区域进行治疗，而且通过调整这些参数能够适应不同神经或精神疾病的治疗需求。它们对探索大脑皮质功能和皮质功能区域之间的联系有着天然的优势。一些指标如运动诱发电位（motor evoked potential，MEP）、EEG 相对频谱能量 / 功能连接、TMS 诱发电位等已被纳入评估 rTMS 引起的 DOC 患者的脑变化之中。

3. VNS 可以是侵入性的、外科放置的，也可以是非侵入性的 tVNS。其中，经耳皮迷走神经刺激（transcutaneous auricular vagus nerve stimulation，taVNS）向外耳道注射热电流改变内耳淋巴的密度，从而改变了前庭神经的放电率。这项技术被认为是通过基底前脑或脑干投射，通过丘脑中央和下丘脑，在远端额顶和纹状体网络中诱导代偿反应。当前，VNS 在 DOC 患者中的可行性已在两个病例研究中得到证实：国内报道了第一个成功的 VNS 应用病例，其临床状况和功能网络的结果令人鼓舞；Corazzol 等则报道了一例 VS/UWS 患者使用 taVNS 后改善为 MCS 并表现出 EEG 增强的脑连接模式。

（二）常规康复治疗

DOC 患者康复过程中贯穿始终的常规康复治疗和护理起到了至关重要的作用，任何药物或非侵入性脑刺激的疗效都是建立在常规治疗的前提下。其中，常规康复治疗主要包括肢体主动和被动运动、多感官感觉刺激、电动起立床、气压治疗、呼吸康复、体位引流、吞咽治疗、胃肠康复及高压氧治疗等。

肢体的运动训练包括主动运动和被动运动两种形式。对于 DOC 患者通常无法参与主动运动训练，只有在达到 EMCS 并具备一定程度的高级认知功能和理解能力后，才可能参与此类训练。被动运动训练对维持昏迷患者的关节活动度，保持肌肉体积，缓解肌肉痉挛，拉伸缩短的肌腱、关节囊和韧带至关重要。这种训练完全依赖外力，可以由康复治疗师通过手动操作来完成，或者利用机械设备如连续被动运动仪（continuous passive motion，CPM）来实现。CPM 能够根据预设的角度和速度，对目标关节进行均匀的被动运动，对相关的肌肉群进行有效拉伸和收缩。CPM 主要适用于膝关节、髋关节和肘关节。长期进行 CPM 训练不仅有助于改善血液循环和淋巴液流动，还促进了肿胀和水肿的消退。在 DOC 患者中，肌肉、肢体痉挛或关节紧张的现象并不少见，可以运用脑卒中治疗的神经促通技术或神经易化技术，即着重关键点控制的 Bobath 技术和多感觉刺激的 Rood 技术进行干预。

DOC 患者的长期卧床会导致坠积性肺炎发生的概率增加，电动起立床和呼吸康复有助于保持气道通畅和缓解肺部炎症，降低患病风险。高压氧治疗作为一种非侵入性手段，对创伤性颅脑损伤、脑卒中或心肺复苏后的 DOC 患者促进意识恢复具有积极作用。

DOC 患者通常通过胃管或肠内饲管接受补液和营养。因为大部分 DOC 患者都有严重的吞咽困难，而吞咽中的口腔前期功能（患者通过视觉和嗅觉感知食物的色香味、黏稠程度和形状，还包括用餐具或手指将食物送至口中）与意识相关。一项观察性研究发现，VS/UWS 患者不具有有效的口腔阶段（口腔准备期和口腔期），并认为它是患者意识存在与否的重要标志。在临床上，康复治疗师可以根据吞咽反射和适宜食物选择锻炼患者的吞咽功能，吞咽功能的保留有利于患者摄取多种食物，增加营养和能量的摄入。

第七节　典型病例讨论

【主诉】外伤后意识不清 1 月余。

【现病史】患者赵某某，男性，23 岁。10 月 24 日从高处坠落（高约 7 m）致全身多处疼痛，并逐步出现意识不清。经 120 转运至某医院行头胸腹部 CT，提示颅脑挫伤、肺挫伤、肋骨骨折、骨盆骨折。考虑患者病情危重且合并骨盆骨折，故收住院治疗。因骨盆骨折行介入动脉止血（具体不详）。10 月 28 日为求进一步治疗转至某医院重症医学科，行头胸腹部 CT，提示右侧丘脑、胼胝体、脑桥右后方多发出血灶；右顶叶血肿，挫裂伤不除外；右侧部分肋骨骨折，右侧血气胸，右肺挫伤伴实变，左下肺少许炎症；盆腔积血；骨盆部分骨折，右侧耻骨下支前部局部皮质凹陷。10 月 31 日复查 CT，提示颅内多发挫裂伤伴血肿形成；右侧第 3~6、第 8、9 肋骨骨折，左侧第 4 肋有不全性骨折可能，右侧血气胸，右肺挫伤伴局部包裹，左下肺少许炎症；骨盆多发骨折。给予机械通气、抗感染、化痰、镇静镇痛、脱水降颅压、抗惊厥、维持水电解质平衡等治疗。10 月 31 日行气管切开。11 月 2 日全麻下行胸腔镜 + 右侧肋骨切开复位内固定术。病程中经纤维支气管镜行肺泡灌洗有暗红色痰液，细菌培养提示鲍曼不动杆菌及铜绿假单胞菌，给予多黏菌素及头孢他啶抗感染治疗。患者持续意识障碍，伴有反复高热、肢体强直。为进一步控制病情及昏迷促醒，于 11 月 29 日转入南京市江宁医院重症医学科。给予基本生命支持；咪达唑仑、瑞芬太尼持续泵入；倍他乐克 50 mg，每 8 h 1 次；奥卡西平 0.6 g，每日 2 次；托吡酯 50 mg，每日 2 次；替扎尼定 4 mg，每日 3 次，溴隐亭 2.5 mg，每日 1 次。

【既往史】既往体健，否认基础疾病。父母体健，否认基础疾病。

【体格检查】T 39.5℃，P 137 /min，R 27 /min，BP 133/78 mmHg。植物状态，CRS-R 评分 5 分（听觉 1 分、视觉 1 分、运动 1 分、言语 1 分、交流 0 分、觉醒水平 1 分）。双侧瞳孔等大等圆，直径 4 mm，对光反射存在（+）。双肺呼吸音粗，可闻及痰鸣音。四肢肌力检查无法配合，四肢强直，肌张力明显升高，未见自发活动。颈项强直，双侧肱二头肌、肱三头肌、膝腱反射亢进（+++），双侧 Babinski 征（－）、克氏征（－），布氏征（－）。ADL 评定：0 分，完全依赖。

【实验室检查】11 月 29 日各项检查结果如下。

心肌标志物三联（血浆）：肌红蛋白（MYO）113.444 μg/L，NI-proBNP15 ng/L。

急诊心肌酶谱（血浆）：肌酸激酶（CK-J）296 U/Lf，乳酸脱氢酶（LDH-J）338 U/L。急诊肝功能（血浆）：丙氨酸氨基转移酶（LTV-J）115.0 U/L，天门冬氨酸氮基转移酶（AST-J）72.0 U/Lf。肾功能及电解质：未见明显异常。尿液分析：红细胞定量（UFRBC）50 /ulf，潜血（BLD）（+）异常。血常规：红细胞计数（RBC）2.89×10^{12}/L，血红蛋白（HB）94 g/L，白细胞 8.2×10^{9}/L，超敏 C 反应蛋白（H-CRP）13.10 mg/L；PCT 0.09 ng/mL。25 羟维生素 D（D_2+D_3）：9.4 ng/mL。

床边心电图：窦性心动过速。

头颅 CT：未见明显外伤性改变，颅骨未见明显骨折征象（图 4-7-1）。

胸腹部 CT：胸部 CT 提示双肺见少许片絮状及条索影，右下肺可见类圆形高密度影，长径约 29 mm，两侧胸腔少许积液（图 4-7-2，图 4-7-3）。

颈胸腰椎 CT：肋骨及骨盆重建提示右侧第 3~10 及左侧第 4、5 肋骨骨折伴骨痂形成，右侧第 5 肋骨内固定术后改变；第 5~7 胸椎右侧横突骨折，胸骨骨皮质欠光整，第 2 腰椎右侧横突骨折；骶骨、右侧髂骨及左侧耻骨上支骨折伴骨痂形成（图 4-7-4）。

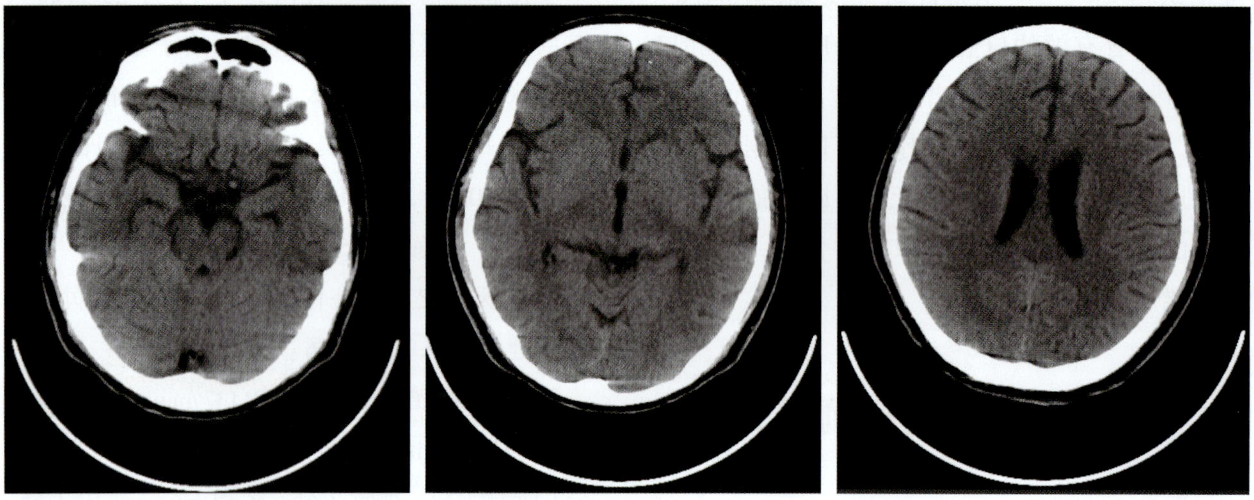

图 4-7-1　头颅 CT

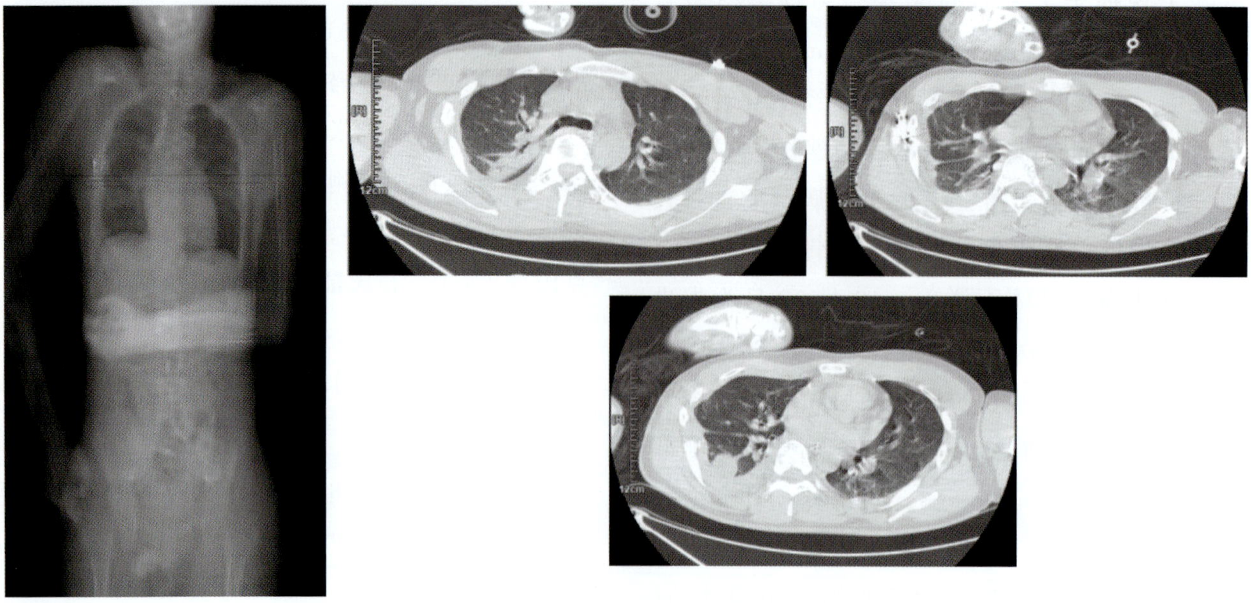

图 4-7-2　胸部 CT

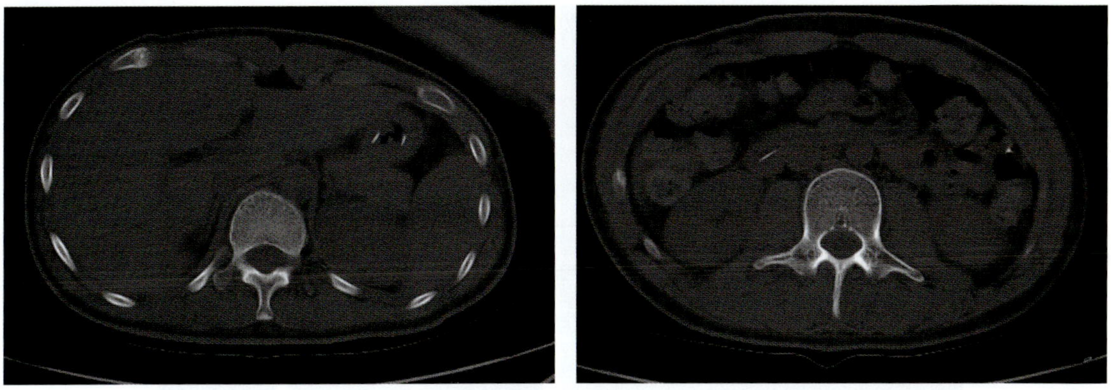

图 4-7-3　腹部 CT

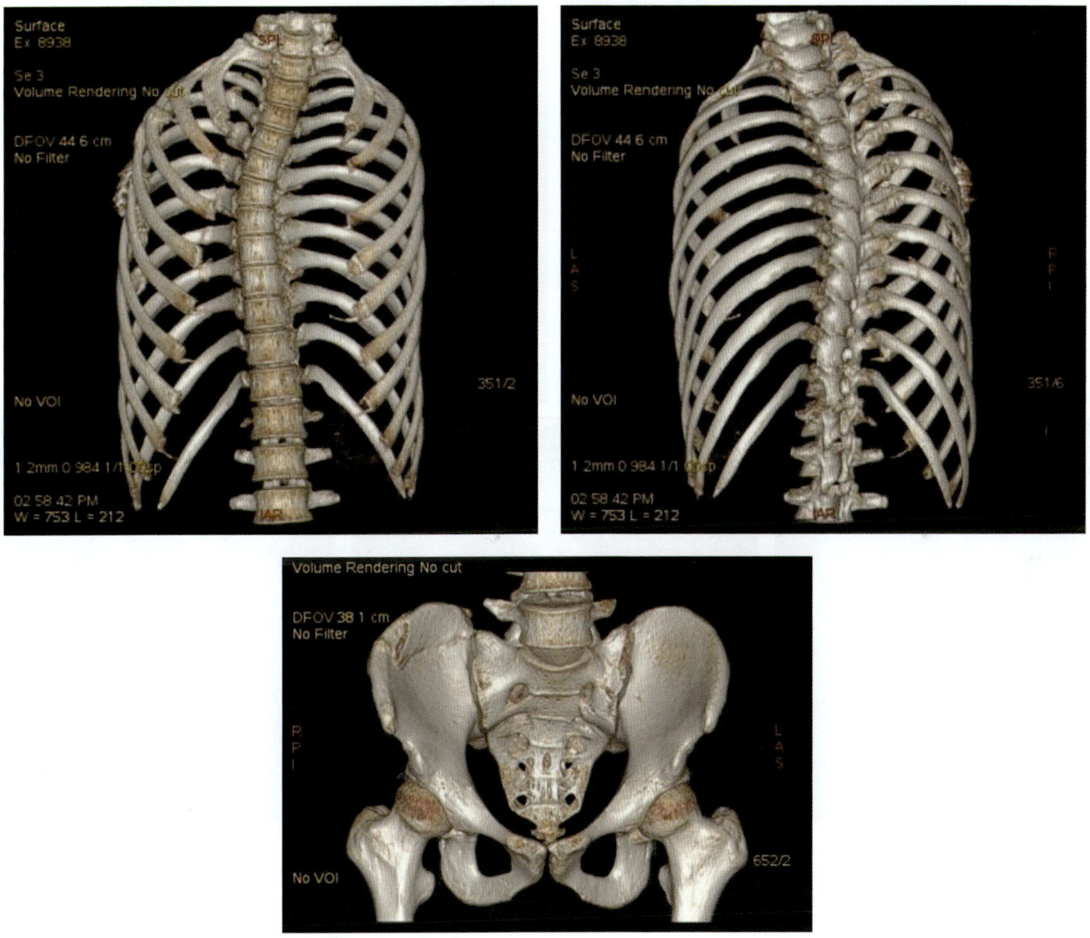

图 4-7-4　颈胸腰椎 CT

头颅 MRI：T2WI 示两侧额叶深部、右侧丘脑、胼胝体膝部及体部、右侧小脑半球见结节状混杂及低信号影，胼胝体体部信号稍混杂，余以短 T2 信号为主，胼胝体体部混杂信号，中央为结节状高信号影，周围见环形低信号影，DWI 上为低信号影。两侧额叶深部、右侧丘脑、胼胝体膝部及体部、右侧小脑半球散在陈旧性出血灶（图 4-7-5）。

【临床诊断】

1. 脑外伤恢复期：意识丧失，吞咽困难，日常生活完全依赖。

2. 细菌性肺炎，气管造口状态。

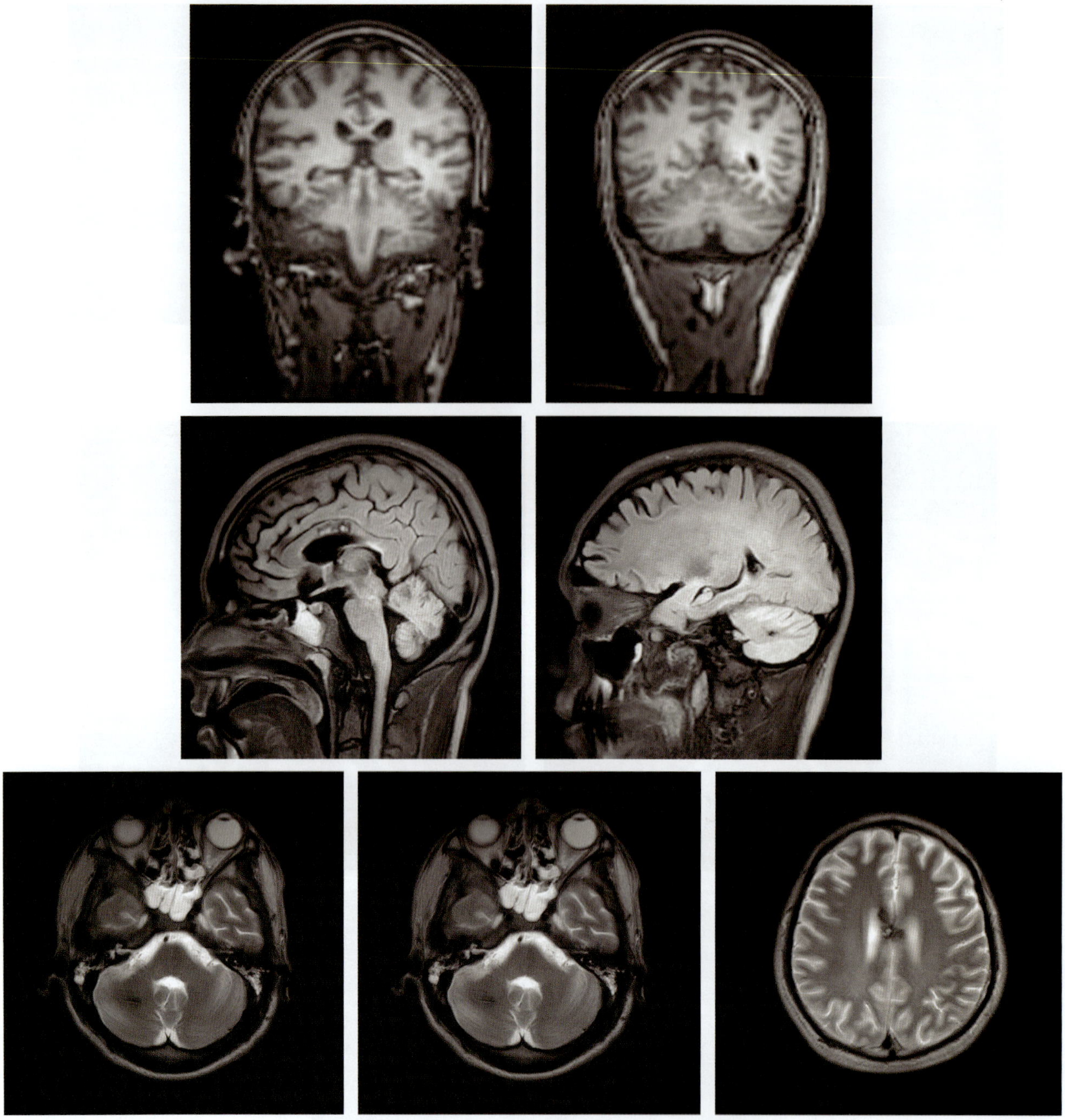

图 4-7-5　头颅 MRI

3. 多发肋骨骨折。

4. 胸腰椎横突骨折。

5. 骨盆骨折。

6. 继发性癫痫？

7. 阵发性交感神经过度兴奋综合征（PSH）？

【鉴别诊断】

患者脑外伤诊断明确，但自主神经兴奋的表现需与以下疾病相互鉴别。

1. 癫痫：临床表现为反复发作的慢性脑部疾病。癫痫主要是由于脑神经元过度放电引起的，具有发作性、短暂性、重复性和刻板性的特点。可表现为感觉、运动、意识、精神、行为、自主神经功能障碍。脑电图提示痫样放电。该患者目前暂不能排除癫痫的可能，需进一步完善脑电图检查。

2. 药物热：药物热是一种药物不良反应

（adverse drug reaction，ADR），是在药物治疗过程中出现、停药后消失的、临床医生仔细评估和实验室检查后无法明确原因的发热反应。在确诊前需对患者的病情、药物治疗方案及实验室检查指标进行仔细评估。当患者的发热无法用其他疾病来解释时，应该考虑药物热，注意所使用药物是否为临床报道发生药物热概率高的药物。必要时，应与引起发热的相关疾病（如肿瘤、血栓栓塞性疾病、脑血管意外、胶原血管疾病、急性痛风、外科手术及创伤）进行鉴别。确定诊断在停用可疑药物并体温下降以后才能获得。

3. 阵发性交感神经过度兴奋综合征（paroxysmal sympathetic hyperactivity，PSH）：是一种未被充分认识的各种严重颅脑损伤的重要并发症，主要发生于创伤性颅脑损伤的患者，其次是缺氧性颅脑损伤、自发性颅内出血和脑肿瘤的患者。表现为一系列阵发性症状，包括心动过速、高血压、呼吸急促、出汗和姿势僵硬等。由于其症状为非特异性，因此做出 PSH 的诊断是一种排除性的。它的症状和体征与其他有类似 PSH 表现的诊断如癫痫发作、颅内高压、脑积水、躁动、疼痛、脓毒症、肺栓塞、气道阻塞、中枢性发热、恶性高热、5- 羟色胺综合征等存在重叠。这种重叠可能会混淆和延迟 PSH 的诊断和治疗。该患者需进一步完善临床评估后诊断。

【康复目标】

近期目标：改善患者的意识状态。

中期目标：延缓肌肉萎缩、维持正常关节活动度，预防软组织粘连、下肢深静脉血栓形成、吸入性肺炎等并发症。

远期目标：提高患者的日常生活活动能力，改善患者的生活质量。

【意识障碍多模态功能评估】

1. CRS-R 评分为 6 分（听觉 1 分、视觉 1 分、运动 1 分、言语 1 分、交流 0 分、觉醒水平 2 分）。

PSH 评估测量（PSH-AM）评分为 24 分，临床症状（CFS）16 分，诊断性可能工具（DLT）8 分。

2. 下丘脑 - 垂体激素水平测试结果如下。性激素六项：黄体酮 0.41 ng/mL，睾酮 20.77nmol/L，泌乳素 0.11 ng/mL，雌二醇 23.59pg/mL，促黄体生成素 2.97IU/L，促卵泡雌激素 5.45IU/L。甲功三项：FT_3 3.13pmol/L，FT_4 11.01pmol/L，TSH 0.662mIU/L。血皮质醇：246nmol/L，促肾上腺皮质激素 11.84pg/mL。

3. 影像学：两侧额叶深部、右侧丘脑、胼胝体膝部及体部、右侧小脑半球陈旧性出血灶。

4. 脑电图：未见痫样放电。

5. 体感诱发电位：双侧 N20 波幅未引出。

6. 脑干听觉诱发电位：

潜伏期	Ⅰ波（ms）	Ⅲ波（ms）	Ⅴ波（ms）
右侧	1.19	3.29	5.62（波幅降低）
左侧	1.31	3.3	3.3（波幅降低）

7. 瞬目反射：

刺激点	刺激侧	R1		iR2		cR2	
		潜伏期	波幅	潜伏期	波幅	潜伏期	波幅
眶上神经	右侧	10.9 ms	204 μV	未引出		未引出	
	左侧	9.8 ms	188 μV	未引出		未引出	
迷走神经	右侧	3.4 ms	1205 μV	26.2ms	483μV	未引出	
	左侧	3.8 ms	1624 μV	27.7ms	440μV	未引出	

8. 事件相关诱发电位（MMN）：

记录点	N100		MMN	
	潜伏期	波幅	潜伏期	波幅
FZ–AA	77.5 ms	3.6 μV	205 ms	1.45 μV
CZ–AA	87.2 ms	2.8 μV	210 ms	1.39 μV
PZ–AA	80.9 ms	2.4 μV	210 ms	0.86 μV

9. 皮肤交感反应：右侧 SSR 潜伏期 1.5 ms，波幅 1.33 mV；左侧 SSR 潜伏期 1.48 ms，波幅 3.7 mV。

【治疗】

首次发生意识障碍时多学科团队（multidisciplinary team，MDT）讨论的治疗方案为患者 CRS–R 评分 6 分，目前为植物状态，PSH–AM 评分 24 分，需尽快控制交感神经发作的症状，积极进行促醒治疗。

一、基本治疗

保持良姿位，减少 PSH 诱因刺激：转身、拍背、身体摩擦、情绪唤醒、气管插管吸痰、被动运动或姿势改变。

二、药物治疗

1. 循序渐进地撤泵：停用短效咪达唑仑，改为长效氯硝西泮 1 mg，每 12 h 1 次；瑞芬太尼逐渐减量至停用。

2. 停倍他乐克，改为普萘洛尔 10 mg，每 8 h 1 次。

3. 溴隐亭加量为 2.5 mg，每 8 h 1 次。

4. 替扎尼定联用加巴喷丁 0.3 g，每 8 h 1 次。

5. 奥卡西平 0.6 g，每日 2 次；托吡酯 50 mg，每日 2 次，逐渐减量。

6. 金刚烷胺 100 mg，每日 2 次，共 2 周；随后加至 200 mg，每日 2 次，共 2 周。

7. 补液、营养支持治疗，避免脱水及电解质紊乱。

三、康复治疗

1. 体位转换训练：病情平稳后，每日做 2 次体位转换训练，确保每日有 2h 的离床时间。训练的益处包括：①提高患者的觉醒度和增加睁眼时间；②牵伸各部位关节与肌肉、肌腱等软组织，防止挛缩变形；③促进心、肺及胃肠道功能的恢复，防治直立性低血压；④制定后期开展其他康复的计划。

2. 运动训练：包括被动关节活动、肢体负重训练、坐位平衡训练、踏车训练、四肢联动训练等，不仅能够提高 DOC 患者的肌力和耐力，防治失用性肌萎缩等并发症，同时还能改善心血管、呼吸等多系统重要脏器功能。

3. 呼吸康复：针对患者的呼吸康复包括头颈部肌群拉伸训练、胸廓牵伸训练、呼吸肌训练、俯卧位通气和体位排痰等。

4. 多感官刺激（sensory stimulation programs，SSP）治疗：患者存在自发睁眼，且脑干听觉诱发电位提示听觉通路保留，积极给予视觉、听觉刺激，可观看熟悉的视频、亲属呼唤、聆听音乐等，每次 10~20 min，每日 3 次。

5. 吞咽治疗：患者现为鼻饲进食，给予床边吞咽电刺激、冰刺激、柠檬酸刺激、手法训练等，增加自主吞咽次数，有益于吞咽功能的维持和强化。

6. 高压氧疗法：可改善患者的脑微循环，同时改变脑组织的氧气稳态，刺激脑干网状激活系统和神经环路，发挥促醒和神经修复作用。常用 2.0ATA，每次吸氧 30 min，共 2 次，中间休息 5 min，加减压各 20 min；吸氧方式：Ⅰ级供氧，每日 1 次。陪舱护师携带地西泮备用。

7. 无创神经调控治疗：

（1）TMS：通过电磁脉冲增强大脑皮质

的兴奋性突触活动，调节皮质兴奋性，促进神经可塑性。方案：对左侧背外侧前额叶进行 iTBS，80%aMT，iTBS 丛内脉冲频率 50 Hz，每丛 3 个脉冲，丛外频率 5 Hz，每串刺激持续时间 2 s，间歇 8 s，总脉冲数 600 个。

（2）MNS：通过刺激正中神经将神经冲动传导至脑干、丘脑及大脑皮质，达到改善脑血流、兴奋脑干网状系统、提高皮质兴奋性等目的。右侧正中神经电刺激，强度 13 mA，频率 50 Hz，脉宽 300 μs，8 h/qd。

（3）taVNS：taVNS 是一种新型的非侵入性脑刺激技术，可能通过刺激迷走神经耳支，进而通过孤束核、上行网状激活系统等激活突显网络、边缘系统和内感受系统等，提高皮质兴奋性，促进意识障碍的恢复。迷走神经电刺激促醒方案为电流强度 0.5 mA，频率 25 Hz，刺激时间 30 s，间歇时间 30 s，脉宽 200~300 μs。

四、治疗后 2 个月复评

1. CRS-R 评定：16 分（听觉 2 分、视觉 4 分、运动 5 分、言语 1 分、交流 1 分、觉醒水平 3 分）。

2. PSH-AM 评分：7 分。

3. 皮肤交感反应：右侧 SSR 潜伏期 1.44 ms，波幅 0.71 mV，左侧 SSR 潜伏期 1.42 ms，波幅 1.85 mV。

4. 体感诱发电位：右侧正中神经电刺激，未引出 N20 波；左侧正中神经电刺激，N20 波潜伏期 24.9 ms，N20-P25 波幅 0.74 μV；N60 波潜伏期 54 ms，波幅 0.34 μV。

5. 瞬目反射：

刺激点	刺激侧	R1		iR2		cR2	
		潜伏期	波幅	潜伏期	波幅	潜伏期	波幅
眶上神经	右侧	10.6 ms	134 μV	36 ms	270 μV	36 ms	135 μV
	左侧	10.6 ms	497 μV	34.3 ms	231 μV	33.9 ms	180 μV

6. 事件相关诱发电位（MMN）

记录点	N100		MMN	
	潜伏期	波幅	潜伏期	波幅
FZ-AA	66.9 ms	4.39 μV	188 ms	2.11 μV
CZ-AA	69 ms	4.25 μV	182 ms	2.89 μV
PZ-AA	65.8 ms	4.36 μV	185 ms	1.99 μV

【临床转归】

经过 120 d 的治疗，患者神志清楚，拔除气管套管，可正常交流，语速较慢，可自主进食，辅助下站立。

【总结】

患者为年轻男性，给予颅脑外伤保守治疗。经行为学评估、神经电生理和内分泌检查、影像学评估，考虑患者为植物状态，但脑功能尚可，给予药物治疗、多感官刺激、神经调控治疗后完全清醒。

【颅脑外伤后意识障碍的治疗原则】

1. 防治联合伤：颅脑损伤患者常合并颅脑以外的损伤，如果其他系统的损伤得不到良好治疗，将会影响患者苏醒，甚至会加重脑损害。

保持呼吸道通畅，保证供氧。由于昏迷患者的咳嗽反射和吞咽反射变浅或消失，呼吸道的分泌物难以有效排出，易导致呼吸道梗阻和吸入性肺炎。需加强呼吸支持治疗，促进痰液排出，避免肺部感染加重。

预防和控制高热。患者由于下丘脑体温调节功能紊乱或感染，可引起高热；这对脑神经的损害严重，对意识的恢复不利，应采用物理降温、药物降温或两者联合使用。

2. 预防和控制癫痫：脑外伤后极易引发外伤性癫痫，癫痫尤其是大发作，可以加重神经细胞缺血缺氧。故对癫痫应早预防、早治疗。但抗癫痫药物有镇静作用，长期大量使用可能对患者的意识造成损害。识别癫痫的同时需警惕 PSH 的发作。

3. 加强营养支持：慢性意识障碍患者的能量消耗是正常人的 140%~250%，足够的营养支持是慢性意识障碍患者康复的基本条件。

4. 防治并发症：加强翻身、拍背及皮肤护理以防止褥疮发生，加强四肢被动活动以防止关节挛缩和肌肉萎缩等。

5. 意识障碍康复：颅脑外伤后慢性意识障碍促醒仍是目前治疗的难点。主要的促醒治疗为药物治疗、高压氧治疗、无创神经调控治疗和有创神经调控治疗等。

6. 药物治疗：金刚烷胺治疗重度脑外伤后意识障碍的随机对照试验研究发表于 2012 年的《新英格兰杂志》上。研究纳入 184 例脑外伤（病程 28~112 d）意识障碍患者。试验组患者第 1~2 周服用金刚烷胺 100 mg，每日 2 次；第 3 周服用金刚烷胺 150 mg，每日 2 次；如 3 周后疗效评分未比基线提高至少 2 分，则在第 4 周调整金刚烷胺剂量为 200 mg，每日 2 次。对照组服用安慰剂。研究结果显示，服用金刚烷胺组患者的功能恢复更快，疗效评估工具为世界卫生组织开发的 Disability Rating Scale（残疾评定量表）。

7. 高压氧（hyperbaric oxygen，HBO）治疗：是指在大于 1 个标准大气压的高压氧舱内间断吸入 100% 氧的治疗方法。临床实践证实高压氧可以：①纠正脑缺氧，维持神经细胞的能量供应。②降低颅内压，减轻脑水肿。③改善脑微循环。④改善脑干网状激活系统功能，促进昏迷觉醒。目前认为，高压氧治疗开始越早，效果越好。

8. 无创神经调控治疗：是通过特定的设备，有针对性地将电磁刺激或化学刺激物输送到神经系统的特定部位，从而改变神经活动的治疗方法，包括无创和植入方式。这种治疗直接参与神经环路的功能调制，又具有可逆可控的优点，近年来在难治性神经系统疾病的治疗中扮演着越来越重要的角色。

9. rTMS：是基于电磁感应原理在大脑中形成电场，诱发去极化神经元，达到调节皮质兴奋性的效果。在原发病情稳定及脑水肿消退后可尽早实施。对存在靶区不稳定病变、癫痫病史、治疗部位颅骨缺损或体内有金属植入物的患者不建议应用。MCS 患者经 rTMS 治疗后总体获益好于 VS 患者，严重并发症并不常见 。目前 rTMS 治疗 pDOC 的参数尚无一致意见，推荐使用 5~20 Hz rTMS 刺激背外侧前额叶（dLPFC）、顶枕交接区或运动区 M1 区，刺激强度为 90%~100% 运动阈值，共刺激 300~1500 个脉冲，疗程为 1~20 d，也可针对病情恢复特点进行多疗程治疗。

10. tDCS：是利用微弱的直流电来调节皮质的兴奋性及连接性，MCS 可更多地从治疗中受益。长时程 tDCS 调控的累积效应可重塑意识网络。目前关于 tDCS 治疗 pDOC 患者的刺激部位、时间、参数及疗程尚无统一标准，推荐刺激部位选择 dLPFC 或后顶叶皮质，每次 10~20 min，1~2 mA，疗程为 10~20 d，有癫痫病史或颅内有金属植入物的患者慎用。

11. 外周神经电刺激：MNS 可增加脑血流量，增强脑电活动，影响神经递质的分泌，提高觉醒及觉知水平。可早期使用，选用右侧 MNS，电流强度 10~20 mA，频率 40~70 Hz，每日 1 次，每次 30 min~8 h，持续 7~30 d。

经皮迷走神经电刺激（taVNS）通过迷走神经耳支进入脑干孤束核，加入上行网状激活系统，参与意识环路的调制 。目前尚无大样本量的研究，推荐刺激多为双侧耳甲缘中和脑干穴位，电流强度 6 mA，连续刺激，每次

20 min，疗程为 10 d。

12. 有创神经调控治疗

（1）手术适应证：①患者非神经功能逐渐退化导致的意识障碍。②患病时间超过 3 个月，且连续 4 周以上意识无进行性改善或恶化者；由于外伤患者具有更长的恢复期，建议手术时间延长至伤后 6 个月，且连续 8 周意识无改善者。③符合 MCS 诊断，使用 CRS-R 进行临床评定，患者在盯视或视物追踪及痛觉定位评定中，至少符合其中 1 项，且重复率 > 50%。④无严重并发症及手术禁忌证者。

根据神经系统检查及行为量表评定结果诊断为 VS，但临床疑似 MCS 时，应进行 fMRI、量化脑电图（quantitative electroencephalography，qEEG）检查及检测诱发电位中的失匹配负波（mismatch negativity，MMN）和 / 或行经颅磁刺激联合脑电图技术（TMS-EEG）检查。上述各项检查结果中，至少有 2 项以上发现较明确的证据证实大脑存在意识活动特征的患者，也可作为治疗对象。

（2）手术相对禁忌证：①神经退行性疾病、恶性脑肿瘤术后所致的 DOC；②全身性疾病恶化导致或并发的昏迷，或预计生存期不长的患者；③意识水平已达到脱离微意识（emerged minimally conscious state，eMCS）诊断，即会使用物品或能与外界进行有效交流的患者；④患病时间 <3 个月，或 4 周内意识存在进行性改善或恶化者。

13. 脑深部电刺激：植入靶点集中在以中央中核 - 束旁核复合体为核心的中央丘脑区，其促醒机制被认为是通过对意识的关键整合中枢中央丘脑的持续刺激，激活和增强意识相关的脑网络活动，增强觉醒和认知功能，直至恢复意识。

14. 脊髓电刺激：通过在颈髓 C_2~C_4 水平硬膜外放置刺激电极，脉冲刺激经上行网状激活系统传至大脑皮质，增加脑局部葡萄糖代谢率及脑血流，促进兴奋性递质释放，增强意识冲动及脑电活动。

15. 迷走神经电刺激：通过激活脑网络、改善脑血流量、影响脑内相关神经递质的释放、增强突触可塑性等机制发挥促醒作用。然而，并非所有慢性意识障碍患者都适合神经调控手术治疗，手术前需要进行严格的筛选和评估。

（谢秋幼，付娟娟，徐成伟，李　赛）

第五章

谵　妄

第一节　概　述

2018 年，世界卫生组织发布国际疾病分类第 11 版（ICD–11）。其中对谵妄的定义是急性或亚急性起病的注意障碍（即指向、聚焦、维持和转移注意的能力减弱）和意识障碍（即对环境的定向力减弱），在一天内症状常出现波动，并伴有其他认知障碍（如记忆、语言、视空间功能或感知觉障碍等），可影响睡眠觉醒周期。

研究表明，在 ICU 环境中，大约有 26%~50% 的患者会出现谵妄症状，这一比例在不同研究中有所变化。值得注意的是，谵妄的发生往往被医护人员所低估，导致其在临床护理中的识别和治疗不足。这些发现突显了提高医疗团队对谵妄症状认识的重要性，以及在 ICU 日常护理中实施有效筛查和干预措施的必要性。

谵妄是一种复杂的神经精神急症，其发病机制涉及多种生理途径和假设。研究表明，炎症可能是导致谵妄发展的共同因素，其中系统性炎症和氧化应激在神经炎症和脑功能异常中扮演关键角色。随着年龄的增长，大脑血流量下降和神经细胞丢失等老化特征，尤其是海马、丘脑、基底前脑和小脑的萎缩，与谵妄的发生率和严重程度密切相关。此外，急性应激反应引起的神经内分泌变化，如皮质醇水平的升高，可能通过影响神经元的代谢和血脑屏障的通透性，进而促进谵妄的发生。褪黑激素的调节失常与慢性睡眠剥夺相关，影响抗氧化过程并可能与神经炎症相关。网络失连假说认为，无论初始病因如何，神经网络连接的损害可能是谵妄综合征的最终驱动因素。系统整合失败假说则认为，所有关于谵妄病理生理的理论都是相互补充的，患者大脑功能和血脑屏障的改变可能是谵妄发展的基质。这些理论为我们提供了谵妄发病机制的多维度视角，有助于开发更有效的预防和治疗策略。

谵妄是一种多因素引起的临床综合征，其诊断主要依赖于详细的病史和精神状态检查。它的核心症状包括注意力障碍、意识水平下降以及其他认知功能障碍，如记忆、感知、思维和语言能力受损。谵妄的临床表现可分为三种亚型：高活动型以激动、幻觉和过度警觉为特征；低活动型则表现为嗜睡、反应迟缓和运动活动减少；混合型则同时具有高活动型和低活动型的特点。值得注意的是，低活动型谵妄由于其症状隐蔽，常被误诊，却与患者的不良预后密切相关。因此，准确识别谵妄及其亚型对于及时干预和改善患者临床转归具有重要意义。临床医生需要综合运用多种评估工具，如ICU意识模糊评估法、重症监护谵妄筛查清单等，以提高诊断的准确性和效率。

谵妄会增加住院死亡率，延长住院时间。在ICU环境中，谵妄的出现预示着对非侵入性通气需求的增加，以及更高的短期和长期死亡率。

第二节　临床路径

当临床上观察到患者在短时间内有注意力和觉醒水平的变化时，要进行相关的安全风险筛查和危险因素的评估，并评估患者是否有谵妄的可能。

谵妄的发生常由多种因素引起，包括易感因素和诱发因素。入院时即可进行谵妄的安全风险筛查，包括以下内容。

1. 易感因素：高龄、认知功能障碍、运动功能下降、药物/酒精依赖、抑郁症状、听力或视力下降、多种原发疾病存在等是常见的易感因素。其中认知功能障碍的影响最明显，认知功能障碍程度越重，发生谵妄的风险越高。

2. 诱发因素：谵妄的诱发因素指考虑谵妄诊断时的触发原因，药物（尤其是镇静催眠药和抗胆碱能药）、脑部病变、严重创伤、各种类型（骨科和心脏）的手术、麻醉、中重度的疼痛、感染、内环境的紊乱、各种新发的急性疾病、既往慢性疾病的急性加重是较常见的。同时，环境因素的改变也是很常见的触发因素，包括噪音、活动受限、居住环境改变、情感打击等。

谵妄的病因没有特异性，排除潜在病因至关重要。在临床上需要详细询问病史，仔细查体，按照谵妄的诊断流程（图5-2-1）仔细寻找病因。

第三节　康复评估

谵妄常用的评估量表很多，不同工具的诊断性能报道不同。国外对于综合医院未经精神科培训的医护人员，推荐使用4AT量表进行评估；对经过相关培训的人员，推荐使用CAM、CAM-ICU和DRS-R-98进行评估；重症监护室的谵妄评估多使用CAM-ICU筛查，使用ICDSC进行谵妄程度的相关评估。研究中使用最广泛的工具是谵妄评估法（confusion assessment method，CAM）。

CAM是由美国Inouye等根据DSM第3版修订本（DSM-Ⅲ-R）中谵妄的诊断标准编制，适合非精神科专业的医生和护士使用，并且有简明版本（bCAM）、儿科版本和3分钟快速-CAM等。经验证，其诊断谵妄的敏感性为94%~100%，特异性为90%~95%（表5-3-1）。

一、重症监护室的相关评估

1. CAM-ICU具有较高的敏感度和特异度，适合患者有气管内插管等无法言语配合时使用，是ICU医护人员使用最为广泛的谵妄评估工具。

第一步：评估意识水平，使用镇静程度评估表（Richmond agitation-sedation scale，RASS；表5-3-3）。

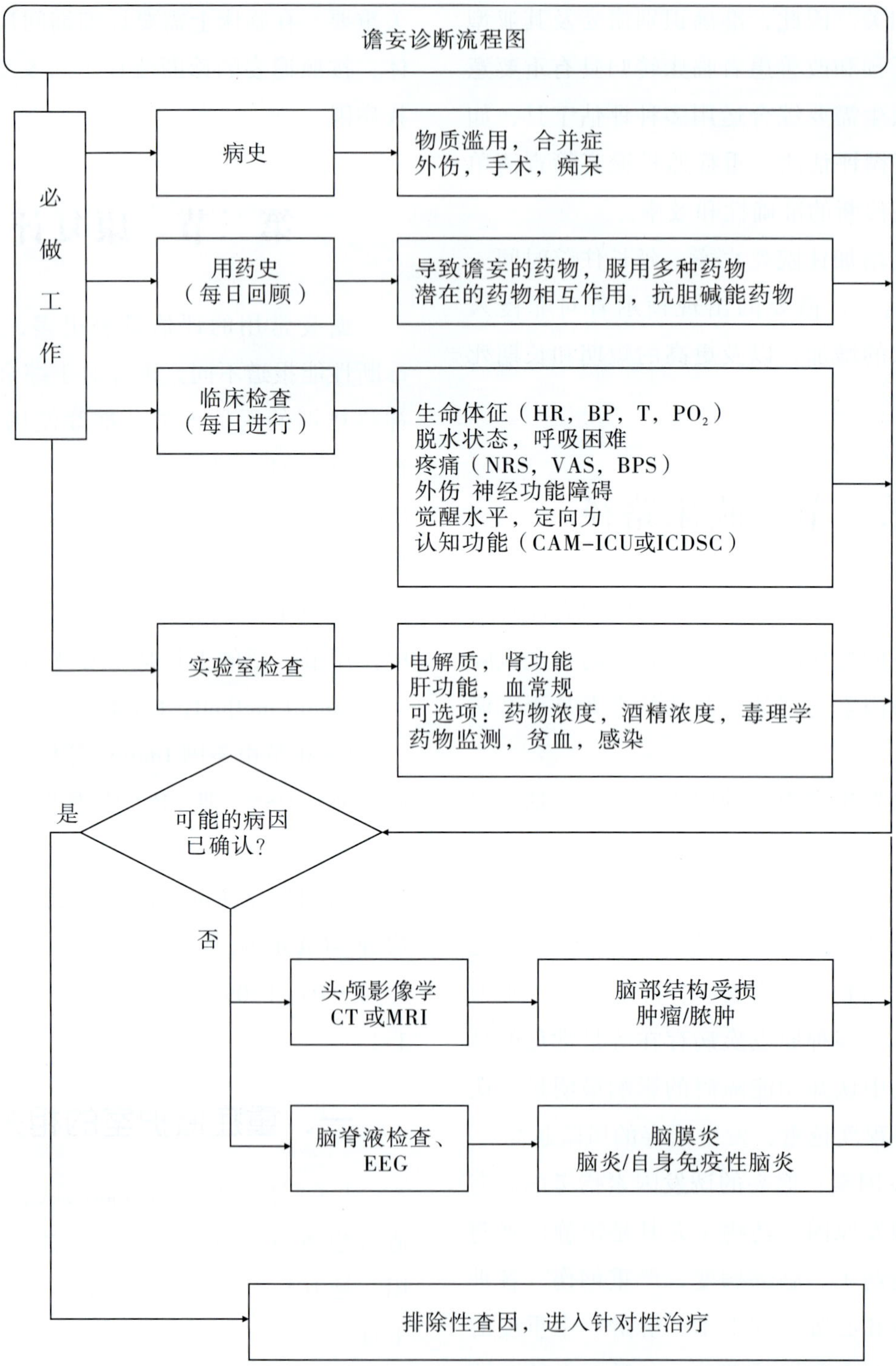

图 5-2-1 谵妄的诊断流程

表 5-3-1　谵妄评估法（CAM）

特征	表现	阳性标准
1. 急性发病或病情波动性变化	①与患者基础水平相比，是否有证据表明存在精神状态的急性变化？ ②在 1 d 中，患者的（异常）行为是否存在波动性（症状时有时无或时轻时重）？	①或②任何问题答案为“是”
2. 注意力不集中	患者的注意力是否难以集中？如注意力容易被分散或不能跟上正在谈论的话题。	是
3. 思维混乱	患者的思维是否混乱或者不连贯？如谈话主题散漫或与谈话内容无关，思维不清晰或不合逻辑，或毫无征兆地从一个话题突然转到另一个话题。	是
4. 意识水平的改变	患者当前的意识水平是否存在异常？如过度警觉（对环境刺激过度敏感，易惊吓）、嗜睡（瞌睡，易叫醒）或昏睡（不易叫醒）。	存在任一异常

注：谵妄诊断为特征 1 和特征 2 阳性，同时特征 3 或特征 4 阳性

4AT 测试是一个含 4 个项目大约耗时 2 min 的工具，用于急诊科和综合医院非精神科患者的初筛，也可用于对康复医学科患者谵妄的评估。4 个项目分别是警觉性、简化心理测试 4（包括年龄、出生日期、地点、时间）、注意力（倒序背诵月份）以及是否存在急性改变或病程波动；4 分以上考虑可能有谵妄（表 5-3-2）。

表 5-3-2　4 项谵妄快速诊断法

①警觉性（alertness）：观察患者是否出现明显嗜睡（如难以唤醒、明显困倦）和（或）易激惹状态（如烦躁、多动）的警觉性异常表现	
正常（在评估过程中患者处理完全清醒且不过激）	0 分
睡眠状态，言语或轻拍肩膀唤醒后恢复正常所需 <10 s	0 分
明显异常（明显嗜睡和或易激惹状态）	4 分
②简化心理测试 4（the 4-item abbreviated mental test，AMT4）引导语：我要问你 4 个关于记忆的问题。“你今年多少岁？”“你的出生年月日是什么？”“你知道今年是哪一年吗？”“你知道你现在在哪里吗？”（回答“医院或大楼名称”即为正确答案）	
没有错误	0 分
1 个错误	1 分
>2 个错误 / 无法测试	2 分
③注意力（attention）引导语：我现在询问你一个关于思考的问题。“请将每年的月份从 12 月开始倒过来告诉我”（可提示患者 12 月的前一个月是 11 月）	
正确的月份数 ≥ 7 个	0 分
正确的月份数 <7 个	1 分
无法测试（患者不适、嗜睡、注意力不集中等）	2 分
④急性改变或病程波动（acute change or fluctuating course）：观察患者过去 2 周内出现且过去 24 h 内仍然存在的明显变化或波动的精神状态异常，如：警觉性、认知功能、其他心理功能（如妄想、幻觉）	
否	0 分

续表

是	4 分
合计	
无谵妄或严重的认知功能障碍（一旦特征④所需的基线信息不完整，仍可能出现谵妄）	0 分
高度怀疑认知障碍	1~3 分
高度怀疑谵妄和 / 或认知障碍	≥ 4 分

表 5-3-3　RASS

+4	有攻击性	有暴力行为
+3	非常躁动	试着拔出呼吸管、胃管或静脉点滴
+2	躁动焦虑	身体剧烈移动，无法配合呼吸机
+1	不安焦虑	焦虑、紧张但身体只有轻微的移动
0	清醒平静	清醒自然状态
-1	昏昏欲睡	没有完全清醒，但可保持清醒超过 10 s
-2	轻度镇静	无法维持清醒超过 10 s
-3	中度镇静	对声音有反应
-4	重度镇静	对身体刺激有反应
-5	昏迷	对声音及身体刺激都无反应

第二步：评估意识内容，使用 CAM-ICU（表 5-3-4）。

（二）重症监护谵妄筛查清单（ICDSC）

ICDSC 操作简便易实施，可将其纳入护士的日常工作中。ICDSC 总分≥ 4 时，诊断谵妄的敏感性可高达 99%；但特异性较低，仅为 64%。ICDSC 评估过程中主观性较强，因其中有对患者言语能力的评估，故对气管插管或机械通气患者具有一定的局限性（表 5-3-5）。

表 5-3-4　CAM-ICU

特征 1：意识状态急性改变或波动	阳性标准	如阳性在这里打 √
患者的意识状态是否与其基线状况不同？或在过去的 24 h 内，患者的意识状态是否有任何波动？表现为镇静量表（如 RASS）、GCS 或既往谵妄评估得分的波动	任何问题答案为“是”→	□
特征 2：注意力障碍		
数字法检查注意力 指导语：跟患者说，“我要给您读 10 个数字，任何时候当您听到数字‘8’，就捏一下我的手表示。”然后用正常的语调朗读下列数字，每个间隔 3s 6　8　5　9　8　3　8　8　4　7 当读到数字“8”患者没有捏手或读到其他数字时患者做出捏手动作均计为错误	错误数 >2 →	□
特征 3：意识水平改变		
如果 RASS 的实际得分不是清醒且平静（0 分）为阳性	RASS 不为“0”→	□

续表

特征 4：思维混乱		
是非题 石头是否能浮在水面上？ 海里是否有鱼？ 1 斤是否比 2 斤重？ 您是否能用榔头钉钉子？ 当患者回答错误时记录错误的个数 执行指令 跟患者说："伸出这几根手指"（检查者在患者面前伸出 2 根手指），然后说："现在用另一只手伸出同样多的手指"（这次检查者不做示范） * 如果患者只有一只手能动，第二个指令改为要求患者"再增加一个手指" 如果患者不能成功执行全部指令，记录 1 个错误	错误总数 >1 →	□

CAM–ICU 总体评估 特征 1 加 2 和特征 3 或 4 阳性 =CAM–ICU 阳性	符合标准→	□ CAM–ICU 阳性（谵妄存在）
	不符合标准→	□ CAM–ICU 阴性（无谵妄）

表 5-3-5 重症监护谵妄筛查清单（ICDSC）

项目内容		评分	实际得分
1. 意识变化水平（如果选择 A 或 B，暂时终止评价）	A 无反应	0	
	B 对于加强的和重复的刺激反应	0	
	C 对于轻度或者中度刺激有反应	1	
	D 正常清醒	0	
	E 对正常刺激产生夸大的反应	1	
2. 注意力不集中		0（无）或 1（有）	
3. 定向力障碍		0（无）或 1（有）	
4. 幻觉 – 幻想性精神病状态		0（无）或 1（有）	
5. 精神运动型激越或者阻滞		0（无）或 1（有）	
6. 不恰当的言语和情绪		0（无）或 1（有）	
7. 睡眠 – 觉醒周期失调		0（无）或 1（有）	
8. 症状波动		0（无）或 1（有）	
ICDSC 的总分（1~8 项相加）______分			

二、谵妄的临床检查

谵妄的初步评估包括详细的一般评估，考虑谵妄综合征的多种可能诱因。因此，检查最初涉及各种常规的临床检查，如常规血液检查和影像学检查，并根据患者病史和体格检查中发现的异常表现而有所不同。对于原发性中枢神经系统疾病引起的谵妄，需要进行各种脑部特异性检查，包括 CT 和 MRI 扫描、脑电图（EEG）、腰椎穿刺和自身免疫性脑炎的抗体检测等。有一项回归性研究指出，定量脑电图可以区分谵妄和非谵妄患者。

第四节 底线康复治疗技术

谵妄的治疗包括谵妄的预防和谵妄的管理两部分。

一、预防

（一）非药物干预

有循证证据表明，多组分干预措施可以降低高危医院住院患者发生谵妄的风险。干预方案因研究而异，包括物理治疗、重新定向、认知刺激、早期活动、非药物促进睡眠、纠正感觉障碍、识别和治疗潜在原因或术后并发症、疼痛管理、避免便秘、防止脱水、加强营养和改善供氧等内容。

医院老年生活计划（hospital elder life program，HELP）是一项多组分谵妄预防方案，可以系统解决视力和听力障碍、行动不便、定向障碍、睡眠剥夺（非药物）和脱水等问题，2013年后还增加了解决缺氧、感染、疼痛和便秘的相关问题。由一个包括训练有素的护士、医生和志愿者在内的团队提供干预措施。多项研究表明，HELP方案可以使谵妄的发生风险明显降低。有一项研究发现，由临床药师进行药物审查也是一种可能预防谵妄的干预措施。

ICU是特别容易导致谵妄的环境，患者平均会接触到十多种的谵妄高危因素。许多危险因素是可控的。视力和听力障碍，可以使用眼镜和助听器来改善，并且可以通过频繁的重新定向来减轻由于基线认知障碍而导致的谵妄风险。减少身体约束和采用早期活动程序，可以避免制动带来的谵妄。血容量不足、电解质紊乱和感染可紧急干预。尽量减少易致谵妄的镇静剂（如苯二氮䓬类药物）和使用替代药物。ABCDEF组件包括A（评估、预防和管理疼痛）、B（自发觉醒和呼吸试验）、C（镇痛和镇静的选择）、D（谵妄的评估、预防和管理）、E（早期活动和锻炼）和F（家庭参与和赋能）。多项研究表明，在危重患者中实施该方案，可明显降低谵妄的发病率。

（二）药物预防

多项研究评估了抗精神病药物可有效预防高危患者谵妄的可能性。2019年的一项系统评价检查了14项随机对照试验或前瞻性观察性研究，这些试验或前瞻观察性研究将抗精神病药物与安慰剂或其他抗精神病药物进行比较（如第一代抗精神病药物与第二代或非典型抗精神病药物比较），得出的结论认为，证据不支持使用氟哌啶醇或第二代抗精神病药预防谵妄。评估褪黑激素的研究大多规模较小，具有相当大的方法学异质性，并且显示出对预防谵妄的混合效果。2016年发表的一项Cochrane评价发现，没有明确证据表明胆碱酯酶抑制剂、抗精神病药物或褪黑激素可有效预防非ICU患者的谵妄。

三、谵妄的管理

因为谵妄影响了至少1/7的住院患者和约50%的ICU患者，其治疗是医院日常工作的重要部分。谵妄的治疗很复杂，因为它涉及处理多个领域（表5-4-1），需要解决多个谵妄触发因素和内环境紊乱，治疗谵妄的症状，并解决与谵妄相关的当前和未来风险。解决这些领域中的每一个都需要多学科团队的高水平系统管理。

（一）支持性护理

支持性护理旨在预防并发症。可以采取的措施有：保护气道、提供充足水分和营养、协助运动、治疗疼痛、治疗膀胱失控的问题、避免使用身体束缚手段和导尿管、尽可能避免周围环境和照料者的变化、提供安全安静的夜间睡眠环境和请家庭成员或熟悉的人员参加照护等。

表 5-4-1 不同医疗环境下的谵妄预防

普通病房	多组分干预措施	· 早期识别高危因素（年龄 >65 岁、痴呆、髋关节手术和高护理强度） · 每日筛查谵妄 · 环境再定向（感官、听觉、假牙、时间、事件、家庭访问和音乐） · 保持正常的水分补充 · 调节膀胱和肠道功能 · 及早建立正常饮食 · 纠正代谢紊乱 · 心肺功能优化（可适时给氧） · 早期发现感染 · 有效治疗疼痛 · 每日运动 · 避免使用抗精神病药物 · 避免使用苯二氮䓬类药物 · 减少夜间干扰，促进睡眠 · 早期移除装置（血管内和气道装置） · 避免身体约束 · 促进睡眠（眼罩和耳塞）
	药物干预	· 无高水平证据
ICU 和高依赖病房	非药物干预：（除以上外，还包括）	· 高危患者（年龄 >65 岁、高护理强度、脓毒症、休克、痴呆和通气）的早期识别 · 轻度镇静 · 不使用苯二氮䓬类药物 · 早期活动 · 促进昼夜作息 · 环境识别和重新定向 · 移除装置（血管内和气道装置）
	药物干预	一些提示性证据，但共识指南不推荐

（二）物理治疗

在患者生命体征平稳后，即可开展物理治疗。进行早期康复活动前需进行相关评估：①安全性评估主要包括：吸入氧浓度 <60%，呼气末正压 <10 cmH_2O；脉搏血氧饱和度（SPO_2）≥ 90%，呼吸 ≤ 30 /min；血管升压药用量未增加 ≥ 2 h；无活动性心肌缺血及心律失常；②医生充分评估患者病情，并对患者的肌力、肌张力、关节活动度、平衡力及肢体维度等进行评估，确定实施早期活动的内容；③护士检查并确保心电监护、输液泵等仪器能正常使用，暂停输注肠内营养，中断胃肠减压等，并按需夹闭引流管，防止引流液反流。

早期开展运动治疗是谵妄管理的重要步骤。可根据患者情况逐级开展运动，从被动到主动的关节活动、床边坐起、坐在椅子上和步行等。

1. 个体化早期康复活动内容。功能性运动如床上被动活动。对于肌力在 0~2 级的患者，康复治疗师对其进行四肢被动关节活动，上肢包括腕关节、肘关节和肩关节，下肢包括髋关节、膝关节和踝关节；每次活动 15~20 min，每天 1 次。护士将床头摇高，协助患者保持端坐位，每次 20~30 min，每天 2 次。

2. 主动活动：对于肌力≥ 3 级的患者，要求其进行主动活动及抗阻力运动，主要包括上肢旋转、上提运动、髋关节、膝关节屈曲运动、桥式运动等；每次活动 20~30 min，每天 1 次。给予患者 3 kg 弹力带，指导其进行上肢力量训练；单手拉伸 10 个为 1 组，左右手交替锻炼，每天 4 组。护士协助患者进行床下坐立，每次坐立 20~30 min，每天 2 次，根据患者耐受情况适当调整。

3. 床上脚踏车运动：对于肌力在 0~2 级的患者，使用插电式床上脚踏车，设定为智能模式，从 1~3 档逐渐调快转动速度，通过固定转动方式带动下肢运动；每次 15~20 min，每天 2 次。对于肌力≥ 3 级的患者，采用不插电式脚踏车，指导患者自主踩脚踏车训练，根据患者耐受力调整阻力。

4. 站立训练：对于能够耐受床下坐立 30 min 以上的患者，指导并协助其进行站立训练。

5. 步行锻炼：对于能够站立的患者，前期由治疗师辅助其行走，逐渐过渡到自主行走，根据患者耐受程度调整锻炼量。

6. 物理治疗：对于肌力在 0~2 级的患者，康复治疗师使用中频电刺激对其进行神经肌肉电刺激治疗，根据患者情况将电极片分别贴置于肱三头肌、腕背伸肌、双侧颈前肌、双侧股四头肌内侧等肌肉；每次选择 4~6 个电极片，每次电刺激时间为 20 min，每天 1 次，10 天为 1 疗程。电刺激频率选择 2 Hz，脉宽为 300~500 μs，应用时以患者肌肉产生微动为准。

以上早期活动内容遵循循序渐进的原则。在患者活动的过程中，治疗师应密切观察其生命体征。当出现以下情况时立即通知医生，需停止早期活动：①心率 >130 /min；② SPO_2 180 mmHg；③呼吸 >30 /min；④患者不能耐受早期康复活动，拒绝继续进行活动。

（三）作业疗法

作业治疗（occupational therapy，OT）是重症康复的重要组成部分，早在 2009 年就有研究证明，早期作业治疗可以为 ICU 患者带来良好的功能恢复，并减少谵妄的持续时间和机械通气的天数。ICU 的作业治疗需先完善患者的谵妄评估、认知功能评估、情绪评估、环境评估和家庭支持评估、作业活动能力评估、睡眠评估等。其作业治疗策略包括认知训练、早期活动、环境干预和家庭支持等。

（四）认知训练

谵妄主要会发生注意力、定向能力和思维混乱等认知功能的改变。患者因为疾病和医疗环境的影响，往往对自己所处空间、地点、时间和自身状态缺乏认知，导致定向和思维混乱。早期的注意力、定向力和思维训练可以激活一系列大脑功能，如警觉性、视知觉、记忆力、解决问题能力以及言语能力。认知训练可以改善患者谵妄的发生和持续时间，对谵妄的防治具有积极作用。谵妄防治的认知训练应该侧重于定向能力、注意力和记忆的刺激，如时间、地点、人物、身体状态等相关事件，治疗可以通过患者喜欢的、感兴趣的活动介入，以此增加患者的良好体验和主动参与。

（五）环境干预（重新定向）治疗

各种指南均推荐对 ICU 环境进行优化，包括进行具有现实导向的环境布置、促进睡眠和缓解情绪的环境改造以及辅具的提供。作业治疗中的环境有物理环境、人文环境、文化环境等，还包含提供可以帮助患者完成日常生活的辅具和工具。ICU 的物理环境主要以具有现实导向的环境布置为主，如患者床旁可视范围内给以日历、时间的信息，以增强患者的时间定向刺激；粘贴专职护理和治疗患者工作人员的照片，以增加对人物和周围环境的认知刺激；使用电视机或电脑，让患者能与外界保持联系。ICU 的人文环境优化包括固定连续的护理计划、工作人员与患者间的沟通交流等。辅具的使用可以帮助患者更好地参与治疗，如椅子或坐便椅以及助行器的使用；若患者有视力和听力的障碍，也可提供如眼镜、助听器等工具，让患者可以获得更多的感官刺激。睡眠是谵妄发生的重要危险因素，可优化 ICU 的噪音和光照环境，以提高患者睡眠质量；根据需要为患者提供眼罩、耳塞等工具；若患者伴有焦虑，提供耳机和音乐播放器，播放利于睡眠的音乐和放松的声音。

（六）药物治疗

药物治疗的临床研究异质性很大，目前文献显示抗精神病药物对谵妄的严重程度、症状消退和死亡率没有影响。目前的证据显示胆碱酯酶药物也无效。促进睡眠的褪黑激素及其受体激动剂对改善睡眠和治疗谵妄也没有一致性的证据。只有当出现以下情况时考虑使用抗精神病药物，其治疗目的为镇静、控制兴奋躁动和精神病性症状。

1. 运动增多型谵妄及情感障碍，如兴奋、激越行为紊乱、错觉、幻觉和妄想等导致患者极度痛苦。

2. 危及患者或他人安全。

3. 干扰基本的检查及治疗。

4. 非药物治疗无效时。

治疗药物推荐氟哌啶醇、喹硫平、奥氮平及利培酮。以上药物宜自小剂量开始，根据谵妄改善情况及不良反应逐渐增加剂量；一般治疗 1~2 周，谵妄消失 2 d 后可逐渐停药。用药期间需监测锥体外系不良反应、心电图 QT 间期及意识水平的改变。治疗后若谵妄症状仍不改善，建议重新评估谵妄的诱因并予以治疗，或随访判断是否存在痴呆。

四、谵妄的分型

也可根据谵妄分型的不同临床表现予以不同的治疗策略。

1. 活动增多型谵妄：患者主要存在兴奋、幻觉、妄想等临床表现，应重点关注意外拔管和再插管风险、坠床和意外伤害，确保患者的夜间睡眠质量，尤其避免夜间护理、控制病房内噪音、减少光照刺激；若患者存在长期失眠或严重睡眠缺乏的情况，可予以低剂量、短效的镇静催眠药物。然而，大量应用镇静药物容易增加谵妄的发生率；因此，日间应该避免使用镇静催眠药物。同时还应该注重患者的心理疏导，根据患者的心理评估结果，制定针对性的心理护理策略，尽可能地缓解患者的不良情绪，增加患者的安全感。为避免坠床风险，卧床休息时应将床栏拉起；为减少威胁生命的拔管和再插管风险、避免自我伤害等过激行为，必要时可予以短期的约束带护理。

2. 活动减少型谵妄：患者主要表现为抑郁和嗜睡，而此类患者更容易出现压力性损伤和坠积性肺炎，应重视其翻身拍背和站立床训练。针对淡漠型谵妄患者，应重视其心理和情感支持。心理干预方面可以采用行为与认知疗法、冥想与放松训练等心理学方法以稳定患者情绪，改善抑郁状况；情感支持方面，鼓励患者家属进行探望，通过语言鼓励、肢体接触等方法增加患者自信，浏览某些具有特定意义的照片，帮助患者进行记忆训练。同时，医务人员对其进行治疗措施前，应主动与其进行充分沟通，从而让患者感到尊重和重视。根据患者的兴趣爱好和工作背景，给予针对性的舒缓方式，如播放轻音乐、电视剧，或者讨论其最擅长的技能和成就、植物生长情况等，让其感觉到轻松和温暖。

3. 混合型谵妄：患者的临床症状复杂且

危害大，护理过程中应加大病情监测频率，坚持以心理护理为主，尽可能地满足患者的合理要求，营造温馨的治疗和睡眠环境。同时对患者进行疼痛评估，给予针对性疼痛护理干预，如听音乐、广播、交谈等方式转移其注意力，缓解其疼痛程度，必要时可应用镇痛药。针对过度兴奋和可能造成意外伤害的患者以镇静干预；定期安排家属探访并鼓励患者积极配合治疗，指导家属参与针对患者认知恢复的认知训练等。

第五节　特色康复治疗技术

目前针对谵妄的治疗，比较有特色的康复治疗技术有认知训练、音乐疗法、虚拟现实技术以及科技辅助技术的交流等。

ICU 的特殊环境，包括噪声、多种仪器、疼痛、夜间频繁的医疗操作，都会加重患者的焦虑、疼痛和抑郁，导致谵妄的发病增高。在 ICU 中进行的康复治疗，尤其是作业治疗，主要是通过认知训练、早期活动、环境干预和家庭支持等予以干预。

音乐疗法的相关研究指出，音乐疗法对于患者情绪的稳定作用显著，有助于减少他们的焦虑和谵妄症状。音乐疗法被证实能有效缓解患者的紧张情绪。音乐疗法通过使患者的精神和身体得到放松，同时转移其注意力来达到缓解紧张的目的，进而间接促进其恢复清醒。尤其是那些对噪声较为敏感，但又期望通过声音辅助恢复清醒的患者，音乐疗法尤为适用。在实施音乐疗法时，需谨慎地挑选舒缓、柔和且节奏适中的音乐曲目，并在播放的过程中严格控制音量，以防音量过大给患者带来不适。

作业治疗认为睡眠是一种以休息和调养为目的的恢复性活动。睡眠管理在谵妄的治疗中有重要意义，包括辅助器具的使用、失眠的认知行为疗法和生活方式干预等。

虚拟现实（virtual reality，VR）技术可通过头戴式显示器、耳机、运动跟踪系统和交互设备（鼠标、轨迹球、键盘等），使参与者沉浸于三维动态视景和实体行为交互的虚拟世界，提升其主动性及投入度，已在危重症患者的治疗中得到应用。国内 VR 技术在 ICU 危重症患者中的应用研究较少，主要集中在患者的康复锻炼中，因此仍有较大的发展和研究空间。未来仍需要大样本、高质量的研究进一步探讨、验证 VR 技术在 ICU 危重症患者中的应用效果。同时，需要跨学科人才及资金支持，开展多学科、多部门、多中心的合作研究，结合 5G 技术进一步优化图像处理、分辨率、眩晕控制、视点渲染等细节，为 VR 技术在 ICU 危重症患者治疗中的应用推广提供证据支持。有研究证明，VR 技术可用于作业治疗，建立一个和日常生活环境一致的虚拟环境，患者戴上头盔、手套等可如身临其境一样进行作业。Turon 等对机械通气的 ICU 患者的研究证明，VR 技术对于减少 ICU 患者认知障碍有效果。已有研究证明 VR 技术的应用有助于改善 ICU 患者的焦虑和抑郁情况，但其对 ICU 患者的睡眠质量并未发现有影响。

可穿戴设备是指佩戴在身上的便携式电子设备，通常由传感单元、通信单元和处理单元构成，具备采集和分析人体数据功能、实现数据交互、辅助临床决策等功能。已有研究将其用于谵妄的筛查、预测和干预。头部穿戴类设备包括头戴式显示器、谷歌眼镜、虚拟现实头盔等，主要应用于谵妄的预防等方面。可穿戴设备能通过客观的数据量化睡眠参数，在与睡眠的金标准——多导睡眠图进行比较的研究中，可穿戴设备在睡眠与清醒判定方面具有较高的敏感性（90% 以上）和准确度（80% 以上），适用于长期的睡眠监测。活动记录仪由加速度传感器和数据记录器组成，可早期识别谵妄和谵妄亚型。同时，通过可穿戴设备采集患者的相关数据，也可以构建智能化数据库，可用于谵妄领域的研究。

第六节 康复治疗技术进展

当今的医学领域，认为谵妄是一种常见的急性脑功能障碍，在ICU的患者中高发。当前，基于谵妄管理的指南明确指出了谵妄治疗的两大方向：药物治疗与非药物管理。值得注意的是，现有的研究尚不能充分证明药物能显著预防和改善谵妄患者的预后。因此，在谵妄的预防和治疗中十分提倡包括康复治疗在内的非药物管理方法。其中认知功能训练、环境改造、家属干预以及社会心理支持等方法对谵妄的防治有重要意义。

谵妄高风险患者常常出现注意力难以集中和持续。ICU患者因为疾病和医疗环境的影响，往往对自己所处空间、地点、时间和自身状态缺乏认知，导致定向和思维混乱。早期的注意力、定向力和思维训练可以激活一系列大脑功能，如警觉性、视知觉、记忆力、解决问题能力以及言语能力。Evelyn等研究选取70例ICU患者，对试验组35例患者进行常规治疗联合强化作业治疗。其中作业治疗包含认知刺激，主要使用卡牌、记忆和注意游戏之类进行认知刺激，每次40 min，每日2次，连续治疗5 d。研究结果通过谵妄持续时间、发生率和严重程度，以及MMSE、FIM评分进行呈现。结果显示，认知训练可以改善患者谵妄的发生和持续时间，对谵妄的防治具有积极作用。

早期活动被证实对谵妄的预防和治疗具有积极作用，包括主被动关节活动度（ROM）训练、功能性活动（如转移、站立、步行等）以及作业活动（如ADL）。Melanie等人的系统评价表明，早期活动在谵妄患者多学科干预防治中具有显著效果，但具体的量和频次仍需进一步验证。ICU环境的优化同样对谵妄的预防和治疗具有重要意义。张爱琴等人的研究指出，各种指南均推荐对ICU环境进行优化，如进行具有现实导向的环境布置、促进睡眠以及缓解情绪的环境改造和辅具的提供。家属的积极参与也是谵妄管理中不可忽视的一环。Munro等人的研究发现，家庭照顾者参与谵妄的管理可以显著减少患者的住院时间、改善家属的情绪，并可能减少患者谵妄的持续时间。

根据现有的循证证据，在重症患者的康复治疗临床实践中，治疗师可以通过认知功能训练、早期活动、ICU环境优化以及家属的积极参与等多种方式，有效降低ICU患者谵妄的发生率和持续时间，提高患者的生活质量和预后效果。

第七节 典型病例讨论

【病史】患者女，85岁。（家属代诉）患者家属发现患者无明显诱因俯卧于地面，伴恶心、呕吐，全身乏力，伴吐词不清，无抽搐、大小便失禁、发热、寒战、咳嗽、咳痰，家属拨打120将其送入某医院急诊科。

【既往史】高血压病史10余年，长期口服波依定，家属诉血压控制尚可。

【初步诊断】1. 右侧大脑中动脉M1段动脉瘤破裂出血；2. 蛛网膜下腔出血；3. 右侧基底节区脑出血；4. 高血压病。

【治疗经过】11月20日入院后急诊全麻下行“大脑中动脉瘤瘤颈夹闭术 + 脑脊液修补术 + 终板造瘘术”。术后转NICU，后于次年2月9日转入ICU。转入后予以呼吸机辅助呼吸，给予脑氧、TCD、床旁超声等监测，适当镇痛、镇静脑保护、甘露醇脱水降颅压、尼莫地平及罂粟碱预防脑血管痉挛、德巴金预防癫痫、间羟胺维持目标血压、维持电解质平衡、营养支持等综合治疗。患者术后反复发热，诊断为颅内感染？先后使用哌拉西林（11 月 21 日至 27 日）、美罗培南（11 月 27 日至 12 月 2 日）抗感染治疗，腰池引流，但感染控制不佳。12 月 2 日多学科会诊后，改用替加环素联合复方磺胺甲噁唑片继续抗感染治疗。患者反复高热，血及脑脊液 mNGS 阳性。12 月 6 日将复方磺胺甲噁唑片改为硫酸多黏菌素，再次腰池引流行鞘内注射，感染指标有所下降。但患者反复高热，体温最高达 39℃，需使用冰毯控温。复查脑脊液 mNGS 未见异常，脑脊液生化较前改善。12 月 14 日再次多学科会诊，治疗方案调整为：替加环素 100 mg 每 12 h 1 次；硫酸多黏菌素 50 万 U 每 12 h 1 次，25 万 U 雾化每 12 h 1 次；伏立康唑 0.18 g 每 12 h 1 次；胸肽法新每日 2 次；多巴胺维持血压目标为 100~120 mmHg；肠内营养；拉西坦 0.5 g 每日 2 次抗癫痫；尼莫地平片 20 mg 每日 3 次。治疗期间患者出现心律失常、窦性停搏，于 12 月 14 日行临时起搏术，2 周后自主心律平稳，拔除临时起搏。治疗期间患者出现躯干、四肢多处皮疹，予以西替利嗪、倍他米松尿素软膏、地塞米松，停用所有抗生素；并根据会诊意见给予丙种球蛋白冲击 3 d，后续患者皮疹逐渐消退。12 月 31 日因患者尿液浑浊，反复更换尿管后仍有大量细菌，同时患者存在发热，故给予应用阿米卡星抗感染治疗。后于 1 月 10 日拔除尿管，自主排尿良好，用足疗程后停用阿米卡星。继续定期监测患者感染指标、脏器功能等基本正常。患者凝血功能正常后，因存在深静脉血栓，给予磺达肝葵钠 2.5 mg 方案抗凝治疗。后续监测抗Ⅹa 因子基本达标，且血红蛋白稳定无出血表现，继续动态监测。患者病情逐渐平稳，12 月 25 日开始进行呼吸机自主呼吸模式锻炼呼吸肌功能。1 月 7 日开始脱机高流量锻炼自主呼吸功能，白天脱机约 15 h（09：00~00：00），夜间（00：00~次日 09：00）予以待机，目前已完全脱离呼吸机。

【修正诊断】（1 月 27 日）1. 右侧大脑中动脉 M1 段动脉瘤破裂出血；2. 蛛网膜下腔出血；3. 右侧基底节区脑出血；4. 高血压病；5. 肺部感染；6. 低蛋白血症；7. 应激性心肌损伤；8. 应激性高血糖；9. 应激性溃疡；10. 电解质代谢紊乱；11. 机体免疫力低下；12. 心力衰竭；13. 心律失常：阵发性心房颤动、窦性心动过缓、窦性停搏；14. 营养高风险；15. 颅内感染；16. 血流感染？ 17. 泌尿系感染；18. 皮疹；19. 胸腔积液；20. 血栓高风险；21. 右侧头静脉前臂段部分血栓；22. 双侧小腿部分肌间静脉；23. 左侧腘静脉血栓；24. 右侧锁骨下静脉远端部分血栓。

【精神认知问题发生】通过作业治疗师的评估，该患者的运动功能除了双上肢的肌力略下降外，无其他明确的神经损害的体征。由于情绪激动、缺乏合作，其余的体格检查很难完成。生命体征显示心率为 98 /min，血压、呼吸频率和血氧饱和度在正常范围内。但是，在对该患者进行精神认知状态检查中，注意到患者对人、地点、时间和环境失去定向力。她语无伦次，似乎是在和当时不在场的儿子说话。开始，她双手抓着空气和床单，焦躁不安，试图下床，并且试图拔掉身上的导管。因此，护士使用了束缚带，限制患者的双手及双下肢。

【思考问题】

1. 就该患者的精神认知问题，如何确认此患者是否发生谵妄？

2. 最可能的诊断和鉴别诊断是什么？为什么？

3. 能否通过 MMSE 和 MoCA 评估患者的谵妄？

4. 在 ICU 环境下，如何简单且准确地评估谵妄？

5. 该如何治疗该患者的谵妄？

【答案】

1. 在本病例中，注意力和其他认知功能的新发、突然变化以及波动，是发生谵妄的标志。在谵妄的诱发因素中，本案例存在高龄、中枢神经系统疾病、感染、脱水和其他代谢异常、药物、身体活动水平低、潜在的感觉剥夺（听力受损）和睡眠剥夺，因此本例患者发生谵妄的可能性较高。

2. 最可能的诊断：活动增多型谵妄；鉴别诊断：①中枢神经损伤后导致的持久性认知障碍和性格改变。该患者的精神认知问题，不仅可能是 ICU 获得性谵妄，也可能是因为脑血管意外导致的认知功能障碍和性格改变。因此，需要做针对性的鉴别。谵妄的特征为急性或波动性意识障碍，注意力不集中，思维混乱或者意识水平下降，这与患者的症状十分匹配。而颅脑损伤后的认知障碍主要表现为感知障碍、记忆障碍和思维障碍三个方面；且该患者为基底节出血，一般基底节出血患者的症状体征以运动功能障碍为主，性格改变、幻觉和注意、定向障碍的发生率较低。当然，也需要注意这个患者身上是否有这两者的叠加。

3. 尽管蒙特利尔认知评估（MoCA）和简易精神状态检查（MMSE）被广泛使用，但它们本身并不能作为诊断依据来诊断谵妄，或是与严重神经认知障碍的鉴别诊断。但是，评估出来的结果对于谵妄的诊断或是严重程度的判断有一定参考意义，特别是时间、空间定向和注意力的测试。

4. 非标准化测试：简单的床边评估方法包括测试患者是否注意力不集中，让患者倒背星期几或月份，或从某数连续减去相同的数字。观察患者是否有注意分散、发呆或忘记问题等情况。举例：①展示图片并让患者记住和回忆；②评估思维混乱，例如“你在哪里？”“你怎么了？”；③记录精神状态，如激动、镇静、混合状态；④整理症状出现和过程的时间线。

标准化评估：参照本章第三节康复评估。建议使用 CAM-ICU 这种简单易行、节省时间的评测工具。

5. 参考但不限于：①密切监测患者的不安全行为，特别是康复治疗需要患者配合且释放双手活动时；反复插管等侵入性的操作也是诱发和加重谵妄的因素之一。②充足的定向信息，在患者看得到的范围内放置钟表并显示年月日，告知其最近发生的社会事件和家庭事件等，每天早上播放收音机，让其听早间新闻。③治疗前（包括其他操作，如清洁导管、清洁身体等）给患者明确的指示和提醒。④白天，病房里提供充足的照明；夜间病房应尽量黑暗，并减少环境中因为机器操作或报警产生的噪音，以促进良好的睡眠卫生。⑤给患者看家庭照片，并制定家庭探视计划；除了面对面探视，还可以视频通话。⑥体位管理，根据患者情况调节病床的倾斜角度，逐渐接近站立位，注意密切观察患者生命体征和反应。⑦增加肢体运动，并且设计认知功能训练活动，从患者熟悉且简单的指令开始。

【补充】

谵妄评估：RASS 波动在 -1~2，大多数时间 RASS 得分为 1 分。在谵妄症状最严重时，患者不能配合任何的测试或者治疗。但是，几乎每天上午 10 点左右，患者的 RASS 得分为 0 分，精神认知较清醒，能够配合简单的一步指令。这时，CAM-ICU 中使用数字法检查注意力，能够达到 50% 左右的正确率；逻辑思维的 4 个问题中，能够理解并答对 2 道题。

治疗干预：鉴于以上所述，患者的康复治疗干预时间窗口应放在上午 10 点左右，尽可能多地为患者提供多感官和认知任务的刺激和训练。并且，在设计治疗任务时，尽可能地选择运动－认知双任务的训练活动，把时间定向、空间定向、人物定向、社会事件、患者的长期记忆等具有现实导向作用的任务融入其中。同时，在从家属那里了解到患者的兴趣爱好是打麻将后，团队人员将麻将带入 ICU 病房，利用麻将训练患者的计算和逻辑思维，效果甚佳。提醒：带入和带出麻将时均需要严格消毒。

【总结】

增加主动或被动的活动、现实导向（重新定位、认知刺激、音乐和使用时钟）、每日唤醒方案、拆除导管和物理约束、提供感官辅助设备（如眼镜、助听器）、促进昼夜光节律和白天自然光、充足的环境刺激并减少孤立等干预措施，被认为是谵妄管理的重要措施。虽然目前部分研究和临床实践已经证实康复治疗参与的多学科团队综合干预可以减少谵妄的发生率和持续时间，在谵妄防治中发挥积极作用，特别是擅长认知训练以及预防性的认知刺激的作业治疗。但是，康复治疗在 ICU 谵妄管理中实施的具体频率、时间以及不同措施的疗效差异还有待进一步的研究。值得注意的是，谵妄的延续性管理，当患者转介至其他普通专科病房、社区医疗中心或者回归家庭时，其谵妄状态并不一定完全缓解。因此，患者在转出 ICU 后的后续管理也是亟待解决的问题。

（王凤怡，吕　晓）

第六章

重症颅脑损伤与康复

第一节 概 述

重症颅脑损伤一般定义为因颅脑创伤、出血或缺血性卒中、缺血缺氧性脑病、颅内感染、脑肿瘤或其他疾病引起的颅脑损伤，伴有颅内压升高、颅内低压、脑积水、昏迷、癫痫持续状态、精神障碍、自主神经功能紊乱、呼吸泵衰竭、过度增强的神经反应性、脑源性多器官功能障碍等其中一种或多种危重情况，需要在ICU加强医疗监测和治疗。根据不同国家、地区、医院的习惯、条件和分工的不同，对重症颅脑损伤患者实施重症监护的单元，包括神经外科重症监护病房（neurosurgical intensive care unit，NSICU），神经（内）科重症监护病房（neurological intensive care unit，NICU），以及综合性重症监护病房（general intensive care unit，GICU）。

在重症颅脑损伤的治疗中，需要关注和鉴别的因素是原发性和继发性颅脑损伤。原发性颅脑损伤的定义是（我们无法干预的）在脑组织受到创伤性冲击时发生的直接机械力。随着时间的推移，这些力量及其对脑组织造成的伤害会引发继发性颅脑损伤。这些过程可能会放大由脑血管自动调节障碍（cerebrovascular autoregulation，CA）和血脑屏障（blood-brain barrier，BBB）破坏引起的继发性颅脑损伤的影响，导致脑水肿的发生发展、颅内压（intracranial pressure，ICP）升高，最终脑灌注压（cerebral perfusion pressure，CPP）降低。这些颅脑损伤过程包含许多临床因素：离子稳态的去极化和干扰、神经递质释放（如谷氨酸兴奋毒性）、线粒体功能障碍、神经元凋亡、脂质降解、炎症和免疫反应启动等。神经重症治疗的主要目的是控制和减轻继发性颅脑损伤，避免和减轻并发症的发生、发展。

对于重症颅脑损伤患者，神经重症康复是一个超早期介入重症颅脑损伤整个治疗过程的综合康复治疗体系；是在早期康复理念的基础上，进一步突出“神经重症”的康复特点；在充分评估患者病情、有效控制原发病及并发症、保证医疗安全的前提下，尽早选用适宜的康复技术进行康复治疗，从而达到减少并发症、激发康复潜能、加快神经重症患者功能恢复进程、降低病残率、缩短住院时间、减少医疗费用、促进患者尽早回归家庭和社会等目的。

第二节　临床路径

一、工作流程

重症颅脑损伤一般由神经外科医生评估其是否需行开颅手术，神经外科紧急处理后，再由临床医生评估损伤严重程度分级，选出能康复治疗患者，评估其损伤部位的功能障碍，最后根据功能障碍进行相对应的康复治疗（图6-2-1）。

二、安全标准

重症颅脑损伤行康复治疗的安全标准见表6-2-1。

三、禁忌证

1. 脑干反射迟钝或消失。
2. 活动性出血。
3. 胃瘘或肠瘘。
4. 不稳定的骨盆骨折或肋骨骨折。
5. 颅内压≥ 40 mmHg。
6. 不稳定性心律失常。
7. 濒死型颅脑损伤（详见第三节）。

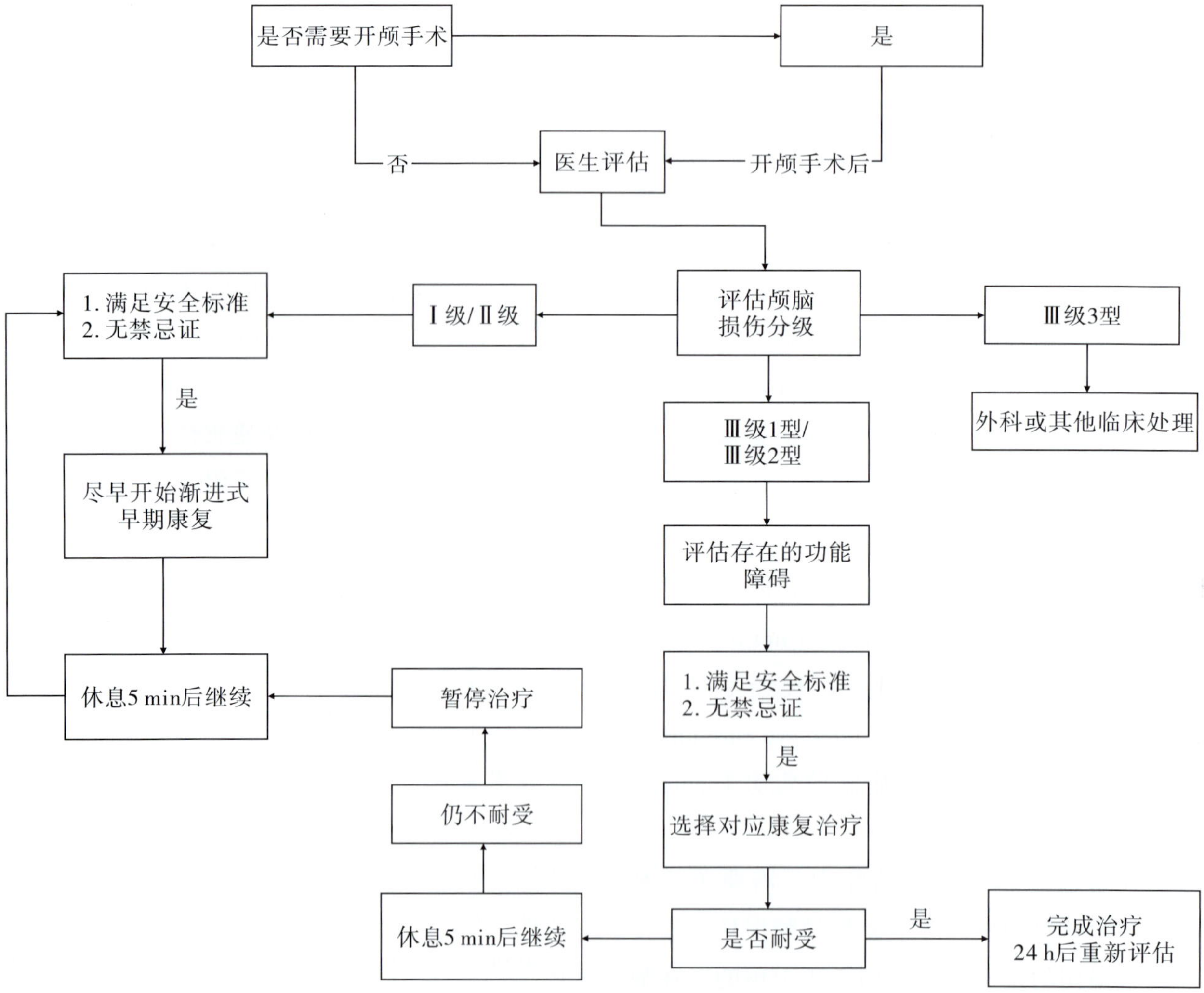

图 6-2-1　重症颅脑损伤康复流程

表 6-2-1　安全标准

循环系统	心率 40~120 /min
	收缩压 90~180 mmHg，舒张压≤ 110 mmHg，平均动脉压 65~100 mmHg
	多巴胺≤ 10 μg/（kg · min）或去甲肾上腺素 / 肾上腺素≤ 0.1 μg/（kg · min）
	无活动性出血
呼吸系统	呼吸频率：8~35 /min
	吸氧浓度 < 60%
	氧饱和度≥ 88%
	PEEP < 10 cmH_2O
颅内压与灌注压	颅内压 5.26~15 mmHg，灌注压 60~70 mmHg

四、颅脑损伤分级

颅脑损伤分级详见第三节。

五、不耐受的迹象

重症颅脑损伤康复不耐受的迹象详见表 6-2-2。

第三节　康复评定

重症颅脑损伤病情危重，除存在颅脑损伤直接可能导致的意识、认知、运动、吞咽、言语等多方面的功能障碍外，还可能因其他方面疾病导致心肺、胃肠、膀胱、营养以及发作性交感神经过度兴奋等诸多方面的问题。重症颅脑损伤在超早期就需要康复治疗的介入，但在康复治疗前康复医生及治疗师需对患者疾病的严重程度以及开展康复治疗的安全性进行评定。在保证康复治疗开展安全的前提下，再进一步评定其存在的功能障碍，这样就能更有针对性地开展康复治疗。

一、疾病严重程度评定

重症颅脑损伤早期病情较为危重，由于复杂、严重的疾病和血流动力学紊乱等情况，不仅需要药物支持，大多还需要使用相关有创设

表 6-2-2　不耐受迹象

心率	70% 年龄的最大心率的预计值 < 40 /min 或 > 130 /min 增加或超过基线的 20% 新发的恶性心律失常 新启动了抗心律失常的药物治疗或合并心电或心肌酶谱证实新发的心肌梗死
血压	SBP> 180 mmHg 或 DBP> 110 mmHg 或 MAP < 65 mmHg 新启动了血管升压药治疗或增加了升压药的剂量
呼吸频率和症状的改变	< 5 /min 或 > 40 /min 不能耐受的呼吸困难 氧饱和度下降超过 5% 或 < 88%
机械通气	FiO_2 ≥ 0.60，PEEP ≥ 10 cmH_2O 人机不同步机械通气改变为辅助或压力支持模式 人工气道难以固定维持

备，使早期康复治疗变得非常复杂；并且随着疾病严重程度的变化，病情可能会迅速加重。

了解疾病的严重程度，能够判断患者是否达到了早期康复介入的最低条件，对决定是否进行康复活动至关重要。目前国内最常用的危重疾病严重程度评分是急性生理学和慢性健康状况评价Ⅱ（acute physiology and chronic health evaluation Ⅱ，APACHE Ⅱ），包括三部分：①年龄评分；②急性生理评分；③慢性健康评分。急性生理评分应当选择入 ICU 最初 24 h 内各个指标的最高值或最低值，并根据附表分别进行评分，选择较高的分值。APACHE Ⅱ在临床上已被广泛用于危重症患者的病情分类和预后的预测，分值越高，反映病情越重，预后越差，预计病死率越高（表 6-3-1）。

二、安全性评定

为了保证重症颅脑损伤患者早期活动的安全，在开展康复治疗前需对患者进行康复治疗安全性评定。专家共识为 ICU 患者的早期活动建立了安全性标准（表 6-3-2~ 表 6-3-3）。需要注意的是，重症颅脑损伤患者临床病情变化快，存在全身多系统的问题。除了对神经系统进行安全性评估外，还需要对患者的呼吸系统、循环系统的早期活动安全性标准进行评估。另外，在进行康复治疗前，除了第一次对患者病情稳定程度仔细评估外，治疗师还需要在每天治疗前对患者进行快速评估，以确保每次康复治疗的安全性。如患者治疗前或治疗时存在下列高危情况（表 6-3-2~ 表 6-3-3 中的◇、■），需要及时和 ICU 医生、康复医生及高级别康复治疗师讨论，再决定是否进行当天的康复治疗。

三、功能障碍评定

重症颅脑损伤除主要存在意识、认知方面的功能障碍外，还有运动、言语、吞咽、心肺、胃肠等多方面的功能障碍，以上的功能障碍康复评定在相关章节均有详细描述，可参考相关章节内容。本章节主要针对重症颅脑损伤在重症监护单元超早期的康复评定进行介绍。

（一）意识的评定

在康复治疗前需要对患者进行意识相关评定，了解患者目前的意识水平及意识内容，才能更有针对性地进行康复治疗。在评定前需要向 ICU 医生了解评定时患者是否处于药物镇静状态，保证评定的准确性。ICU 常用的评定量表相对简单，主要用于患者意识状态的快速筛查，可选用格拉斯哥昏迷量表（Glasgow coma scale，GCS）、标准化 5 问题问卷（standardized five questions，S5Q）、Richmond 躁动 - 镇静评分（Richmond agitation-sedation scale，RASS）等（相关评定量表详见第四章），用以了解患者的意识状态和配合程度。GCS 是急性意识障碍应用最为广泛的评定量表，但 GCS 对细微的意识恢复缺乏敏感性，这种情况在颅脑损伤的亚急性期和恢复期表现更为明显。因此，急性期过后，在康复医学科病房的意识评定更关注昏迷或植物状态与最小意识状态之间的鉴别及意识的恢复。除 GCS 外，常用的量表还包括改良后昏迷恢复量表（CRS-R）、全面无反应量表、维塞克斯颅脑损伤量表、感觉通道评估和康复量表、改良伤害性感受昏迷量表、中国持续植物状态量表（Chinese vegetative state scale，CVSS）等（相关评定量表详见第四章）；其中以 CRS-R 的应用较为广泛。另外，意识的评定和判断非常复杂，除了主观量表评估外，还需要结合头颅 MRI、CT、脑电图、颅内压等多个客观指标，从病损部位、脑水肿情况、脑积水情况、颅内血肿吸收情况等多方面进行综合评定。

表 6-3-1　APACHE Ⅱ评分

①年龄评分									
年龄（岁）	≤ 44	45~54	55~64	65~74	≥ 75	得分：			
评分	0	2	3	5	6				
②急性生理评分									
指标	+4	+3	+2	+1	0	+1	+2	+3	+4
T/℃	≤ 41	39~40.9		38.5~38.9	36~38.4	34~35.9	32~33.9	30~31.9	≤ 29.9
MAP/mmHg	≥ 160	130~159	110~129		70~109		50~69		≤ 49
HR/min	≥ 180	140~179	110~139		70~109		55~69	40~54	≤ 39
RR/min	≥ 50	35~49		25~34	12~24	10~11	6~9		≤ 5
二选一 $PA\text{-}aO_2$/ mmHg（FiO_2 > 0.5）	≥ 500	350~499	200~349		≤ 200				
二选一 PaO_2/ mmHg（FiO_2 < 0.5）					≥ 70	61~69		55~60	≤ 54
pH（动脉血）	≥ 7.7	7.6~7.69		7.5~7.59	7.33~7.49		7.25~7.32	7.15~7.24	< 7.15
Na^+/（mmol/L）	≥ 180	160~179	155~159	150~154	130~149		120~129	111~119	≤ 110
K^+/（mmol/L）	≥ 7	6~6.9		5.5~5.9	3.5~5.4	3~3.4	2.5~2.9		< 2.5
Cr/（μmol/L）	≥ 309	177~308	133~176		53~132		< 53		
HCT/%	≥ 60		50~59.9	46~49.9	30~45.9		20~29.9		< 20
WBC/（$\times 10^9$/L）	≥ 40		20~39.9	15~19.9	3~14.9		1~2.9		< 1
GCS 评分	= 15 − 实际 GCS 评分								
合计									
③慢性健康评分									
肝脏	活检证实肝硬化，明确的门静脉高压；门静脉高压造成上消化道出血；既往发生过肝衰竭、肝性脑病								
心血管	NYHA 分级为心功能 4 级								
呼吸	COPD 导致严重活动受限；继发性红细胞增多；严重肺动脉高压（> 40 mmHg）；呼吸机依赖								
肾脏	接受长期透析治疗								
免疫控制	免疫抑制治疗、放疗、化疗、长期或最近大剂量类固醇治疗，或患有免疫抑制性疾病，如白血病、淋巴瘤、获得性免疫缺陷综合征等								
非手术或急症手术后患者			5	择期手术后患者		2	无上述情况		0
总分	APACHE Ⅱ = ① + ② + ③								

HCT：血细胞比容；GCS：格拉斯哥昏迷量表

表 6-3-2 呼吸系统早期活动安全性标准

呼吸系统评估项目		床上运动	离床运动
插管			
气管内插管		●	●
气管切开插管		●	●
呼吸功能			
FiO_2	≤ 0.6	●	●
	> 0.6	▲	▲
SpO_2	≥ 90%	●	●
	< 90%	▲	■
呼吸频率	≤ 30 /min	●	●
	> 30 /min	▲	▲
机械通气			
高频振荡（HFOV）模式		▲	■
PEEP			
≤ 10 cmH_2O		●	●
> 10 cmH_2O		▲	▲
和机械通气不同步		▲	▲
抢救治疗			
一氧化氮		▲	▲
环前列腺素		▲	▲
俯卧位呼吸		■	■

●：意外事件发生风险低，可以离床活动；▲：意外事件发生风险和影响较大，但是早期离床实施的效果更明显；■：意外事件发生风险和影响大，在有经验的治疗师和护士讨论并达成统一意见前，不建议积极实施离床治疗

表 6-3-3 循环系统早期活动安全性标准

循环系统评估项目		床上运动	离床运动
血压			
静脉应用降压药物		■	■
平均动脉压			
低于目标值且出现相关症状		▲	■
使用血管活性药物或器械辅助时仍低于目标值		▲	■
在未使用或仅使用低水平辅助下血压高于正常范围最低限		●	●
在使用中等水平辅助下，血压高于正常范围最低限		▲	▲
在使用高水平辅助下，血压高于正常范围最低限		▲	■
确诊或可疑为严重的肺高压		▲	▲
心律失常			
缓慢型心律失常	需药物治疗（异丙肾上腺素）或紧急置入心脏起搏器	■	■
	无须药物治疗或紧急置入心脏起搏器	▲	▲

续表

循环系统评估项目	床上运动	离床运动
经静脉或经心外膜置入心脏起搏器		
起搏心律	▲	■
稳定自主心律	●	●
快速性心律失常		
心率 > 150 /min	▲	■
心率 120~150 /min	▲	▲
心率 < 120 /min	●	●
装置		
主动脉内球囊反搏（IABP）	●	■
体外膜肺氧合（ECMO）：经大腿或锁骨下置管	●	■
体外膜肺氧合（ECMO）：经中心静脉置管	●	▲
左心室辅助装置	●	●
肺动脉导管或持续性心输出量监测设备	●	▲
其他循环系统指标		
任何原因引起的休克伴有乳酸浓度 > 4 mmol/L	▲	▲
确诊或可疑诊为急性 DVT 和肺栓塞	▲	▲
确诊或可疑诊为重度主动脉瓣狭窄	●	▲
心肌缺血	▲	■

●：意外事件发生风险低，可以离床活动；▲：意外事件发生风险和影响较大，但是早期离床实施的效果更明显；■：意外事件发生风险和影响大，在有经验的治疗师和护士讨论并达成统一意见前，不建议积极实施离床治疗

（二）呼吸功能的评定

重症颅脑损伤多伴有不同程度的呼吸功能障碍，严重者需建立人工气道并给予呼吸机支持。需要对患者呼吸功能进行评定，才能有针对性地改善呼吸功能障碍带来的一系列问题，加速患者脱机拔管。

1. 肺功能评定：肺功能评定包括对肺通气功能、肺换气功能以及小气道功能的评定，常采用肺功能检测仪进行评定；但是该评定方法部分指标需要患者能主动配合，不太适合于人工气道以及意识不清的患者。对于上述不能主动配合的患者，可以通过呼出气一氧化氮测定、二氧化碳监测、指脉氧监测、体积描记、脉冲震荡技术等方法来反映肺功能的情况。

2. 呼吸肌整体功能评定：呼吸肌整体功能评定有助于诊断并确定患者的临床分类、追踪疾病进展、制定治疗策略和评估治疗效率，同时也可作为机械通气患者撤机的参考指标。主要包括呼吸肌的肌力评定、肌耐力评定及呼吸肌的疲劳评定。

呼吸肌无法像四肢肌肉一样直接测量肌力，常用压力来间接反映其肌力，包括跨膈压、最大呼吸压力及最大鼻吸压力。临床中常用经口腔最大呼吸压力来反映呼吸肌肌力。最大吸气压和最大呼气压可反映整体吸气肌和呼气肌肌力，但需要患者主动配合。如患者不能配合检查，可采用膈神经电刺激或磁刺激进行测试。呼吸肌耐力评定常采用增量负荷测试、恒定负荷测试和时间测试 3 种方法进行。呼吸肌疲劳评定包括呼吸模式、胸腹运动以及吸气肌的张

力 - 时间指数、肌肉松弛率。其中吸气肌的张力 - 时间指数有助于评估呼吸肌无力、呼吸肌疲劳以及改善呼吸功能干预措施的有效性（相关评定详见第十章至第十三章中相应内容）。

另外，膈肌超声在临床评估中运用非常广泛，检查时不需要患者完全配合，常用膈肌厚度以及膈肌移动度来评估呼吸功能。同时需结合胸部 X 线片、CT 等检查进行综合评估。

3. 气道廓清能力评定：气道廓清能力评定包括痰液量及黏稠程度变化、气道通畅性、咳嗽力度以及呼吸肌肌力的评定。早期在 ICU 的评估以气道廓清能力的痰液量及黏稠程度、咳嗽力度为主；在拔管前需评估气道的通畅性，是安全拔管的重要指征之一。若针对有人工气道、不能配合评估的患者，咳嗽力度评估可采用白卡试验、被动咳嗽峰流速、电阻抗断层成像等方法来评估（相关评定详见第九章 ~ 第十三章中相应内容）。

（三）肢体运动功能的评定

1. 肌力评定：重症颅脑损伤患者除存在偏瘫外，较长的卧床也可能出现 ICU 获得性衰弱（ICU-AW）。若偏瘫肢体肌张力正常或降低，常采用徒手肌力测试（manual muscle testing，MMT）进行肌力评定；若患者肌张力增高则不适合进行肌力评定。健侧肢体肌力可采用英国医学研究委员会（medical research council，MRC）评分法和手持式肌力测定仪（hand-held dynamometry，HHD）（具体详见第十七章相关内容）进行评估，判断患者是否存在 ICU-AW。上述评估方法均需要患者主动配合。

2. 肌张力评定：重症颅脑损伤患者早期偏瘫肢体可能处于软瘫期，此时肌张力降低。随着病情恢复，肌张力逐渐增高出现痉挛，此时常采用改良 Ashworth 量表进行肌张力评定。重症颅脑损伤患者损伤的部位不同，其伸屈肌肌张力增高的表现亦不相同，去皮质强直表现为上肢屈肌张力高、下肢伸肌张力高；去大脑强直表现为上下肢均为伸肌张力高。

3. 关节活动度评定：采用关节活动测量尺进行主动和 / 或被动关节活动度评定。注意长期卧床患者肩关节的前屈、外展、外旋及踝背屈相应轴位的活动度易受限。

4. 平衡功能评定：三级平衡检测法适用于重症颅脑损伤清醒患者的平衡功能评估。一级平衡（静态平衡）是指受试者可以在没有帮助的情况下保持所需体位；二级平衡（自动平衡）是指受试者在一定范围内主动移动身体重心后，可以保持所需的体位，并恢复到原来的体位；三级平衡（他动平衡）是指受试者受到外力干扰，移动身体重心后，仍能恢复并保持原来的体位。另外，还可选用 Berg 平衡评定量表（Berg balance scale，BBS）进行更详细的平衡功能评估，但对重症颅脑损伤早期患者的适用性较差。

5. 运动模式评定：颅脑损伤患者的肢体运动功能障碍不仅仅是肌力下降，更多的是运动模式异常；临床上常用 Brunnstrom 运动功能量表、上田敏评定法等方法进行评定。Brunnstrom 运动功能量表主要评估上下肢运动功能在脑卒中后恢复过程中运动模式的分期变化。该量表内容精简，但敏感度不高，可用于脑卒中患者运动功能恢复的预测。上田敏评定法是基于 Brunnstrom 运动功能量表评定法分为 12 级，下肢的分级对步行功能有 50% 的决定作用。上述评估方法均需要患者主动配合。

6. 运动综合功能评定：可采用简化 Fugl-Meyer 运动功能评估量表（Fugl-Meyer assessment，FMA）、Lindmark 评定法、Rivermead 运动指数（RMI）等方法，从运动、平衡、感觉、关节活动度及疼痛等方面来综合评估颅脑损伤患者的躯体功能。Lindmark 评定法其优点是更易测出微小的康复进展，评定更加灵敏。RMI 更适合于日常实际中的综合运动功能。以上评定方法较为复杂，需要患者主动配合，更适用于康复病区患者的功能评定。

（四）吞咽功能评估

重症颅脑损伤患者常伴有吞咽障碍，非工具性的吞咽测试方法包括反复唾液吞咽测试、容积和黏度吞咽测试等，这些方法可用于能配合的患者，不宜用于存在严重认知和意识障碍的患者。对于存在严重认知障碍或意识障碍的患者，可采用口面气道治疗法（facial oral tract therapy，FOTT）对吞咽、口腔卫生、呼吸、言语表达、非言语交流进行评价，初步评估这一部分患者的吞咽状况和误吸风险。另外，可通过应用多种颜色染料测试技术，测试吞咽不同黏稠度食物时的误吸状况。该方法可用于气管切开的重症颅脑损伤吞咽障碍患者的床边评估，尤其适宜有意识障碍的患者。

亦可利用仪器进行客观评估，如纤维内镜吞咽评估（flexible endoscopic evaluation of swallowing，FEES），可评估声带运动、吞咽诱发时间、梨状隐窝中食物残留、喉部渗入、气管误吸、吞咽后咽部清除、喉部敏感度和咳嗽反射等，不需要患者主动配合。吞咽造影录像检查（video fluoroscopic swallowing study，VFSS）是确定吞咽障碍的金标准，能更直观、准确地评估口腔期、咽期和食管期的吞咽情况，了解吞咽气道保护功能的完整情况，对于诊断、干预手段选择和咽期吞咽障碍的管理意义重大。该评估方法需要患者完全配合，不适用于重症颅脑损伤患者的早期评估（相关评定详见第十四章的相应内容）。

（五）其他

重症颅脑损伤患者可能还合并不同程度的言语功能、认知功能、胃肠功能、二便功能、营养以及发作性交感神经过度兴奋等问题，但言语及认知功能对患者疾病严重程度的影响相对较小，在 ICU 的相关评定较为简单。

四、日常生活活动能力的评定

常用的量表有 Barthel 指数（Barthel index，BI）量表、Katz 日常生活活动（Katz activities of daily living，Katz-ADL）量表、功能独立性评定（functional independence measure，FIM）量表。但是对于低功能状态的 ICU 患者来说，该量表的使用仍然受限。FIM 包含了运动功能独立性和认知功能独立性两方面，测试较为全面，但是预计评估时间较长；主要用于脑卒中后康复的患者，亦限制了 FIM 在 ICU 中的应用。

ICU 活动量表（ICU mobility scale，IMS）、ICU 功能状况量表（functional status score for the intensive care unit，FSS-ICU）、Perme-ICU 活动评分量表等这类量表，专门针对 ICU 患者及环境的特殊性，主要评估患者体位转移、行走以及预测患者出 ICU 的去向等活动状况。

IMS 可用于 ICU 成人患者的活动功能状态评估（表 6-3-5）。该量表根据无活动（卧床）、床上活动、床 - 椅转移、床边活动，行走等将患者的活动功能客观量化为 11 个水平，分值为 0~10 分，分值越高说明活动功能越好。该量表各条目简单明了、易于理解，所需评估时间短（<1 min），信效度良好，适用于物理治疗师和护理人员对 ICU 患者活动功能的评估。

表 6-3-5　中文版 ICU 活动量表

分类	定义
0：无自主活动（卧床）	无法自主活动，被动翻身或被动关节活动
1：床上坐起，床上活动	可在床上进行任何包括翻身、主动活动、脚踏车和主动辅助活动；但不会下床或者床面活动
2：被动床椅转移（没有站立）	利用升降工具被动升降或滑动转移到床旁椅上，这个过程中患者没有站立或坐在床边
3：坐在床边	这个过程可能有工作人员的协助，但患者需通过控制肢体主动坐在床的一侧
4：站立	患者自主或在工作人员协助下通过脚负重保持站立。这个过程中可能使用站立式升降装置或倾斜台
5：主动床椅转移	能够从床边坐到椅子上。在此过程中涉及将身体的重量从一条腿转移到另一条腿以便移动到椅子上。如果患者在医疗装置辅助下保持站立，那么就必须通过步行到椅子上（排除使用站立升降装置推送患者至椅子上）
6：原地行走（床旁）	完全独立或在工作人员协助下，能现场交替抬脚行走（必须至少交替抬脚 4 次，每只脚 2 次）
7：在 2 个或以上人员协助下行走	在 2 个或更多的人协助下，步行离床 / 椅子至少 5 m
8：在 1 人协助下行走	在 1 个人的协助下，步行离床 / 椅子至少 5 m
9：用步态辅助工具独立行走	在没有工作人员协助下，使用步态辅助工具，步行离床 / 椅子至少 5 m。若为坐在轮椅上的人，能自行滑动轮椅远离床 / 椅子 5 m
10：独立行走，无须步态辅助	在没有工作人员协助下，不使用步态辅助工具，步行离床 / 椅子至少 5 m

第四节　底线康复治疗技术

重症颅脑损伤患者病情重、变化快、病理机制非常复杂，需要在保证患者安全的前提下开展康复治疗。早期康复治疗开展地点主要在 ICU，开展工作的方式应是团队协作，ICU 医生为团队组长，康复医生及康复治疗师为团队成员，在专科医生的指导下共同制定康复目标及康复方案，并开展康复治疗。具体的重症颅脑损伤 ICU 康复流程如图 6-4-1。

重症颅脑损伤康复治疗应全面评估患者病情，排除相关禁忌证后（表 6-4-1），再实施康复治疗，其治疗重点应针对不同的功能障碍尽早介入康复治疗，在病情允许的前提下尽量减少卧床时间，积极预防各类并发症的发生。

底线康复治疗技术为循证证据较高的ⅡA 级以上治疗技术，根据现有文献、指南和专家共识，本章节主要针对重症颅脑损伤在 ICU 中重点关注的意识、呼吸功能、肢体功能、吞咽功能等功能障碍的底线康复治疗技术进行详细介绍（表 6-4-2~ 表 6-4-5），目的是为了早期脱机、拔除各种管道。而认知功能、言语功能及日常生活活动等方面的康复治疗在康复医学科更为关注。除对上述功能障碍治疗外，还需要根据评估情况，对膀胱功能、胃肠功能、自主神经功能进行治疗。康复护理方面需对患者体位、皮肤、管道、血栓、营养等方面进行综合管理。

表 6-4-1　底线康复治疗技术通用的适应证和禁忌证

适应证	禁忌证
意识障碍	患者非常躁动或有攻击性
肢体功能障碍	未控制的癫痫发作
心肺功能障碍	脑疝形成
吞咽功能障碍	颅脑损伤进行性加重
需长时间卧床治疗的重症颅脑损伤患者	静脉用药后血流动力学仍不稳定

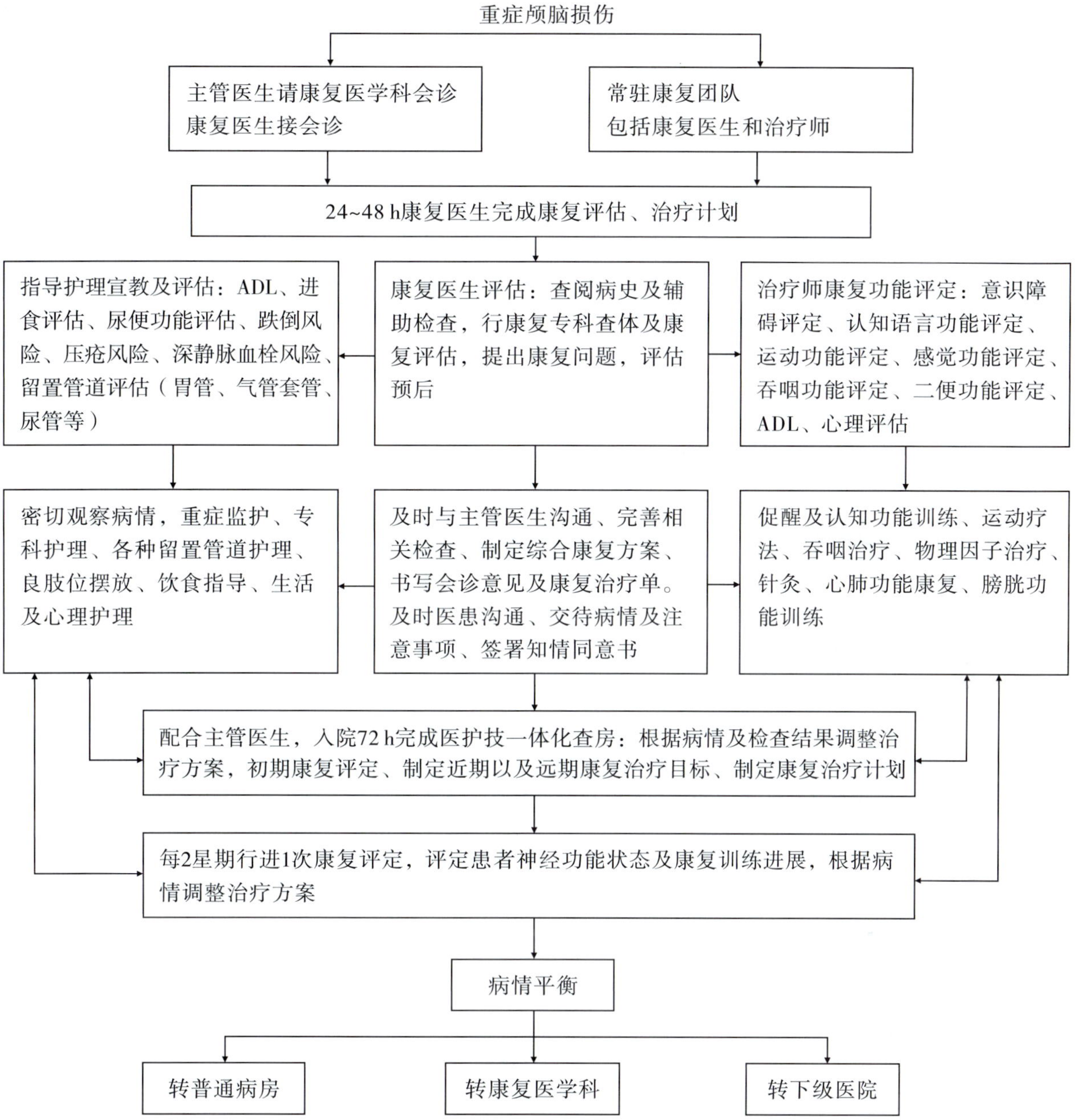

图 6-4-1 重症颅脑损伤 ICU 康复流程图

表 6-4-2 重症颅脑损伤伴意识障碍的底线康复治疗技术

底线康复治疗技术	具体内容	注意事项
作业治疗	多感官刺激（sensory stimulation programs，SSP）：采用播放熟悉的视频、亲属呼唤、聆听音乐、触摸、活动肢体、闻不同气味及果汁唇舌刺激等形式，包括但不限于视、听、嗅、味、触、前庭觉等多个感官重复的刺激，每次 10~20 min，每日多次	生命体征不稳定，不能耐受者慎用
运动疗法	①体位转换训练：包括床上翻身、卧位到半坐位、床边坐位、床边坐位到轮椅坐位、卧位到站立床站立等，逐渐增加每日训练时间	在病情允许的情况下，尽早进行体位转换训练
	②运动训练：包括被动关节活动、肢体负重训练、坐位平衡训练、床旁被动踏车训练等，每日 20~30 min，每周 4~6 次	病情不稳定、阵发性交感神经过度兴奋发作、下肢和臀部压疮、皮肤破溃等患者慎用

表 6-4-3　重症颅脑损伤伴呼吸功能障碍的底线康复治疗技术

底线康复治疗技术	具体内容	注意事项
体位训练	体位引流：根据听诊结合影像学确定痰液位置，采取不同体位通过重力引流痰液至大气道，每天 3 次或按需，每个体位保持 3~15 min	可能引起心血管变化，尤其对危重患者应严密监测
咳嗽训练	包括手法辅助咳嗽及指导性咳嗽。后者适用于肺活量 > 10 mL/kg 或深吸气量 > 1/3 的患者；建议采取坐姿，需为患者提供胸腹部支撑，患者一侧肩膀向内旋转，头部和脊柱略微弯曲以利于呼气和对胸腔施压	
呼吸肌训练	包括阈值负荷训练、目标流阻负荷吸气训练及增强呼吸肌耐力训练等，每日 20 min，每周 3 次，持续 3 周	
气道廓清技术	①呼气末正压 / 振动呼吸末正压：使用固定或可变孔径的装置产生 10~20 cmH_2O 的阻力，每日 1~2 次，6~12 组呼吸循环，仅可用于可深呼吸并产生足够高的呼气流量的患者	未经引流的气胸、血流动力学不稳定、颅内压升高等禁用
气道廓清技术	②机械吸入 – 呼出治疗：5 个呼吸循环 – 正压（吸气）、负压（呼气），随后进行正常的自主呼吸或辅助呼吸（避免过度通气），重复这个过程直至无痰液排出，每日 3~4 次	操作时应关注患者配合程度以及耐受性，避免人机对抗造成气压伤
	③主动呼吸循环技术：A. 放松和呼吸控制；B. 3~5 次胸廓扩张练习；C. 放松和呼吸控制；D. 重复 3~5 次胸廓扩张练习；E. 重复放松和呼吸控制；F. 执行 1~2 次用力呼气技术，取决于痰液性状和量；G. 重复放松和呼吸控制，每日 1~2 次或按需进行。	需要一定学习理解能力；在病情加重期间或患者无法深呼吸时不宜执行
物理因子治疗	①体外膈肌电刺激：用于吸气肌无力，电极片分别贴于胸锁乳突肌下缘 1/3 处及锁骨中线第 2 肋间处，20~40 Hz，治疗强度以患者主观耐受或肌肉收缩为度，每日 1~2 次，每次 20~30 min	心脏起搏器禁用
	②神经肌肉电刺激：2~3 组电极放置于靶肌肌腹处，根据评估结果可选择肩外展、伸屈肘、伸腕、伸膝、踝背屈肌群等，治疗强度以患者主观耐受或肌肉收缩为度，每日 1~2 次，每次 20~30 min	心脏起搏器禁用
	③腹肌电刺激：用于主动呼气肌无力，治疗强度以患者主观耐受或肌肉收缩为度，每日 1~2 次，每次 20~30 min	心脏起搏器禁用
	④超短波疗法：可应用于支气管炎、肺炎、支气管哮喘等的康复，治疗强度根据患者病程决定，每日 1~2 次，每次 10~15 min	肿瘤、心脏起搏器、金属植入物禁忌；对电器有干扰，不建议在 ICU 使用
	⑤肢体气压：上肢选择 30~60 mmHg，下肢选择 40~70 mmHg，每日 2~3 次，每次 20~30 min	深静脉血栓形成禁用

表 6-4-4 重症颅脑损伤伴肢体功能障碍的底线康复治疗技术

底线康复治疗技术	具体内容	注意事项
运动疗法	①体位变化适应性训练：良肢位摆放，床上被动体位转换，全时段；床上被动坐位，不同角度体位适应性训练；电动起立床站立；如能主动配合者，以能耐受的主动运动为主，主动坐位适应性训练、床边坐位、床椅转移训练等	起立床站立时应注意患者出现血管迷走神经性晕厥
	②关节活动及牵伸训练：不能配合主动运动的患者予以四肢及躯干关节被动活动，肌张力较高者增加关节肌肉被动牵伸，加强跟腱牵拉，维持关节活动度，避免足下垂，每日 1~2 次	
	③肌力训练：能配合主动运动的患者，在其能耐受的强度下给予核心肌力及健侧肢体肌力训练，避免肌萎缩进一步加重；患侧肢体若无明显异常运动模式，亦可行肌力训练，强度以患者耐受为度，每日 1~2 次	强度以患者自觉疲劳程度 Borg 评分 11~13 分为度，逐渐增加强度
	④神经促通技术：适合能主动配合运动的患者，包括 Bobath、Brunnstrom、PNF、Rood 等技术，促进患侧肢体功能恢复，每日 1~2 次	
物理因子疗法	低频电刺激：患侧肢体可采用功能性电刺激；健侧肢体若存在肌力下降，可采用神经肌肉电刺激，强度以患者耐受为度，20 min，每日 1~2 次	心脏起搏器禁用

表 6-4-5 重症颅脑损伤伴吞咽功能障碍的底线康复治疗技术

底线康复治疗技术	具体内容	注意事项
物理因子治疗	①体表神经肌肉电刺激：治疗部位为舌骨上肌群；刺激频率 80 Hz；刺激强度尽可能使用运动阈值强度（约 7 mA），如不能耐受也要达到 75% 运动阈值（5 mA 以上）；每次 20 min	可联合吞咽训练效果更佳；心脏起搏器禁用
	②咽腔电刺激：电刺激腭咽弓、咽黏膜，频率 5 Hz；电流强度为感知阈值强度 +0.75（最大忍耐强度 − 感知阈值强度）；每次 10 min	心脏起搏器禁用
	③经颅直流电刺激：刺激健侧、患侧还是双侧吞咽皮质有待进一步研究，刺激强度为 1~2 mA 的弱电流刺激，每次 20 min	心脏起搏器禁用
运动疗法	运动行为疗法：缩下颌抗阻力训练、Shaker 训练、呼气肌训练等的疗效更为显著	可结合生物反馈进行治疗
传统疗法	针刺治疗可选择金津、玉液、廉泉等穴位，根据辨证进行穴位加减，每日 1 次	可联合吞咽康复训练进行
肉毒毒素注射	针对唾液分泌过多可进行唾液腺肉毒毒素注射治疗；针对环咽肌失迟缓的患者注射有效，但证据等级较改善流涎症状低；联合使用多种定位技术可提高有效率	适合在康复医学科病房实施
导管球囊扩张术	治疗环咽肌失弛缓症有效，联合康复训练效果更佳	适合在康复医学科病房实施

在重症颅脑损伤患者康复训练治疗前及全程中，需选用适宜康复治疗技术，严格控制康复训练强度。如患者出现以下情况需暂停康复治疗（表 6-4-6）。对于反应良好或可以主动配合的患者可予以多元化的康复治疗措施以改善其功能；对于重症无反应或不能主动配合的患者（RASS<-2；S5Q<3），早期康复方案予以多感官刺激促醒，良肢位摆放，床上被动体位转换，关节肌肉被动牵伸，被动四肢及躯干关节活动度维持，床上被动坐位，不同角度体位适应性训练及体位引流，电动起立床站立，神经肌肉电刺激等被动治疗。

第五节　特色康复治疗技术

特色康复治疗技术（表 6-5-1）为循证证据较低的 IIa 级以下的治疗技术，针对重症颅脑损伤中主要存在的功能障碍进行特色康复治疗技术的介绍，除选择底线康复治疗技术外，还可结合特色康复治疗技术对患者进行治疗。实施特色康复治疗技术时仍需遵循底线康复治疗的原则，避免患者病情加重。

表 6-4-6　暂停康复治疗的生命体征参数

心率	血压	呼吸频率和症状的改变	机械通气
① 70% 年龄的最大心率的预计值 <40 /min 或 >130 /min ②新发的恶性心律失常 ③新启动了抗心律失常的药物治疗或合并心电或心肌酶谱证实新发的心肌梗死	① SBP>180 mmHg 或 DBP>110 mmHg，MAP<65 mmHg ②新启动的血管升压药或者增加血管升压药的剂量	① <5 /min；或 >40 /min ②不能耐受的呼吸困难 ③氧饱和度 <88%	① FiO_2 ≥ 0.60 PEEP ≥ 10 cmH_2O ②人机不同步机械通气改变为辅助或压力支持模式 ③人工气道难以固定维持

表 6-5-1　重症颅脑损伤的特色康复治疗技术

特色康复治疗技术	具体方法	注意事项
神经调控技术	①重复经颅磁刺激：刺激前额叶背外侧区、后顶叶皮质，高频（5 Hz、10 Hz、20 Hz），刺激强度为 80%~100% 静息运动阈值，1000~1500 个脉冲，每日 1~2 次 ②经颅直流电刺激：阳极刺激前额叶背外侧区、初级感觉运动皮质以及前额叶，每次 20 min，电流密度 40~56 μA/cm²，10 d 为 1 个疗程，做 1~2 个疗程 ③正中神经电刺激：频率 40 Hz，电流强度 10~20 mA，连续刺激 3~8 h，每日 1 次，连续刺激 2 周为 1 个疗程 ④经耳迷走神经电刺激：刺激部位耳甲腔、耳甲艇，参数常采用频率 20~25 Hz，电流强度 1~6 mA，连续刺激 30 min，每日 1~2 次，疗程 4~8 周 ⑤外周三叉神经刺激：电流强度 10~20 mA，频率 40 Hz，每次 30 min，每日 2 次	佩戴有起搏器、局部金属、去颅骨瓣或裂缝，刺激部位皮肤有破损或感染者，不能耐受者慎用

续表

特色康复治疗技术	具体方法	注意事项
传统疗法类	①针刺疗法：采用头针、舌针、电针等治疗。辨证施针，实证者以醒神开窍、启闭固脱为法，选取人中、内关、合谷、三阴交、太冲、涌泉、风池、百会、神庭等穴位，运用快速捻针法或电针刺激，每次 10~20 min，7~10 d 为 1 个疗程；虚证者，包括营养状况不佳、贫血等，选取气海、足三里、太溪、涌泉等穴位，运用针刺补法鼓舞人体正气。肢体功能障碍以阳明及太阳经上为主穴加减；吞咽障碍可选取廉泉、金津、玉液等穴位	针灸需中医执业医生资质；可联合灸法使用
	②推拿治疗：首选叩击法或拍法作用于患侧，顺序自下至上	推拿在软瘫期注意各关节特别是肩关节、腕关节不宜使用拔伸法、扳法、抖法，以免造成韧带、肌肉损伤，甚至引起关节脱位
	③灸法：适合辨证为虚症或者寒证的患者，可根据针刺穴位进行选穴	不适合在 ICU 实施
	④穴位敷贴、穴位按压：穴位可参照针刺疗法中选择	
	中药：意识障碍实证伴高热者可选用安宫牛黄丸，无高热者可选用苏合香丸，中药汤剂以补阳还五汤、化瘀通窍方等辨证施治，随证加减，亦可煎剂保留灌肠以清热通腹排便	生命体征不稳定，不能耐受者慎用
神经促通技术	① Bobath 技术 ② Brunnstrom 技术 ③ Rood 技术 ④ PNF 技术 根据评估情况，针对偏瘫侧综合采用上述技术进行功能训练，每次 30~45 min，每日 1~2 次	需经过培训取得认证；对治疗师要求较高
吞咽障碍口腔运动感觉训练技术	①口腔感觉运动训练：包括舌肌被动训练、冰酸刺激、气脉冲感觉刺激、K 点刺激、口面部震动刺激 ②口腔感觉刺激：采用口腔温度觉、触觉等感觉刺激治疗，但改善吞咽功能和预防吸入性肺炎的发生获益有限 ③口腔护理：能提高吞咽障碍患者的口腔清洁度、降低患者的肺炎发生率 ④说话瓣膜的使用：气管切开伴吞咽障碍患者可佩戴说话瓣膜以减少误吸、渗漏率，有助于吞咽功能的恢复	
其他治疗技术	①高压氧治疗技术：采用压力 1.4~2.0 绝对大气压，每次吸氧 60~90 min，中间休息时吸入空气，20 次为 1 个疗程 ②肉毒毒素注射技术：评估患者痉挛程度及部位，根据靶肌肉大小确定注射部位及剂量，每月 3~6 次 ③音乐疗法：常用乐器法、歌曲法、音乐聆听想象法、音乐运动法，达到改善情绪、增强肺功能、调节自主神经等作用	肺大疱者禁用 采用超声诊断仪或肌电引导下精准注射；注意肉毒毒素的副作用发生；注射后加强拮抗肌训练，避免痉挛加重
康复辅具	说话瓣膜的使用：气管切开伴吞咽障碍患者可佩戴说话瓣膜以减少误吸、渗漏率，有助于吞咽功能的恢复	需在专业人员指导下进行
有创神经调控治疗技术	包括脑深部电刺激、脊髓电刺激和植入式迷走神经电刺激	需手术治疗，不适合早期意识障碍患者，适用于病程超过 3 个月者

第六节　康复治疗技术进展

一、经颅超声神经功能调节

1. 图案化低强度低频超声刺激：图案化低强度低频超声刺激是非侵入性脑部刺激技术，可以精确瞄准和调节特定脑区，为传统的磁刺激、电刺激和外科手术脑刺激方法提供了一种风险更低的替代方法。对小鼠的大脑运动皮质进行超声波刺激时，可观察到小鼠的运动技能学习和叼回食物的能力有了显著提高。近年来，低强度低频超声刺激（LILFUS）已成为一种很有前景的技术，有望解决传统无创脑刺激（NIBS）方法的局限性。与磁刺激或电刺激不同，LILFUS 可深入脑组织（在 500~650 kHz 频率下，可深入几毫米至几十毫米），具有小于一至数立方毫米的高空间分辨率，并可产生局部的脑生理学变化。这种独特的能力为精确、集中地调节特定脑区提供了令人振奋的前景，使人们能够更深入地了解这些脑区的功能贡献。

2. 经颅聚焦超声：传统非侵入性脑部刺激方法无法直接调节与精神疾病密切相关的皮质下脑区。经颅聚焦超声（tFUS）是一种新兴的非侵入性刺激方式。目前的研究已经发现 tFUS 的一些可能的应用方向：①调节杏仁核（一个与恐惧有关的皮质下区域），改变人类的恐惧网络激活和静息状态功能连接，对有临床焦虑或恐惧的人进行干预；②调节脑干网状上行激活系统，以达成镇静甚至冬眠的效果。

二、呼吸和咳嗽能力的自动评估

重症颅脑损伤患者往往伴有意识障碍、呼吸困难、咽反射减弱、反流误吸高风险、吞咽功能障碍、咳嗽排痰能力下降、长期机械通气、ICU 获得性肌无力、肺部感染等，导致肺通气和 / 或换气功能下降，死亡率增高及住院时间延长。因此重症颅脑损伤患者是呼吸障碍的高危人群，应列为重点关注对象，尽早予以评定，由呼吸康复师介入治疗。但重症颅脑损伤患者往往有不同程度的意识障碍，无法配合传统的呼吸功能检测。近期很多研究发现，一些客观检查如膈肌斑点追踪，能尽早发现患者的膈肌功能下降，并进行咳嗽能力的评估，从而为呼吸康复的早期干预提供依据。

三、星状神经节阻滞

星状神经节阻滞是一种将传统理论和现代医学理论相结合的疗法，国内外越来越多的研究正在探索其潜在机制如迷走神经 – 肾上腺轴通路、自主神经调控等。有研究表明，星状神经节阻滞的应用可能有助于减低重症颅脑损伤时的交感神经系统过度兴奋（包括阵发性自主神经功能紊乱综合征的发生），纠正紊乱的神经反应性，可能减少重症颅脑损伤患者谵妄状态的发生率。

四、脑脊液循环障碍与淋巴引流

1. 重症颅脑损伤的一系列继发性颅脑损伤均可能与脑脊液循环障碍有关。关于脑脊液循环的动力学机制及其在一些疾病的临床表现，是一个重要的有助于揭示疾病发病机制的研究方向，并可能为临床诊断和治疗提供全新的思路。

2. 脑脊液循环的运动形式学说及动力学机制。一般认为脑脊液循环有 2 种运动形式。一种是脑脊液团流理论模式，主要内容包括：脑室系统脉络丛产生的脑脊液以团流方式通过中脑导水管，经由第四脑室正中孔和侧孔进入蛛网膜下腔，随颅内脑外的动脉搏动而波动，均匀混合分散至蛛网膜下腔各处；以及在椎管内通过脊髓的背侧下流至终池，分别被脑和脊髓的毛细血管吸收入血。另一种运动形式为脑脊液搏动性流动方式，是由心脏传递至脑而引起的。心脏收缩期时，中脑导水管处脑脊液向下流动，舒张期时则向相反方向流动。

3. 近年来，越来越多的研究强调了血管周围间隙（PVS）在脑脊液/间质液循环和脑代谢废物清除中的作用，以及其与神经系统疾病的关系。PVS是围绕穿透或离开脑实质的脑血管周围充满液体的空间，并且在外部受到胶质界膜、由外基底层覆盖的星形胶质细胞端足的网格的限制。PVS是血管和脑之间界面处的关键区室，并且不同类型的细胞都与PVS相互作用，这些细胞包括内皮细胞、周细胞、星形胶质细胞、神经元和小胶质细胞等。在过去的10年中，很多研究已经证明PVS参与脑内液体的循环，并且已经发现PVS的功能和结构改变与多种神经系统疾病及非神经系统疾病相关。例如，在卒中后脑水肿的发展中，存在伴随PVS扩大的PVS内流体的增加。此外，临床前研究表明PVS是脑类淋巴系统的主要成分，其损伤可导致脑内代谢废物的积累、淀粉样蛋白（A）斑块的形成、异常蛋白质聚集和随后的细胞损伤等一系列改变。既往研究结果提供了一个专门针对PVS的概念和治疗策略。

4. 脑胶质淋巴系统在2012年首次被描述，它的主要作用包括脑脊液（CSF）-间质液（ISF）交换、脑内液体引流以及清除有毒和代谢废物。根据脑胶质淋巴系统的概念，CSF由动脉搏动驱动，从蛛网膜下腔流入动脉周围间隙；动脉搏动进一步推动液体沿着穿通动脉潜入脑实质中，在脑实质中CSF与ISF进行液体和物质的交换。含有溶质和废物的CSF-ISF随后到达静脉周围间隙，并从脑实质排出，重新进入蛛网膜下腔或脑室。由于PVS是脑类淋巴系统的关键组分，因此已经提出胶质淋巴系统功能的改变可能导致PVS增大。最近的研究还报道了血管舒缩（即小动脉的缓慢收缩和扩张）是由血管平滑肌细胞自发地启动，并且不依赖于搏动的血流，构成了血管旁清除的驱动力。

然而，液体从MRI可见的PVS到脑实质和PVS与脑实质外部清除途径（经典脑脊液循环学说）的关系，以及反之亦然的运动的潜在机制目前仍不清楚，包括：蛛网膜颗粒（其将蛛网膜下腔连接到脑静脉系统）；脑膜淋巴管（位于静脉窦附近硬脑膜中的淋巴管，可以将液体引流至颅外颈深淋巴结）；沿着脑神经和脊神经的神经周围间隙。曾假设提出脑内淋巴系统可能存在一种大流量的对流机制可以连接血管旁间隙和脑间质，并驱动脑实质-间质溶质的清除。

5. 淋巴引流技术。手法淋巴引流是一种温和的手法治疗形式，可以应用于整个身体。其目的是刺激液体流动、消除液体瘀滞、提高免疫力（抵抗力）、减轻压力和优化内分泌系统。刺激淋巴系统可直接影响水管理，而降低体内压力水平可产生间接影响，可应用于急性和慢性水肿（广泛性水肿、静脉水肿、淋巴水肿、脂肪水肿），影响头部及颈部的淋巴引流。可能对改善脑脊液循环障碍有积极作用。

第七节　典型病例讨论

【病史】患者，男性，61岁。因“头晕7 h，加重伴意识障碍2 h”急诊入院。入院诊断为颅内动脉瘤破裂并蛛网膜下腔出血，急诊行“颅内左侧颈内动脉后交通段动脉瘤夹闭术+去骨瓣减压术”。术后予有创呼吸机支持等处理，病情相对稳定后转入神经外科。病程第8天因肺栓塞再次转入神经外科ICU治疗。总病程第

23 天。

【既往史】患者既往有高血压、糖尿病病史，冠心病病史可疑。有长期服用阿司匹林、阿托伐他汀史。有高尿酸病史并长期服用药物治疗。

【个人史】无吸烟、饮酒史。

【用药史】患者未苏醒，镇静药物未停。

1. 早期药物治疗：头孢曲松、尼莫地平、布地奈德、多巴胺、右美托咪定、甘露醇。

2. 当前药物治疗：甘露醇、芬太尼、米达唑仑、人血白蛋白、头孢曲松及其他对症治疗。

【视诊 / 基础评估】

1. 基础信息：半卧位 15°，身高 173 cm，体重 70 kg。

2. 循环及呼吸系统：HR 110 /min，窦性；BP 151/101 mmHg（MAP117 mmHg）；RR 22 /min；SPO_2 100%；T 36.9 ℃。气管切开有创呼吸机支持，呼吸模式为自主呼吸模式；FiO_2 40%，PEEP 8cmH_2O，PS 10cmH_2O，VT 420 mL。

3. 出入量：入量 1560 mL，出量 1230 mL，轻度入超（+330 mL），无排便。

4. 血气分析：PaO_2 101 mmHg、$PaCO_2$ 30.9 mmHg、pH 7.510、PaO_2/FiO_2 252.5、Lac 2 mmol/L。

5. 血液检查：Hb 89 g/L，无进行性下降；ALB 31 g/L；WBC 7.28×10^9/L；尿素 10.4 mmol/L；肌酐 70 μmol/L。

6. 管道：动静脉置管，中心静脉导管，尿管，肛管，胃管。

【查体 / 一般症状和体征】

1. 神经系统：RASS 评分 -3 分，S5Q 评分 0 分，GCS4T 分；左瞳孔 2.0 mm，对光反射消失；右瞳孔 1.5 mm，对光反射迟钝；双侧病理征未引出。

2. 触诊：腹部柔软，全身轻度水肿。

3. 听诊：肺部呼吸音减弱，可闻及湿性啰音；肠鸣音及蠕动听诊正常。

现在你被要求会诊该患者，会诊科室要求尽可能促进患者恢复。

【思考问题】

1. 患者是否还需要其他评估？

2. 评估及治疗前有哪些特殊考量？

3. 你该优先处理哪些问题？

4. 你的治疗计划是什么？

5. 如何确定治疗效果？

【参考答案】

1. 其他评估

（1）回顾手术史，明确手术时颅内出血部位及出血量及手术创伤情况。

（2）明确肺栓塞的程度及目前肺部情况。

（3）确定肢体血管是否还有静脉血栓或微小栓子。

（4）床旁肺部超声明确肺部还有无水肿或者实变情况。

（5）确定患者意识障碍与颅内出血和肺栓塞的关联性。

2. 需要考量以下因素

（1）血红蛋白低，考虑是否有胃肠道应激性溃疡出血。

（2）患者无意识配合可能影响因素：颅内损伤、肺栓塞、缺血缺氧性脑病、镇静等引起。

（3）呼吸功能障碍可能的影响因素有：肺栓塞、肺实变、肺顺应性差、感染、坠积性肺炎、神经中枢驱动差等。

（4）肢体功能障碍引起的因素可能有：颅内出血压迫脑实质损害导致的肢体功能障碍、肺栓塞引起的缺血缺氧性脑病导致的肢体功能障碍、长时间镇静肢体水肿引起的获得性肌无力等。

（5）治疗过程中如出现病情变化，神经系统变化如瞳孔不等大、瞳孔对光反射消失，呼吸循环波动，血氧下降，心率下降等，应立刻停止治疗并重新启动评估以明确原因。

3. 优先处理的问题

（1）神经中枢激活：因神经中枢损伤会导致呼吸调节障碍，严重的可能导致无自主呼吸。

（2）促醒：患者清醒并积极配合治疗师的治疗和训练，可以使治疗事半功倍，故促醒相当重要。

（3）呼吸肌激活及排痰训练：患者处于昏迷状态，呼吸肌驱动减少，需要治疗师通过手法或仪器刺激呼吸肌，激活呼吸肌产生驱动；患者长期卧床痰液及时排出有利于肺部恢复，缩短 ICU 住院时间。

（4）肢体活动：肢体活动能维持肢体良好的血液循环，防止深静脉血栓及肌肉萎缩、关节僵硬，避免因为并发症推迟康复介入时间，为后期恢复做准备；同时避免患者清醒后肌肉萎缩使训练效率低下，或因关节僵硬留下残疾。

4. 治疗计划

（1）渐进式活动训练：通过安全评估后应尽快启动渐进式活动训练（肢体活动、床上踏车、体位转移等），这是优先级最高的物理治疗；建议每日 1~2 次，时长根据耐受调整，强度符合进阶原则。

（2）胸部手法振动及肋间松解：具体手法及强度无标准方案推荐，可根据治疗师偏好及振动时患者的耐受程度或血氧饱和度情况进行调整；治疗时使患者胸部充分放松，肋间松解时用手掌在肋间肌肉轻轻摩擦放松肋间肌肉。

（3）体外膈肌起搏治疗：通过刺激膈神经向下传导激活膈肌，向上传导激活呼吸中枢，可以促进呼吸系统激活，改善呼吸功能。

（4）物理因子治疗：可使用肢体低频电治疗、经颅直流电、双下肢气压治疗等。

（5）其他可选治疗：根据医疗资源及监护室文化选用，如针刺疗法、中药敷贴、特殊手法类治疗等。

5. 疗效评估

疗效评估可根据治疗前后患者的反应、GCS 评分、潮气量、肺实变严重程度、肺部听诊、呼吸机上机时间、ICU 住院天数等。

【病例补充】

以上为真实病例分享。值得注意的是，该患者在 3 次综合物理治疗干预后逐渐改高流量湿化氧疗；7 次治疗后可自主睁眼，GCS 评分 8 分（E4VTM4），瞳孔对光反射均灵敏；15 次治疗后转出神经外科 ICU 开始介入针刺治疗；20 次治疗后考虑颅内积水致认知和运动能力恢复不佳，行脑室分流腹腔分流术；30 次治疗后转康复医院继续治疗。在康复医院增加高压氧治疗和经颅磁促醒治疗；45 次治疗后患者开始恢复意识；60 次治疗后可以正常行走，未遗留严重肢体功能障碍。患者对空间认知能力差，不能独立进行社会生活实践，后失访。在此类患者中，患者常处于意识障碍状态，一定要确定引起意识障碍的原因，尽早促醒是关键。同时，因为卧床和肺栓塞的因素出现呼吸功能障碍，此类型呼吸障碍大多与呼吸中枢相关；除被动主动排痰外，还需通过呼吸肌节律地引导使呼吸产生节律的呼吸运动，尽早脱离 ICU。因患者肺栓塞时间已过急性期，并且呼吸机参数不高，动脉血气分析较好，故能推断肺栓塞对其影响很小。医护人员需要做的是防止再次栓子脱落出现新的栓塞。转出 ICU 后，在普通病房和康复医院可以介入的康复手段更多，更有利于患者恢复。因此，前期治疗一定是促醒，稳定呼吸循环转出 ICU 为主。

（徐　磊，蒋宛凌，谢胜锋）

第七章

心力衰竭

第一节　概　述

心力衰竭（heart failure，HF）简称心衰，是各种心脏结构和/或功能性疾病导致心室充盈和/或射血功能受损，心排血量不能满足机体代谢的需要，器官、组织血液灌注不足，肺循环和/或体循环淤血而引起的一组综合征。

根据左心室射血分数（left ventricular ejection fraction，LVEF）的不同，心衰可分为射血分数降低的心衰（heart failure with reduced ejection fraction，HFrEF）、射血分数轻度降低的心衰（heart failure with mildly reduced ejection fraction，HFmrEF）和射血分数保留的心衰（heart failure with preserved ejection fraction，HFpEF）。中国心力衰竭诊断和治疗指南（2024）根据治疗后LVEF的变化，增加了射血分数改善的心衰（heart failure with improved ejection fraction，HFimpEF）（表7-1-1）。根据心衰发生的时间、速度与严重程度，可分为慢性心衰和急性心衰。多数急性心衰患者经住院治疗后，症状部分缓解而转为慢性心衰；慢性心衰患者常因各种诱因急性加重而需再次或多次住院治疗。

心衰最主要的病因是原发性心肌损害和异常。此外，非心血管疾病也可导致心衰的发生。心衰的发病机制尚不十分确切，目前认为心衰是一种慢性的自发进展性疾病，神经内分泌系统激活导致心肌重构是引起心衰发生和发展的关键因素；炎症、心肌代谢、细胞因子和脂肪因子在心衰发生发展的过程中发挥了重要作用；线粒体功能损伤亦是心衰发生发展的重要因素；而内皮细胞损伤对心肌纤维化、心肌重构也产生了重要的影响；心肌重构最初可以对心功能产生部分代偿，但随着心肌重构的加剧，心功能逐渐由代偿向失代偿转变，从而出现明显的症状和体征。

心衰作为各种心脏疾病发展的严重阶段，正在成为21世纪最重要的心血管疾病。全球的心衰患者以每年200万的速度递增。目前，全球的心衰患者估计有6430万人。我国心衰流行病学的最新调查结果显示，35岁及以上的居民患病率为1.38%，估计现有患者约为890万人。随着对心衰发病机制的不断深入，治疗手段的增加，心衰患者生存率有了一定提高，

表 7-1-1　心力衰竭的分类和诊断标准

分类		诊断标准
HFrEF	HFrEF	1. 症状和 / 或体征
		2.LVEF ≤ 40%
	HFimpEF	1. 病史
		2. 既往 LVEF ≤ 40%，治疗后随访 LVEF ＞ 40% 并较基线增加≥ 10%
		3. 存在心脏结构（如左心房增大、左心室肥大）或左心室充盈受损的超声心动图证据
HFmrEF		1. 症状和 / 或体征
		2.LVEF 41%~49%
HFpEF		1. 症状和 / 或体征
		2.LVEF ≥ 50%
		3. 存在左心室结构或舒张功能障碍的客观证据，以及与之相符合的左心室舒张功能障碍 / 左心室充盈压升高[a]

LVEF：左心室射血分数；a：左心室舒张功能障碍 / 左心室充盈压升高包括血浆利钠肽升高［窦性心律：B 型利钠肽（BNP）＞ 35 ng/L 和 / 或 N 末端 B 型利钠肽原（NT-proBNP）＞ 125 ng/L；心房颤动：BNP ≥ 105 ng/L 或 NT-proBNP ≥ 365 ng/L］，静息或者负荷下超声心动图或心导管检查的结果异常［运动过程中超声心动图测得二尖瓣舒张早期血流速度与组织多普勒瓣环舒张早期运动速度比值（E/e′）＞ 14。有创血流动力学检查，静息状态下肺毛细血管楔压（PCWP）≥ 15 mmHg 或左心室舒张末期压力≥ 16 mmHg，或负荷状态下 PCWP ≥ 25 mmHg］

预后也有一定的改善；但心衰患者的运动耐力无明显变化，生活质量较差。近年来，以运动为核心的心脏康复（cardiac rehabilitation，CR）对慢性心衰具有众多益处，目前均被国内外各大指南推荐，在国内临床实践中也得到了积极推动。因此，心脏康复亦成为心衰治疗及管理过程中不可或缺的一部分。

心脏康复是一门融合临床医学、运动医学、营养医学、心身医学和行为医学的专业防治体系，是指以医学整体评估为基础，通过五大核心处方（药物处方、运动处方、营养处方、心理处方和戒烟戒酒处方）的综合干预，为心血管疾病患者在急性期、恢复期、维持期以及整个生命过程中提供生理、心理和社会的全面和全程管理服务和关爱，从而能够延缓疾病的发展进程，降低急性事件的发生率和住院率。

在心脏康复的五大核心处方中，运动处方是心脏康复的基石。建议慢性心衰患者每周至少进行 150 min 的低至中等强度持续性有氧运动，理想情况下每周进行 3~5 d。这样每周可消耗 1000~2000 kcal 的能量，同时有氧运动应辅以每周 2 次中等强度的动态抗阻运动。

心脏康复可以显著改善心衰患者的心脏功能、肌力和耐力以及生活质量，从而降低心血管事件发生率、住院率和 / 或死亡率。2009 年，发表在 JAMA 杂志上的 HF-ACTION 研究首次证明心衰患者运动训练是有效、安全的。该研究结果显示运动可使心衰心血管死亡和再住院率下降 15%，全因死亡和全因再住院率下降 11%，能显著提高 HFrEF 患者的运动耐力，而且安全性较好。

一项 Cochrane 综述共纳入 60 项试验，证实了参与以运动为基础的心脏康复治疗可提高 HFrEF 患者运动能力和与健康相关的生活质量。ExTraMATCH Ⅱ 研究显示，在包括种族、性别、年龄、缺血性病因、纽约心脏病协会（New York heart association，NYHA）心功能分级、LVEF 和基线运动能力在内的不同的 HFrEF 患者组别中，心脏康复治疗在减少住院和改善健康相关生活质量的获益是一致的。这一发现佐证了当前的国际指南，即应向所有确诊为 HFrEF 的患者提供以运动为基础的心脏康复治疗。

此外，运动康复对于 HFpEF 患者同样有效。2015 年的一项荟萃分析入选了 276 例 HFpEF 患者（LVEF > 50%），中位随访时间 19 周。结果发现，运动可提高 HFpEF 患者的生活质量和最大摄氧量（VO_2max），不影响左心室收缩功能。

心脏康复的主要目的是提高患者的运动能力和健康相关的生活质量，与药物和器械治疗相辅相成，降低患者的再住院率和死亡风险，对于心衰患者国内外指南均推荐以运动为基础的综合心脏康复。近来也有学者将心脏康复称为心衰治疗的“第五支柱”，强调了心脏康复与规范药物治疗具有同等的重要性。心衰患者心脏康复治疗亦得到了国内外众多指南的推荐。《中国心力衰竭诊断和治疗指南 2024》推荐所有心衰患者均应考虑进行有规律的有氧运动，以改善症状、提高活动耐量和生活质量、降低心衰住院风险，稳定的 HFrEF 患者进行有规律的有氧运动可降低心衰住院风险。《2021 ESC 急慢性心力衰竭诊断和治疗指南》建议所有有能力的慢性心脏病患者进行锻炼，以改善生活质量并减少心衰住院率。对于那些患有更严重疾病、虚弱或有合并症的患者，应考虑有监督的、基于运动的心脏康复计划。《2023 ESC 糖尿病患者心血管疾病管理指南》建议对 2 型糖尿病合并已确诊心血管疾病（如心力衰竭、心房颤动）的患者进行有组织的运动训练，以改善代谢控制、运动能力和生活质量，减少心血管事件的发生；并建议在耐力运动的基础上，每周至少进行两次抗阻运动。2023 年澳大利亚和新西兰心脏学会亦建议：心血管疾病患者受益于心脏康复，其中包括有组织的锻炼和身体活动作为核心组成部分。

心脏康复是一项指南推荐的、针对心血管疾病患者的多学科运动训练、危险因素管理和心理咨询计划，具有明确的医疗获益和社会效益。但危重症患者的康复需要个体化、循序渐进，涵盖运动、呼吸、生活方式等多方面，需要专业的康复团队指导。

因此，本章节将重点阐述心衰急性期早期康复和慢性稳定期的心脏康复治疗。

第二节　临床路径

心衰康复的临床路径是以循证医学证据和指南为指导来促进心衰管理的一种方法。国内外指南均推荐以运动训练为核心的心脏康复作为心衰患者辅助治疗的重要有效手段。因此，制定心衰患者的康复评估与治疗临床路径十分重要（图 7-2-1），有利于规范开展早期心衰康复评估和治疗，保障患者的安全和治疗有效性，提高心衰患者的生存质量。

急性心衰是常见的急重症，是继发于心脏功能异常而迅速发生或恶化的症状和体征，并伴有血浆利钠肽水平升高，多表现为急性肺水肿、血流动力学不稳定甚至并发心源性休克。当急性心衰经过治疗后，患者病情得到改善，通常会转化为慢性心衰，会进入一个相对稳定的时期，称为慢性心衰稳定期。目前倾向进行心衰的早期康复，但早期康复前需要做好临床评估、康复评估等。临床评估的主要目的是明确是急性心衰还是慢性心衰稳定期，尤其需要注意是否为重症心衰，判断患者能否尽早进行心脏康复评估与治疗并从中获益。临床评估包括现病史、既往病史、心衰病因、心功能状态、相关辅助检查以及影响患者进行早期康复的各种因素。

运动康复作为慢性心衰患者的重要辅助治疗手段，得到了国内外指南的推荐。运动康复

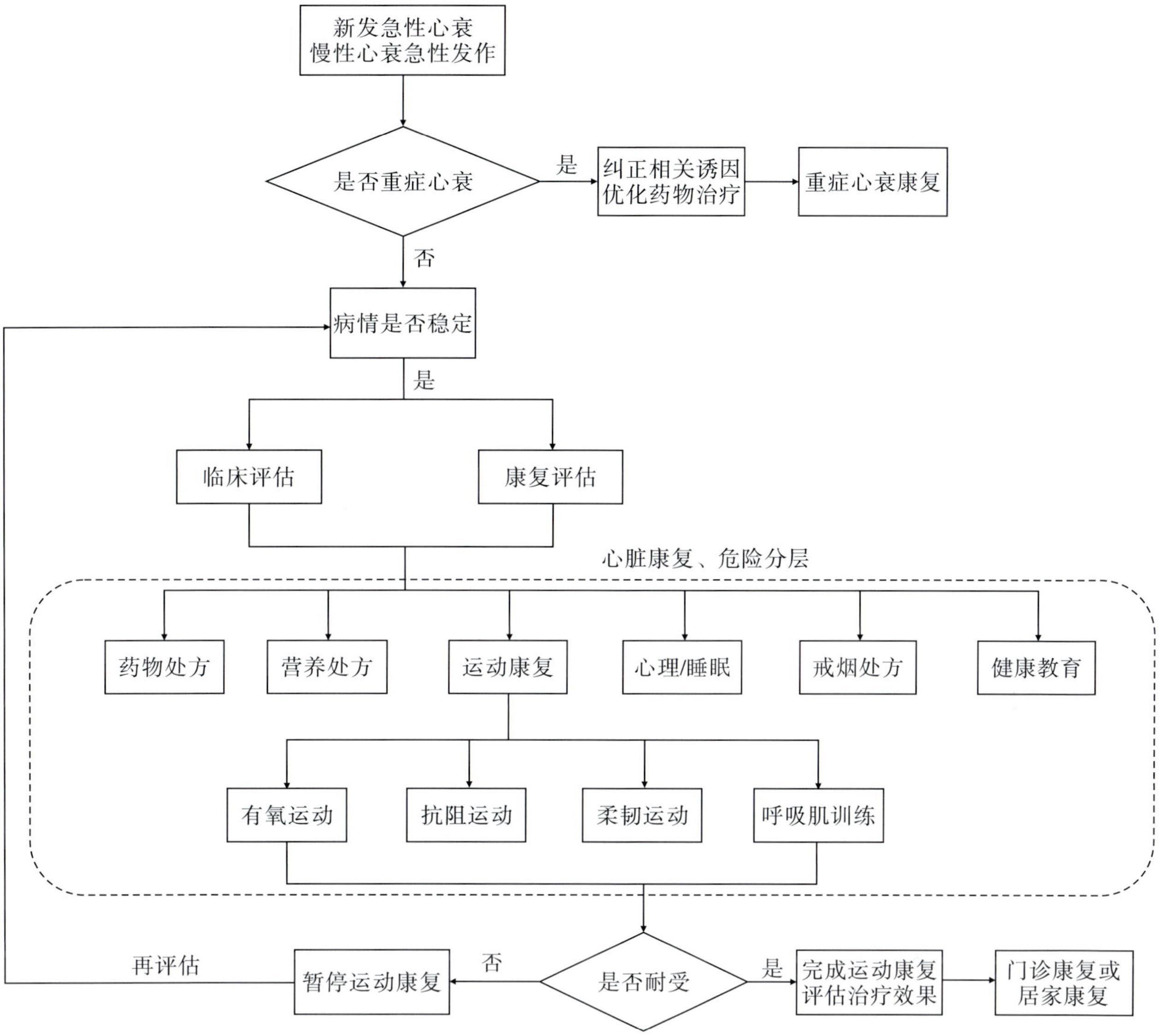

图 7-2-1　心衰康复临床路径

能够提高心衰患者的运动耐力与能力，改善临床治疗效果，降低再住院率，提高患者的生活质量。在进行运动康复前需要注意排除心衰运动康复的禁忌证（表 7-2-1），以确保康复评估与治疗的安全性，提高治疗效果。此外，还应该进行危险分层康复（表 7-2-2），目的在于熟悉心衰患者运动中观察、心电及血压监护的要求，有利于医护人员掌握心衰患者运动康复的危险级别，保证患者及医疗安全。

第三节　康复评估

康复评估是心衰康复的前提和基础。全面科学评估患者的整体状态、危险分层、影响疗效和预后的各种因素，为患者制定及优化治疗策略，实现心衰的早期康复，同时为心衰的长期有效康复管理奠定基础。在这个过程中，动态观察并早期识别心衰加重非常重要，通过掌握适应证、排除禁忌证、专业化个体化的评估，制定个体化的康复方案。

表 7-2-1 心衰运动康复禁忌证

绝对禁忌证	
急性冠状动脉综合征早期（2 d 内）	心内血栓
恶性心律失常	近 3~5 d 静息状态进行性呼吸困难加重或运动耐力减退
急性心衰（血流动力学不稳定）	低功率运动负荷出现严重的心肌缺血（< 2METs，或< 50 W）
静息血压 >200/110 mmHg	糖尿病血糖未控制理想
高度房室传导阻滞	急性肺栓塞或下肢栓塞
急性心肌炎、心包炎或心内膜炎	急性血栓性静脉炎
有症状的主动脉瓣重度狭窄	新发心房颤动或心房扑动
肥厚型梗阻性心肌病	
急性全身性疾病	
相对禁忌证	
过去 1~3 d 内体重增加 > 1.8 kg	休息或劳力时出现复杂性室性心律失常
正接受间断或持续的多巴酚丁胺治疗	仰卧位时静息心率≥ 100 /min
运动时收缩压降低	合并有运动受限的疾病
NYHA 心功能Ⅳ级	

表 7-2-2 危险分层康复

危险级别	NYHA 心功能分级	运动能力	基础疾病及临床特征	监管及 ECG、血压监护
A	Ⅰ	> 6 METs	无心脏病史、无症状	无须监管及 ECG、血压监护
B	Ⅰ或Ⅱ	> 6 METs	有基础心脏病，无心力衰竭症状，静息状态或运动试验≤ 6 METs 时无心肌缺血或心绞痛，运动试验时收缩压适度升高，静息或运动时未出现持续性或非持续性室性心动过速，具有自我监测运动强度能力	只需在运动初期监管及 ECG、血压监护
C	Ⅲ或Ⅳ	< 6 METs	有基础心脏病，运动负荷时发生心绞痛或缺血性 ST 段压低，收缩压运动时低于静息状态，运动时非持续性室性心动过速，有心脏骤停史，有可能危及生命	整个运动过程需医疗监督指导和 ECG 及血压监护，直至确立安全性
D	Ⅲ或Ⅳ	< 6 METs	严重基础心脏病，失代偿心力衰竭，未控制的心律失常，可因运动而加剧病情	不推荐以增强适应为目的的活动，应重点恢复到 C 级或更高级，日常活动须根据患者评估情

一、病史采集、症状评估、生命体征与体格检查

大多数急性心衰患者既往有心血管疾病及心血管病危险因素。原心功能正常患者出现原因不明的疲乏或运动耐量明显减低，以及心率增加 15~20 /min，可能是左心功能降低的最早期征兆。呼吸困难是最主要的表现，根据病情严重程度表现为劳力性呼吸困难、夜间阵发性呼吸困难、端坐呼吸等。体格检查可发现心脏增大、舒张早期或中期奔马律、肺动脉瓣第二心音亢进、肺部湿啰音、体循环淤血体征（颈静脉充盈、肝颈静脉回流征阳性、下肢和骶部水肿、肝大、腹腔积液）。

急性心衰患者的生命体征评估内容包括意识水平、血流动力学参数、呼吸参数、呼吸支持水平等，是判断其是否可开始进行重症早期康复的关键指标（表 7-3-1），同时在康复治疗过程中对生命体征参数进行监测，对符合终止标准的情况应暂停康复治疗，以保证更及时和更安全地推进心衰早期康复。临床常选用 NYHA（表 7-3-2）对心衰患者行心功能分级。

二、实验室检查与影像学检查

急性心衰患者的常用实验室检查指标包括脑尿钠肽（Brain natriuretic peptide，BNP）利钠肽、肌钙蛋白、肌酐、电解质、血糖、全血细胞计数、肝功能和促甲状腺激素等。对可能伴有心源性休克的患者，需查看乳酸、pH 水平；对可能存在急性肺栓塞的患者，查看 D- 二聚体；利钠肽有助于判断急性心衰及严重程度，N 末端 B 型利钠肽原（NT-proBNP）< 300 ng/L，可排除急性心衰；血清中肌钙蛋白水平持续升高，提示存在心肌缺血的情况；降钙素原水平可反映肺部感染的进展。心衰常用实验室检查指标见表 7-3-3。

表 7-3-1 心衰重症早期康复开始及终止标准

	开始标准	终止标准
心血管系统	无血流动力学不稳定 静息心率 40~130 /min 收缩压 90~180 mmHg；平均动脉压 60~100 mmHg 无不稳定或有症状的心律失常 无心肌缺血症状	收缩压 < 90 mmHg 或 > 180 mmHg 平均动脉压 < 60 mmHg 或 > 100 mmHg，或较基线变化 > 20% 心率 < 40 /min，或 > 130 /min
呼吸系统	血氧饱和度（SPO_2）≥ 88%（未吸氧） 吸入氧浓度 ≤ 0.6 呼吸频率 ≤ 40 /min 呼气末正压 ≤ 10cmH_2O 没有呼吸机人机对抗及不安全的气道隐患	SPO_2 降低 > 5% 呼吸频率 > 40 /min 出现呼吸机人机对抗 人工气道脱离或移位
神经系统	里斯满躁动 - 镇静评分（RASS）-2~+2 颅内压 < 20 cmH_2O	意识、认知水平降低，出现反应迟钝 烦躁不安
其他	无各种置管位置及使用异常情况 无下肢深静脉血栓形成 无不稳定的四肢和脊柱骨折 无严重的肝肾基础疾病或新发的进行性加重的肝肾功损伤 无活动性出血 体温 ≤ 38℃	置管位置脱离及功能异常

表 7-3-2 NYHA 心功能分级

Ⅰ级	日常活动量不受限制，一般体力活动不引起过度疲劳、心悸、气喘或心绞痛
Ⅱ级	体力活动轻度受限制，休息时无自觉症状，一般体力活动引起过度疲劳、心悸、气喘或心绞痛
Ⅲ级	体力活动明显受限制，休息时无症状，但小于一般体力活动即可引起过度疲劳、心悸、气喘或心绞痛
Ⅳ级	不动也困难，不能从事任何体力活动，休息状态下也出现心衰症状出现呼吸困难

表 7-3-3　心衰常用实验室检查指标及正常参考值

实验室指标	正常参考值
N 末端 B 型利钠肽原（NT-proBNP）	< 300 ng/L
肌钙蛋白 T（cTnT）	< 0.1 μg/L
乳酸（Lac）	0.5~1.7 mmol/L
酸碱度（pH）	7.35~7.45
D 二聚体（D-Dimer）	< 0.55 mg/L
降钙素原（PCT）	< 0.05 ng/mL

胸部影像学检查可以识别 / 排除心衰患者是否存在肺部疾病或其他引起呼吸困难的疾病，提供肺淤血 / 水肿和心脏增大的信息；超声心动图检查可对血流动力学不稳定的急性心衰患者、对心脏结构和功能不明或临床怀疑有变化的患者提供房室容量、左心室向心性或离心性肥厚、局部室壁运动异常、左 / 右心室收缩和舒张功能、室壁厚度、瓣膜功能和肺高压等重要信息。床旁肺部超声检查（lung ultrasound，LUS）可发现肺间质水肿的征象。

三、心肺适能评估

心衰患者的心肺适能评估包括肌力和肌耐力、柔韧性、平衡性、协调性、呼吸肌功能、心肺运动耐量等，是心衰康复评估的必要项目。其中运动负荷试验可评价心肺耐量、评估潜在的心血管风险。运动负荷试验有多种，应根据心衰患者的病史、心功能和运动能力选择不同的运动负荷方案，包括低水平、症状限制性、次极量运动负荷试验。常用的包括 2 分钟踏步、6 分钟步行试验、心肺运动试验等。

（一）肌力与肌肉耐力评估

心衰患者多数合并肌肉力量下降和肌肉减少症，临床上通常使用握力测试、30 s 手臂屈曲试验、30 s 椅子站立试验、爬楼梯试验等徒手评估方式来评价肌肉力量与耐力（表 7-3-4），或者使用肌力测试专业设备，例如便携肌力测试仪、等速肌力测试仪等，可以量化测得肌力和 1RM 等值。

（二）呼吸肌功能评估

心衰患者吸气肌功能减退与呼吸困难、活动耐量差及不良功能状态密切相关。早期需加强呼吸肌功能评估，常用的是最大吸气压（maximal inspiratory pressure，MIP）和最大呼气压（maximal expiratory pressure，MEP）。吸气肌评估包括力学评估（如最大跨膈压 Pdimax）、电生理检查、经口压力测试、超声评估。其中经口压力测试在心衰康复全程使用较为广泛，是通过专用仪器测定 MIP 和 MEP 来反映吸气肌力量和呼气肌力量。MIP 正

表 7-3-4　肌力和肌耐力徒手评估方法

评估方法	评估意义	操作方法
握力测试	衡量上肢功能	通过握力计测量个体在抓握物体时产生的最大力量，最大握力值达到 9 kg 是满足日常生活各种活动的最低值。
30 s 手臂屈曲试验	评估上肢肌群力量	测试受试者 30 s 内优势手负重情况下完成前臂屈曲的次数，测试时男性抓握 8 磅（1 磅 =454 g）哑铃，女性抓握 5 磅哑铃
30 s 椅子站立试验	评估下肢肌群及核心肌群力量	测试受试者在 30 s 内能够完成的由“坐位”转换为“站立位”的次数
爬楼梯试验	评估腿部力量	测量受试者爬 10 级楼梯所需时间

常值男性为（118.4 ± 37.2）cmH_2O，女性为（84.5 ± 30.3）cmH_2O；MEP 正常值男性为 > 100 cmH_2O，女性 > 80 cmH_2O。还可以采用超声测量膈肌活动度及膈肌厚度评定膈肌功能。在心衰患者中常见通气功能障碍。限制心衰患者通气的关键因素包括肺水肿、肺弹性回缩力丧失、腹水、吸气肌无力，可以通过上述方法评价心衰患者的吸气肌功能。

（三）6 分钟步行试验

对于无条件完成 CPET 者可使用 6 分钟步行试验（6 minute walk test，6MWT）。6MWT 主要测定患者 6 分钟内在平坦、硬地上以能耐受的最大速度步行距离。该试验可以很好地反映患者完成日常体力活动（次极量）的功能代偿能力，方法简单、易行，重复性及安全性均较好。多项研究证明，6 min 步行距离（6 minutes walking distance，6 MWD）能够独立预测心衰患者的预后。ACC/AHA 指南推荐 6 MWD 用于评估心血管疾病患者预后和运动风险。危险分层标准为低危 6 MWD > 450 m，中危 6 MWD 300~450 m，高危 6 MWD < 300 m，极高危 6 MWD < 150 m。同时，6 MWD 可用于量化心衰的严重程度；6 MWD < 150 m 为重度心衰，150~450 m 为中度心衰，> 450 m 为轻度心衰。

（四）心肺运动测试

心肺运动测试（cardiopulmonary exercise testing，CPET）是目前公认的评估心肺功能及有氧运动能力的国际金标准，它综合应用心电、呼吸和气体代谢动态监测技术，通过负荷功率自行车（或运动平板）技术，实时气体分析技术，动态监测在不同负荷条件下机体氧耗量（VO_2）和二氧化碳排出量（VCO_2）的动态变化，从而客观、定量地评价心肺储备功能和运动耐力。其测量值包括最大摄氧量、峰值摄氧量、无氧阈及每分通气量 / 二氧化碳输出率等，指导运动处方的制定和优化，还可用于对于不明原因呼吸困难的鉴别诊断。CPET 适用于临床症状稳定的慢性心衰患者评估。

四、功能量表评估和生活质量评估

心衰是一种复杂的临床综合征，具有患病率高、再入院率高、死亡率高和生活质量差等特点。心衰患者的社会心理状态对他们的健康和生活质量有重要影响。心衰患者常常面临心理问题，如抑郁和焦虑。可选用改良 Barthel 指数、健康调查 36 条简表（SF-36）、健康调查 12 条简表（SF-12）、欧洲五维健康量表（EQ-5D）等普适量表，以及明尼苏达心衰生活质量问卷等特制量表，堪萨斯城心肌病患者生活质量量表等，评估患者的日常生活能力和生活质量。通过患者健康问卷抑郁自评量表和广泛焦虑问卷评估患者的精神心理状态。

（一）患者健康问卷抑郁自评量表

患者健康问卷抑郁自评量表（patient health questionnaire-9，PHQ-9）是一个简便、有效的抑郁障碍自评量表，在抑郁症诊断的辅助和症状严重程度评估方面，均具有良好的信度和效度。

该量表共 10 项，包括 9 项症状量表和 1 项功能总评。症状量表分别评定：①兴趣减退；②情绪低落；③睡眠障碍；④疲劳感；⑤进食障碍；⑥自卑感；⑦注意力集中困难；⑧精神运动迟缓；⑨自杀症状。按近 2 周内症状的出现频度评定为 0、1、2、3 分。4 级评分：0 分表示无症状；1 分表示过几天出现症状；2 分表示 7 天以上有症状；3 分表示几乎每天都有症状。第 10 项为功能总评，按症状对工作、家庭或社交功能的影响程度评定：0 分表示无；1 分表示有些影响；2 分表示很有影响；3 分表示极有影响。

该量表的评定结果主要看总分，即 1~9 项的总和，范围为 0~27 分。总分可以用来评估抑郁症的严重程度：0~4 分无抑郁症状；5~9 分为轻度抑郁；10~14 分为中度抑郁；15 分以上为重度抑郁。

（二）广泛性焦虑量表

广泛性焦虑量表（generalized anxiety disorde-7，GAD-7）是广泛用于临床的量表，用于评估焦虑情绪，定期（1~2 周 1 次）自评可以观察焦虑情绪变化趋势和治疗效果。GAD-7 共有 7 个条目。每个条目分 4 级，分别为 3= 几乎每天；2= 超过 1 周；1= 好几天；0= 完全不会，总分就是将 7 个条目的分值相加，总分值范围为 0~21 分。焦虑程度分级为：0~4 分为正常水平；5~9 分为轻度焦虑；10~13 分为中度焦虑；14~18 分为中重度焦虑；19~21 分为重度焦虑。

在急性心衰患者以及心衰的全程管理中，进行病史采集、症状评估、体格检查、生命体征、实验室检查、影像学检查、心肺适能评估、社会心理状态和生活质量评估等综合评估，是心衰重症早期康复和全程管理的安全基础和有效保障。

（三）改良 Barthel 指数

日常生活活动能力评价采用改良 Barthel 指数（modified barthel index，MBI）。MBI 通过患者完成日常生活中特定任务的能力来评分，包括进食、洗澡、穿衣、大便控制、小便控制、如厕、床椅转移、平地行走、上下楼梯 10 项内容。10 个项目总分为 100 分，独立能力与得分呈正相关。MBI 是应用最广、信度和效度均较佳的日常生活活动能力评定量表。

（四）简易体能状况量表

简易体能状况量表（short physical performance battery，SPPB）是综合性测试工具，是国内外最常用的测试躯体功能的评估工具之一，包括 3 个组成部分，即站立平衡测试、步行速度（4 米步行）测试和力量测试（根据从椅子上站起来 5 次所需要的时间评估）；总分范围为 0~12，评分越低表示身体功能障碍越严重。SPPB 包含条目相对全面，对老年心衰患者的躯体运动功能评估有较好的有效性和准确性。

（五）明尼苏达心力衰竭生活质量量表

明尼苏达心力衰竭生活质量量表（Minnesota living with heart failure questionnaire，MLHFQ）广泛应用于慢性心力衰竭患者生活质量的研究中。MLHFQ 共 21 条目，从 3 个领域评估生活质量：即身体领域、情绪领域和其他领域。分数越高预示生活质量越差，分数越低生活质量越好。

（六）堪萨斯城心肌病患者生活质量量表

堪萨斯城心肌病患者生活质量量表（Kansas City cardiomyopathy questionaire scale，KCCQ）包括 23 个条目，量化了躯体局限、自我评价、临床症状、社会功能、自我意识和心理。KCCQ 总分为 100 分时，意味着心力衰竭患者的生活质量较高，分数越低就代表生活质量越差。KCCQ 普遍应用于心力衰竭患者的治疗和管理中，可以对心力衰竭的病情轻重、预后和治疗效果进行监测和评估。

第四节　底线康复治疗技术

对于急性心衰患者的早期康复，应该充分与团队沟通，积极评估生命体征，纠正诱发因素、优化药物治疗、改善症状。早期康复目标是减少卧床带来的不利影响及并发症，促进早期离床。住院Ⅰ期康复的干预流程与内容见表7-4-1。待功能状态逐步改善、病情稳定后，进行再次康复评定，以进入到下一阶段（Ⅱ期和Ⅲ期康复）。底线康复治疗技术是心衰患者康复干预的基本方法。

一、体位管理

通过改变患者体位来达到特定目的的一种治疗技术。特定的体位摆放可以改善通气血流灌注比、肺容积和黏液纤毛功能以及减少呼吸和心脏做功，允许患者采取最舒适的体位。早期心衰康复常用的体位包括：急性肺水肿（淤血）患者通常取端坐位，两下肢下垂，保持此体位 10~20 min 后，可使肺血容量降低约25%。若患者出现组织器官低灌注表现，应取平卧位，并注意保暖。渐进性直立体位用于提高肺通气和改善肺顺应性；俯卧位用于改善急性呼吸窘迫综合征患者的通气血流灌注比，减轻肺水肿和增加功能残气量。对于镇静和意识障碍的患者，在生理状态允许的情况下，也可以采用起立床或者抬高床头帮助完成体位改变。

二、氧疗与呼吸支持

氧疗适用于心衰伴呼吸困难明显低氧血症（SaO_2 < 90% 或 PaO_2 < 60 mmHg）的患者。常规氧疗方法包括以下几种。①鼻导管吸氧：是常用的给氧方法，适用于轻至中度缺氧者，氧流量从 1~2 L /min 起始，根据动脉血气结果可增加到 4~6 L /min。②面罩吸氧：适用于伴有呼吸性碱中毒的患者。③经鼻高流量氧疗（high-flow nasal cannula oxygen therapy，HFNC）：是一种通过高流量鼻塞持续为患者提供可以调控并相对恒定吸氧浓度（21~100%）、温度（31~37 ℃）和湿的高流量（8~80 L/min）空氧混合气体的治疗方式。慢性心衰患者中使用合适的氧疗可以减少呼吸困难和改善氧合，增加运动耐受性，减少呼吸困难和腿部疲劳。

住院期间急性心衰患者表现为肺淤血加重、呼吸困难、呼吸做功增加、运动不耐受，经常还表现为肺泡通气减少，从而导致血液分流和低氧血症。在这种情况下可以采用以下方法。①无创通气（noninvasive ventilation，NIV）：能减少心脏前负荷和后负荷，增加心搏出量，增加左心室射血分数，迅速改善心衰症状，已广泛应用于 AHF 患者的急性住院期间康复治疗以减少呼吸困难和改善氧合。②呼气末正压（positive end-expiratory pressure，PEEP）：通过复张塌陷的肺泡来纠正低氧血症和保证 PEEP 效应的一种干预措施，它能有效增加肺容积、改善肺的顺应性、优化通气血流灌注比值和减轻肺水肿。肺复张治疗包括：呼吸机过度通气（ventilator hyperinflation，VHI）、复张手法（recruitment maneuvers，RM）和深呼吸训练。

三、适应性活动和离床训练

适应性活动是住院期间急性心衰相对稳定患者中最基础和最重要的内容。早期适应性活动能有效改善肺泡通气、优化通气血流灌注比，并通过重力刺激维持和恢复体液的分布以及减少卧床制动带来的并发症。具体包括规律的床上翻身和活动、从床上坐起、坐在床边、坐在椅子上、站立和步行等。

四、肺部物理治疗

肺部物理治疗是帮助急、慢性心衰患者进行气道分泌物清除的所有治疗的统称，它也是早期重症康复干预措施中使用最频繁的技术之一。肺部物理治疗的目的在于帮助患者恢复气道纤毛功能，改善肺容量和通气灌注血流比，减少肺内分流和降低肺炎进展风险。肺

表 7-4-1　住院期间心力衰竭患者早期康复干预流程与内容

<table>
<tr><th colspan="2">阶段</th><th>I</th><th>II</th><th>III</th><th>IV</th><th>V</th><th>VI</th><th>VII</th></tr>
<tr><td colspan="2">早期活动进程</td><td>失代偿期</td><td>缓解期</td><td>可以坐在床边</td><td>可以被动转移（床到椅子）</td><td>可以无辅助下站立</td><td>可以在辅助下步行</td><td>独立步行</td></tr>
<tr><td rowspan="6">病房中日常生活活动</td><td>步行</td><td colspan="2">依赖平车</td><td colspan="3">依赖轮椅</td><td colspan="2">步行</td></tr>
<tr><td>膀胱</td><td colspan="2">导尿</td><td colspan="3">使用便盆或坐轮椅去卫生间</td><td colspan="2">步行去卫生间</td></tr>
<tr><td>肠道</td><td colspan="2">在床上</td><td>使用便盆</td><td colspan="2">坐轮椅去卫生间</td><td colspan="2">步行去卫生间</td></tr>
<tr><td>梳洗</td><td colspan="2">在床上</td><td colspan="3">坐轮椅去卫生间</td><td colspan="2">步行去卫生间</td></tr>
<tr><td>沐浴</td><td colspan="2">床上沐浴</td><td colspan="3">坐在椅子上沐浴</td><td colspan="2">沐浴</td></tr>
<tr><td>穿衣</td><td colspan="2">辅助下穿衣</td><td colspan="3">部分辅助下穿衣</td><td colspan="2">无辅助下穿衣</td></tr>
<tr><td colspan="2">物理治疗内容</td><td>被动关节活动神经肌肉电刺激</td><td>主动关节活动；
吸气肌训练；
适应性坐位训练</td><td>适应性活动；
呼吸肌训练；
站立训练</td><td colspan="2">抗阻训练；
平衡练习；
耐力训练</td><td>抗阻训练；
平衡练习；
间歇有氧训练</td><td>抗阻训练；
耐力训练；
个性化进阶训练</td></tr>
<tr><td colspan="2">早期活动和运动</td><td colspan="2">卧床休息</td><td colspan="3">尽可能多的时间坐</td><td colspan="2">合理的步行及抗阻训练</td></tr>
<tr><td colspan="2">健康教育</td><td colspan="3">心理支持和心脏康复介绍</td><td colspan="4">饮食中钠的限制，改变生活方式，日常体重监测，药物治疗依从性、戒烟、症状加重时的处理</td></tr>
</table>

* 注：代谢当量（METs）黄色为 1.0~1.3 METs（在床上），蓝色为 1.3~2.3 METs（坐在轮椅上），绿色为 2.3~4.0 METs（步行）。患者出院的标准为 4 METs，相当于可以独立 / 辅助下步行 200 m

部物理治疗技术主要包括呼气正压（positive expiratory pressure，PEP）、震荡呼气正压（oscillatory positive expiratory pressure，OPEP）、主动循环呼吸技术（active cycle of breathing techniques，ACBT）、徒手过度通气（manual hyperinflation，MHI）、高频胸壁震荡（high frequency chest wall oscillation，HFCWO）等。基于感染防控和合并低氧血症的限制，对急性心衰患者的肺部物理治疗技术的选择需要更加谨慎，严格评估指针和风险，根据病理与功能特征选择适合的肺部物理治疗技术。

住院期间急性心衰患者早期康复应该通过评估确定患者每日所能够耐受的最大活动耐量，时刻关注患者的心理状态。急性重症心衰患者早期康复（具体参考重症康复章节）包括体位管理，氧疗与呼吸支持，肺部物理治疗，早期离床活动并将患者的活动耐量进行合理的分配等。应在严密监护下开展康复治疗，避免加重患者心肺负荷，形成对家人和护理人员的依赖，以及产生严重的疲劳，导致患者对心脏康复产生恐惧和抗拒。

第五节　特色康复治疗技术

特色康复治疗技术是急、慢性心衰患者心脏康复的专业技术体现与较强循证依据的治疗方法，主要包括以下几种。

一、神经肌肉电刺激

心衰患者可能因为血流动力学不稳定、极度虚弱、静息时持续的呼吸困难或缺乏活动的动机和信心而拒绝早期心脏康复治疗。因此，通过神经肌肉电刺激（neuromuscular electrical stimulation，NMES）治疗引起肌肉的收缩是另一种辅助治疗方法，可以改善因失代偿而住院的心衰患者的运动耐受性，可以防止患者的肌肉萎缩和肌力的下降，最大限度地维持患者的外周组织功能，并且不会引起过度的心血管反应。但 NMES 并不能代替早期活动和运动训练。如果心衰患者一旦病情稳定，应该尽早鼓励患者参与主动活动和运动训练。表 7-5-1 为适合心衰患者的 NMES 处方。

表 7-5-1　适合心衰患者的 NMES 处方

时间	30~60 min
波形	15~50 Hz 的双相对称脉冲
强度	开 / 关时间 2/5 s，下肢较大肌肉的脉宽应为 200~700 μs，下肢较小肌肉的脉宽应为 0.5~0.7 ms，MVIC 的 20%~30%，肌肉收缩的强度
频率	每周 5~7 d
持续时间	至少 5~10 周

MVIC：Maximum Voluntary Isometric Contraction，最大自主等长收缩

二、呼吸训练

呼吸困难和疲劳是住院期间心衰患者的典型症状。维持通气泵的呼吸肌同其他肌肉一样也可能因为卧床、全身炎症、药物或强制性机械通气的影响而产生萎缩，进而导致呼吸功能障碍和躯体功能障碍。在活动和运动时，呼吸肌疲劳和无力会导致呼吸困难和疲劳的加重。疲劳是肌肉灌注不足的反映，也是心输出量减少的重要指标。心输出量减少的强度与抑郁、肌肉功能障碍和贫血的症状有关。同时，疲劳也是心衰患者再入院和病死率增加的独立预测因子。因此，疲劳和呼吸困难会限制心衰患者的日常表现和自我照顾能力，并最终降低其生活质量。病理性的呼吸困难和疲劳是由于吸气肌消耗氧气的能力超过中央血流动力学的供给造成的。因此，呼吸肌的功能训练应该纳入到

急性心衰早期心脏康复中，特别是膈肌功能的保护，以提高活动和运动训练的疗效，并减轻在训练时的呼吸困难和疲劳程度。早期的吸气肌训练（inspiratory muscle training，IMT）被推荐为住院期间 HF 患者过渡到活动和运动训练的一种安全和灵活的辅助治疗。心衰患者的吸气肌训练处方见表 7-5-2。

三、有氧运动与抗阻运动

有氧运动仍然是心衰患者相对稳定患者心脏康复的支柱，包括步行、骑自行车、跑步机、游泳等。对心衰患者进行运动处方指导下的有氧运动和抗阻运动训练是确保康复疗效和安全的前提。根据 CPET 和 / 或 6MWT 评估结果，结合临床指标，制定运动处方，明确运动方式、强度、时间、频率和注意事项，并持续优化。其中有氧训练已被证明可以逆转临床稳定的心衰患者的左心室重构，改善有氧能力和峰值摄氧量，并改变心血管疾病的危险因素。中等强度持续训练是评价最高的心脏康复方式，因为它有效、安全且心衰患者耐受性良好。有氧和抗阻训练相结合可能更有效地提高肌肉力量和耐力。但不推荐射血分数减低的心衰患者进行高强度力量和耐力运动。

抗阻运动用于心衰相对稳定患者，可以进一步改善心脏功能，维持肌肉体积和功能，但达到 30%1RM 强度以上的抗阻训练建议在有氧运动 2~4 周的基础上增加。心衰抗阻运动可分为 3 个阶段：第一阶段为预训练，改善局部有氧耐力及肌肉协调性；第二阶段为抗阻 / 耐力训练阶段，局部有氧训练、抗阻训练，改善肌肉间的协调性；第三阶段为力量训练阶段，增强肌力，改善身体协调性。外周肌力再训练是心衰患者早期康复中的重要部分，一旦患者情况允许，即应尽早开始。其主要技术是在不同体位下的主动肌肉力量训练，常用的训练方式为：床上使用弹力带或弹力球进行有节律的抗阻运动、床旁坐位训练逐步转移站立训练。对于心衰重症患者早期可能因为使用镇静剂或存在意识认知障碍或生理条件的限制，对此类患者可选取的治疗技术包括：床旁上、下肢功率车持续被动关节活动和牵拉，主要目的是通过增加肌肉的收缩频率，预防失用综合征。急、慢性心衰稳定期患者的运动康复处方见表 7-5-3。

四、体外反搏技术

无创、有效、便捷的增强型体外反搏（enhanced external counter pulsation，EECP）治疗是将充气套囊依次包裹在小腿、大腿和臀部，在心电 R 波的触动下，使套囊序贯充气加压，驱动血液在心脏舒张期时依次将向主动脉反流，建立心脏侧支循环，提高血流速度和血液对血管壁的切应力。其长期效果主要通过作用于血管内皮细胞实现，有利于血管内皮修复、抗氧化、抗动脉粥样硬化损伤的血管活性物质的释放。体外反搏可改善慢性心衰患者运动能力，为被动运动过渡至助力运动、进而为主动运动训练打好基础，已成为心衰患者最有价值的辅助选择方式之一。

表 7-5-2　心衰患者的吸气肌训练处方

方式	强度	时间	频率	进度	注意事项
渐减流阻负荷装置	35%~60% 最大吸气压力	每次 10 min 左右	每周 5 次，持续 8 周	定期评估最大吸气压，或增加最大吸气压力的百分比	循序渐进，注意防止过度换气，出现头晕、目眩、气急

表 7-5-3 急、慢性心力衰竭稳定期患者的运动康复处方

运动类型	有氧运动	抗阻运动	柔韧性运动
运动方式	步行、跑台	自由举重 / 哑铃，踝部重量袋，弹力带，滑轮或力量训练机	动力拉伸和静力拉伸
运动强度	40%~80% 储备心率	需评估肌肉衰减是以肌肉力量为主还是肌肉维度为主，个体化制定运动强度	一般以肩部、腰部和腿部为主，肌肉群牵拉 3~5 次，每次 20~30 s
运动时间	每次 20~60 min，每周≥5 次（须包括 5~10 min 热身和整理运动）	每次训练 8~10 个肌群，目标：每个肌群每次训练 1~3 组，从 1 组开始循序渐进，每组 10~15 次，组间休息 2~3 min	强度为有牵拉感但不感觉疼痛，每个动作重复 3~5 次
运动频率		每周应对每个肌群训练 2~3 次，同一肌群练习时间应间隔至少 48 h	总时间 10 min 左右，最好每周做 3~5 次
运动进度	6~8 周后可逐渐加强运动强度和运动时间	当患者能轻松完成 3 组训练并每组重复 10~15 次，重量可增加约 5%	循序渐进增加肌肉群的牵拉次数，注意规律有节奏，呼吸均匀，避免 Valsalve 效应，加重心脏负荷
注意事项	认真评估；学会识别高危患者；正确处理糖尿病患者运动与药物相互作用的关系	注意调整呼吸模式；抗阻运动前、后应做充分的准备活动及整理活动；运动时保持正确姿势；若患者出现头晕，心悸或呼吸急促等，应停止运动；对抗阻运动可能存在风险的慢性心衰患者，应从低强度开始，并监测血压和心率	应根据动作的难度、幅度等，循序渐进、量力而行；防止拉伤

注：储备心率 = 最高心率 – 静息心率

第六节 康复治疗技术进展

心衰是各类病因导致的心脏终末期状态，随着心衰的诊疗技术的快速进展，如微创心脏瓣膜置换、人工心脏、心脏移植术等应用于临床，心衰康复治疗技术应同步更新和发展。

一、经导管主动脉瓣置换术围术期康复

经导管主动脉瓣置换术（transcatheter aortic valve replacement，TAVR）是指将组装完备的人工主动脉瓣经导管置入到病变的主动脉瓣处，在功能上完成主动脉瓣的置换。TAVR 是近年来治疗主动脉瓣狭窄患者的新方法。TAVR 多用于老年重度主动脉瓣狭窄。由于此类人群具有高龄、衰弱、运动能力低下且多病共存等特点，术后体力、生活质量水平较低，加上术后患者卧床时间长、缺乏肢体锻炼导致肌力下降，血液循环减慢，增加肺部感染、血栓栓塞的风险，从而导致患者住院时间延长，增加患者远期病死率。TAVR 围术期康复包括术前预康复、术后监护病房康复和术后普通病房康复（表 7-6-1）。其中术前预康复包括康复宣教、临床综合评估和康复干预三部分。

二、重症心衰机械循环支持技术

心衰患者接受优化内科治疗后，严重的心衰症状仍持续存在或进展，常伴有心源性恶病质，反复长期住院，死亡率高，即为终末期（或晚期）。根据相应的临床情况选择植入型心脏转复除颤器（implantable cardioverter defibrillator，ICD）、心脏再同步治疗（cardiac

表 7-6-1　经导管主动脉瓣置换术后康复训练内容

日期	地点	训练项目	要点
术后 3d 内	重症监护室	床上活动	确认身体状态稳定后，尽早下床活动； 起居动作时能关注身边机器的位置，不让泵缆弯曲； 步行时，能手握泵缆保护； 注意直立性低血压
		起居动作	
		站立	
		走廊步行	
术后 1W	普通病房	起居动作	室内步行，能做到如厕自理、室内移动自理； 院内步行，需通过机器训练监测
		肌肉力量	
		室内步行	
		院内步行	
		上下台阶	
起居动作：翻身，起坐，端坐，站立，步行			
肌肉力量：握力，膝关节伸展，足关节底部弯曲			

resynchronization therapy，CRT）或心脏再同步治疗除颤器（cardiac resynchronization therapy defibrillator，CRT-D）进行治疗，进展至终末期心衰的患者选择心脏移植、左心室辅助装置（left ventricular assist device，LVAD）治疗、姑息治疗。

机械循环支持（mechanical circulatory support，MCS）装置可改善心脏功能，提供足够的心输出量，从而提高器官组织灌注，促进器官功能恢复。根据患者的年龄、合并症和神经功能情况，可考虑使用短期机械循环支持装置治疗难治性心源性休克，抑或是为治疗心源性休克的病因以及为等待心脏移植争取机会。

植入式左心室辅助系统、重症心衰（心源性休克）3 个月的死亡率高达 41%；急性心梗导致心源性休克的患者，即便经过规范的内科治疗，30 天的全因死亡率也高达 48%。人工心脏无须服用抗排异药物，部分无法接受心脏移植患者，也可以进行左心室辅助装置手术（图 7-6-1），部分患者心功能恢复后可以摘除装置。

指导重症心衰机械循环支持患者的康复治

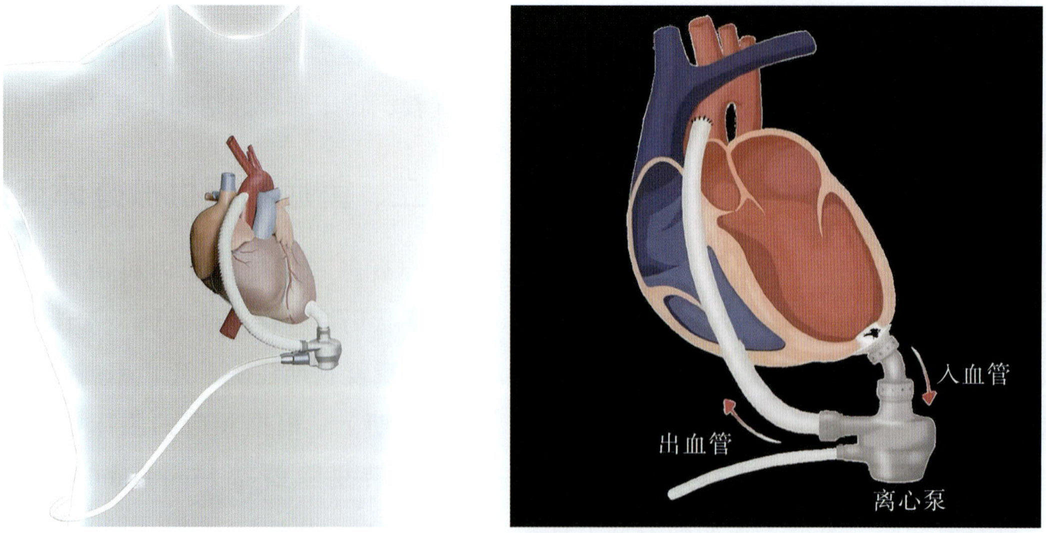

图 7-6-1　左心室辅助装置工作原理和部件

疗应由经验丰富、训练有素的团队和治疗师提供，他们熟悉所用的机械循环系统的管理、安全指标和专门的应急管理。在实施功能和锻炼措施之前，进行专科评估，与临床医生共同制定康复处方，在确保安全有效的监护下方可行康复治疗。应始终避免体位的快速变化（如从坐到站，血容量快速变化），后期应严格避免所有会增加出血风险的活动（如水上运动、接触性运动、竞技比赛形式等）。

三、外科心脏移植术

心脏移植主要是针对晚期充血性心力衰竭和严重冠状动脉疾病进行的外科移植手术。受体的自体心脏被移除（称为原位心脏移植）或保留用以支持供体心脏（称为异位心脏移植）。手术后平均生存期为 13 年。我国每年心脏移植手术 100 余例，3 年生存率 > 90%，5 年生存率 > 85%。心脏移植并不是心脏病的常规治疗方法，而是作为挽救终末期心脏病患者生命和改善其生活质量的一个治疗手段。心脏移植术常见并发症有感染、败血症、供心衰竭、出血、冠状动脉粥样硬化、免疫排斥反应等。心脏移植术前评估和康复以及移植术后康复评估治疗都非常关键。在遵循常规心脏康复原则基础上，需要同时兼顾心衰康复、结合心脏外科快速康复（ERAS）理念，制定个体化的康复方案并有效实施，对患者预后非常重要。术后 6~8 周行运动负荷试验（CPET、6MWT）。在移植最初几个月内，患者心脏自主神经功能欠缺，表现出静息心率较快，运动峰值心率多出现在恢复期的最初几分钟内（因为运动时心率调节主要依赖于循环儿茶酚胺）；运动强度监测最初不宜采用目标心率，需要结合疲劳程度在监护下运动康复。

四、传统医学和其他

医疗体操如八段锦、太极拳、五禽戏等中国传统保健操等，能提高心衰患者的运动耐力及增强抵抗力。

随着医学技术、物联网技术与人工智能技术的发展，其在从重症阶段到社区居家均有不同程度的探索与应用，实现客观精准评估、智能康复和远程康复，有助于提高患者对疾病康复的认知程度、依从性、随访率和疾病疗效。

第七节　典型病例讨论

【病史】患者，女性，60 岁。因“反复气促 1 月余”入院。1 月余前开始出现活动后气促，休息可以缓解，伴上腹部闷痛、出汗，伴胃纳不佳，无胸痛、心悸，无大汗淋漓，无咳嗽、咳痰，无恶心、呕吐。在当地医院及我院门诊诊治，症状反复，门诊拟诊为心力衰竭收治入院。

【诊断】左心室衰竭，非风湿性二尖瓣关闭不全（中度），非风湿性三尖瓣关闭不全（中度），永久性心房颤动，心肌病，心功能Ⅲ级。

【既往史】既往 10 年余有胃溃疡病史。否认高血压病、糖尿病、冠心病、脑血管疾病病史。

【个人史】否认吸烟史；否认饮酒史。

【早期药物治疗】华法林片、阿托伐他汀钙片、沙库巴曲缬沙坦片、达格列净片、呋塞米片、螺内酯片、氯化钾缓释片、地高辛片、硝酸甘油注射液、阿司匹林肠溶片、泮托拉唑钠肠溶片、环磷腺苷注射液。

【当前药物治疗】利伐沙班片、酒石酸美托洛尔片、沙库巴曲缬沙坦片、达格列净片、螺内酯片、环磷腺苷注射液、生脉注射液、泮托拉唑钠粉针。

【视诊 / 基础评估】

基础信息：半卧位 20°~30°，夜间睡眠时 15°，身高 156 cm，体重 60 kg。

循环及呼吸系统：T 36.6℃，P 80 /min，RR 20 /min，HR 101 /min，房颤心律；BP 121/78 mmHg（MAP 92 mmHg），SPO_2 100%；目前鼻导管吸氧 2 L /min，有主观疲劳及呼吸困难。

出入量：入量 380 mL（输液）+300 mL（饮食），出量 1050 mL，负平衡（-370 mL），无排便。

血液检查：血红蛋白（Hb）126 g/L，无进行性下降；白细胞（WBC）7.66×10^9/L；C 反应蛋白（CRP）4.0 mg/L；谷草转氨酶（AST）20 U/L；谷丙转氨酶（ALT）23 U/L；白蛋白（ALB）44 g/L；血清钾（K^+）4.13 mmol/L；血清钠（Na^+）137 mmol/L；血清氯（Cl^-）102 mmol/L；尿素氮（BUN）5.6 mmol/L；肌酐（Cr）69 μmol/L；肌酸激酶同工酶（CK-MB）4.9 ng/mL；肌钙蛋白 T（cTNT）0.019 ng/mL；肌红蛋白（MYO）45 ng/mL；氨基末端脑钠肽前体（NT-proBNP）1723 pg/mL。

胸部 X 线片：双肺未见明显病变；心影增大（心胸比率 0.56）。

心电图：心房颤动；T 波改变。

心脏彩超：左室壁运动减弱，二尖瓣、三尖瓣中度关闭不全，结合临床考虑：冠心病？心肌病？轻度肺动脉高压，左室收缩功能重度减低，左心室舒张末期内径 58 mm、左心室收缩末期内径 51 mm、左心室射血分数 25%。

腹部彩超：肝脏、胆道系统、脾脏及胰腺未见明显异常，双肾、双侧输尿管、膀胱未见明显异常。

冠状动脉造影检查：冠状动脉未见狭窄。

【查体 / 一般症状和体征】

循环及呼吸系统：神志清，颈静脉无怒张，呼吸平顺，心前区无隆起或凹陷，心尖冲动位于左侧第 5 肋间左锁骨中线外 0.5 cm 处，搏动无弥散。触诊：肝颈静脉回流征阴性，心前区未触及震颤、心包摩擦感，无抬举样搏动，双下肢无水肿。叩诊：心界向左扩大。听诊：双肺呼吸音粗，双肺未闻及干湿啰音，心律绝对不规则，第一心音强弱不等，无心音分裂，无额外心音，各瓣膜听诊区未闻及明显病理性杂音，未闻及心包摩擦音。

【诊治经过】患者入院后完善相关检查，纠正心衰诱因。根据病情变化及检查结果，优化药物治疗，予强心利尿、血管活性药物等治疗。患者病情相对稳定，排除禁忌后开始早期心脏康复评估与渐进性活动。患者能够耐受，进一步进行康复评估与分层。根据分层制定个体化康复治疗方案，同时调整治疗药物，并复查心脏彩超、NT-proBNP 等指标，了解心脏康复综合治疗效果。

如果临床工作中你遇到该心衰患者，经过治疗，病情稳定，现在你被要求对该患者进行心脏康复干预治疗，如何进行？

【思考问题】

1. 除了临床评估，患者是否还需要哪些心脏康复评估？
2. 评估及治疗前有哪些注意事项？
3. 你的心脏康复治疗计划是什么？
4. 如何确定心脏康复治疗效果？

【心脏康复评估】

1. 回顾病史、临床表现及体征，明确基础疾病。
2. 明确心功能分级。
3. 体适能评估。
4. 运动能力评估，CPET 或 6MWT。
5. 危险分层评估。
6. 焦虑抑郁（PHQ-9、GAD-7）评估。

【需要注意以下因素】

1. 心力衰竭的诱因：白细胞计数、C 反应蛋白、胸片或胸部CT，咳嗽、咳痰等，是否合并呼吸道感染；血红蛋白，是否贫血；血钾、血钠、血氯，是否存在电解质紊乱。

2. 确保评估治疗前生命征平稳，每次需要测量血压、心率、外周血氧等。

3. 进行评估治疗时需要根据患者危险分层情况进行监测，如出现异常、不能耐受情况及时停止，必要时做出相应治疗；此外，需要注意患者衰弱、营养、心理等。

4. 治疗过程中如出现病情变化，如循环不稳定，症状加重等，应立刻停止治疗并重新启动评估明确原因。

【心脏康复治疗计划】

1. 渐进式活动训练：患者病情稳定通过评估后应尽早启动渐进式活动训练（肢体活动、床上踏车、体位管理等），这是优先级最高的物理治疗，建议每日2~3次，时长根据患者耐受情况调整，强度符合进阶原则。

2. 呼吸肌训练：渐减流阻负荷装置的吸气肌训练。

3. 物理因子治疗：中医药疗法、手法按摩、穴位按摩、中药敷贴。

4. 其他可选治疗：根据医疗资源及患者自身情况选用，如八段锦、太极拳、医疗体操等。

【疗效评估】

治疗前后对比患者症状变化，每周或两周评估一次6MWT；或有条件可进行CPET，了解运动耐力变化情况，并进行心理、营养等量表评估。同时可检查心电图以了解心率变化，检查心脏彩超以了解左心室射血分数变化，行血液检查以了解NT-proBNP变化。从临床和心脏康复相关指标综合评价治疗效果。

【经验与反思】

以上为真实病例分享。值得注意的是，该患者在心脏康复综合治疗干预后病情逐渐好转，症状减轻，复查心脏彩超提示左心室射血分数提升，NT-proBNP下降至正常水平，运动耐力改善，焦虑抑郁等不良情绪改善，生活质量得以提高，从而临床预后得到了改善。心力衰竭是心血管内科常见疾病之一，是所有心血管疾病的严重和终末期表现。随着我国社会老龄化日益严重，心力衰竭患病率逐年升高，具有高致病率、高住院率、高病死率等特点，给家庭和社会带来严重的负担。国内外研究表明，以运动为核心的心脏康复综合治疗可显著改善心力衰竭患者的运动耐力，改善抑郁焦虑情绪，显著降低再住院风险，提高生活质量，改善临床预后。但是，心力衰竭患者病情普遍较严重，尤其是急性心衰或重症心衰，具体什么时候开始进行心脏康复干预，结合国内外的指南，目前倾向于病情稳定后尽早开始。需要根据患者病情及临床评估，首先按照重症康复进行康复治疗；然后观察治疗效果；患者病情稳定后，进一步康复评估，以药物、运动、营养、戒烟、心理和睡眠管理、健康教育为基础的心脏康复综合干预，制定个体化处方，循序渐进，从而提高临床治疗效果。

（朱利月，姚超永，邱运奕，王　俊，杨梦璇）

第八章

自主神经功能障碍

自主神经系统（automatic nervous system）由交感和副交感神经两大系统组成，主要支配心肌、平滑肌、内脏活动和腺体分泌，从而调节人体基本的生理活动，如心跳、呼吸、血压、消化和新陈代谢等等。

交感神经系统（sympathetic nervous system，SNS）脑内中枢位于脑桥、下丘脑室旁核及延髓头端腹外侧，下级神经元位于第 1 胸髓（T_1）至第 3 腰髓（L_3）脊髓侧角，由胸、腰段脊髓两侧的脊神经发出到交感神经节，再由此发出交感神经纤维分布到内脏、心血管和腺体。交感神经主要负责人体在活动、紧张和应激状态时的调节，主要功能为放大瞳孔，加快心跳，收缩皮肤及内脏血管，扩张冠状动脉，升高血压，舒张小支气管，减弱胃肠蠕动，松弛逼尿肌，减少唾液汗腺分泌以及收缩竖毛肌等。

副交感神经系统（parasympathetic nervous system，PSNS）分为脑部和骶部两部分，由脑神经节、神经索以及它们之间的连接成分组成。脑部的中枢位于脑干内，总称为副交感神经核，发出纤维走行在第 3、7、9、10 对脑神经内，控制与协调内脏、血管、腺体等功能。骶部的中枢位于骶髓 2~4 节段灰质内的骶中间外侧核，发出节前纤维至脏器附近的器官旁节和脏器壁内的器官内节，组成盆神经，支配降结肠以下的消化道、盆腔脏器及外生殖器。副交感神经系统主要维持人体安静时的生理需要，其作用为缩小瞳孔、减慢心跳、降低血压、收缩支气管、增加消化腺分泌、增进胃肠的活动、促进大小便排出、收缩膀胱和促进糖原的生成等。

自主神经系统是神经系统的重要组成成分之一。中枢或周围神经病变以及全身各系统的病变时常常伴有自主神经功能障碍，表现为血压、心率、呼吸、腺体分泌和新陈代谢的异常；严重者危及生命，长期存在者显著影响患者的各项生理功能。本章主要介绍可导致严重症状的 3 种自主神经功能障碍：自主神经反射亢进、阵发性交感发作和直立性低血压的病因、临床诊疗路径、康复治疗技术和进展。

第一节 概 述

一、自主神经反射亢进

（一）定义

自主神经反射亢进（autonomic dysreflexia，AD）是脊髓损伤后一种以突发、急剧、夸张的反射性血压升高为特征，伴随一系列交感和副交感神经过度兴奋表现，存在潜在生命危险的并发症。通常由位于脊髓损伤平面以下的刺激（通常是膀胱或肠道扩张）引起。较常发生在 T_6 水平以上损伤的患者。损伤水平越高，自主神经反射亢进的风险越大。

（二）发生机制

当损伤平面以下的皮肤或内脏受到刺激时，T_6~L_2 节段的交感神经出现异常反射活动；同时由于下行抑制性的副交感神经被阻断，导致此交感反射活动无抑制增强，使得损伤平面以下的血管收缩，因此血压显著上升。上升的血压刺激颈动脉窦和主动脉弓压力感受器，引发迷走神经的副交感反应，使心率减慢及损伤平面以上的广泛血管扩张。因此患者表现为血压升高，脑血管扩张导致搏动性头痛，心动过缓，损伤平面以上皮肤潮红、发热，以及损伤平面以下皮肤苍白、发冷和出汗等症状。

（三）临床表现、诊断及鉴别诊断

AD 常见的诱因包括膀胱扩张（可因为患者本身排尿困难导致的尿潴留，留置的尿管扭曲、夹闭或堵塞，或因为医疗操作过程中向膀胱内灌注液体等），尿路感染、便秘、涉及膀胱和直肠的操作、损伤平面以下的压疮、疖肿、骨折、关节脱位、胆囊炎、胰腺炎、睾丸和附睾炎、性生活、分娩等；其中泌尿系统异常情况为最常见的诱因，可解释超过 85% 的 AD 发作。

AD 的严重程度因人而异，通常自主神经反射障碍发作的严重程度和频率也与脊髓损伤的完全性和程度有关。损伤程度越高，心血管功能障碍的严重程度越高。完全性脊髓损伤患者发生自主神经反射障碍的可能性是不完全性脊髓损伤患者的 3 倍多（91%：27%）。

脊髓损伤患者在诱因存在的情况下，突发急剧的血压升高，收缩压超过 150/90 mmHg 或高于基线血压 40 mmHg，伴头痛、心悸、潮红、发冷、出汗等症状时，可诊断为 AD。

鉴别诊断主要与其他可以导致突发血压升高的疾病鉴别，如高血压急症、高血压脑病和恶性高血压，发作时有显著血压升高，且伴头痛。但 AD 仅发生在颈胸椎脊髓损伤的患者，去除诱因后可较快缓解。而高血压急症、高血压脑病和恶性高血压均可无明显诱因，发生在已有高血压的人群，需要降压药物治疗才可降低血压。

（四）预后

早期识别 AD，及时消除诱因，通常预后良好。如果未能识别，血压的持续升高及心率的改变，可能导致急性肺水肿、脑出血、视网膜脱落、癫痫发作、心肌梗死、心律失常和心搏骤停等严重后果。因此，T_6 以上脊髓损伤的患者需了解平时的血压情况，如出现头痛需及时测量血压，并及时启动相应的干预措施。

二、阵发性交感神经过度兴奋综合征

（一）定义

阵发性交感神经过度兴奋综合征（paroxysmal sympathetic hyperactivity，PSH）是一种严重的临床症候群，又称为自主神经功能障碍综合征、间脑发作、交感风暴、自主神经风暴等。可由多种颅脑损伤所致。2014 年国际专家共识决定统一采用“阵发性交感神经亢进”一词来描述此症状群，定义为“严重获得性颅脑损伤幸存者中出现的一种综合征，表现为交感神经（心率、血压、呼吸频率、体温、出汗）和运动（姿势）活动的阵发性短暂性增加”。

PSH 的病因复杂多样，主要见于颅脑外伤，约占 1/3 以上。最常见于年轻昏迷的重型颅脑创伤患者。其次可发生于非创伤性颅脑疾病如脑卒中、缺氧性颅脑损伤、中毒性脑病、颅内感染、自身免疫性脑炎、颅内肿瘤等。

（二）发病机制

PSH 的发病机制尚未完全明确。早期认为 PSH 为中脑和间脑类似癫痫样放电导致，但后期的研究基本否定了这一假说。目前研究较多的假说有“断开”假说和兴奋：抑制比假说。“断开”假说认为，弥漫性和 / 或局灶性损伤的组合“断开”了一个或多个大脑中心与脑干兴奋性中心的连接；皮质抑制中心（如岛叶和扣带皮质）与负责交感神经张力控制的下丘脑、间脑和脑干中心之间直接脱节，导致去抑制，可解释 PSH 时的肌张力障碍。兴奋：抑制比假说认为中枢神经系统有 3 个兴奋 / 抑制中枢。分别是脊髓兴奋 / 抑制中枢、中脑兴奋 / 抑制中枢、皮质运动兴奋 / 抑制中枢，它们构成闭合的回路，之间相互补充又以此方式相互拮抗。当中脑兴奋 / 抑制中枢及运动中枢受到损伤或失去功能时，其邻近的功能区域以及脊髓兴奋 / 抑制中枢就会失去抑制，出现过度兴奋，通过构成的回路进一步抑制中脑和皮质中枢；当刺激传入时都会被当成有害刺激，从而诱发自主神经和运动神经过度兴奋，表现为相应的发作。另外，该假说认为颅脑损伤导致的 PSH 有两阶段反应。早期下行抑制的丧失，兴奋性脊髓回路得以发展。然后，随着抑制驱动因素的恢复，发作逐渐平息。该假说解释了对非伤害性刺激（运动）或只有最小伤害性刺激（如吸痰）所致的过度自主神经和运动神经兴奋，类似慢性疼痛综合征中所见的异动反应现象。文献表明，导水管周围灰质可能是中枢抑制的驱动因素，与中脑病变相关的功能 / 结构断开是更严重程度的基础。这也解释了抑制恢复更快的患者 PSH 持续时间更短以及脑干受累更少的现象。

来自临床影像学的数据发现，颅脑损伤时 PSH 与弥漫性轴索损伤和年龄较小相关，而与 CT 图像上局灶性实质病变负担不一致。中脑和脑桥病变的患者发生 PSH 的风险更高，脑室周围白质、胼胝体和基底节的病变也有 PSH 发生的风险。因此，PSH 的发展更有可能与损伤的总体负担有关。

现有的证据充分证明，PSH 与外周儿茶酚胺及皮质类固醇释放有关，这可以解释 PSH 对非有害或轻度有害刺激的夸张反应，产生“交感风暴”。另外，颅脑损伤后也可能出现脊髓不良重塑，出现高位脊髓损伤后所见的自主神经反射障碍。

（三）临床表现、诊断与鉴别诊断

临床以突发的发热、呼吸加快、出汗、心动过速、血压升高、肌张力障碍为核心表现；大多数 PSH 症状是由外部刺激所诱发，如疼痛、尿潴留或运动，但这些症状缺乏特异性。PSH 的诊断标准尚不统一。2014 年 Baguley 等人提出采用 PSH 评估量表（paroxysmal sympathetic hyperactivity assessment measure，PSH-AM）进行临床诊断。

PSH-AM 包括临床特征评分（clinical feature scale，CFS）和诊断可能性评估工具（diagnosis likelihood tool，DLT）两个模块。其中 CFS（表 8-1-1）根据六大核心临床症状的严重程度评分。DLT 则列出了 11 个诊断分项，每符合一项计 1 分。分别为：①症状同时发生；②症状可由轻微刺激诱发；③发作具有突发性；④获得性颅脑损伤病史；⑤症状发生

表 8-1-1　PSH 临床特征评分

	0	1	2	3	得分
心率	<100 /min	100~119 min	120~139 min	≥ 140 min	
呼吸频率	<18 min	18~23 min	24~29 min	≥ 30 min	
收缩压	<140 min	140~159 min	160~179 min	≥ 180 min	
体温	<37℃	37~37.9℃	38~38.9℃	≥ 39℃	
出汗	无	轻度	中度	重度	
姿势或肌张力障碍	无	轻度	中度	重度	
CFS 总分					

在颅脑损伤 2 周后；⑥发作≥每日 2 次；⑦发作期无副交感神经兴奋症状；⑧临床表现出现 3d 及以上；⑨使用交感神经抑制药物治疗；⑩按其他鉴别诊断治疗无效；⑪排除其他原因。总分 = CFS+DLT，依据不同的分值来判定诊断 PSH 的可能性。分为：很可能诊断（≥ 17 分），可能诊断（8~16 分），不能诊断（< 8 分）。

PSH 患者的大多数（约 80%）发作是对轻微有害（如吸痰）或无害刺激（如床上翻身）的过度反应。但临床医生还需要注意在某些疾病发作时也可能诱发 PSH，包括伤口和压疮、疼痛、呼吸窘迫、尿潴留、便秘、感染、胆结石、肾结石、神经性疼痛、深静脉血栓、骨折和异位骨化。

在明确诊断患者为 PSH 之前，应排除其他症状相似的疾病，如癫痫发作、颅内高压、脑积水、中枢性发热、恶性高热等。

（四）预后

在发生 PSH 的获得性颅脑损伤患者中，80% 为中度至重度创伤性颅脑损伤，10% 为缺氧性颅脑损伤，5% 为脑卒中，5% 为脑积水、肿瘤、感染或原因不明的患者。在严重的 TBI 中，发生率被认为是 15%~33%。尽管中度至重度 TBI 是导致 PSH 最常见的颅脑损伤，但它与严重程度和预后没有直接关联。与 TBI 患者相比，缺氧性颅脑损伤患者预后较差。中度至重度 TBI 后，PSH 持续时间平均为 18~162 d，大多数病例在 1 年内消退。

三、直立性低血压

（一）定义

直立性低血压（orthostatic hypotension，OH）是指从坐姿或仰卧位站立时血压突然下降。站立或头高位（head-up tilt testing，HUT）倾斜 3 min 内收缩压持续下降至少 20 mmHg 或舒张压持续下降至少 10 mmHg，即可确诊为直立性低血压。

OH 的发生与多种因素有关，包括高龄、长期卧床、严重容量不足、神经系统疾病、某些药物的使用等，会增加跌倒、痴呆、脑卒中和全因死亡率的风险，因此诊断和治疗很重要。

此外，许多 OH 患者同时患有仰卧位高血压，而治疗直立性低血压的药物治可能会加重卧位高血压，使得治疗方案的选择更加复杂。

（二）发病机制

自主神经系统控制着人体不自觉的功能，如心跳、血压和消化。站立使血液聚集在下肢，回心血量和心室充盈随之减少，心输出量降低、血压下降和胸腔容量减少。正常情况下这些变化会使颈动脉窦和主动脉弓压力感受器的刺激减弱，并引起自主神经系统的代偿性反射——交感神经传出增强，进而外周血管阻力、静脉回流和心输出量均增加，同时心脏迷走神经（副交感神经）传出受到抑制。因此直立姿势通常引起轻度的收缩压下降、舒张压上升和心率增快。此外，下肢和腹部肌群有节律地收缩可以挤压容量血管，促进静脉血回心；这种“骨骼肌泵”对于维持直立时的心输出量、保证大脑及其他器官的灌注也至关重要。当人从躺着或坐着的位置站起时，正常情况下自主神经系统会调节心脏和血管的反应来维持血压稳定。从仰卧位站立后，由于重力作用，下肢立即淤积约 300~800 mL 的血液。这导致回流到心脏的静脉血减少，因此心输出量减少。人体通常通过增加交感神经张力和减少迷走神经张力来进行补偿，这被称为压力感受器反射。交感神经增加了周围血管阻力，从而增加了静脉回流和心输出量，进而限制了血压的下降。当患者存在压力感受性反射障碍（baroreflex dysfunction，BRD）即自主神经功能障碍的情况下，一个或多个代偿机制受损影响了心脏和血管对体位变化的反应；交感节后神经元不能适当释放去甲肾上腺素，以及缺乏相应的反射性心率增加，使血管收缩不良和上半身血管容量减少，导致 OH。

（三）临床表现、诊断与鉴别诊断

OH 通常在快速站立后出现，但也可能因进食、温暖的环境、用力、长时间站立、坐或躺后站立而诱发，症状常在早晨加重。OH 的典型症状主要由脑灌注不足所致，包括站立时的黑蒙，头晕，眩晕，站立不稳，全身无力，视力障碍（短暂性丧失、变暗或模糊），颈痛或枕骨下及颈旁不适（呈“衣架”式分布——低血压诱发颈带状肌缺血的表现），呼吸急促，斜卧呼吸（OH 引起通气时肺尖灌注不足或通气灌注失调，导致直立性呼吸困难），胸痛，疲劳和认知障碍（自主神经功能障碍患者在直立位时可能因一过性额叶低灌注而导致执行功能显著障碍）等。严重者可出现晕厥，可能导致跌倒和相关的损伤。此外，长期的 OH 可能对心脑血管健康和认知功能产生负面影响，尤其是在老年人群中。

OH 的筛查应从确定 OH 的症状开始。临床就诊前，由有资质的非医生（如护士）对患者进行筛查性问卷调查和血压测量可能会更有益。以下 5 类患者需要进行 OH 常规筛查：①怀疑或诊断为自主神经功能障碍相关的神经变性疾病患者，包括帕金森病（Parkinson’s disease，PD）、多系统萎缩（multiple system atrophy，MSA）、单纯性自主神经功能障碍（pure autonomic nerve failure，PAF）、路易体痴呆（dementia with Lewy bodies，DLB）；②曾有过无法解释的跌倒或晕厥发作的患者；③已知有与自主神经功能障碍相关的外周神经病变患者（如糖尿病、淀粉样变性、HIV）；④身体虚弱或服用多种药物的老年患者（≥ 70 岁）；⑤体位性（直立性）头晕或仅站立才发生非特异性症状的患者。筛查时需要询问的 10 个问题包括：①你最近晕倒 / 黑蒙过吗？②你站立时感到头晕目眩吗？③你站立时有视力障碍吗？④你站立时有呼吸困难吗？⑤你站立时有腿弯或腿软吗？⑥你站立时有过颈痛吗？⑦你坐下或躺下时上述症状有改善或消失吗？⑧这些症状在早晨或饭后是否会加重？⑨你最近有跌倒过吗？⑩在起立或站立 3~5 min 时，你一般会不会出现其他一些症状，而坐下或躺下时症状会改善？若患者对这当中的某一个或多个问题回答肯定，则应将其视为有 OH 风险，并需要进行更完整的评估。

经筛查确定有 OH 风险的患者需要准确评估潜在原因。建议采用逐步方案进行诊断，尤其应先从测量直立位血压和心率开始，然后对选定病例进行更详细的自主神经功能测试。OH 的标志性检查是测量仰卧位休息至少 5 min 后直立或头高位倾斜时的血压变化。站立或头高位倾斜 3 min 内收缩压持续下降至少

20 mmHg 或舒张压持续下降至少 10 mmHg。对于仰卧位高血压患者，诊断标准可放宽至收缩压降低 30 mmHg 或舒张压降低 15 mmHg。因为血压下降幅度取决于基线血压。

直立位血压和心率的实用逐步检查方法包括以下几种。

1. 诊所内监测血压和心率：OH 的建议黄金标准测量包括让患者仰卧位休息至少 5 min，然后站立 3 min，起立前即刻、站立 1 min 和 3 min 时分别测量血压。无法仰卧时，可用坐位至站立位血压测量作为替代方案。患者静坐至少 5 min，然后站立 3 min，起立前即刻、站立 1 min 和 3 min 时分别测量血压。如果试验结果为阳性（即直立位血压降低≥ 20/10 mmHg），则受试者为 OH。若试验结果阴性，但症状强烈提示 OH，则应考虑行仰卧位血压试验（或 HUT）。由于一些 OH 患者在突然起立时有跌倒风险，检查人员应该认识到这种可能性并采取适当的预防措施。即使这种血压检查也不能识别所有 OH 患者，因为膳食变化、水合作用、当日时间和药物都可能影响血压的直立性变化。

2. 家庭监测血压和心率：除诊所内的血压监测外，还应要求患者在家中检查自己的血压和心率。建议早晨服药前、患者有自觉症状时、睡前（应持续数天）以及在诊所就诊前，至少记录 7 d 的血压和心率并记录数值记录。

3. 药物评估：多种药物可以减少心率的正常代偿性体位性增加。例如 β 受体阻滞剂，非二氢吡啶钙通道阻滞剂，复合 α/β 受体阻滞剂如卡维地洛，中枢性 α-2 激动剂如可乐定或胍法辛，以及抗心律失常药如胺碘酮。

4. 若血压和心率变化提示 OH，则完整的病史和体检以及心电图和实验室检查应着重排除 OH 的非神经源性原因，包括心源性、血管性或医源性病因。心脏疾病（如起搏器、心律失常、射频消融等）可影响心率增加。因此，应始终注意询问心脏病史、行心电图检查以及药物评估。

5. 专科检查：若有不明原因体位性症状、跌倒或晕厥的高风险患者，进行标准直立位血压检查而未发现 OH，则适合采取下列任何措施：①进行长期的居家血压监测，由患者或看护者记录结果。②进行 24 h 动态血压监测，患者可注明仰卧或站立时间（以确定白天血压典型范围，患者注明体位有助于了解血压波动）。③自主神经功能测试。一些个体可能会在站立超过 3 min 后发生延迟 OH，可通过延长站立位血压或延长 HUT 鉴别。鉴别诊断应包括餐后低血压（餐后 15~120 min 内出现上述血压下降），体位性心动过速综合征（postural tachycardia syndrome，POTS；患者存在直立不耐受伴心动过速但无低血压），反射性晕厥（通常由情绪应激、疼痛或伤害性刺激诱发，伴交感传出减弱和迷走活性增强、心率减慢）等，以及鉴别神经源性（即 BRD 所致）与非神经源性（即容量不足所致）的 OH。从仰卧位或坐位起立时，容量充足的健康人通常会发生收缩压适度下降（< 10 mmHg）、舒张压轻微升高（约 2.5 mmHg）以及心率适度增快（10~20 /min）。这些代偿性变化主要是由交感自主外周神经末梢的去甲肾上腺素释放增加所致。测量从仰卧位和/或坐位到站立位的心率变化有助于鉴别神经源性 OH 和非神经源性 OH。若个体在站立时发生 OH，心率增加 < 15 /min 则提示神经源性 OH 诊断。相反，非神经源性 OH 个体通常在站立 3 min 内心率增快 > 15 /min。还应鉴别贫血、肾上腺素不足、心律失常、充血性心力衰竭、尿崩症、低血糖、高血糖、低钾血症、心肌梗死和心肌炎等。

（四）预后

尽管通常无症状或症状轻微，但直立性低

血压可增加死亡率和发生心肌梗死、心力衰竭、脑卒中和心房颤动的可能性。冠状动脉主要在舒张期供血，因此，舒张性直立性低血压患者的冠状动脉血流量可能减少，导致生存预后不良。

直立性低血压会还会导致身体功能下降，平衡能力和独立进行日常生活活动的能力受损。也有报道称可使认知障碍、抑郁和痴呆的风险增加。

第二节　临床路径

一、AD 诊疗临床路径

AD 诊疗临床路径详见图 8–2–1。

二、PSH 诊疗临床路径

PSH 诊疗临床路径详见图 8–2–2。

三、OH 临床诊疗路径

OH 临床诊疗路径详见图 8–2–3。

第三节　康复评估

一、AD 康复评估

进行康复评估的主要目的首先为识别高危患者以做好预防措施，其次为及时识别正在经历 AD 发作的患者以及时终止发作。

1. 识别高危因素：① T_6 以上脊髓损伤（完全或不完全性损伤），平面越高风险越高。②曾有 AD 发作。如有 AD 发作史，需了解发作的诱因。③逼尿肌过度活动也是 AD 发作的独立预测因素。

2. 测量基线血压：包括卧位、坐位和直立位血压。大多数患者基线血压正常或偏低，且早期多存在直立性低血压。

3. 识别早期症状和体征：严重头痛、损伤平面以上皮肤大量出汗和潮红、皮肤竖毛、损伤平面以下皮肤发冷苍白、视觉障碍、瞳孔缩小、鼻塞、焦虑或厄运感、恶心和呕吐、头晕、心悸、胸闷等。其中头痛为最显著的症状，但其他症状和体征的出现都提示可能存在 AD。

4. 测量发作时血压：如出现以上症状需立即测量血压，如收缩 > 150 mmHg 或高于基线 > 40 mmHg，则考虑存在 AD。此时应及时启动动态血压检测，每 5 min 测量 1 次。

二、PSH 康复评估

早期发现和治疗 PSH 是促进康复和避免永久性器官功能障碍的关键。进行康复评估的主要目的首先为识别高危患者以做好预防措施，其次为及时识别正在经历 PSH 发作的患者以及时终止发作。

1. 识别高危因素：①中重度外伤性颅脑损伤患者及其他严重颅脑疾病患者，前者发作 PSH 的风险更高。②曾经有 PSH 发作患者，或有类似症状发作，需与癫痫发作鉴别。如有 PSH 发作史，需了解发作的诱因。③评估可能存在的诱因，包括患者的并发症和合并症情况，如是否存在伤口和压疮，是否有疼痛及其程度，是否存在肺部感染及其他部位感染，是否有呼吸窘迫，是否留置尿管，是否有尿潴留，是否便秘，有无胆结石和肾结石，有无深静脉血栓，有无骨折和异位骨化等。如存在以上情况，则 PSH 发作的风险增加。

2. 由于有 PSH 发作的患者通常发生在颅脑损伤程度较严重的患者，因此患者的临床病情评估非常必要。如有无癫痫发作、颅内高压、脑积水、电解质紊乱、尿崩、激素分泌异常等。

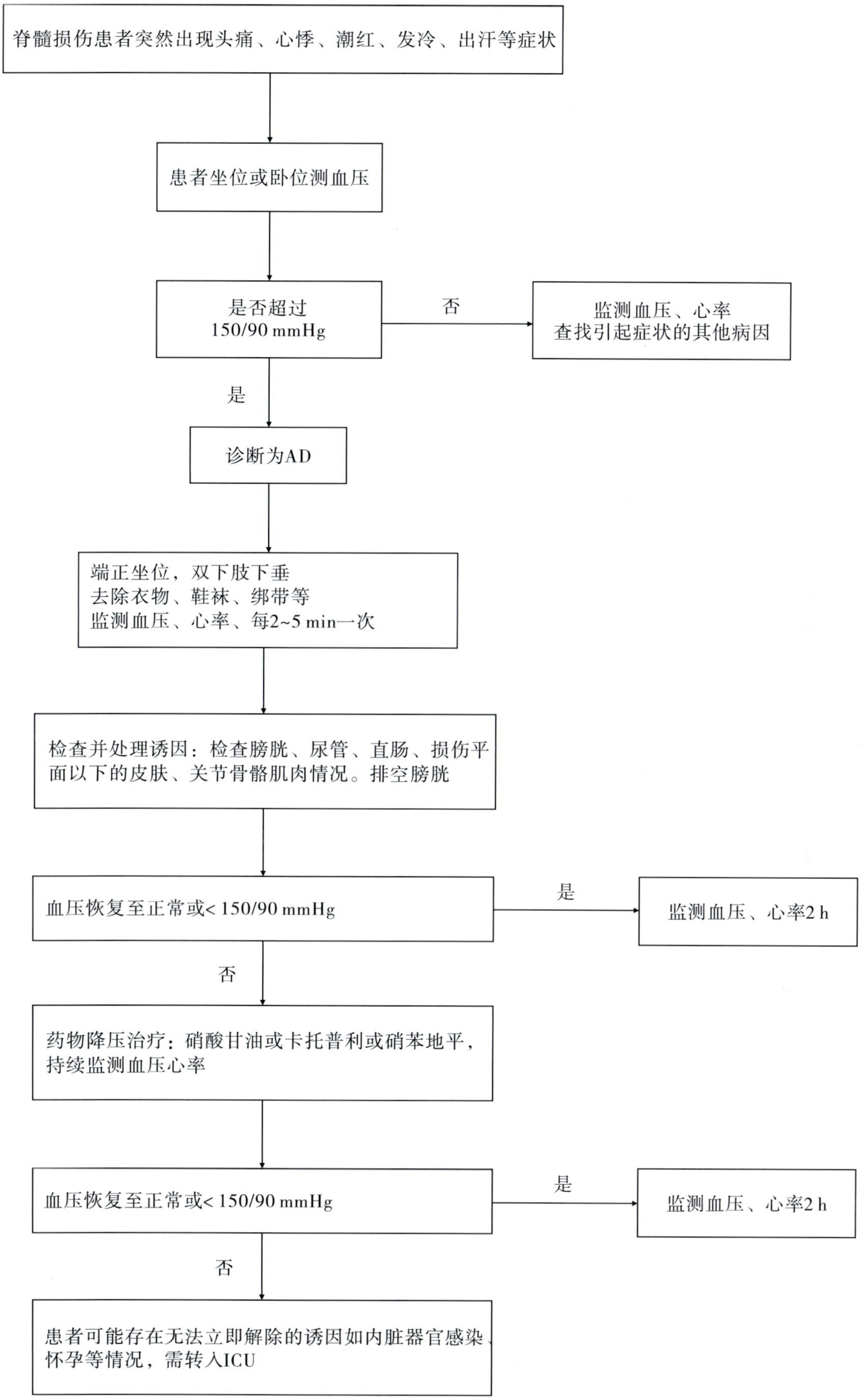

图 8-2-1　AD 诊疗临床路径

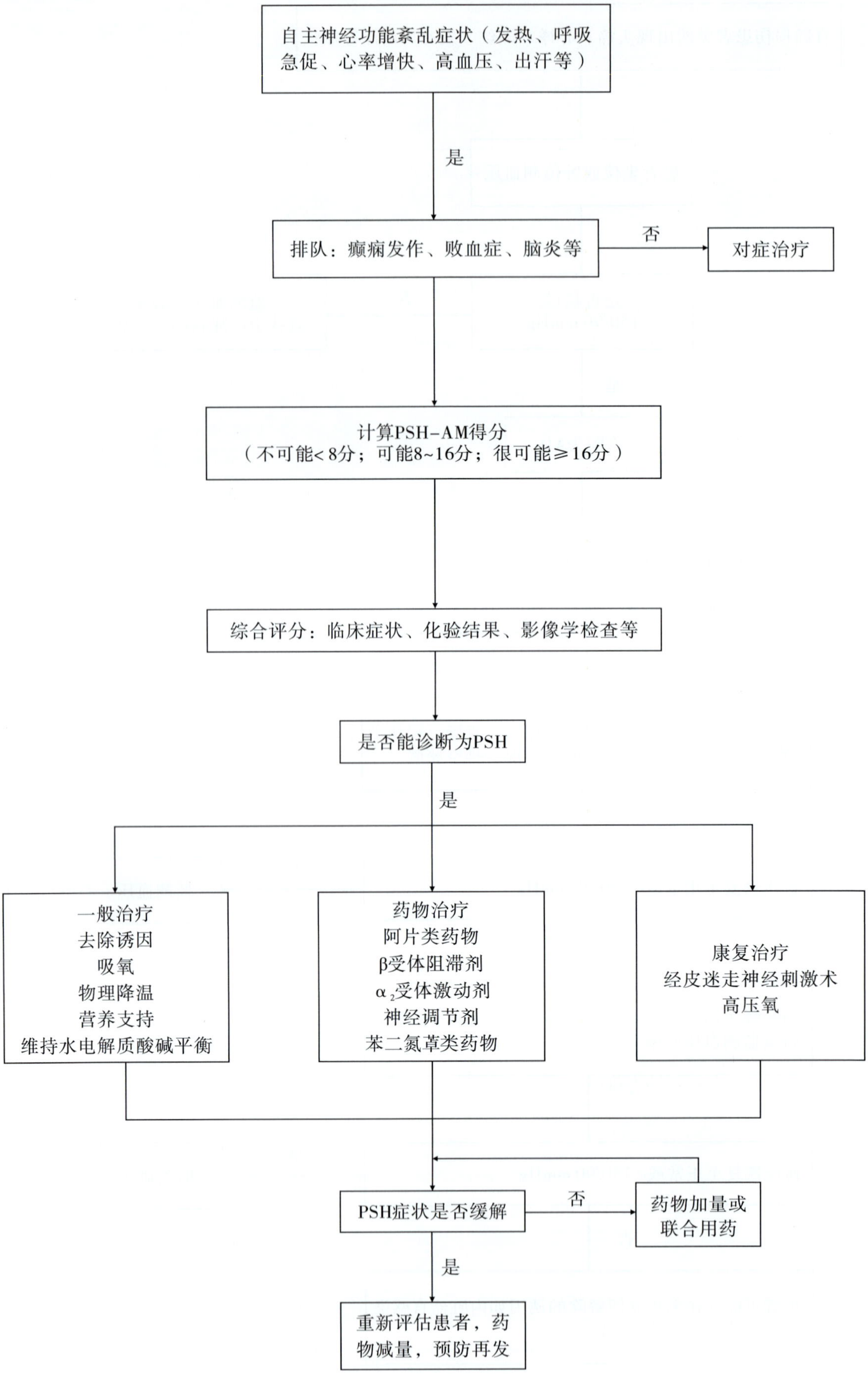

图 8-2-2　PSH 诊疗临床路径

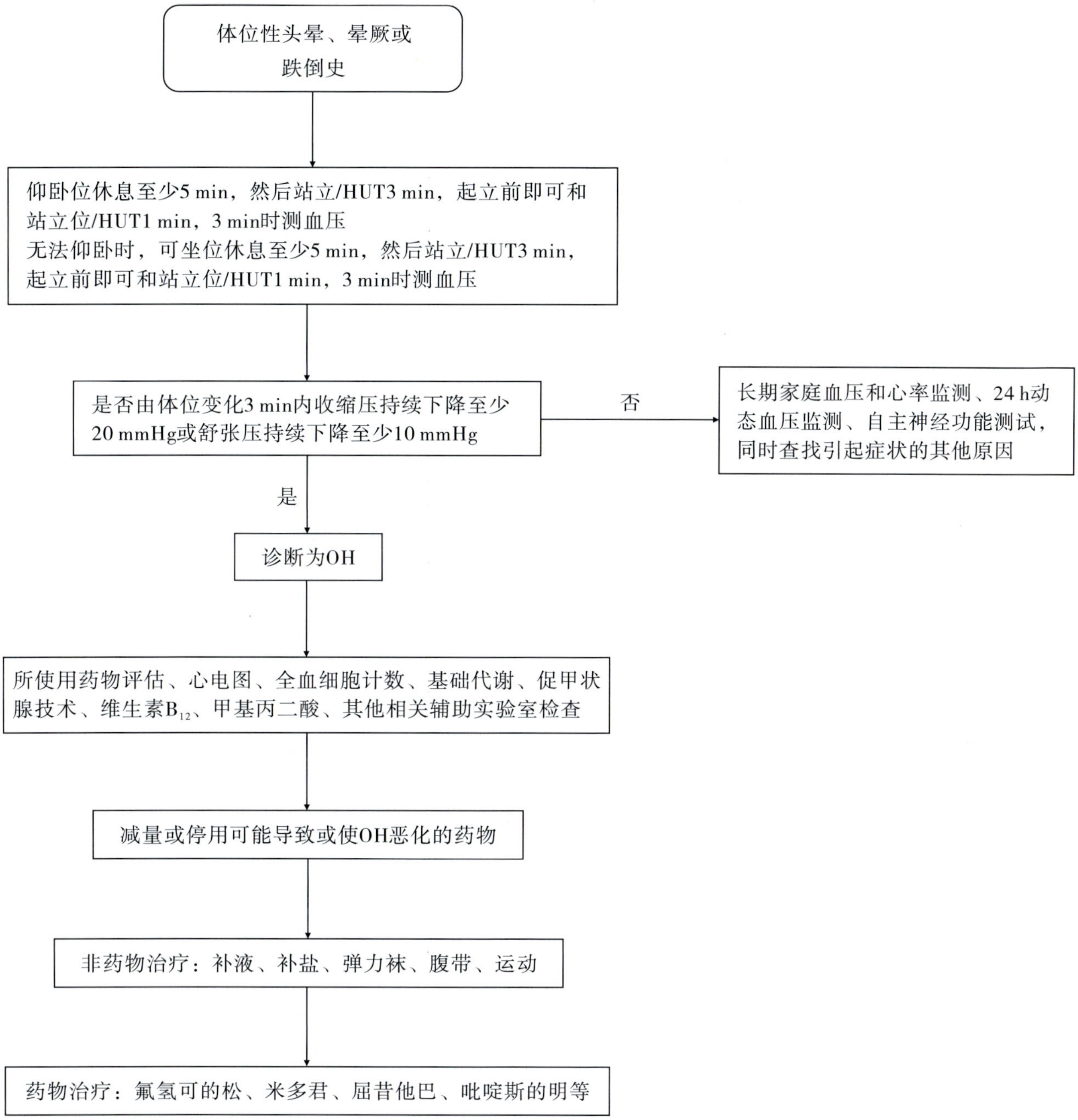

图 8-2-3　OH 临床诊疗路径

如有以上情况需进行相应的评估和管理。

3. 如患者有突发的发热、呼吸加快、出汗、心动过速、血压升高、肌张力障碍发作，需按上述 PSH-AM 量表计算 CSF 和 DLT 评分，两者得分相加之和，按标准以明确诊断。

4. 每次发作均需评估诱因，进行心电、心率和血压监测，评估发作的严重程度、持续时间、使用的药物及效果。

三、OH 康复评估

由于多种疾病以及衰老本身均可以导致 OH 发作，因此当患者有 OH 表现时，应进行以下全面的评估。

1. 症状评估：详细记录患者的症状，包括头晕、眩晕、晕厥、视力模糊、乏力、心慌等，以及这些症状在不同体位下的变化情况。

2. 病史回顾：评估患者是否有近期发生的

可能导致容量丢失的病史（如呕吐、腹泻、液体限制、发热等），以及是否有自主神经功能障碍、糖尿病、帕金森病、多系统萎缩、充血性心力衰竭、脊髓损伤等可能导致或加重 OH 的疾病。

3. 药物使用情况：评估患者正在使用的药物，特别是那些可能影响血压和心率的药物，如利尿剂、降压药、某些抗抑郁药等。

4. 血压和心率监测：在不同体位下（卧位、坐位、立位）测量血压和心率，观察其变化。

5. 神经系统评估：评估患者的神经系统功能，包括感觉、运动、反射、平衡以及步行能力。

6. 心肺功能评估：检查心肺功能，尤其是对于有心肺疾病史的患者，可选择性进行心电图、超声心动图、心肺运动试验等评定。

7. ADL 评估：评估患者在日常生活中的功能能力，包括进食、穿衣、个人卫生、转移、行走等。

8. 实验室检查：当怀疑贫血、脱水、心脏疾病或 OH 病因不清时，应考虑进行血常规、电解质、肾功能、血糖、激素水平、24 h 尿钠排泄等实验室检查。

9. 心理状态评估：评估患者的心理状况，包括焦虑、抑郁症状，以及对疾病的认知和应对方式。

10. 社会支持系统评估：了解患者的家庭和社会支持系统，包括家庭成员、朋友和社区资源。

11. 跌倒风险评估：评估患者跌倒的风险，并制定预防措施。

12. 自主神经功能评估：包括由 Valsalva 动作、倾斜试验或其他标准刺激诱发的逐搏血压（beat-to-beat blood pressure）及心率变化，以及催汗试验、心率变异性（heart rate variability，HRV）、交感皮肤反应（sympathetic skin response，SSR）等无创性自主神经功能检测。

13. 营养和水分摄入评估：确保患者有适当的营养和水分摄入，以维持血容量和血压稳定。

14. 基于收缩压下降程度、站立持续时间以及影响日常生活活动症状的数量和严重程度，可对神经源性 OH 进行分级。1 级：症状偶发 / 站立时间无限制和轻度 OH（仰卧位检查时收缩压下降 20~30 mmHg）；2 级：站立时间 ≥ 5 min（但非无限制）和收缩压下降 > 30 mmHg 或中度影响 ADL；3 级：站立时间 < 5 min 和收缩压 > 30 mmHg 或严重影响 ADL；4 级：站立时间 < 1 min 和收缩压下降 > 30 mmHg 或无行为能力。

第四节　底线康复技术

一、AD 底线康复技术

（一）膀胱管理

避免出现膀胱过度扩张、感染和其他刺激是最基本的预防措施。

1. 如患者为间歇导尿，需增加导尿次数，每日 5~6 次以避免出现膀胱过度扩张。同时需要进行膀胱残余尿量监测来调整导尿次数或排尿方式。

2. 如患者为留置尿管，需定期评估尿管位置、管道扭曲、管道夹闭、管道堵塞等情况。

3. 需定期评估患者的尿液情况以及时发现尿道感染。

4. 如患者存在逼尿肌过度活动，需使用药物治疗如米拉贝隆、托特罗定、索利那新等。可通过患者的症状如尿频、每次尿量、排尿次数等临床表现以及简易膀胱容量测定、尿流动力学检查评估患者是否存在逼尿肌过度活动情况。

（二）直肠管理

需避免患者出现排便困难，肠道扩张及便秘等情况。如患者有相应的表现，需积极通过饮食调整如增加膳食纤维摄入、增加水分摄入、口服促胃肠动力药物如莫沙必利或通便药物如乳果糖等，以及使用开塞露灌肠等帮助患者顺利排便。

（三）AD 发作处理

1. 首先患者坐直，双腿下垂，并去除任何紧身衣物或束缚装置。监测血压。

2. 检查膀胱情况，如有留置尿管，需检查管道通畅性，开放通道排空膀胱。如管道堵塞，可用温度适宜的生理盐水少量多次冲洗。如管道仍不通畅，或患者为间歇导尿患者，需更换或重新置入导尿管。置入前需使用麻醉凝胶以避免进一步刺激尿道。全程需避免按压和敲击膀胱以避免加剧 AD。

3. 如不存在膀胱情况需检查直肠。由于直肠指检会加剧 AD，因此如患者收缩压 > 150 mmHg 或高于基线 > 40 mmHg，需首先使用降压药控制，再检查直肠情况，并且在检查时需使用麻醉凝胶以避免进一步的刺激。

4. 使用降压药物。如去除诱因后血压仍未恢复，需紧急使用降压药物治疗，通常可采用以下药物治疗。①硝苯地平：10 mg 咬碎吞服（勿舌下含服），起效时间为 10~20 min，在 1 h 内达到高峰，可每 20~30 min 重复 1 次。作用持续 4 h。最大剂量为 40 mg/24 h。②舌下含服卡托普利：剂量 25 mg，起效时间为 20~30 min。如有需要，1 h 后可重复。1 h 内达到高峰活性。作用持续 4 h。最大剂量为 50 mg。③硝酸甘油贴剂：贴于损伤平面以上的清洁皮肤上，起效时间为 3~5 min。作用持续 8 h。④如以上药物无效，可静脉使用硝酸甘油或硝普钠等降压药。需注意降压药副作用及后续的低血压情况。持续监测血压至少 2 h。

5. 如经去除诱因及以上治疗无效，尤其是患者可能存在无法立即解除的诱因如内脏器官感染、怀孕等情况，需转入 ICU。

二、PSH 底线康复技术

PSH 治疗应去除发作的诱因、减轻过度的交感神经兴奋、支持性治疗以避免 PSH 损伤其他器官和系统。

1. 去除发作的诱因：大多数 PSH 症状是由外部刺激所诱发，如疼痛、尿潴留或运动，但这些症状缺乏特异性。治疗的第一步是去除诱因，包括减少不必要的刺激等。

2. 一般治疗：包括吸氧、物理降温、营养支持、维持水电解质酸碱平衡等，可促进患者恢复，减少相关并发症。

3. 药物治疗包括阿片类药物、β 受体阻滞剂、α_2 受体激动剂、神经调节剂和苯二氮䓬类药物等（表 8-4-2）。

（1）阿片类药物：特别是吗啡，可能是最常用的治疗用药。吗啡可刺激迷走神经髓核，增加胆碱能作用，释放组胺，引起周围血管舒张。其他阿片类药物如芬太尼贴片，有文献报道也是有效的。一般而言，阿片类药物治疗的持续时间取决于 PSH 症状的持续时间和严重程度，应尽量避免阿片类药物长期使用。

（2）β 受体阻滞剂：PSH 发作期间代谢率明显升高，β 受体阻滞剂可降低代谢率。普萘洛尔是最常用的 β 受体阻滞药，有亲油性的优势，更容易透过血脑屏障在中枢神经系统发挥作用。有文献报道，与其他 β 受体阻滞剂相比，普萘洛尔疗效较好，可明显降低死亡率。选择性 β 受体阻滞剂，如美托洛尔效果低于非选择性 β 受体阻滞剂。

（3）α_2 受体激动剂：可乐定可刺激脑内 α_2 肾上腺素受体，导致交感神经从中枢神经系统的传出减少，从而降低外周阻力、心率

表 8-4-2　用于治疗和预防 PSH 的药物

	预防或治疗剂量和途径	作用部位	针对的临床特征	证据效能	注意事项
阿片类					
吗啡	治疗：1~10 mg 静脉注射	大脑和脊髓中的阿片受体	大多数特征，特别是高血压、异位神经痛和心动过速	一致	呼吸抑制，耐受性，需要增加剂量
芬太尼	预防：12~100 μg/h 贴片	大脑和脊髓中的阿片受体	大多数特征，特别是高血压、异位神经痛和心动过速	一致	呼吸抑制，耐受性，需要增加剂量
静脉麻醉药					
丙泊酚	预防：静脉输注 最大剂量 < 4 mg/（kg·h） 治疗：10~20 mg 静脉注射	脑内 $GABA_A$ 受体	大多数特征	一致	仅当机械通气时，且处于急性期
β 受体阻滞剂					
普萘洛尔	预防：口服，20~60 mg/4~6 h 非选择性 β 受体（中枢、心脏、外周） 心动过速、高血压、出汗；可能对肌张力障碍有帮助 一致				心动过缓，低血压，睡眠障碍，隐匿性低血糖，特别是口服降糖药时
拉贝洛尔	预防：口服，100~200 mg/12 h	β 和 α 受体	心动过速、高血压、出汗；可能对肌张力障碍有帮助	有限	心动过缓，低血压，睡眠障碍，隐匿性低血糖，特别是口服降糖药时
美托洛尔	预防：口服，25 mg/8 h	选择性心脏 β 受体	对任何特性作用有限或没有作用	无效	心动过缓，低血压，睡眠障碍，隐匿性低血糖，特别是口服降糖药时
$α_2$ 受体激动剂					
可乐定	预防：100 μg/8~12 h，口服；静脉滴注最多 1200 μg/d	脑和脊髓的 $α_2$ 受体	高血压和心动过速	中等	低血压，心动过缓，镇静；静脉输注不是长久之计
右美托咪啶	预防和治疗：0.2~0.7 μg/（kg·h）	脑和脊髓的 $α_2$ 受体	高血压和心动过速	中等	低血压，心动过缓，镇静；静脉输注不是长久之计
神经调节剂					
溴隐亭	预防：1.25 mg/12 h，口服；静脉输注最多 40 mg/d	多巴胺 D_2 受体	温度和出汗	中等	意识模糊、躁动、运动障碍、恶心、低血压
加巴喷丁	预防：100 mg/8 h，口服；静脉输注最多 4800 mg/d	大脑和脊髓的 $α_2δ$ 突触前电压门控钙离子通道	痉挛	一致	耐受性

续表

	预防或治疗剂量和途径	作用部位	针对的临床特征	证据效能	注意事项
巴氯芬	预防：5 mg/8 h，口服；静脉输注最多 80 mg/d 预防：鞘内注射	$GABA_B$ 受体	痉挛和肌张力障碍	口服：有限；鞘内：一致	镇静和戒断综合征
苯二氮䓬类					
地西泮	治疗：1~10 mg 静脉注射	大脑和脊髓 GABA 复合体上的中枢苯二氮䓬类受体	躁动、高血压、心动过速和姿势	中等	镇静；对于没有安全人工气道的患者，慎用静脉注射
劳拉西泮	治疗：1~4 mg 静脉注射	大脑和脊髓 GABA 复合体上的中枢苯二氮䓬类受体	躁动、高血压、心动过速和姿势	中等	镇静的；对于没有安全人工气道的患者，慎用静脉注射
咪达唑仑	治疗：1~2 mg 静脉注射	大脑和脊髓 GABA 复合体上的中枢苯二氮䓬类受体	躁动、高血压、心动过速和姿势	中等	镇静的；对于没有安全人工气道的患者，慎用静脉注射
氯硝西泮	预防：0.5~8 mg/d 分次口服	大脑和脊髓 GABA 复合体上的中枢苯二氮䓬类受体	躁动、高血压、心动过速和姿势	中等	镇静的；对于没有安全人工气道的患者，慎用静脉注射
细胞膜 Ca^{2+} 释放阻滞剂					
丹曲林	治疗：每 6~12 h 0.5~2 mg 静脉滴注；最大量不超过 10 mg/（kg · d）	横纹肌纤维细胞膜上的 Ryanodine 受体	姿势和肌肉痉挛	中等	肝毒性和呼吸抑制

注：这些数据是已发表的用于治疗 PSH 患者的药物记录，而不是治疗建议。所列的剂量范围为文献报道的全部范围。当许多或大多数出版物评论有效时，证据效能被描述为一致；当文献中对效果模棱两可时，证据效能被描述为中等；当数据缺乏和不确定，但显示出一些效果时，证据效能被描述为有限；当文献显示没有效果时，证据效能被描述为无效。这些判断是主观的，正式的 meta 分析是无法实现的，因为数据是多样化的且记录很少

以及血压，但对于控制体温方面效果较差。可乐定可能会导致发作间歇期的低血压和心动过缓。在疾病的后期，可乐定也可能较好地控制交感神经症状。右美托咪定是一种新型选择性 α_2 受体激动剂，具有镇静、镇痛、抗焦虑的作用，对呼吸的抑制作用不明显。右美托咪定被报道在 ICU 患者中也能有效地控制 PSH 症状。

（4）D_2 受体激动剂：如溴隐亭，对降低 PSH 患者的体温和减少出汗有不同程度的效果。

（5）γ 氨基丁酸受体激动剂（gamma aminobutyric acid，GABA）：如巴氯芬可抑制脊髓中间神经元，被用来治疗难治性 PSH。连续鞘内注射巴氯芬也可缓解 PSH 症状。加巴喷丁是 GABA 衍生物，对神经痛、痉挛及震颤有较好的疗效。对美托洛尔或溴隐亭没有反应的患者，使用加巴喷丁可能有效。

（6）苯二氮䓬类药物：对缓解 PSH 发作时心动过速和血压升高具有明显的作用。PSH

急性发作期首选短效苯二氮䓬类药物如咪达唑仑，急性发作控制后可过渡到长效二氮䓬类药物氯硝西泮和地西泮等。苯二氮䓬类药物的主要副作用为戒断症状，突然停药会引起癫痫发作和 PSH 症状反复或加重，建议逐渐减量避免引起并发症。

（7）丹曲林：可抑制肌浆网钙离子释放，减弱骨骼肌收缩，降低肌张力和改善痉挛状态，对缓解 PSH 的痉挛强直状态有一定的效果。

三、OH 底线康复技术

OH 的底线康复治疗技术主要包括非药物治疗和药物治疗，目的在于减轻症状、减少靶器官损伤、防止跌倒等并发症，以及提升患者的整体功能状态和生活质量。神经源性 OH 的一线治疗为非药物治疗，对于非药物治疗无效或有严重 OH 症状的患者需要增加药物治疗。以下是详细的底线康复治疗技术。

（一）避免诱因

教育患者识别和避免可能引起症状的活动或环境因素，如避免 Valsalva 样动作、长时间站立、热水浴、饮酒等。

（二）水和盐的摄入调整

增加水的摄入量（除非有禁忌证），以及适当增加饮食中的盐分，以提高血容量和血压。通常水的摄入量目标可设为醒来后 500 mL，每日摄入 1500~3000 mL；钠的目标剂量为 6~10 g/d。

（三）压力服装

使用弹性袜或腹带等压力服装，帮助提高静脉回流，减少下肢和腹部内脏循环的血液聚积。

（四）体位改变训练

教导患者如何缓慢且安全地从卧位或坐位转换到站立位，以减少症状发作，以及指导患者在活动性站立时绷紧腿部、收缩腹部和臀部肌肉和双腿交叉站立等以减轻症状。

（五）体位性训练

进行头高脚低的睡姿调整，通过提高床头 30°~45° 可降低血压并减少肾脏灌注，从而减少 OH 患者中可能十分明显的夜尿；通过扩大细胞外液容量缓解晨起时的 OH 症状；同时可能因减轻仰卧位高血压（常见的 OH 限制治疗的并发症）而减少终末器官损伤。

（六）锻炼和康复训练

进行有针对性的物理治疗和锻炼，包括平衡训练、力量训练和有氧运动，以增强整体体质和循环系统的功能。

（七）药物治疗

1. 拟交感神经药物：若非药物治疗补充血管内容量后患者 OH 症状无改善，且血清去甲肾上腺素水平 < 220 pg/mL，可使用 α_1 肾上腺素能受体激动剂米多君（midodrine）或去甲肾上腺素前体屈昔多巴（droxidopa）等拟交感类药物收缩血管以提高静脉回流和血压，改善 OH 症状。需注意睡前 3~5 h 内不应使用该类药物，以避免仰卧位高血压。研究表明屈昔多巴能够改善神经源性 OH，对症状和站立位血压均有影响（大约能增加 10 mmHg）。然而，长期疗效尚待考证。屈昔多巴剂量一般为每日 3 次，每次 100 mg（醒来时、一天中间、晚上睡前至少 3 h）。应该逐渐加量直至症状缓解，最大剂量可加至每次 600 mg，每日 3 次。典型副作用包括头痛、眩晕、恶心和高血压（发生率为 5%~10%）。米多君对轻到中度 OH 有效。该药物可改善直立不耐受，且没有用明显副反应。服药后 1 h 即可升高收缩压 10~15 mmHg。米多君起始剂量每次 5 mg，每日 3 次。逐渐加量至每次 10 mg，每日 3 次。米多君常见不良反应为仰卧位高血压（因此应避免在睡前 5 h 内服用）、竖毛反应、头皮感觉异常、尿潴留和头痛。急性肾衰竭、严重器质性心脏病、嗜铬细胞瘤、甲状腺功能亢进、已有明显

的仰卧位高血压以及尿潴留的患者应避免使用米多君。

2. 可逆性胆碱酯酶抑制剂：如溴吡斯的明具有血脑屏障的低渗透性，通过自主神经节突触后膜上的烟碱乙酰胆碱受体增加自主神经节的信号传递。因此，溴吡斯的明适用于交感神经功能尚存、病变程度较轻的患者。溴吡斯的明可在不增加仰卧位血压的情况下，显著减少了直立位舒张压的下降，改善直立性相关症状。溴吡斯的明通常作为辅助药物，剂量是 30~60 mg，每日 1~3 次。溴吡斯的明可引起多种不良反应，包括腹泻、恶心、呕吐、唾液分泌、尿急、流泪、出汗、肌肉痉挛、心动过缓、支气管分泌物增加或支气管痉挛。对于心动过缓、心律失常、青光眼患者、肾功能损害或呼吸道疾病，如哮喘或慢性阻塞性肺病，应谨慎使用。

3. α_2肾上腺素能受体拮抗剂：如育亨宾，可通过激活中枢交感神经应答，促进去甲肾上腺素释放来发挥作用。研究显示 5.4 mg 育亨宾可增加坐位及站立位血压水平，坐位血压升高更明显，并可改善头晕症状。增加其升压效果，可以与去甲肾上腺素转运体抑制剂同时使用。去甲肾上腺素转运体抑制剂托莫西汀（atomoxetine），通过增强交感神经血管接点的外周血管收缩来改善 OH 症状。通常血浆去甲肾上腺素水平越高，其升压作用和预期症状改善可能越明显。二者联用或可协同增加坐位血压，改善体位性症状。

4. 外周性多巴胺 D_2 受体拮抗剂：如多潘立酮，可用于治疗多巴胺受体激动剂治疗引起的急性直立性低血压。口服剂量为 10 mg，每日 3 次，有研究发现其治疗效果优于氟氢可的松。但其作用机制尚不是完全清楚。因其会增加 QT 间期延长综合征的发生风险，禁用于心脏病患者。

5. 盐皮质激素：采用非药物治疗（如增加水、盐摄入）补充血容量后 OH 症状得到轻度或暂时性改善的患者，使用氟氢可的松（fludrocortisone）可能增加血容量缓解 OH 症状，但可导致持续性仰卧位高血压、低钾血症、水肿、心力衰竭等其他不良反应。常规剂量为 0.05~0.20 mg/d。氟氢可的松引起的血容量增加具有剂量依赖性的特点，因此在治疗神经源性 OH（neurogenic OH，NOH）时，不建议超过每日 0.2 mg。氟氢可的松的生物半衰期为 18~36 h，而其血浆消除半衰期约为 4 h。治疗 NOH 的起效时间为 3~7 d。因此建议 1 周调整 1 次剂量。氟氢可的松治疗期间发生低钾时可口服补钾来纠正。但是对于不能耐受血容量增加的患者，如充血性心力衰竭、肾衰竭的患者则不建议使用。应个体化权衡氟氢可的松对 OH 症状的改善与其长期不良反应，一般不建议长期使用。

（八）电解质平衡

监测和调整电解质水平，尤其是钠和钾，以维持心脏和血管功能的稳定。

（九）个性化药物治疗

根据患者的具体情况和合并症，调整药物种类和剂量，停用或减量可能引起 OH 的药物，如 β－肾上腺素能受体拮抗剂、α－肾上腺素能受体激动剂和三环类抗抑郁药等。

（十）症状监测

定期监测患者的血压、心率和症状变化，以调整治疗方案。

（十一）心理支持

提供心理咨询和支持，帮助患者应对与 OH 相关的焦虑和抑郁。

（十二）患者教育

提供有关 OH 的教育，包括病理机制、生活方式调整、自我管理策略等。

（十三）跨专业团队合作

通过跨专业团队合作，包括医生、物理治疗师、护士和营养师，为患者提供全面的康复治疗。

第五节　特色康复治疗技术

一、AD 特色康复技术

（一）膀胱肉毒素注射

1. 适应证：药物控制逼尿肌过度活动效果欠佳者且膀胱壁尚未纤维化者。

2. 禁忌证：同时合并肌萎缩侧索硬化症或重症肌无力的患者、妊娠及哺乳期妇女、婴幼儿和 12 岁以下儿童、过敏性体质者以及对本品过敏者。

3. 操作步骤：推荐应用剂量为 BTX-A 或 BOTOX 50~100U。使用时将 50~100U 的 BTX-A 或 BOTOX 溶于 5~10 mL 注射用水中，在膀胱镜下通过特制的注射针分 10~20 个点将其均匀注射于膀胱顶部、体部、两侧壁的逼尿肌内。注射时避开膀胱壁大血管和输尿管口周围，可在三角区注射。

4. 疗效：大多数患者接受注射 1~2 周后显效，疗效平均维持 6~9 个月，随着时间推移治疗效果逐渐下降。文献报道该操作可减少 AD 发作。

（二）加巴喷丁预防性应用

有研究表明预防性使用加巴喷丁可减少 AD 发作。

（三）经皮脊髓电刺激

一项动物实验表明非侵入性的经皮脊髓电刺激可减少 AD 发作，但目前尚未有临床应用。

二、PSH 特色康复治疗技术

（一）经皮迷走神经刺激术

经皮迷走神经刺激术（transcutaneous vagus nerve stimulation，tVNS）可通过影响孤束核及中枢神经系统神经元电活动，抑制交感兴奋。tVNS 除能调节自主神经功能活动外，还可通过激活外周神经调节脑网络功能活动。目前该技术已在欧洲被批准作为一种非药物干预手段用于癫痫和抑郁症的治疗。有研究报道，tVNS 在改善认知功能、缓解疼痛及治疗术后肠梗阻等方面也有一定疗效。tVNS 有望成为治疗 PSH 的方式之一，但目前尚无相关临床研究，仍须大样本研究支持。

（二）高压氧治疗

高压氧可增加受损脑组织的氧供。有研究表明高压氧对 PSH 的治疗有效，但其效果是有限的，其疗效仍需临床研究进一步证实。

三、OH 特色康复治疗技术

OH 特色康复治疗技术集中于个性化和创新的方法，旨在提高患者的生活质量和自我管理能力。这些治疗技术往往针对特定患者的需要进行定制，可以包括下列几个方面。

（一）中医治疗

直立性低血压在中医中被视为“气虚”或“阳虚”的表现，通过使用具有补气、补阳作用的中草药可能有助于改善症状。针灸可能通过刺激特定穴位来调节自主神经系统，改善血液循环。太极和功法活动通过缓慢、温和的运动方式也有助于改善血液循环和调节自主神经系统。

（二）生物反馈疗法

使用生物反馈设备帮助患者认识和控制身体功能，如心率和血压。

（三）神经肌肉电刺激

使用电刺激设备刺激特定肌肉群，以提高肌力和增加血液循环。

（四）水疗

在水中进行运动和放松练习，利用水的浮力和阻力，帮助提高肌力和增加血液循环。同时，也可在水下进行特定的平衡和协调训练，以减少受伤风险。水的流体静压还可抵消重力引起的血压下降，改善直立耐受性。但患者出泳池时需十分小心，因为流体静压的突然降低会引发静脉淤积而加重 OH 症状。

（五）定制营养计划

根据患者的个人需求和医学状况，提供个性化的营养建议和饮食计划。例如使用补充剂如维生素和矿物质来改善整体健康状况。

（六）压力管理

提供压力管理技巧和策略，如冥想、瑜伽和深呼吸练习。

（七）睡眠质量改善

提供改善睡眠质量的建议，如睡眠卫生教育和环境调整。

第六节　康复治疗技术进展

AD 发作时如不能早期识别并做相应的处理，将会危及脊髓损伤患者的生命。为尽早识别 AD，有研究者开发了一种非侵入性、多模态的可穿戴诊断工具，采用心电图和新型皮肤神经活动传感器结合神经网络检测脊髓损伤大鼠交感神经和迷走神经系统的顺序变化。使用临床建立的反映交感神经和迷走神经活动的 5 种生理特征被用来表征 AD 的特征。在诱导大鼠发作 AD 后，先是交感神经活动的增加，随后是迷走神经活动的滞后增加。这种独有的特征反应被用来训练神经网络来检测 AD 的发作，准确率为 93.4%。该模型在区分损伤水平以上和以下不同交感压力源引起的交感神经过度活跃反应方面也有 79% 的准确性。将该可穿戴系统作为非侵入性工具用于识别 AD，可使脊髓损伤患者的 AD 管理得到改善。

治疗 PSH 时，首先应减少或避免诱发 PSH 的刺激因素。然后，针对患者的临床特点，个体化选择单一或联合应用药物控制症状。PSH 急性发作期需持续静脉给药以迅速缓解症状和减轻患者痛苦，常选择 α_2 受体激动剂右美托咪定、阿片受体激动剂吗啡等。普萘洛尔、右美托咪定、咪达唑仑对控制血压增高、呼吸急促和心动过速的效果较好，巴氯芬、加巴喷丁和溴隐亭对缓解肌痉挛和强直状态的作用较明显。未来，应加强 PSH 发病机制的研究，明确治疗的靶向性。同时，应积极开展多中心前瞻性随机对照临床试验，以提供更多的循证医学证据。

第七节　典型病例讨论

【病史】患者，男，41 岁。因“意识丧失 1 月余”入院。6 月 30 日患者突发左侧肢体活动不能伴进行性意识障碍，拨打 120 送往医院，入院时已昏迷。急查头颅 CT 示右侧基底节区大量脑出血伴破入脑室，急诊测血压收缩压 200 mg，予止血、抑酸、降压等对症处置，并完善头颅 CTA 示“血管畸形变异并动脉瘤破裂出血可能性大”，急予右侧脑内血肿清除术 + 右侧去骨瓣减压术 + 右侧脑膜修补术 + 左侧侧脑室钻了孔引流术，手术顺利。术后继续予对症治疗，治疗过程中继发肺部感染，呼吸困难，遂行经皮气管切开术。术后病情稳定，于 7 月 21 日转至高压氧科继续治疗，予促醒、改善脑代谢、抗癫痫、营养神经、控制血压、化痰、康复治疗预防并发症、营养支持治疗等对症治疗。治疗期间间断发热，完善腰椎穿刺术排除颅内感染，考虑肺部感染加重，7 月 31 日完善床旁支气管镜检查肺泡灌洗，未见细菌，升级抗生素为亚胺培南，间断床旁高流量吸氧，加强气道管理后症状好转。患者住院期间出现血肌酐升高，考虑肾功能不全，给予金水宝及 α 酮酸片鼻饲治疗后肌酐水平下降。既往有高血压病史，服用苯磺酸氨氯地平降压。

【查体】体温 36.4 ℃，脉搏 77 /min，呼

吸 21 /min，血压 125/85 mmHg。

意识不清，有自主睁眼，GCS 评分 7T。右侧部分颅骨缺损，双侧瞳孔直径约为 3.0 mm，双侧瞳孔对光反射灵敏。双肺呼吸音粗，双肺可闻及湿性啰音。心律齐，未闻及病理性杂音。腹软，全腹无肌紧张，肠鸣音正常。肌力、感觉查体不能配合。肌张力（改良 Ashworth）：双侧 0 级。左侧巴氏征阳性。

【辅助检查】

1. 2023 年 8 月 5 日血常规：红细胞计数 4.22×10^{12}/L，血红蛋白 120g/L，血小板 288×10^{9}/L，白细胞 12.6×10^{9}/L，中性粒细胞 9.1×10^{9}/L，超敏 C 反应蛋白 1.31 mg/L。

2. 2023 年 8 月 5 日降钙素原：0.09 ng/mL

3. 2023 年 8 月 5 日动脉血气（未吸氧）：PaO_2 63.8 mmHg，$PaCO_2$ 33 mmHg，pH 7.32，HCO_3^- 16.9 mmol/L，Lac 1.0 mmol/L，Na^+ 137 mmol/L，K^+ 3.9 mmol/L，Ca^{2+} 1.10 mmol/L。

4. 2023 年 8 月 5 日生化：肌酐 96.1 μmol/L，尿素 12.69 mmol/L，肝功能正常。

【临床诊断】脑出血恢复期，意识丧失，偏瘫，吞咽困难；肺部感染，气管造口状态；高血压 3 级，极高危；慢性肾功能不全。

【诊疗经过】入院后予心电监护、吸氧、维持电解质平衡、营养支持等基础治疗。患者存在肺部感染，做好气道管理，予吸入用乙酰半胱氨酸溶液雾化，氨溴索化痰，痰热清清热解毒，完善支气管镜检查。患者外院抗生素治疗疗程不足，继续予美罗培南抗感染治疗。予呼吸训练改善排痰能力，体外膈肌起搏治疗改善膈肌功能。予左乙拉西坦片预防癫痫。予苯磺酸氨氯地平控制血压，酒石酸美托洛尔片控制心率。予金水宝片 + 复方 α – 酮酸片保护肾功能。予偏瘫肢体综合训练、手功能、电动起立床等康复治疗，增加外周感觉刺激，增加离床活动。

入院后第 5 天，8 月 10 日开始出现间断性心率快（120~140 /min），呼吸频率快（30~35 /min），血压升高（170~190/100~120 mmHg），有时伴大汗淋漓、四肢肌张力增高。常于翻身体位变化时出现，每天发作 2~3 次，每次持续 0.5~2 h。完善头颅 CT（图 8–7–1），排除新发脑血管意外。完善肾上腺 CT 未见明显异常。完善脑电图未见痫样放电。完善腰椎穿刺排除颅内感染。后停用酒石酸美托洛尔片，改为普萘洛尔片 20 mg，每日 3 次。两天后患者心率、血压稍改善，但肌张力情况变化不明显，加用加巴喷丁胶囊 0.2 g，每日 2 次。两天后加巴喷丁胶囊改为 0.3 g，每日 2 次，患者发作次数明显减少，每次持续时间小于 1 h，安排高压氧治疗。

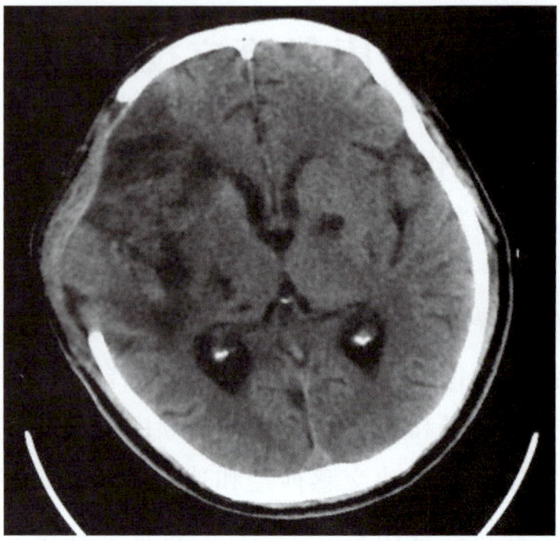

图 8–7–1　8 月 10 日头颅 CT

8 月 19 日凌晨患者再次突发血压升高（200/130 mmHg），心率 110 /min，呼吸 26 /min，无肌张力增高。予乌拉地尔降压，停用乌拉地尔后血压很快升高，故持续乌拉地尔静脉泵入。8 月 19 日完善头颅 CT（图 8–7–2）提示新增左侧基底节区少量出血。请神经内科及神经外科会诊，出血量较少，暂无手术治疗指征，予控制血压、脑保护等治疗。请心内科会诊，调整降压药为沙库巴曲缬沙坦钠片 200 mg 每日 1 次 + 盐酸贝尼地平片 8 mg 每日 1 次 + 复方盐酸阿米洛利片 1 片每日 2 次联合降压。8 月 20 日复查头颅 CT（图 8–7–3），与 19 日相比，左侧基底节区少量出血变化不大。血压波动在 130~150/85~95 mmHg，心率波动在 80~100 /min。

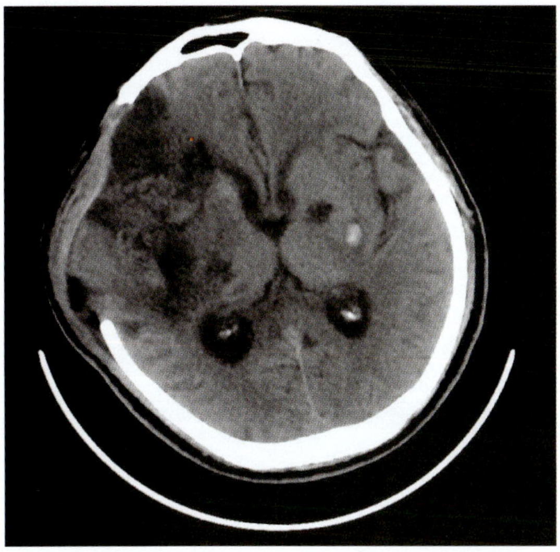

图 8–7–2　8 月 19 日头颅 CT

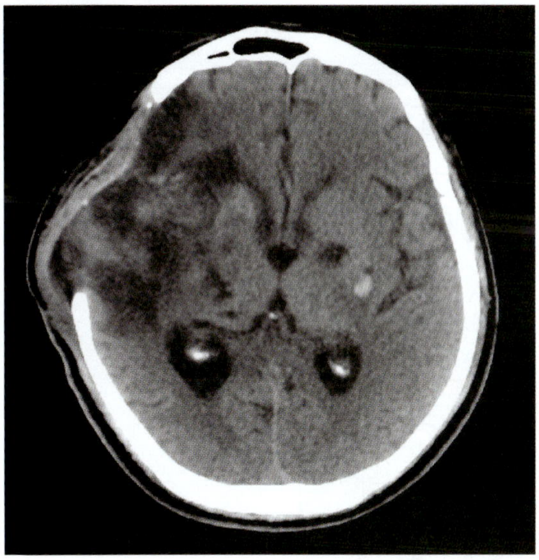

图 8–7–3　8 月 20 日头颅 CT

【思考问题】

1. 该患者是否存在 PSH？

患者间断性心率快、呼吸频率快、血压升高、大汗淋漓、四肢肌张力增高等交感神经兴奋症状，CFS+DLT 得分 21 分，很可能诊断 PSH。

2.PSH 需与哪些疾病鉴别？

（1）癫痫：由于 PSH 的发作性及症状体征特点，无论过去还是目前临床工作中，都曾误称为癫痫发作。PSH 发作时缺乏脑电图改变及抗癫痫药无效。

（2）中枢性发热：中枢性发热是指急性中枢系统疾病特别是脑外伤、颅内出血后出现的非感染性发热，据统计脑外伤后发热达 68%，甚至长达 2 周以上。中枢性发热的发病机制为颅脑损伤后机体免疫抑制使交感神经系统活动过度，或丘脑下部体温调节失调所致。对颅脑损伤后发热的患者需鉴别感染性(呼吸道、泌尿道、肠道、引流管、颅内感染及血源性感染)或中枢性发热；中枢性发热患者中需检出 PSH，以便进行针对性治疗，防止抗生素滥用。

（3）抗精神病药恶性综合征：因应用抗精神病药物引起的一组严重综合征（高热、意识障碍、木僵、缄默、肌肉僵直、自主神经失调、肌酸激酶升高），见于硫利达嗪、普鲁氯嗪、氟哌啶醇等药物；也见于应用多巴胺受体拮抗剂甲氧氯普胺或多巴胺及多巴胺激动剂（如左旋多巴、卡比多巴、金刚烷胺停药时）等。

【经验与反思】PSH 表现具有复杂性和多样性，早期识别才能尽早规范治疗。PSH–AM 工具已日益得到临床医生的认可，是迄今为止在 PSH 的早期识别、前瞻性检测和症状严重程度分层方面最理想的工具。治疗 PSH 时，首先应减少或避免诱发 PSH 的刺激因素；然后，针对患者临床特点，个体化选择单一或联合应用药物控制症状。PSH 急性发作期需持续静脉给药以迅速缓解症状和减轻患者痛苦，常选择 α_2 受体激动剂右美托咪定、阿片受体激动剂吗啡。普萘洛尔、右美托咪定、咪达唑仑对控制血压增高、呼吸急促和心动过速的症状效果较好，巴氯芬、加巴喷丁和溴隐亭对缓解肌痉挛和强直状态的作用较明显。未来，需要进行严格的调查和前瞻性研究，以提供更可靠的数据。

（梁　崎，刘立芝，胡瑞萍）

第九章

痰液潴留

第一节　概　述

痰液潴留是指痰液积聚在呼吸道内无法顺利排出，主要是由于呼吸道分泌物增多或咳嗽反射减弱导致的。是临床上常见的问题，如果得不到及时、有效的处理，可导致肺炎、缺氧、呼吸衰竭、脑和心脏局部缺血加重，甚至增加死亡的风险。其常见的危险因素包括气管插管、长时间镇静、肌肉无力、口腔分泌物吸入、咳嗽不适、手术后呼吸受限、吸烟引起的支气管炎和高龄等。

呼吸道分泌物的有效清除取决于两个关键因素——黏液纤毛运输系统的完整性（图9-1-1）和有效咳嗽的能力。正常情况下，气

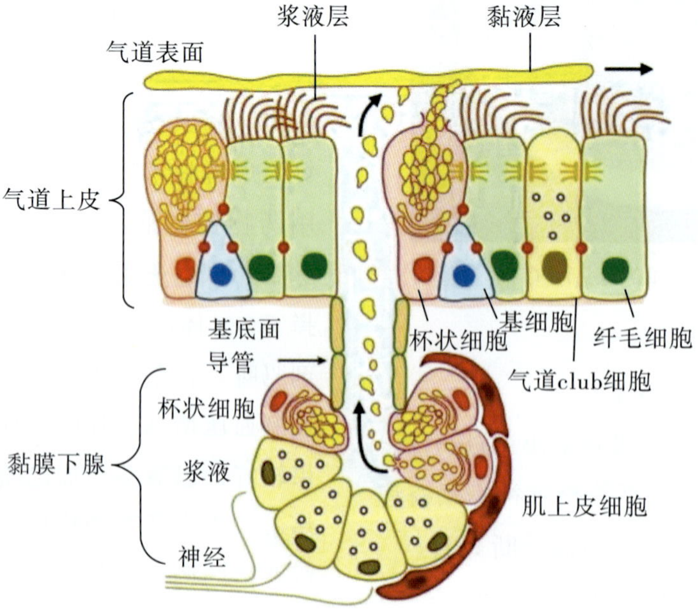

图 9-1-1　黏液纤毛运输系统构成

道表面有一层稀薄的黏液，由水（98%）、无机盐（0.9%）、蛋白（0.8%）及高分子聚合物（0.3%）等组成，主要由气道杯状细胞、黏膜下腺体和 Clara 细胞分泌。

气道黏液分为黏液层及溶胶层。溶胶层含较多水分，厚度和纤毛高度大致相仿，黏度较低，对维持纤毛有效摆动具有重大意义。黏液层（厚约 2 μm）水分较少，含有黏蛋白、溶菌酶和各种多肽，可以黏附入侵气道的异物颗粒和病原微生物，随着纤毛摆动在上皮细胞表面定向滑动，进而通过咳嗽排出。

当黏液纤毛摆动机制常因老化、吸烟、环境暴露和支气管扩张等环境、疾病因素受损；而咳嗽能力也会因为脑血管病变，镇静、镇痛和肌松剂应用或 ICU 获得性衰弱等因素下降或丧失，导致气道分泌物潴留。因此，可应用药物和非药物的方法帮助排出气道分泌物，减少痰液潴留的风险。

第二节 临床路径

痰液潴留的临床路径见图 9-2-1。

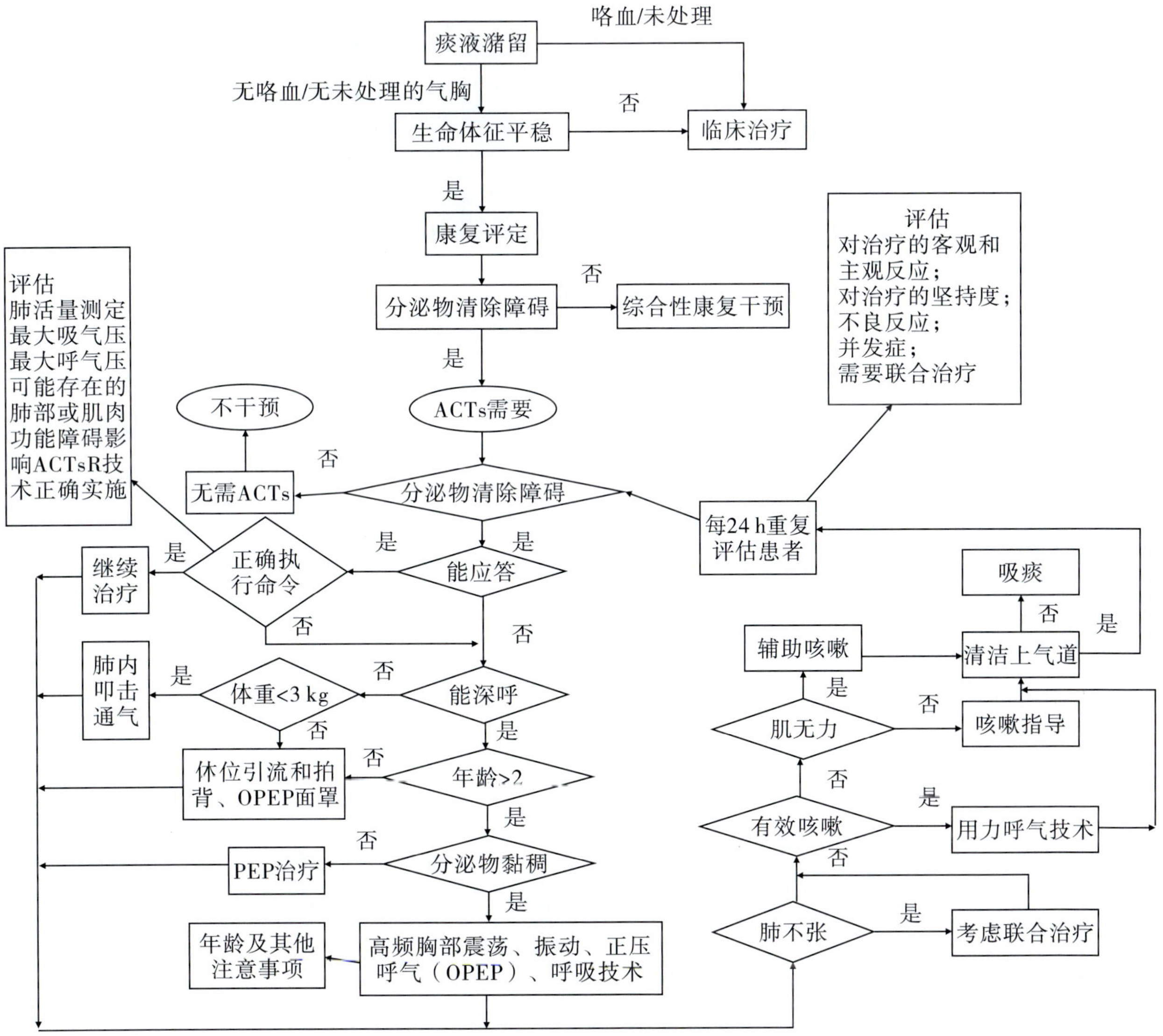

图 9-2-1 痰液潴留的临床路径

一、适应证

1. 大量分泌物（ > 30 mL/d）的患者有益。
2. 囊性纤维化。
3. 支气管扩张。
4. 呼吸肌无力。
5. 机械通气患者。
6. 胸部物理治疗对肺不张患者有益。

二、禁忌证

1. 可疑或存在活动性咯血未处理的气胸。
2. 未经引流的气胸。
3. 血流动力学不稳定。
4. 颅内压升高。
5. 近期颌面外科手术或创伤。
6. 鼓膜破裂。

三、选择气道廓清技术的因素

1. 气道稳定性（是否塌陷）。
2. 痰液潴留的肺段。
3. 痰的数量和性质。
4. 急性加重的频率。
5. 合并症如骨盆底无力、胃食管反流病等。
6. 患者的肺活量。
7. 患者的年龄。
8. 是否需要氧疗。
8. 患者的经济状况。
10. 患者的认知能力。
11. 是否坚持治疗。

第三节 康复评估

一、痰液的评估

1. 痰液量的评估：不同疾病痰液量有很大差异，国内常用评估轻度为 < 10 mL/d，中度为 10~150 mL/d，重度为 > 150 mL/d。

2. 黏稠度的评估：痰液黏稠度常规分为 3 度。1 度为痰液如米汤或泡沫样，吸痰管内壁上无痰液滞留；2 度为痰的外观较黏稠，吸痰后有少量痰液在内壁滞留，但容易被水冲净；3 度为痰的外观明显黏稠，吸痰管内壁上常滞留大量痰液且不易被水冲净（图 9-3-1）。

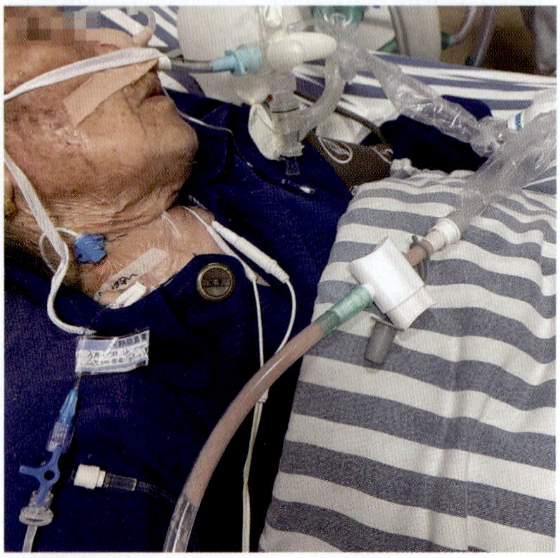

图 9-3-1 气管插管患者的血性 3 度浓痰

3. 痰液性质的分类：可分为黏液性、浆液性、脓性和血性等。黏液性痰多见于急性支气管炎、支气管哮喘及大叶性肺炎的初期，也可见于慢性支气管炎、肺结核等；浆液性痰见于肺水肿、肺泡细胞癌等；脓性痰常见于化脓性细菌性下呼吸道感染，如肺炎、支气管扩张、肺脓肿等；血性痰是由于呼吸道黏膜受侵害、损害毛细血管或血液渗透入肺泡所致。

除主观评估外，还可以通过痰液 pH（痰液 pH 影响着痰液黏稠度，pH 越低黏稠度越高）、α－酸性糖蛋白（黏稠痰液中 α－酸性糖蛋白含量多，稀薄痰液中 α－酸性糖蛋白含量少）、钙离子（Ca^{2+} 含量越高则痰液黏稠度越高，Ca^{2+} 含量越低则痰液黏稠度越低）。

二、咳嗽能力的评估

咳嗽是机体先天的神经反射，也是最重要

的呼吸系统保护性反射之一。咳嗽可清除气道内的黏液和异物，确保气道通畅。咳嗽能力的强弱与患者意识状态、吸气末肺容量以及呼气流速相关，若患者咳嗽能力差，潴留的痰液增加了通气阻力，影响患者的生活质量。因此，准确客观地评估肺癌患者的咳嗽力度显得尤为重要。未插管肺癌患者的咳嗽能力评估可使用半定量咳嗽强度评分法、咳嗽峰流速、最大呼气压以及其他力学指标。

1. 半定量咳嗽强度评分（semiquantitative cough strength score，SCSS）：方法为嘱患者尽可能地多次咳嗽，将咳嗽强度从弱到强分为0~5分。0分=没有咳嗽；1分=没有咳嗽，但可以听见口腔里的气流声；2分=弱的咳嗽，（勉强）可听到的咳嗽；3分=清楚可听到的咳嗽；4分=较强的咳嗽；5分=连续强咳。将0~2分的患者归为咳嗽力度弱，将3~5分的患者归为咳嗽力度强。

2. 咳嗽峰值流速（cough peak expiratory flow，CPEF）：测量方法为患者床头抬高30°~45°，有能力者可取坐位；指导患者做咳嗽动作，随后将峰流量测量仪连接到人工气道的末端，嘱患者进行深吸气后用力咳嗽，连续记录3次咳嗽峰流量，取最大值。

咳嗽峰值流量为270 L/min或MEP为60 cmH_2O被广泛接受为确定青少年或成年人何时应接受咳嗽辅助的临界值。在一些欧洲国家，也建议将180 L/min的咳嗽峰值流量作为有效咳嗽的阈值。对于神经系统疾病和机械通气的患者，辅助或非辅助咳嗽的情况下CPEF>160 L/min时才能预测成功拔管。

3. 白卡试验：在气管拔管之前，于气管内导管末端1~2 cm处放置1张白色卡片，要求患者进行3~4次咳嗽，然后观察白色卡片上是否有潮湿。如果卡上出现任何潮湿即为阳性，说明患者的咳嗽力度尚可。

4. 插管时气囊压力变化（图9-3-2）：将患者气管插管内的痰液抽吸干净，将患者床头抬高30°~45°，让患者做3次自主咳嗽，用气囊压力表对气囊进行取样后，取最好的一次咳嗽数据。在患者咳嗽之前，需要设置一个基础（基线）气囊压力。Pcuff被设置为每例患者，每次咳嗽得到一个Pcuff值，ΔPcuff为咳嗽测量值减去基线压力值。ΔPcuff=28 cmH_2O与CPF=60 L/min相关性好，低于60 L/min提示再插管的可能性大。

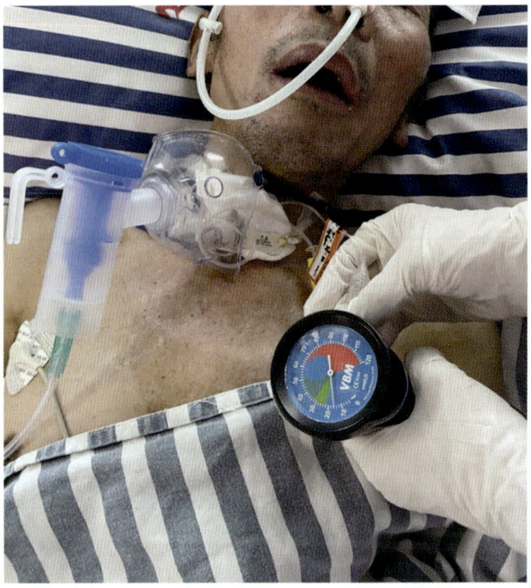

图 9-3-2　气囊压力的变化

5. 其他指标：也可通过腹壁肌电图、腹壁肌厚度、食管压力、胃内压、中心静脉压、膀胱压和直肠压等动态评价咳嗽能力。

第四节　底线康复治疗技术

一、改变痰液性质的雾化药物

改变痰液性质的雾化药物种类较多，详见表9-4-1。

1. 呼吸道痰液的祛痰剂：以高渗生理盐水为代表，通过提高气道表面的渗透促使黏液再水化。

表 9-4-1 祛痰药物及其可能的作用机制

药物分类	可能的机制
高渗盐水	促进黏液分泌及水化
糖皮质激素	抗炎，减少黏蛋白合成
羧甲司坦	抗炎抗氧化，调节黏液产生
N- 乙酰半胱氨酸	抗炎抗氧化，裂解糖蛋白多肽链中的二硫键
凝溶胶蛋白	切断蛋白纤维交联
氨溴索	刺激表面活性剂产生，抑制神经钠通道
支气管扩张剂	减少气道阻力，改善黏液清除效率

2. 调节黏液分泌的黏液调节剂：以羧甲司坦为代表，调节黏蛋白产生。

3. 降低黏液黏稠度的化痰剂：以 N- 乙酰半胱氨酸及羧甲司坦为代表，可裂解糖蛋白多肽链中的二硫键。

4. 黏液动力学促进剂：以支气管舒张剂及氨溴索为代表，减少气道阻力，抑制神经钠离子通道。

二、气道廓清技术

气道廓清技术（airway clearance therapy，ACT）是利用物理或机械手段来控制气流，帮助松动、聚集气管支气管内的痰液，并通过咳嗽进行清除。其中呼吸技巧、体位引流、手法和 / 或机械装置都可用于改变空气流动和 / 或产生咳嗽或咳嗽样效应（表 9-4-2）。

表 9-4-2 气道廓清技术

技术 / 设备	描述
呼吸技巧	
主动呼吸循环技术	通过呼吸控制、胸廓扩张以及用力呼气三段交替循环，以松动清除分泌物的呼吸技巧
自主引流	以低容积呼吸松动分泌物，正常潮气量呼吸聚集分泌物，大容积使呼气流量最大化将分泌物移动到可咳嗽清除的位置
手法技术	
体位引流	通过不同的体位利用重力将分泌物从外周气道移动到大的支气管以便于清除
叩拍、振动	通过杯状手或机械装置有节律地叩拍胸壁，促使支气管壁的分泌物松动。将双手放在要振动的胸壁上，在患者呼气时施加振动，促使分泌物向大气道移动
机械装置	
呼气正压	PEP 装置是一个管道和呼气阻力阀相连接，在呼气时产生 10~20 cmH_2O 的呼气压以便于打开支气管，或者通过增加功能残气量或侧支通气来增加分泌物潴留处的肺内压
振荡呼气正压	OPEP 治疗装置使用机械装置间歇阻断气流，同时使用呼气阻力阀使呼气期间的气流产生振荡，以降低痰液的黏性
高频胸壁振荡	由 2~25 Hz 的高频、低容量的脉冲气流注入背心，从而振荡胸壁以松动、聚集和移动气道分泌物
肺内叩击通气	将短而快的吸气气流脉冲注入肺内产生正压后依靠胸壁的弹性回缩进行呼气
机械辅助咳嗽技术	在吸气期间提供比潮气量更大容积的呼吸，之后产生一个负压，以模拟咳嗽清除分泌物，在 5 个正压吸气和负压呼气循环后，进行 20–30 s 的正常呼吸机辅助通气，以免过度通气

患者年龄、疾病严重程度、使用方便性、舒适性和成本影响气道廓清技术的选择、遵守规定的计划以及分泌物去除的效果(表9-4-3)。

(一)胸部物理治疗

胸部物理治疗(chest physiotherapy, CPT)是气道廓清技术中较为简单的一种方法，包括叩击、振动或体位引流治疗。根据美国呼吸护理协会指南，CPT不推荐用于治疗ICU成人患者或患有神经肌肉疾病、呼吸肌肉无力或咳嗽受限的肺炎患者；同时提到术后患者应尽早活动，以预防并发症和促进分泌物的排出，研究不支持对所有人常规使用CPT，CF患者除外。此外，叩击和振动会有一些不利的影响，例如有不适感或耗氧量增加。

1. 叩击方法(图9-4-1)：扣击时操作者手指并拢，掌心微屈成杯状，腕部放松，以手腕力量迅速而有规律地扣击胸部病变部位。从肺底到肺尖，由外向内。叩击频率约每分钟60次，每日2~3次，每侧肺叩击1~5 min，宜在餐后2 h或餐前30 min进行。扣击同时鼓励患

表9-4-3　影响气道廓清技术选择的因素

技术	年龄考虑	同时雾化治疗	其他考虑因素
体位引流、叩拍和振动	无年龄限制	特定的体位下可以	时间成本/人力资源，需要调整引流的位置
主动循环呼吸技术	3~4岁时可介绍概念，10岁以下的儿童需要接受辅导	可以	需要学习时间，取决于FEV的下降程度，在急性发作期难以配合
自主引流	大约从10岁开始	不可	需要学习时间，需要集中注意力
振荡呼气正压	无年龄限制	特定的设备	在治疗期间需监测压力
高频胸壁振荡	大于2~3岁	可以	可能会有不适感，对于留置胸腔引流的患者不适合
运动	无年龄限制	不可	支气管痉挛的风险，低血氧饱和度的风险

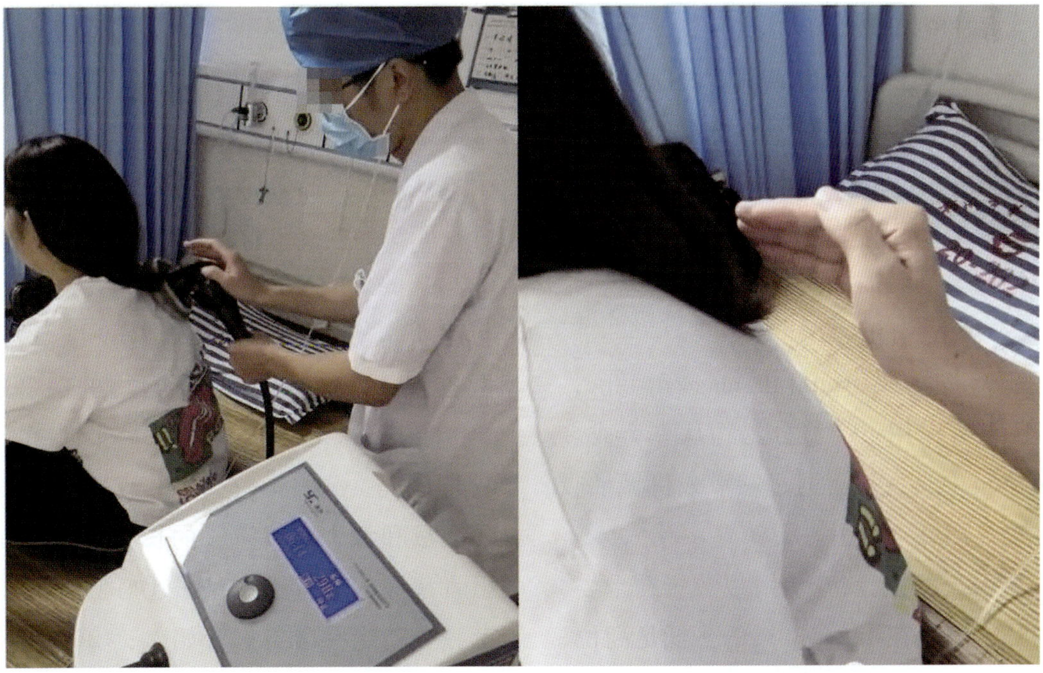

图9-4-1　叩拍与振动

者做深呼吸、咳嗽咳痰。

2. 振动方法（图 9-4-1）：操作者双手掌重叠，置于要引流的胸廓部位，嘱患者深呼吸，在呼气时手掌紧贴胸壁，施加一定压力，并作轻柔地上下抖动。震颤频率为每秒 3~5 次，每一部位重复 6~7 个呼吸周期，每次时间 15~20 min。

3. 从目前的循证证据来看，单独的叩击与振动很少与体位引流分开使用。因此，大部分的循证证据表明：①胸部物理疗法对大量分泌物（> 30mL/d）的患者有益；②胸部物理治疗对肺不张的患者有益；③没有证据表明胸部物理疗法对慢性支气管炎急性加重有用；④胸部物理疗法对痰液不多的患者无用或者说是有害的，例如诱发支气管痉挛、低氧血症、心输出量的增加以及婴幼儿的食管反流 / 肺组织不张等情况。

此外，需要关注叩击与振动频率的问题。临床实践中叩击与振动的目的是使胸壁振荡，这种振荡被传送到肺和气道，并产生分泌物的松动和移动。但执行操作的人通常无法达到所需的频率（15~25 Hz），或是超过所需的频率（临床上常用 30~40 Hz）以达到所需效果。

因此，对于大部分患者来说，短时间内相关低氧症状可以耐受；但对于危重症患者或低氧血症患者来说，使用叩击和振动必须特别小心。体位引流、叩击和振动应只在已证明有效的患者中使用，同时需要注意控制频率。

（二）体位引流

体位引流技术（postural drainage therapy，PDT）是在重力作用下，将分泌物从一个或多个肺段引流至中央气道后通过咳嗽或机械抽吸清除的方法（图 9-4-2）。

根据要引流的位置，患者可以放置在坐姿，简单，仰卧，侧躺在 15° ~30° 的头低足高位，目标肺段置于隆突上方，通常可保持 3~15 min（特殊情况可以更长时间）。

1. 疗效观察

（1）在理想湿化条件下，体位引流可增加咳痰量。如果使用 PDT 的痰液生成量小于每日 25 mL，则此方法不适用于这类患者；在没有体位引流的情况下咳嗽咳痰量有少量（每日 15~30 mL）或大量（每日 70~100 mL），且体位引流后不增加患者的痰量，则可不需要用体位引流治疗。

（2）在有效的治疗下，随着分泌物进入较大的气道，干啰音会增加；咳嗽清除后呼吸音会恢复。

（3）随着痰液的清除，患者气道阻力减小，影像学分析可观察到不张的肺组织复张，氧合指标有所改善。

（4）治疗期间和治疗后更容易清除分泌物，如果患者有疼痛、不适、呼吸急促、头晕和恶心的感觉，应中止治疗。

需要注意的是，头低足高位的体位引流方法对下肺叶痰液有一定的清除作用。但气道廓清障碍患者多合并有心肺系统疾病，因此要充分考虑到头低脚高对呼吸力学以及血流动力学的影响。对于特殊人群，如婴幼儿、老年自我气道保护能力差等患者，需要警惕发生胃食管反流引起的误吸。

（三）主动循环呼吸技术

主动循环呼吸技术（active cycle of breathing technique，ACBT）是一种有利于清除痰液与改善氧合的呼吸技术（图 9-4-3）。ACBT 由 3 个循环往复的通气阶段构成：呼吸控制（breathing control）、胸廓扩张训练（thoracic expansion exercises）和呼气（huffing）。循环数量和每个通气阶段的长度、数量和顺序随患者痰液的位置而调整。①呼吸控制（直到患者呼吸稳定并准备好开始）；②胸部扩张练习 3~5 次；③呼吸控制（直到患者恢复正常的呼

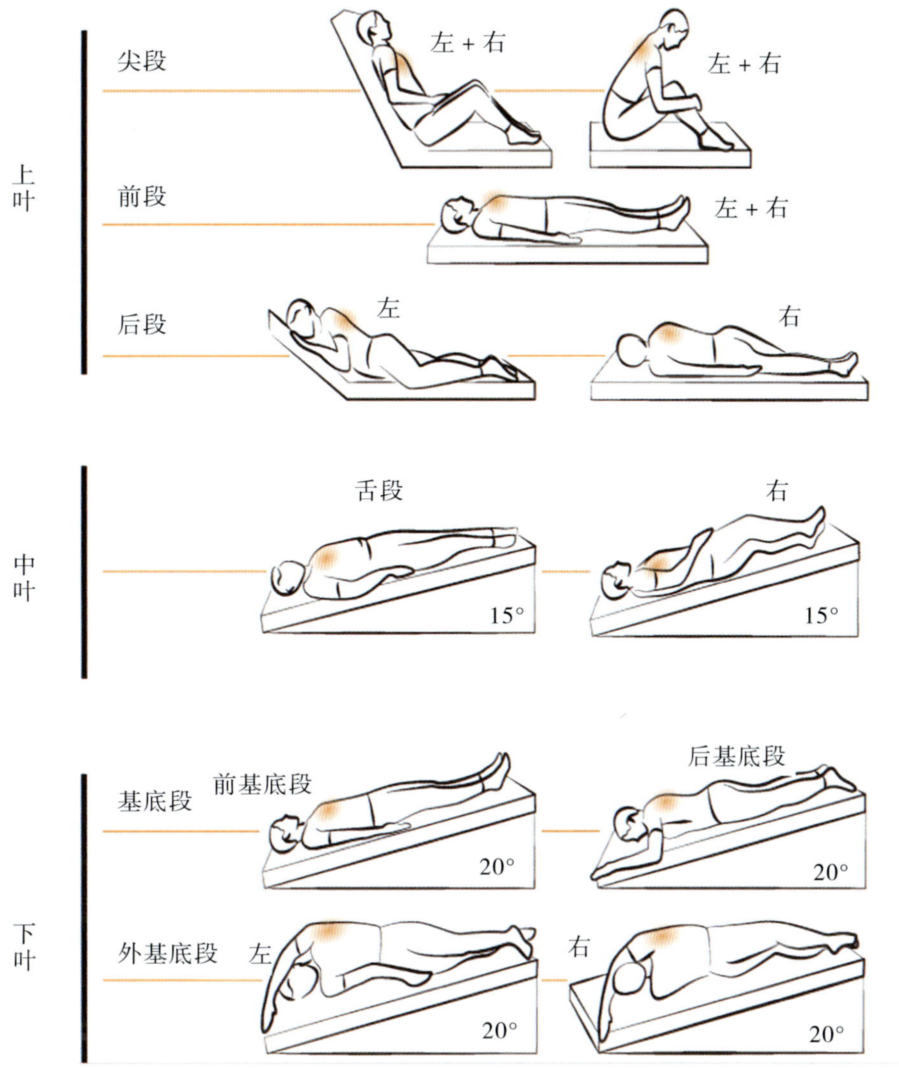

图 9-4-2　体位引流

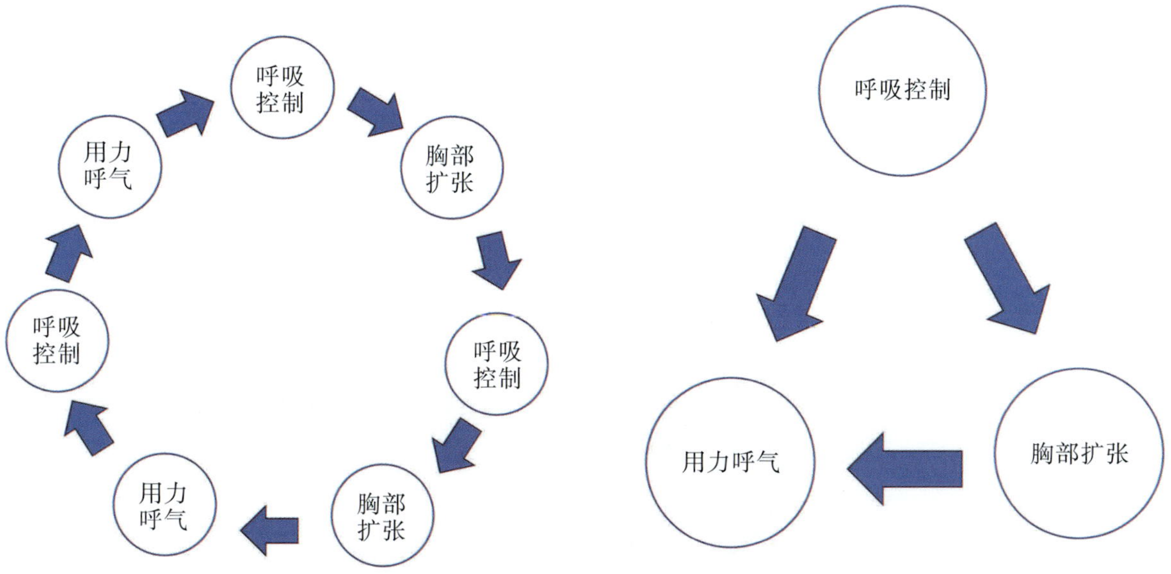

图 9-4-3　主动循环呼吸技术

吸频率）；④胸部扩张练习 3~5 次；⑤呼吸控制；⑥ huffs 在适当的吸气容积，取决于痰的位置；⑦呼吸控制。

1. 在呼吸控制阶段，指导患者在放松状态下以正常的潮气量进行呼吸，上胸部和肩颈部保持放松，下胸部和膈肌主动收缩。呼吸控制阶段的持续时间应与患者对放松的需求相适应，并为下一个阶段做准备，一般为 5~10 s。其生理学机制是以缓慢和放松的方式呼吸会减少呼吸做功，从而减少对氧气的需求。

2. 在胸部扩张阶段，专注于深呼吸的吸气训练。患者通过慢而深的呼吸（除雾化外尽量经鼻吸气），尽量减少辅助呼吸肌收缩。当实现最大量的吸气后，可以屏气 3 s，重复 3~5 次。为了促进最大吸气量，治疗师或者患者可以将手置于剑突下方，增加膈肌的感觉输入，从而增加肺通气。其生理学机制是一方面最大吸气有助于侧支通气，可以通过屏气进一步增强。细支气管和肺泡之间的气流阻力通常很高，潮气量呼吸时几乎没有流动。随着吸气量的增加阻力减小，空气流经这些通道进入被分泌物阻塞的肺泡中。另一方面，在胸扩张练习高肺容积时，肺泡的张力较潮气容积时大，有利于肺组织的再膨胀（图 9-4-4）。

3. 用力呼气阶段：Huff（结合呼吸控制的用力呼气技术），是一种使分泌物移动的动作。与咳嗽不同的是，需要在声门打开的情况下以轻度到中度的力量吸气和呼气，尽量延长呼气流量。呼气的长度和呼气时肌肉收缩的力量应随着痰液位置改变而调整，从而达到使分泌物更好移动的效果。简单操作也可让患者用肺活量测定管呼气以保持声门的持续开放。其生理学机制是基于等压点（equal pressure point，EPP；图 9-4-5），即支气管内压力等于支气

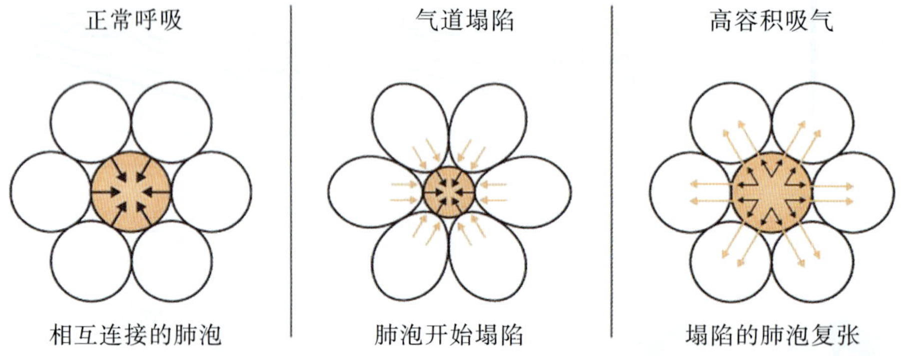

图 9-4-4　肺泡相互依存

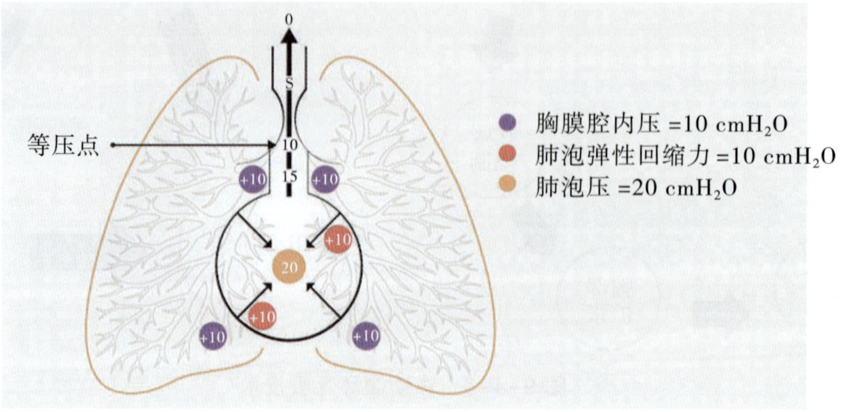

图 9-4-5　等压点

管周围压力（气道外）的点。在正常呼吸时，EPP 大概在软骨环的位置。软骨环的保护作用有助于防止气道塌陷。在用力呼气时，气道外的压力相对恒定，而从外周气道到口腔气道内的压力逐渐减小，导致气道塌陷。在用力呼气时，EPP 会随着肺容量的减少和气道内压力的下降而移动。再加上所产生的湍流气流，有助于分泌物向口腔方向移动。EPP 的位置取决于肺容积和气道外压力。当肺容积减少和 / 或气道外压力增加时，EPP 会靠近肺泡。当肺内容积增加和 / 或气道外压力降低时，EPP 就会接近于大气道。因此，要从外周气道移动分泌物，最有效的方法是在低肺容积时开始吸气，然后发展到中等和最终的高肺容积。

（四）高频胸壁振荡

高频胸壁振荡（high-frequency chest wall oscillation，HFCWO），又称高频胸壁压缩（high-frequency chest wall compression，HFCWC）或高频胸部压缩（high-frequency chest compression），是胸部物理治疗的一种方法，其使用起源于 1960—1970 年代，主要用于协助患者排除气道分泌物，属于振荡性气道廓清装置。

HFCWO 系统主要由两部分组成（图 9-4-6），一个可调节强度和频率的空气脉冲主机，以及一个用于穿在患者身上且可充气的背心，两者通过管子连接。脉冲主机将少量气体以一定的频率和幅度，快速交替注入背心或撤回，来产生高频率低振幅运动。它均匀地作用于整个胸壁，并通过胸壁传到肺部各级支气管，反复产生类似咳嗽的剪切力，改变分泌物的理化性状，使分泌物得到松解，促使肺部周边细末支气管的分泌物向大气道移动。

HFCWO 系统的主要作用为：①改变分泌物的流变学特性；②产生一个类似咳嗽的呼气相流速，使分泌物脱离气道壁；③加快纤毛系统的移动速度，使分泌物加速向大气道转移并排出。

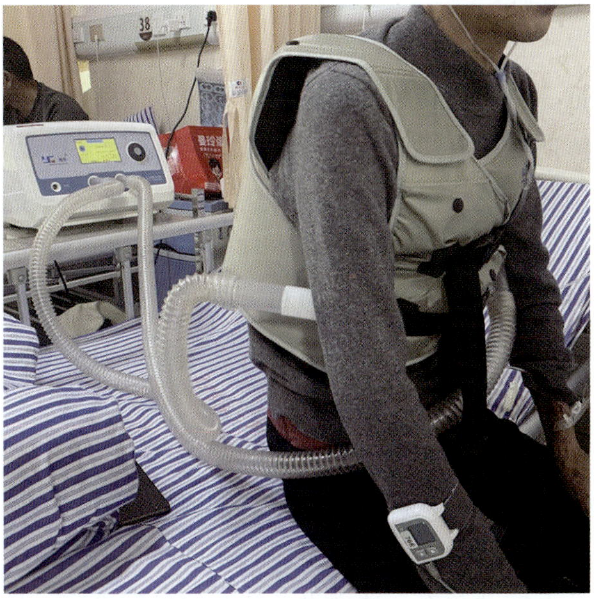

图 9-4-6　高频胸壁振荡

正常成人咳嗽时呼气流速约为 3429 mL/min，平静呼吸为 120 mL/min，标准物理治疗为 480 mL/min，Flutter 为 480 mL/min。而在使用 HFCWO 时，呼气流速大约为 1943 mL/min，是最接近咳嗽的治疗手段。

用 HFCWO 时需要注意 4 方面的问题：即背心、振荡频率、强度和时间。有的研究选择振荡频率为 10~12 Hz，强度为 2~3，每次 15 min，每日 2 次；有的选择每次 30 min，每次使用 10、13、15 三档振荡频率，在每个频率上振荡 8 min 后休息 2 min，每日 3 次。

此外需要注意的是振荡可以导致反流呕吐，故一般在餐后 2 h 后使用 HFCWO。使用前应评估可能引起的风险，尤其是胃潴留明显的患者。此外，对于骨肿瘤、严重骨质疏松等患者，有发生肋骨骨折的风险。

（五）振荡呼气正压

振荡呼气正压（oscillation positive expiratory pressure，OPEP）疗法结合了振荡与呼气正压。它包括一个震荡装置和一个可调节呼气阻力装置，当呼气时通过设备的呼气气流会在气道中产生振荡，从而清除痰液，常见的装置包括以下几种。

1. Flutter：Flutter包括一个钢球、塑料锥、有孔板盖和口件（图9-4-7）。呼出的气体使钢球沿锥形表面上下滚动，引起气流振动。当装置稍微向下倾斜时，从远端气道调动痰的压力和频率就会降低；当装置稍微向上倾斜时，就会有更高的压力和频率来调动来自近端气道的痰。其原理是在呼气时，不锈钢球在圆锥体上下滚动，造成呼气流量中断，并在18~35 cmH_2O范围内产生正的呼气压力（PEP）。气道内的空气也会产生振荡，从而剪切气道内的分泌物，降低其黏弹性。振荡的频率模拟了纤毛摆动频率，并由设备持有的角度决定。最佳振荡频率和流量是可由下胸部和上腹部气道共振/振动的频率和流量来确定的。通过识别这种触觉反馈来调整倾斜度。

2. Acapella装置：Acapella也是一种气流振荡装置，它利用配重平衡塞和磁铁来产生气流振荡（图9-4-8）。通过尾部通气口的刻度盘对呼气压力和振荡频率进行调整。它可以选择为每个患者调整呼气阻力和振荡频率，并可与面罩、口罩或雾化器一起使用。与Flutter相比，Acapella可以在较低的气流和更广的PEP范围下产生更有效的振荡。其原理是呼气时呼出的空气通过一个锥体，锥体被连接在杠杆上的平衡塞间歇性地堵塞，从而产生气流振荡。另外，平衡塞和磁铁之间的距离可以调整，以改变振动频率和振幅以及呼气正压；有5种设置，振荡的频率一般在11~15 Hz。① Acapella Green：用于流速 >15 L/min；② Acapella Choice：用于 > 流量15 L/min，可以被拆开并彻底清洗；③ Acapella Duet：可以被拆开和彻底清洁，并有一个专用的雾化器端口。

3. 吹水瓶：吹水瓶PEP是一种简单和廉

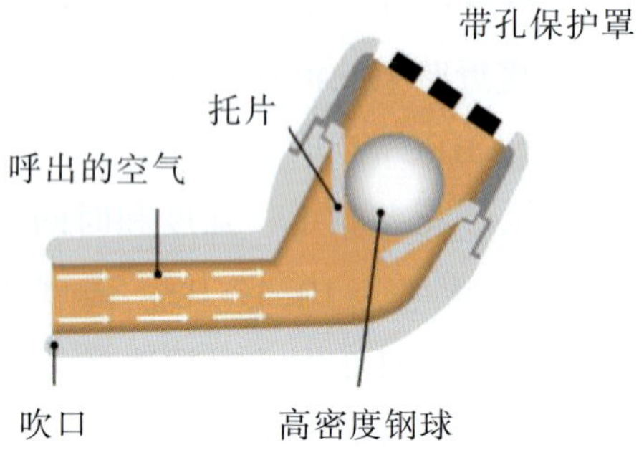

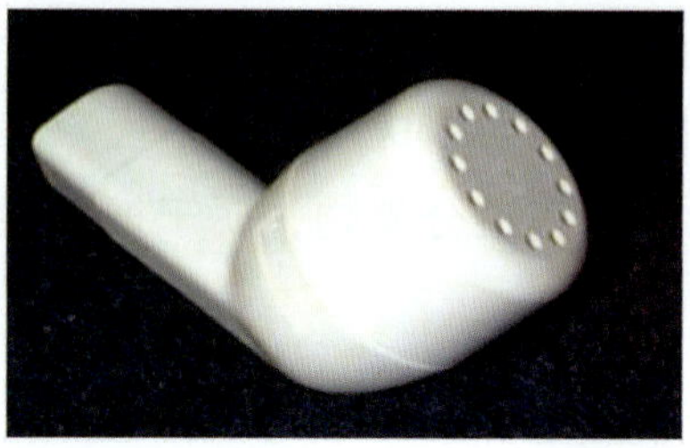

图9-4-7 Flutter

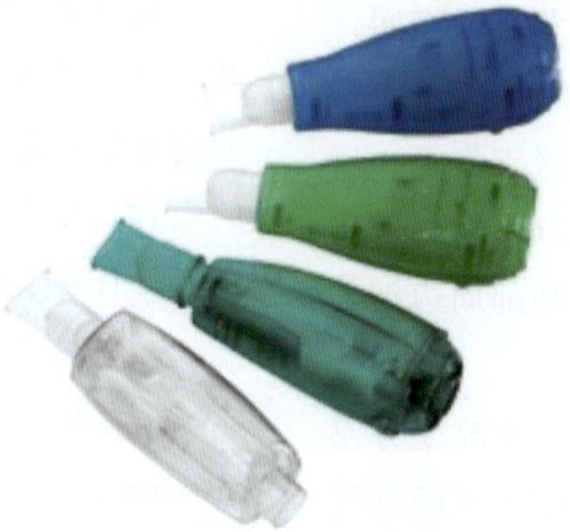

图9-4-8 Acapella

价的低压 PEP 方法。在儿科，它经常被称为气泡 PEP，因为气泡的产生（通过在水中添加液体洗涤剂和食用色素）对幼儿来说是诱人的。对于没有认知可能会吸入水和不能坐着做气道廓清的患者不适用。

该装置的阻力由水封产生（图 9-4-9）。内径≥ 10 mm 的管子（如吸入管）放置在瓶子中，管子底部靠在瓶子底部。当管道内径≥ 10 mm 时，任意管子长度或流速都没有显著的 PEP 压力差，这表明存在阈值阻力系统。内径＜ 8 mm 的管子会显著增加 PEP 压力。根据技术的预期效果和流速，在一个至少 1L 的瓶子中，水柱的深度通常为 10~13 cm。该装置产生的 PEP 水平一般在 10~20 cmH_2O。增加水深将增加压力，减少呼气时的振荡。相反，减小水深将增加振荡，并降低呼气时的压力。对于该装置，振荡频率为 13~17 Hz，产生大约 1~12 cmH_2O 的压力。

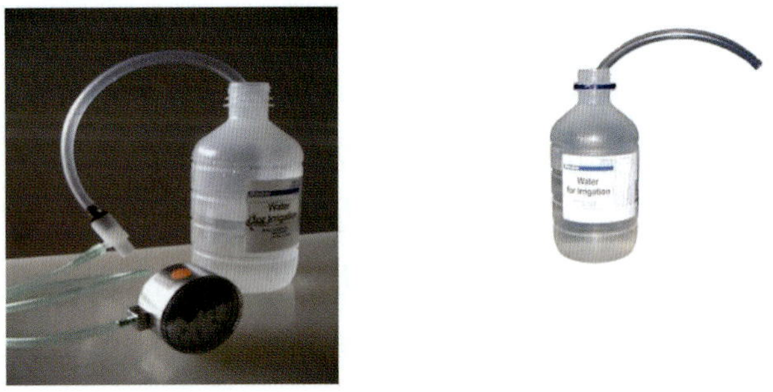

图 9-4-9　水瓶 PEP

（六）运动训练

运动训练如有氧运动或耐力运动，首先可以增加慢性支气管炎患者的黏液 - 纤毛清除系统活性；其次可能会打开封闭的支气管，增加侧支通气，使黏液移动；第三是呼气气流的增加和运动诱发的咳嗽有助于黏液的排出。需要注意的是，很多患者无法达到气道廓清所需的运动量与频率，同时还容易出现运动诱导性的血氧饱和度降低，存在发生支气管痉挛的风险。

第五节　特色康复治疗技术

一、徒手过度通气技术

徒手过度通气（manual hyperinflation，MHI）是指通过挤压与患者的人工气道相连接的呼吸球囊，给予比基线潮气量约大 50% 的通气容积往肺部送气，吸气末暂停后快速放松球囊，模拟诱发咳嗽达到排除分泌物、改善肺泡通气的膨肺技术。

通常的操作方法是予评估安全后调至纯氧数分钟，之后选择 10~12 L/min 的氧流量，跟随患者的呼吸频率，缓慢吸气后维持 2~3 s 后快速放气；6 个呼吸周期为 1 组，做 2~3 组。需要注意的是，在此过程中可能会出现气压伤，应尽量将气道压力控制在 40 cmH_2O。

操作步骤：①评估是否需要介入及安全性；②连接麻醉面罩、呼吸球囊及氧气，调节氧气流量为 6~10 L/min（供氧浓度为 40%~60%）使储气袋充盈；③开放气道，消除上呼吸道分泌物和呕吐物，松解患者衣领等；④连接呼吸球囊与气道，通过“慢挤快放”的手法挤压呼吸球囊；⑤密切观察患者胸腹起伏、皮肤颜色、听诊呼吸音、生命体征、氧合指数等。

二、呼吸机过度通气技术

呼吸机过度通气（ventilator hyperinflation，VHI）是一种通过在不中断所需的呼气末正压（PEEP）和氧供的基础上调整机械通气患者的呼吸机参数，给予比基线潮气量大的肺容积通气，以此来达到改善肺泡通气、清除分泌物目的的技术。

具体的操作步骤为：①维持预设的 FiO_2 水平。②将潮气量（Vt）报警设置为目标潮气量加 300 mL（15 mL/kg）。③将气道峰压（Paw）

报警设置为 35 cm/mmH_2O，注意治疗前的每分钟通气量（VM）和 $EtCO_2$，目标是保持稳定。④将呼吸频率（RR）降低到 8 /min，然后将吸气时间（Ti）增加 3s；如果呼气吸气比报警，则降低 RR 并增加 Ti，逐步增加直到达到 RR 8 和 Ti 3。⑤按照 150~300 mL 的增量增加潮气量，直到达到目标潮气量；如果 Paw 升高太高，则增加 Ti（3~5 s）；如果需要，则将 RR 减小至最低 6 /min。⑦进行 8 次容积为目标潮气量的呼吸，有需要可结合气道振动；如果适用并且患者没有任何慢性阻塞性肺疾病（COPD）相关的过度膨胀的存在，则可以手动吸气保持（3~5 s）。⑨根据治疗前的氧合情况进行必要的吸痰操作，可在 VHI 中断后或呼吸周期结束后进行。⑩总共进行 3 组 8 次的 VHI，在操作完成后确保所有参数恢复至干预前的状态（通气模式、Vt、RR、Ti、FiO_2、Paw 和高潮气量报警）。⑪记录所使用的设置和结果评估指标。

三、机械吸 – 呼技术

机械吸 – 呼（mechanical insufflation-exsufflation，MI-E）技术是一种通过面罩、口含管路或人工气道对双肺均匀充气施加正压，正压之后迅速转变为负压（压力、时间和流量可以根据患者情况进行设置），产生范围在 300~600 L/min 恒定的咳嗽峰流速（peak cough expiratory flow，PCF），以模拟咳嗽清除气道分泌物的机械装置（图 9-5-1）。

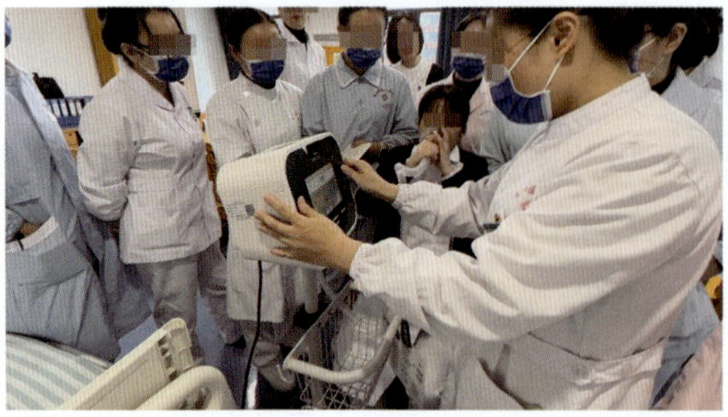

图 9-5-1 机械吸 – 呼技术

1. 实施步骤：在进行 MI-E 治疗前，需要向患者解释充气和抽气的原理，以及治疗的周期。需要让患者放松并配合（如，充气时，指导患者“吸、吸、吸”，呼气阶段充分呼出气体）。

2. 压力设置：建议开始的压力设定在 +10~15cmH_2O，-10~15cmH_2O（10 岁以下的儿童建议从 50% 的压力开始），流量为低档。根据患者的情况逐渐增加压力与流量，并监测患者的舒适度和耐受性。可以通过评估胸壁扩张和听诊双肺空气进入情况来衡量充气水平。

3. 时间设置：吸气时间与呼气时间通常设定在 1.5~3 s（儿童 0.5~1.5 s），吸 / 呼比例通常为 1 : 1；有时也可以将比例设为 1 : 1.5（如 2 s : 3 s）。暂停时间为 0.5~2 s，能够确保患者的舒适度，并给予患者调节呼吸频率与节奏的时间。

4. 咳嗽周期：由一次吸气、一次呼气和一个暂停阶段组成，通常为 3~6 个周期，每个周期停顿 2~5 s；在完成整个周期或需要再一次进行治疗的过程中，需要恢复患者的吸氧或机械通气状态。

5. 使用频率：建议插管患者每日 1~3 次，能够更好地清除分泌物，尤其是针对有大量黏稠分泌物的患者。振荡功能能够增加吸气或呼气时气流的速度，有助于分泌物的流动。通常采用从高频和低振幅开始（如 20 Hz，1 cmH_2O）。如果单纯使用 MI-E 进行过度通气时，也可以配合吸气振荡。

第六节　康复治疗技术进展

一、MetaNeb 装置

MetaNeb 装置是一种新的气道廓清治疗方法，利用持续高频振动或持续气道正压的原理来促进痰液清除，预防痰液潴留引起的肺不张。可用于常规患者，也可以用于机械通气患者。

（一）治疗模式

1. 连续高频振荡（continuous high frequency oscillation，CHFO）模式：是以连续的正压脉冲振荡气流振荡气道，同时可以提供雾化吸入。

2. 持续呼气正压(continuous positive expiratory pressure，CPEP）模式：雾化吸入与持续正压相结合，保持气道开放和扩张以清除痰液。

3. 雾化模式：雾化模式仅用于雾化治疗，在此模式下，CHFO 和 CPEP 不可用。

（二）实施步骤

MetaNeb 治疗频率的常见策略为每日 2~4 次。根据患者对治疗的反应做相应调整。①设置模式为 CPEP 并调整 CPEP 流量，观察从手持设备患者端流出的气溶胶。②指导患者正常吸气，通过呼吸口或面罩缓慢呼气（3~4 s）。③ CPEP 模式持续约 2.5 min，调整流量以达到对患者耐受但不至于难受的程度。④告诉患者模式将改为 CHFO。继续将模式更改为 CHFO。⑤鼓励患者正常吸气，随着振荡频率呼气（3~4 s），保持面罩贴合，避免压力损失。⑥继续 CHFO 模式约 2.5 min。⑦之后切换 CPEP，重复循环 CPEP 和 CHFO 模式 10 min；⑧鼓励患者咳嗽。

（三）可能的不良反应

1. 过度通气。
2. 胃胀气。
3. 心排血量减少。
4. 颅内压升高。
5. 空气潴留增加。
6. 高氧合。
7. 气胸。
8. 肺出血。

二、运动

运动已被推荐为一种管代传统胸科物理治疗的常规方式。

在临床上经常可以观察到患者在运动时痰液清除的效率有明显提升。其原理为：①增加慢性支气管炎患者黏膜纤毛的活性；②运动时机体氧气需求量增加，有氧运动可能会打开封闭的支气管，也可增加侧支通气，使黏液移动；③运动时呼气气流的增加和运动诱发的咳嗽是改善清除分泌物的其他因素。

当然，单纯运动时清除分泌物的效率并不高。因此，建议在临床上个性化地综合使用各类气道廓清方法配合运动，从而高效地清除分泌物。

第七节　典型病例讨论

【现病史】患者，女，18 岁。因“反复发热伴咳嗽 3 天”入院。3 天前不明诱因出现发热，最高体温 40.9℃，伴有畏寒、胸闷，于 2023 年 9 月 22 日到我院急诊科就诊。行胸部 CT 检查提示右肺中叶见片状实变影，内可见空气支气管征，另右下肺散在斑片状影，边缘模糊（图 9–7–1），考虑感染，给予抗感染治疗。入院后 2 d 出现气促，复查胸部 CT 提示两肺多发斑片状影，边界充实，部分实变(图 9–7–2)。

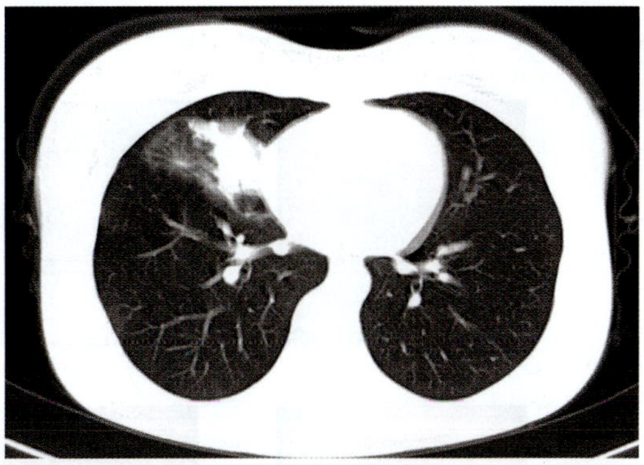

图 9–7–1　2023 年 9 月 22 日急诊胸部 CT

【入院查体】体温 37.8℃，脉搏 110 /min，呼吸 23 /min，血压 122/68 mmHg。既往体健。

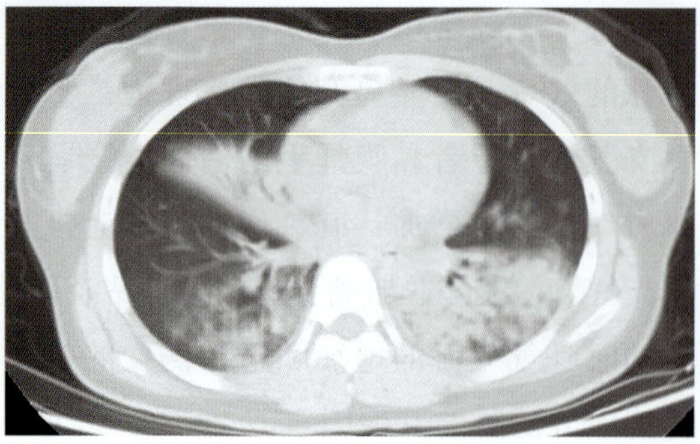

图 9-7-2　2023 年 9 月 24 日胸部 CT

【辅助检查】

1. 血常规：白细胞 4.60×10^9/L，血红蛋白 112 g/L，血小板 149×10^9/L；C- 反应蛋白 38.51 mg/L，白细胞 4.60×10^9/L；嗜中性粒细胞 2.26×10^9/L；嗜中性粒细胞百分比 85.6%，降钙素原 48.57 ng/mL。

2. 动脉血气：FiO_2 40%，pH 7.43，$PaCO_2$ 24.5 mmHg，PaO_2 70 mmHg，SaO_2 94.60%，HCO_3^- 27.50 mmol/L，氧合指数 212 mmHg。

3. 床旁纤维支气管镜检查（图 9-7-3）：气管通畅，左、右主支气管黏膜轻度充血，右肺中叶可见中量黏稠脓性分泌物，予右肺中叶、右肺下叶内侧基底段、左肺下叶外侧基底段灌洗。

4. 肺泡灌洗液 tNGS：可见铜绿假单胞菌、肺炎支原体。肺炎支原体 / 衣原体 / 呼吸道合胞病毒 / 腺病毒 / 柯萨奇病毒 B 组 IgM、IgG 阴性。

5. 抗核抗体谱、新冠病毒核酸检测、HIV 抗体、梅毒抗体、血糖、BNP、血沉、肝肾功能等均正常。

6. 凝血功能：D- 二聚体 5.22 mg/L，凝血酶原时间 13.2 s。

【入院诊断】1. 重症肺炎；2. 急性呼吸窘迫综合征（ARDS 轻度）；3. 支原体感染。

【诊疗经过】

1. 入院后予经鼻高流量湿化仪给氧（流量 40 L/min，氧浓度 40%，温度 32℃），暂予哌拉西林他唑巴坦 + 阿奇霉素抗感染，并予退热、维持水电解质平衡、纠正低蛋白血症及营养支持等治疗。3 天后患者仍有反复发热，根据气管镜灌洗液回报结果，加甲苯磺酸奥玛环素 + 阿奇霉素联合抗感染。

2. 入院第 12 天，患者咳嗽咳痰明显好转，无畏寒发热，无胸闷气紧等不适，但查体仍可闻及散在的湿性啰音。继续当前抗感染治疗并复查胸部 CT。CT 提示右肺下叶少许淡薄影，较前吸收（图 9-7-4）。

【思考问题】

1. 此发热状态患者是否适合介入康复治疗？

2. 评估以及治疗前需要关注什么指标？

3. 治疗计划是什么？

4. 如何评判治疗效果？

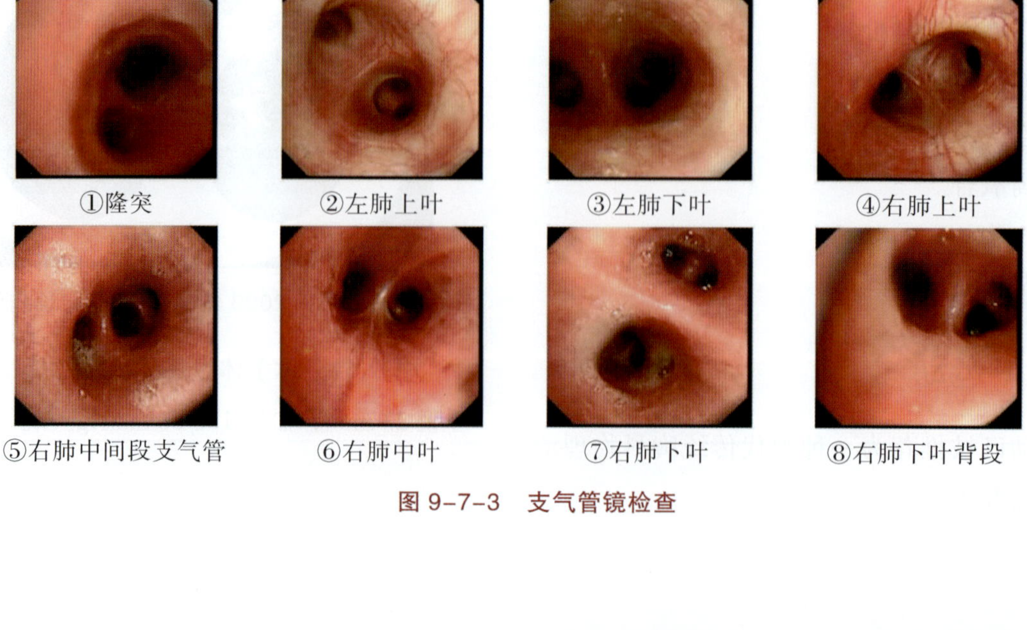

①隆突　②左肺上叶　③左肺下叶　④右肺上叶

⑤右肺中间段支气管　⑥右肺中叶　⑦右肺下叶　⑧右肺下叶背段

图 9-7-3　支气管镜检查

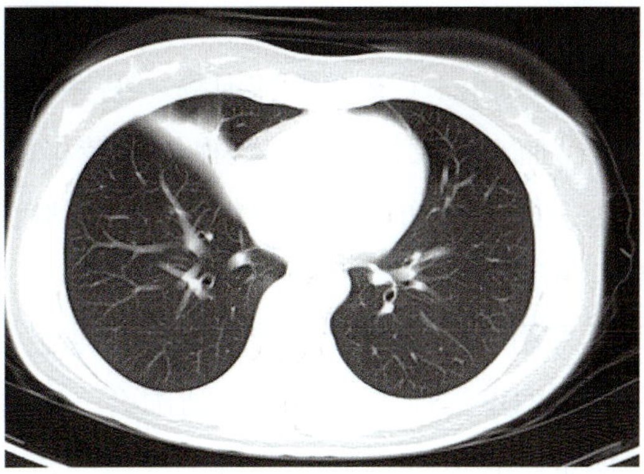

图 9-7-4 10 月 3 日复查 CT

【答案】

1. 体温介入标准：目前关于发热患者早期介入的体温临界值尚未明确。部分研究中将体温标准临界值定为 38℃，也有部分将排除标准定为 38.5℃。

但在临床实践过程中，需要明白发热是人体对致病因子的一种病理生理反应，并不是独立的疾病。在疾病发展过程中，体温的升高往往同时伴有内分泌、免疫和诸多生理功能的广泛激活，造成呼吸系统、心血管系统的改变。因此在早期康复介入过程中需要时刻警惕患者心肺氧供系统指标的波动。

2. 需要考量的因素：康复介入的指标需要关注呼吸频率、氧合指数等呼吸系统指征，以及血流动力学、血管活性药物的使用等心血管指征。

（1）呼吸系统：① $FiO_2 \leqslant 0.6$ 时，$SpO_2 \geqslant 90\%$；② RR ≤ 30 /min；③ PEEP ≤ 10 cmH_2O；④无潜在安全隐患的气道问题；⑤无不能耐受的呼吸困难；⑥无严重的刺激性咳嗽。

（2）心血管系统：①收缩压 ≥ 90 mmHg 且 ≤ 180 mmHg；②平均动脉压 ≥ 65 mmHg 且 ≤ 110 mmHg；③心率 ≥ 40 /min 且 ≤ 120 /min；④无新发的心律失常或心肌缺血；⑤无乳酸水平 ≥ 4 mmol/L 的休克；⑥无新发不稳定的深静脉血栓和肺栓塞；⑦无严重的主动脉狭窄。

（3）神经系统：① RASS 评分 -2~+2；②颅内压 < 20 cmH_2O；③简易精神状态评分 > 21。

【治疗计划】

1. 控制感染，给予气道廓清治疗：①根据气管镜及药敏结果予甲苯磺酸奥玛环素 + 阿奇霉素联合抗感染；②予振荡呼气正压促进痰液的排出；③必要时行气管镜吸痰。

2. 改善氧合：行俯卧位通气。①准备：与患者和家属沟通并取得同意。准备足够的枕头、毛巾或毯子，确保至少 2 人协助操作。②翻转：把床摇平，协助患者翻转至俯卧位。第 1 个枕头置于患者的胸部或腹部下方，第 2 个枕头置于患者前额下方，留出氧气面罩的位置。患者头部转向自觉舒适的位置。③给氧：调整氧气管在可见范围内。确保氧气充满储气袋，面罩不会压迫患者面部。④优化体位：放置枕头，调整床角度，减轻受力部位的压力，提高患者的舒适度。膝盖轻度弯曲，手臂保持舒适角度，肘部应保持 80°，上臂和肩部应保持水平，鼓励患者根据需要调整体位，若有不适及时寻求帮助。⑤监护：监测血氧饱和度、呼吸频率和患者舒适度。

【总结】

急性呼吸窘迫综合征（acute respiratory distress syndrome，ARDS）是一种危及生命的非心源性肺水肿，可由多种肺内因素（肺炎、误吸等）或肺外因素（脓毒症、急性胰腺炎、外伤等）诱发，导致严重低氧血症、肺顺应性降低、动静脉分流增多和生理死腔增加。ARDS 的定义和诊断一直在变化，从柏林定义到最近发布的全球最新定义，拓宽了 ARDS 的范围。非插管 ARD 是指接受 HFNO ≥ 30 L /min 或无创正压通气 / 持续气道正压通气（noninvasive ventilation/continuous positive airway pressure，NIV/CPAP）时呼气末正压（positive end-expiratory pressure，PEEP）至少 5cmH_2O 且满足 ARDS 的低氧血症。表 9-7-1 列举了 ARDS 定义的演变。

目前认为，综合治疗是救治 ARDS 患者的有效方案。正确诊断、明确病因、积极治疗，不仅是纠正顽固性低氧血症，改善肺泡氧合，而且是以合适的呼吸治疗为中心的综合治疗，包括积极治疗原发病、控制感染、早期营养支持、预防应激性溃疡及深静脉血栓等多种辅助治疗，甚至还包括精细的护理。

1. 做好鉴别诊断，尽早明确治疗方向。影像学表现为进展较快的双肺多发浸润影，临床多见于两大类疾病：①感染性疾病：细菌、真菌、病毒、分枝杆菌、卡氏肺孢子菌肺炎（PCP）等感染；②非感染性疾病：结缔组织疾病的肺部改变、放射肺损伤、肺血管炎、嗜酸性细胞肺、隐源性机化性肺炎（COP）、弥漫性肺泡出血（DAH）、肿瘤（支气管肺泡癌、癌性淋巴管炎、淋巴瘤、多发性骨髓瘤、血源性转移癌）、输血相关性肺损伤、其他（如肺水肿、肺尘埃沉着病）等。

2. 采用合适的呼吸支持方法。早期患者处于轻度 ARDS，神志清楚，主动配合，血流动力学稳定。轻度的低氧血症可予经鼻高流量湿化仪给氧，改善氧合，减少呼吸做功。

3. 适合的物理治疗方法。早期患者有轻度的低氧血症，除了呼吸支持外，予俯卧位通气改善氧合，气道廓清治疗清除气道分泌物，减少通气阻力。

表 9-7-1　ARDS 定义的演变

指标	AECC 标准	Berlin 定义	Kigali 修订标准	新全球定义
时间	急性	已知诱因后 1 周内发病	已知诱因后 1 周内发病	在已知诱因后 1 周以内发病
氧合	$PaO_2/FiO_2 \leq 300$ mmHg	$PaO_2/FiO_2 \leq 300$ mmHg	$SpO_2/FiO_2 \leq 315$ 且 $SpO_2 \leq 97\%$	非气管插管的 ARDS：$PaO_2/FiO_2 \leq 300$ mmHg 或 $SpO_2/FiO_2 \leq 315$ 且 $SpO_2 \leq 97\%$，HFNO ≥ 30 L/min，或 NIV/CPAP PEEP ≥ 5 cmH_2O 气管插管的 ARDS：轻　度：200 mmHg<$PaO_2/FiO_2 \leq 300$ mmHg 或 235 ≤ $SpO_2/FiO_2 \leq 315$ 且 $SpO_2 \leq 97\%$；中　度：100 mmHg<$PaO_2/FiO_2 \leq 200$ mmHg 或 148<$SpO_2/FiO_2 \leq 235$ 且 $SpO_2 \leq 97\%$；重　度：$PaO_2/FiO_2 \leq 100$ mmHg 或 $SpO_2/FiO_2 \leq 148$ 且 $SpO_2 \leq 97\%$；资源有限地区：$SpO_2/FiO_2 \leq 315$ 且 $SpO_2 \leq 97\%$
PEEP	无要求	轻　度：NIV/CPAP PEEP ≥ 5 cmH_2O；中重　度：IMV PEEP ≥ 5 cmH_2O；	无要求	HFNO ≥ 30 L/min，或轻　度：NIV/CPAP PEEP ≥ 5 cmH_2O；中重度：IMV PEEP ≥ 5 cmH_2O
肺部影像学	X 线或 CT 扫描示双肺致密影	X 线或 CT 扫描示双肺致密影，且不能用胸腔积液、肺叶 / 肺塌陷或结节完全解释	X 线、CT 示双肺致密影，或超声示双侧 B 线和 / 或实变不能用胸腔积液、肺叶 / 肺塌陷或结节完全解释	X 线、CT 示双肺致密影，或超声示双侧 B 线和或 / 实变不能用胸腔积液、肺叶 / 肺塌陷或结节完全解释

（喻鹏铭，周兆斌，谢胜锋）

第十章

肺不张

第一节 概 述

肺不张是指肺泡和终末细支气管的不完全扩张。肺不张根据其发生机制分为阻塞性（吸收性）和非阻塞性肺不张。阻塞性肺不张是最常见的肺不张类型，当肺泡和气管之间的气道受到内源性或外源性阻塞时，阻塞支气管远端的肺段或肺叶内的气体被吸收，使肺组织塌陷，也称为吸收性肺不张。阻塞性肺不张因阻塞部位的不同，可分为大气道阻塞（如段、叶或主支气管）和小气道阻塞（如外周支气管和细支气管）两组。不同类型的肺不张，其病因和发生机制也不同，具体见表 10-1-1。

治疗急性肺不张（包括手术后急性大范围肺不张）应消除病因。如怀疑为机械性阻塞，咳嗽、吸引或 24h 积极的呼吸和物理治疗措施（包括 PEEP 或 CPAP）可缓解病情。确诊为肺不张的患者应采取使患处位于最高位的体位，以利于引流（体位引流），进行适当的物理治疗，以及鼓励咳嗽等。

第二节 临床路径

进行肺不张的康复治疗前，需要充分评估是否存在肺不张评估和治疗的禁忌证。

一、肺不张评估禁忌证

1. 血液循环系统不稳定

（1）心率：< 40 /min 或 > 130 /min。

（2）收缩压：< 90 mmHg 或 > 180 mmHg。

（3）平均动脉压：< 65 mmHg 或 > 110 mmHg。

（4）不明原因出血。

2. 呼吸循环系统不稳定

（1）呼吸频率：< 5 /min 或 > 40 /min。

（2）氧饱和度：< 88% 或较基线值变化下降 > 4%。

（3）合并严重肺水肿、肺大疱。

（4）气胸。

二、肺不张治疗禁忌证

1. 血液循环系统和呼吸循环系统不稳定。

2. 气胸。

表 10-1-1　肺不张分类

<table>
<tr>
<td rowspan="3">阻塞性肺不张：大气道阻塞
1. 肿瘤
支气管肺癌
支气管类癌
腺样囊性瘤
转移性肿瘤
淋巴瘤
其他较少见肿瘤（脂肪瘤、颗粒细胞瘤）
2. 炎症
结核和真菌感染(支气管内肉芽肿、结石、支气管狭窄）结节病，支气管内肉芽肿
（罕见）
3. 其他
左心房增大
吸入异物、食物或胃内容物
气道导管移位
气管切开处肉芽组织增生</td>
<td>阻塞性肺不张：小气道阻塞
1. 黏液栓
胸腔或腹腔剧烈疼痛
使用呼吸抑制药物（如吗啡）
哮喘
囊性纤维化
2. 炎症
支气管肺炎
支气管炎支气管扩张</td>
<td>瘢痕性肺不张
1. 肺结核
2. 组织胞浆菌病
3. 硅肺
4. 胶原沉着病
5. 特发性肺间质纤维化
6. 放射性肺炎（末期）</td>
</tr>
<tr>
<td>压迫性肺不张：肺疾病
1. 肺肿瘤
2. 弥漫性间质性肺疾病（如结节病、淋巴瘤）
3. 邻近肺组织过度充气（如肺大疱、严重肺气肿及气流受限）</td>
<td>医源性肺不张
1. 经支气管镜肺减容术
2. 支气管内单向活瓣
3. 堵塞性或生物蛋白胶支气管阻塞</td>
</tr>
<tr>
<td>被动性肺不张：肺外疾病
1. 气胸
2. 胸腔积液
3. 膈疝
4. 胸膜肿瘤（如间皮瘤、胸 膜转移肿瘤）</td>
<td>粘连性肺不张
1. 新生儿呼吸窘迫综合征
2. 肺栓塞</td>
</tr>
</table>

3. 出现呼吸机人机对抗。

排除肺不张评估禁忌证后，行临床评估和康复评估。临床评估包括胸部 CT 评估，是评估肺不张的金标准。CT 能够明确显示肺不张，且可显示肺不张的面积和肺部其他疾病。胸部 X 线检查显示叶间裂向不张的肺侧移位，这是肺不张最常见的征象。显著肺不张在动脉血气评估时显示低氧血症。纤维支气管镜检查有助于评估支气管阻塞的原因，还有助于清除黏液栓。电阻抗成像（electrical impedance tomography，EIT）是一种先进的、无创的成像技术。床旁 EIT 能动态显示肺容积的变化。康复评估包括改良肺超声评估，对每个区的超声征象进行肺超声评分。每个区域的超声总评分 ≥ 2 分则代表肺通气不良，提示肺不张。与 CT 相比，肺超声诊断肺不张的敏感性、特异性、精确性均高于 CT 检查。

评估肺不张是否存在和严重程度后，制定物理治疗方案前，还要评估是否存在治疗禁忌证，如血液循环系统和呼吸循环系统不稳定、气胸、人机对抗等。然后行物理治疗，分为是否需要呼吸机辅助。无须呼吸机辅助的物理治疗措施包括呼吸堆叠技术、徒手过度通气技术、基于加速外科康复的肺康复策略、手法肺复张策略、体位性肺复张策略、Fowler 体位和呼气相胸廓振动、呼吸肌训练、气道廓清训练等；需要呼吸机辅助的物理治疗措施包括肺保护通气策略、肺开放策略、无创正压通气、呼吸机驱动的肺复张策略、驱动压导向的个体化呼气末正压通气策略等。

在肺不张治疗过程中要动态评估，结合患者的功能改善情况，持续优化方案。

第三节　康复评估

本节具体介绍肺不张相关的康复评估。除

此之外，由于监护室环境的复杂性和病情的多变性，仍需要对相关的临床专科评估有一定了解。肺不张是不同病因所致的一种共同的临床表现。因此，在康复评估之前需明确肺不张的诊断，寻找导致肺不张的基础病因。有基础疾病的患者，出现呼吸困难或者呼吸困难程度迅速加重，需考虑是否在基础疾病基础上发生了肺不张。影像学检查常常能明确诊断。肺不张确诊后，不论患者年龄大小，均需寻找阻塞原因。借助纤维支气管镜检查，可以窥视到段支气管和亚段支气管内病变。胸部 CT 可帮助查明发生肺不张的原因。除临床表现和病史外，以下是帮助明确诊断的其他方法。

一、动脉血气分析

显著的肺不张可导致低氧血症。动脉血气分析结果显示，PaO_2 较低，$PaCO_2$ 水平通常正常，但可能由于每分通气量增加而降低。

二、胸部影像学检查

1. 胸部 X 线检查

（1）直接 X 线征象：叶间裂向不张的肺侧移位，这是肺不张最常见的征象。移位程度取决于塌陷肺组织的面积。不张的肺组织透亮度降低，均匀性密度增高；恢复期或伴有支气管扩张时可见密度不均（囊状透亮区）。可见不同程度的肺组织体积缩小，亚段及以下的肺不张因有其他侧支的通气而体积缩小不明显。

（2）间接 X 线征象：由于肺体积缩小，病变区域的支气管与血管纹理聚拢，而邻近肺组织代偿性膨胀，致使血管纹理稀疏，并向不张的肺叶弓形移位；肺门阴影缩小和消失，并且与肺不张的致密影相融合；纵隔、心脏、气管向患侧移位，特别是全肺不张时明显，有时健侧肺组织移向患侧，而出现肺疝；膈肌升高，胸腔缩小，肋间隙变窄。

2. 胸部 CT 检查：由于肺体积缩小，病变肺叶或肺段表现为致密影。如病变区域为不完全阻塞，可见有支气管气像。同时，叶间裂、支气管、血管、膈肌、心脏、纵隔位置可有相应改变。

3. 纤维支气管镜检查：纤维支气管镜检查有助于评估支气管阻塞的原因，当支气管阻塞时，还有助于清除黏液栓。

三、康复评定

肺不张的症状和体征主要取决于原发病因、阻塞程度和阻塞发生速度、受累范围及是否合并感染，常见的症状和体征包括呼吸困难、患侧疼痛、发绀、气管和心脏向患侧偏移、咳嗽、血压下降、心动过速等。需进行详细的康复评定。

1. 呼吸功能评定：常用的评定方法包括肺功能检测、呼吸困难分级评定（表 10-3-1）、肺功能不全分级（表 10-3-2）呼吸功能改善程度评定、支气管分泌物清除能力评定等。其中肺功能检测包括用力肺活量（FVC）、第 1 秒用力呼气容积（FEV1）、第 1 秒用力呼气容积与用力肺活量比值（FEV1/FVC）等指标。呼吸困难评定包括 Borg 气促量表（表 10-3-3）评分和呼吸困难视觉模拟（VAS；表 10-3-4）评分。Borg 气促量表通常用于在进行 6 min 步行试验前后评估呼吸困难的程度。在运动前，使用 Borg 气促量表评估呼吸困难和疲劳程度。然后在运动后再次使用 Borg 气促量表重新评估呼吸困难和疲劳程度。VAS 评分通过测量一端为“无呼吸困难”，另一端为患者标记点之间的距离来评估。

2. 循环功能评定：常用的评定方法包括心功能测定、心电运动试验、心电图等，详见相关章节。

3. 其他：包括运动功能障碍、心理障碍、活动和参与受限等相关康复评定，详见相关章节。

表 10-3-1 呼吸困难分级

1	正常	
2-	轻度	能上楼梯从第 1 层到第 5 层
2		能上楼梯从第 1 层到第 4 层
2+		能上楼梯从第 1 层到第 3 层
3-	中度	按自己的速度不休息能走 1km
3		按自己的速度不休息能走 500m
3+		按自己的速度不休息能走 200m
4-	重度	走走歇歇能走 200m
4		走走歇歇能走 100m
4+		走走歇歇能走 50m
5-	极重度	起床、做身边的事就感到呼吸困难
5		卧床、做身边的事就感到呼吸困难
5+		起床、说话也感呼吸困难

表 10-3-2 肺功能不全分级

	（VC 或 MVV）实 / 预	FEV1
基本正常	＞ 80%	＞ 70%
轻度减退	80%~71%	70%~61%
显著减退	70%~51%	60%~41%
严重减退	50%~21%	≤ 40%
呼吸衰竭	≤ 20%	

表 10-3-3 Borg 气促量表

分级	呼吸困难程度
0	全无感觉
0.5	极轻微的呼吸困难，几乎难以察觉
1	非常轻微的呼吸困难
2	轻微的呼吸困难
3	中等的呼吸困难
4	有点严重的呼吸困难
5	严重的呼吸困难
6	5~7 之间
7	非常严重的呼吸困难
8	7~9 之间
9	非常严重的呼吸困难，几乎难以忍受

表 10-3-4　呼吸困难视觉模拟评分法（VAS）

评分标准	呼吸困难
0cm	无呼吸困难
1cm	轻度呼吸困难，不影响工作生活
2cm	
3cm	
4cm	中度呼吸困难，影响工作，不影响生活
5cm	
6cm	
7cm	重度呼吸困难，严重影响工作和生活
8cm	
9cm	
10cm	

第四节　底线康复治疗技术

一、底线治疗技术通用的适应证和禁忌证

底线治疗技术通用的适应证和禁忌证详见表 10-4-1。

表 10-4-1　底线治疗技术通用的适应证和禁忌证

适应证	禁忌证
肺容量减少	呼吸 < 5 /min；或 >45 /min
呼吸做功增加	血氧饱和度 <88%
痰液潴留	不能耐受的呼吸困难
呼吸机和外周肌无力	呼气末正压增高
	患者镇静和昏迷（RASS=-3、-4 或 -5）
	脆弱的人工气道 人机不同步

二、底线治疗技术

底线治疗技术详见表 10-4-2。

气道廓清技术中主动循环呼吸技术共分为三个阶段，可以在坐姿或体位引流姿势下进行；必要时可以配合手法操作，帮助肺分泌物的清除。第一阶段为呼吸控制，用于放松呼吸道，缓解在咳嗽或呼吸困难后出现喘息等症状。当对患者使用这种技术时，可以嘱患者进行 4~6 次呼吸。患者配合的动作包括：①用鼻子轻轻地吸气和呼气，如果无法完成，就用嘴呼吸（患者根据自己的速度呼吸）；②每次呼气时，尝试调整身体状态，保持肩部放松；③逐渐尝试使呼吸变慢；④试着闭眼，专注于呼吸和放松。第二阶段为深呼吸练习或胸廓扩张练习，专注于吸气的深呼吸运动，有助于松动肺部的分泌物。对患者的指示包括：①尽量保持胸部和肩部的放松；②长时间、缓慢、深深地吸气，如果可以的话用鼻子吸气；③在吸气结束时，在呼气前将肺部的空气保持 2~3 s，放松呼气；④为了促进最大限度吸气和本体感觉反馈，患者可将手放在胸腔上。第三阶段为喘息或强制呼气技术。呼气可通过张开的嘴来完成，然后通过咳嗽将其清除，改变呼气的长度和呼气肌的收缩力，以便通过最大限度地增加空气流量来增加分泌物的清除。

自主引流（AD）是一种气道清除技术，其特点是呼吸控制，旨在调整呼吸期间肺容量的速度、深度和位置。自主引流的总体目标是

表 10-4-2　底线治疗技术

底线治疗技术	具体内容	注意事项
气道廓清技术	1. 主动循环呼吸技术：呼吸控制、胸廓扩张训练、用力呼气技术 2. 自主引流技术 3. 咳嗽训练 4. 振荡呼气正压 5. 治疗次数为每日 1~2 次，每次 10~30 min	
呼吸肌力训练	1. 呼吸模式调整：对于昏迷患者运用神经生理促进技术，尽可能地建立生理性呼吸模式，改善肺底部通气，减少辅助呼吸肌的耗能。对于可主动配合的患者训练其呼吸控制（腹式呼吸、缩唇呼吸） 2. 辅助呼吸：增加通气量，提高氧气交换率，有利于肺部的扩张 呼吸肌抗阻训练：增强呼吸肌肌力，增强肺张力，改善心肺功能 3. 膈肌强化训练：膈肌刺激可增加膈肌血流量，增加膈肌肌力，减少膈肌肌纤维萎缩，降低肺动脉压，增加膈肌移动度，降低二氧化碳分压，促进排痰，改善通气功能 4. 治疗次数为每日 1~2 次，每次 20~30 min	注意活动的进退阶 活动中需密切监测生命体征
其他训练	1. 肢体训练（四肢抗阻训练、下肢轮替曲轴训练） 2. 体位改变（从仰卧位到长坐位、从床沿坐到离床坐、从床边坐到直立位等）	基于评估和需要进行选用
物理因子治疗	超短波治疗	心脏起搏器禁用

在不同层级的支气管中达到尽可能高的呼气气流，同时进行主动但不强制的呼气。分泌物通过逐渐增加的肺容量，系统地从外周呼吸道移动到更中央的呼吸道。第一阶段为松动分泌物。尽可能多地从胸部呼出空气，然后小口吸气，在胸部底部感受呼吸，通过低肺容量的呼吸（缓慢、深层的空气流动）来松动周围的分泌物，重复进行至少 3 次呼吸。第二阶段为收集分泌物。当分泌物的噼啪声开始变大时，改成中等大小的呼吸，感觉呼吸更多的是胸部中间。通过中低肺活量的呼吸来收集中央气道的分泌物（缓慢的、中距离的空气运动），重复进行至少 3 次呼吸。第三阶段为排出分泌物。当噼啪声仍然较响时，长而缓慢地充分呼吸，达到最大限度。重复至少 3 次呼吸。通过中高肺活量的呼吸（浅层空气运动）将分泌物从中央气道排出。

以上的底线治疗技术可单独使用，也可联合使用。需要注意的是，治疗过程前后及治疗过程中仍需持续监测患者的病情变化。一旦发现病情有较大的波动，需随时中止治疗并重新启动评估。

患者康复过程中终止训练的标准详见表 10-4-3。

表 10-4-3　康复过程中终止训练的标准

心率	< 40 /min；或 > 130 /min 下降 > 20% 的静息心率 心律失常 > 70% 年龄的最大心率值
呼吸	> 40 /min 患者不能耐受的呼吸困难
血压	收缩压 > 180 mmHg 收缩压 / 舒张压下降 > 20% 直立性低血压伴随晕厥症状
血氧饱和度	< 88% 下降 > 4%
其他	治疗中或后出现头痛、意识模糊、严重疲劳、运动失调、呼吸困难和恶心等症状

第五节 特色康复治疗技术

肺不张是术后最主要的并发症之一，且肺不张的进展会影响肺血流分布和气体交换，导致低氧血症和肺炎等。患者可表现为胸闷、胸痛、气急、呼吸困难等，从而使患者住院时间和术后康复时间延长、住院费用增加等。

常见的预防和降低肺不张的方法有基于加速外科康复的肺康复策略、徒手过度通气（manual hyperinflation，MHI）、肺保护通气策略、肺复张策略、体位性肺复张策略、膨肺吸痰联合穴位注射、吹水封瓶法等。

一、基于加速外科康复的肺康复策略

基于加速外科康复（enhanced recovery after surgery，ERAS）的肺康复能显著降低肺癌患者术后肺不张的风险。

1. 术前肺康复

（1）呼吸训练：①腹式呼吸；② IMT；③分段式呼吸；每组 15 次，每组 2~3 min，每日 3 组。

（2）有效咳嗽：把手放在胸部和上腹部，然后缓慢、深吸气至最大吸气量，声门打开，然后用力咳嗽。如果咳嗽困难或疼痛，教会患者哈气。每组 10 次，每组 2~3 min，每日 3 组。

（3）有氧训练：步行训练，运动强度为 6MWT 的最大心率的 60%~80%，疲劳程度（rating of perceived exertion，RPE）量表在 13~15 分，每日 20 min。

2. 术后肺康复：①腹式呼吸；②有效咳嗽；③有氧训练，运动处方同术前。

二、徒手过度通气技术

徒手过度通气（manual hyperinflation，MHI）可纳入复发性肺不张的机械通气患者的常规管理。MHI 操作方法：①评估有无徒手过度通气操作的禁忌证和适应证。②连接麻醉面罩、呼吸球囊及氧气，调节氧气流量 6~10 L/min（供氧浓度为 40%~60%），使储气袋充盈。③开放气道，清除上呼吸道分泌物和呕吐物，将麻醉面罩罩住患者口鼻，按紧不漏气。若气管插管或气管切开患者使用简易呼吸器，应先将痰液吸净，呼吸球充气后再应用。④连接呼吸球囊与气道，通过“慢挤快放”的手法挤压呼吸球囊。双手挤压呼吸球的方法：两手捏住呼吸球中间部分，两拇指相对朝内，四指略分开；在患者吸气相时，每次缓慢挤压大约球囊的 2/3（约 1.5 倍潮气量），在吸气末停顿 3~5 s 后快速放开球囊。操作过程中要注意监测患者心率、血压、呼吸频率和血压的变化。⑤若患者能够配合，可将此过程与患者的自主呼吸相结合。另一人在放开球囊的同时进行手动胸廓震动挤压，挤压的部位是肋弓缘以上范围的腋前线及腋后线，挤压的方向向内下方。每组做 6~8 个徒手过度通气，一般每次做 2 组；做完后小心分离呼吸球囊和气管插管 / 气切套管，必要时配合吸痰。⑥密切观察患者的胸腹起伏、皮肤颜色、听诊呼吸音、生命体征、氧合指数等。

三、肺保护通气策略

肺保护性通气策略包括小潮气量（tidal volume，TV）和适度水平的呼气末正压（positive end-expiratory pressure，PEEP）。

1. 小潮气量

小潮气量 6~8 mL/kg（理想体重）的通气，已经被证实可以降低成人外科术后肺损伤的发生率。

2. 适度水平的呼气末正压

PEEP 指借助呼吸机等装置，在呼气末保持一定的正压，防止肺泡塌陷。实施 PEEP 所产生的生理作用有：重新开放塌陷的气道和肺泡、提高呼气末肺容积、改善肺顺应性和氧合功能，进而产生肺保护作用。然而 PEEP 值的选择在临床应用中仍存在较大的争议。过小的 PEEP 设置并不能改善通气和预防肺不张的发生。过大的 PEEP 设定对正常静脉血液回流以及血流动力学的稳定会产生不利的影响。Park 等的研究证实，PEEP ≥ 5 cmH_2O 在降低肺不张方面明显优于 PEEP < 5 cmH_2O。Ingaramo 等的研究显示，当 PEEP 从 0 cmH_2O 增加到 12 cmH_2O 时，机械通气的患儿心脏指数中位数下降。

最佳 PEEP 是指治疗作用最好而不良反应最小的 PEEP 水平。常见的最佳 PEEP 设置方式总结如下：①压力－容积曲线法，P–V 曲线上低位拐点压力值 +2 cmH_2O 作为最佳 PEEP 值，其滴定过程需要低通气，有发生低氧血症的风险；②最佳氧合法，当吸入氧浓度≤ 0.6 时，满足动脉氧分压≥ 60 mmHg 或氧合指数≥ 300 mmHg 为最佳 PEEP，滴定中需要多次行动脉血气分析；③跨肺压法，跨肺压等于肺泡压与胸膜腔内压的差值，当跨肺压为 0 时，PEEP 值为最佳，此方法需要借助食管测压法监测胸膜腔内压，费用较高；④影像学方法，如 CT 主要依据 CT 结果设置最佳 PEEP，但围术期实施存在电离辐射风险等；⑤肺超声法，先使塌陷的肺泡、肺不张区域充分复张，然后将 PEEP 设置在较高水平，每隔 3~5 min 将 PEEP 递减 2 cmH_2O，每次 PEEP 水平均进行肺超声观察，直至出现明显的肺泡塌陷，此时 PEEP 为肺泡重新塌陷的临界值，在该值基础上增加 2 cmH_2O 即为最佳 PEEP。

四、肺复张策略

在围术期常用的有两种肺复张策略：手法肺复张和呼吸机驱动的肺复张策略；后者又可分为肺活量法、压力控制模式法（pressure controlled ventilation，PCV）、PEEP 递增 / 递减法（表 10–6–1）。手法肺复张存在呼吸机模式的转换，复张后由手控通气转为机械通气的过程中，可能会使已膨胀的肺泡再次塌陷。呼吸机驱动的肺复张不存在呼吸机模式的转换，可设置 PEEP 值，进而维持气道和肺泡的开放状态。所以推荐在围术期使用呼吸机驱动的肺复张策略。不同的肺复张策略对循环的影响是不同的。PEEP 递增法比其他复张策略具有更好的血流动力学耐受性。

五、体位性肺复张策略

体位性肺复张策略（postural lung recruitment maneuver，P–RM）是指保持驱动压力不变，逐渐增加 PEEP 至 10 cmH_2O，分别于左侧卧位和右侧卧位维持 90 s，后平卧位维持 3 min。与传统肺复张策略相比，P–RM 更好地改善了

表 10–6–1　小儿不同肺复张策略

肺复张策略	具体实施措施	年龄段
肺活量法	设置吸气峰压（peak inspiratory pressure，PIP）为 30~40 cmH_2O，维持 5~20 s	0~5 岁
PCV 法	PCV 模式，维持驱动压 15 cmH_2O 不变，每次增加 PEEP 5 cmH_2O； 每个 PEEP 下维持 3 次呼吸，直至压力达 30 cmH_2O，持续 10 次呼吸循环	0~7 岁
PEEP 递增 / 递减法	PEEP 以 5 cmH_2O 递增（5~20 cmH_2O），每个 PEEP 水平下行 5 次呼吸循环，直至 PIP 为 40 cmH_2O，维持 10 次呼吸后 PEEP 逐渐以 2 cmH_2O 递减至原水平	3 岁
手法肺复张	手控模式，挤压呼吸囊使 PIP 达 40 cmH_2O，维持 10 次呼吸循环	0~5 岁

肺顺应性，肺不张的发生率明显降低。He 等对行心脏手术的患儿（< 3 岁）实施 P-RM，结果显示与单纯平卧位下实施肺复张策略相比，P-RM 能够更好地改善患儿肺通气功能。

六、膨肺吸痰联合穴位注射

膨肺吸痰联合穴位注射能有效预防肺不张及肺部感染等并发症。

1. 膨肺吸痰：连接吸痰管与吸引器，初步吸净患者的呼吸道分泌物，给予纯氧通气 2 min；连接简易呼吸气囊与氧气管，接口连接气管插管，采用生理盐水对气道进行湿化；简易呼吸气囊口连接气管插管，以 10~15 /min 的频率均匀挤压简易呼吸气囊膨肺 2 min，潮气量约 750~1000 mL，呼吸比 1：1~1.5，反复膨肺 5 次。膨肺吸痰完成后，常规吸痰。

2. 穴位注射：取肺俞、尺泽穴，常规消毒后取甲钴胺注射液 1 mL 分别穴位注射，每日 1 次；每次注射一侧穴位，两侧分别交替进行注射，连续注射 14 d。若患者出现晕针、心率改变、血压下降等情况时，应立即停止并给予对症处理。

七、吹水封瓶法

吹水封瓶法能够有效改善胸部外伤合并肺不张患者的呼吸功能，促进肺不张吸收。取 500 mL 的生理盐水玻璃瓶，去除瓶口封口及橡胶塞，保留距离瓶底约 10~12 cm 的生理盐水。剪去吸氧管两端鼻塞及接口，将吸氧管固定在一次性筷子上后插入玻璃瓶中，瓶口用胶布固定。嘱患者先深吸气，然后缓慢通过吸氧管往瓶中吹气，使瓶中持续出现水泡而水不能溢出瓶口，持续 10~15 s。

第六节 康复治疗技术进展

本章前面介绍了肺不张的评估方法和康复治疗技术。本节分享近年来肺不张评估和治疗技术的研究进展。康复评估技术包括 CT、电阻抗成像（electrical impedance tomography，EIT）、改良肺超声等。康复治疗技术包括电阻抗成像调节个体化呼气末正压通气策略、驱动压导向的个体化呼气末正压通气策略、肺开放策略、无创正压通气、临时呼气正压通气、Fowler 体位和呼气相胸廓振动、胸部物理疗法、乙酰半胱氨酸肺泡灌洗术联合振动排痰等。

一、肺不张康复评估技术进展

（一）CT

CT 是评估肺不张的金标准，叶或段的肺不张的放射学的典型表现是受累叶段的不透明模糊影，CT 能够明确显示肺不张而且可显示肺不张的面积和肺部其他疾病。

（二）电阻抗成像

EIT 是一种先进的、无创的成像技术。床旁 EIT 能动态显示肺容积的变化。

（三）改良肺超声评估

采用 12 分区法检查。将左右胸部以前正中线为界各分为 6 个区，共 12 区。每侧均以乳头为界，分为上下区；以胸骨旁线、腋前线、腋后线为界从而分为前区、侧区和后区。采用频率为 2~5 MHz 的腹部凸阵探头扫查肺的 12 个区，在前区和侧区，探头垂直于肋间放置，在后区探头平行于肋间放置。对每个区域进行扫描，并将电影回路保存为数字格式，以便于离线分析。

对每个区的超声征象进行肺超声评分。评分标准：每个区的超声影像评分为 0~3 分四个等级，评分越高，肺泡通气受损越严重。每个区域的超声总评分≥ 2 分则代表肺通气不良，提示肺不张。改良肺超声（lung ultrasound，LUS）评分标准见表 10-6-1。

表 10-6-1 改良 LUS 评分标准

评分	肺超声声像图表现
0	0~2 条 B 线
1	≥ 3 条 B 线或≥ 1 个被正常胸膜线分隔的胸膜微小实变
2	多条融合 B 线或多个被增厚不规则胸膜线分隔的胸膜小实变
3	白肺或大面积的肺实变，实变面积 > 1 cm × 2 cm

近年来随着对肺超声的临床研究，肺超声已经能够可靠地应用于肺部疾病的识别与诊断，而且具有便捷、可重复性、无辐射、价廉等优点。在评估肺不张方面，与 CT 相比肺超声诊断肺不张的敏感性 87.7%，特异性 92.1%，精确性 90.8%，与 MRI 相比肺超声诊断肺不张的敏感性 88%，特异性 89%，精确性 88%。但床旁超声对诊断肺不张也存在一定的不足，因为肋骨及肩胛骨的阻挡，大约有 20% 的肺表面在进行肺部超声检查时不能显像，此外当肺不张区域未累及胸膜时运用床旁肺超声检查时可能出现阴性结果。

二、康复治疗技术进展

（一）电阻抗成像调节个体化呼气末正压通气策略

EIT 技术调节个体化 PEEP 策略：利用 EIT 描绘每个 PEEP 值下过度膨胀肺单位和萎陷肺单元的百分比曲线，两曲线交叉点上方最近的 PEEP 为最优 PEEP 值，表明在此 PEEP 下机械损伤、肺萎陷和过度膨胀最小。在 ARDS 的患儿中，EIT 技术确认最佳 PEEP 值为 12 cmH_2O 或 13 cmH_2O。成人最佳 PEEP 平均值为 12 cmH_2O（6~16 cmH_2O）。

（二）驱动压导向的个体化呼气末正压通气策略

驱动压（driving pressure，DP）导向的个体化 PEEP 通气策略可改善腹腔镜手术患儿通气过程中肺动态顺应性，降低术后肺不张发生率。DP 导向的个体化 PEEP 平均值在 10 cmH_2O。驱动压导向个体化 PEEP 通气策略显著降低择期行腹部大手术的成人肺不张发生率。

（三）肺开放策略

肺开放策略另一种机械通气模式，将 PEEP 与肺复张策略相结合。与传统的通气设置理念相比，肺开放策略结合小潮气量可以明显降低术后肺不张的发生率。但是 PEEP 的设定值、肺复张方法尚有争议。

呼吸机参数设置及肺复张后行容量控制通气：潮气量设为 6~8 mL/kg、6 cmH_2O PEEP、吸呼比为 1：2、初始呼吸频率设置为 12 /min 钟、通过调节呼吸频率维持呼气末 CO_2 在 35~45 mmHg。插管后、手术结束时，将超声探头放置于肺不张区域行手法肺复张，气道压力从 10 cmH_2O，依次以 5 cmH_2O 为单位递增，最大压力不超过 40 cmH_2O；以当时的压力维持 40 s，平均动脉压及心率改变 <15%。复张完成后继续行机械通气。

（四）无创正压通气

预防性应用无创正压通气（noninvasive positive pressure ventilation，NIPPV）可有效改善上腹部手术患者术后肺不张。NIPPV 呼吸机模式设置为压力支持通气（pressure support ventilation，PSV）+PEEP。PEEP 起始设置为 3~5 cmH_2O，待患者适应后逐步增加，最高不超过 8 cmH_2O。PSV 起始设置为 6 cmH_2O，根据患者耐受度逐步增加，最高不超过 15 cmH_2O；以达到目标呼气潮气量为 6~8 mL/kg，呼吸频率不超过 25 /min。起始氧浓度（FiO_2）设置为40%，根据患者生命体征及血气分析结果进行调节，使SPO_2不低于90%。NIPPV干预时间为6 h，每组2 h，共3组，间隔1 h更换为常规氧疗。

（五）临时呼气正压

临时呼气正压（temporary positive expiratory pressure，TPEP）可作为治疗肌强直性营养不良症患者持续性肺不张的一种方法。使用TPEP装置的主动呼吸辅助技术，每日2次，连续7 d。

（六）Fowler体位和呼气相胸廓振动

Fowler体位和呼气相胸廓振动可缓解机械通气患者的肺不张，改善患者的潮气量、每分通气量和氧饱和度等。

（七）胸部物理疗法

胸部物理疗法是指能预防或改善呼吸道阻塞、改善肺通气的方法，通常包括指导性咳嗽、呼吸肌训练、雾化吸入、叩击排痰等。心胸及腹部外科术前实施胸部物理疗法有助于减少心脏及肺部并发症。术后呼吸训练联合使用电按摩震动排痰机可有效降低肺癌根治术后肺部感染的发生率。呼吸系统的健康管理可以有效预防和改善亚急性和慢性脊髓损伤患者的肺不张、肺部感染、呼吸衰竭等并发症。呼吸系统的健康管理包括：①呼吸肌训练；②舌咽呼吸；③腹式呼吸；④气道廓清训练；⑤机械吸入－呼出器（mechanical insufflation-exsufflation，MI-E）训练；⑥手法辅助咳嗽；⑦叩击；⑧雾化。综合肺康复可降低肺癌术后患者肺不张的发生率。其方案包括IMT、腹式呼吸训练、有氧耐力训练等。①IMT：每次20 min，每日3次，共7 d；②腹式呼吸训练：每次10~15 min，每日3次，共7 d；③有氧耐力训练：心率在120~160 /min，每日30 min，共7 d。引导呼吸训练降低胸腔镜下肺叶切除术后老年肺癌患者肺炎和肺不张的发生率。呼吸训练包括：①肋间肌松动术；②肋骨松动术；③胸廓诱导；④腹式呼吸诱导。每日1次，每次15~20 min。

（八）乙酰半胱氨酸肺泡灌洗术联合振动排痰

乙酰半胱氨酸肺泡灌洗术联合振动排痰可以有效减轻肺不张患儿的临床症状，改善血气分析指标，促进其康复。于肺泡灌洗术前20 min，使用振动排痰仪对患儿进行振动排痰干预。

轻微的术后肺不张，可通过患者深呼吸、吸氧、咳嗽咳痰和下床运动等行为得到有效缓解，甚至可自行恢复。较重的肺不张，可导致一系列肺部并发症，延长住院时间，增加死亡率。因此，及时发现肺不张并采取安全有效的机械通气模式和物理治疗尤为重要。

第七节　典型病例讨论

本节内容选取肝胆外科行“肝S8腹侧段切除术＋肝右前叶肿瘤微波消融术”术后的病例进行分享。

【现病史】陈某，女性，71岁，主诉为“体检发现肝右叶占位性病变1月余”。患者于2023年9月15日体检时发现肝右叶实质性占位性病变，无恶心、呕吐，无胸闷、气促，无纳差、腹泻，无黄疸等症状。2023年10月4日在我院行肝脏CT检查提示：①肝右叶占位，考虑小肝癌可能性大，建议AFP及MRI特异性对比剂检查和DWI。②肝右后叶囊肿。③肝硬化。现患者偶感右上腹烧灼感，程度轻，阵发性，无咳嗽、咳痰，为进一步明确及诊治，以“肝占位性病变”收入肝胆外科。

【既往史】高血压病10年，收缩压最高达160 mmHg。现规律服用厄贝沙坦氢氯噻嗪控制血压，收缩压控制在130~140 mmHg。无肝炎史，无结核史等传染病史，无冠心病史，无糖尿病史，无手术史，无外伤史，无输血史，预防接种史不详，无药物、食物过敏史。

【个人史】生于出生地，久居本地，无疫水、疫源接触史，无工业毒物、粉尘、放射线物质接触史，无嗜酒史，无吸烟史，否认麻醉毒品等嗜好，否认冶游史，否认性病史。

【检验检查】

1. 甲胎蛋白 > 2000.00 ng/mL。

2. 肝脏、胸部、上腹部 CT、MRI、DWI 检查:

（1）2023 年 10 月 4 日我院肝脏 CT 检查提示：①肝右叶占位，考虑小肝癌可能性大，建议 AFP 及 MRI 特异性对比剂检查和 DWI。②肝右后叶囊肿。③肝硬化。

（2）2023 年 10 月 8 日螺旋 CT 胸部平扫：①双肺散在磨玻璃结节，性质待定，建议 3 个月随诊复查。②主动脉硬化。③范围内：肝右前叶上段原发性肝癌；肝硬化；肝右后叶错构瘤。

（3）2023 年 10 月 11 日磁共振肝脏平扫 + 增强 + 功能成像（DWI）：①肝右前叶上段结节，考虑原发性肝癌可能性大。②肝硬化。③肝右后叶错构瘤。④ MRCP：肝内外胆管和胰管未见明显扩张。

（4）2023 年 10 月 16 日螺旋 CT 胸部平扫 + 上腹部三维成像：①肝 S8 腹侧段切除术 + 肝右前叶肿瘤微波消融术后改变，术区少许积液 / 积气；腹腔少量积液。②肝右后叶错构瘤。③肝硬化。④双肺散在炎症（双肺下叶为著），较前新发；双侧胸腔少量积液（右侧为著），继发右下肺膨胀不全。⑤双肺散在小结节，大者位于右肺中叶外侧段（2~26），长径约 9 mm，与前相仿，性质待定，建议定期随诊复查（3~6 个月）。

【诊断与鉴别诊断】

诊断 1：肝细胞癌

依据：4K 荧光腹腔镜下肝 S8 腹侧段切除术 + 术中超声探查术 + 肝右叶结节射频消融术 + 肝组织活检术。术后病理结果提示：微血管侵犯（MVI）：M1。

诊断 2：肺结节，胸腔积液，肺不张

依据：2023 年 10 月 16 日螺旋 CT 胸部平扫检查结果可诊断。

诊断 3：高血压病 2 级（高危）

依据：据既往病史可诊断。

鉴别诊断 1：继发性肝癌

依据：多见于消化道肿瘤转移，还常见于肺癌和乳腺癌。患者可以无肝病背景，血清 AFP 正常，而 CEA、CA199 等消化道肿瘤标志物可能升高。影像学特点常为多发性占位，而原发性肝癌多为单发；典型的转移瘤影像可见“牛眼征”；增强 CT 或 DSA 造影可见肿瘤血管少，动脉血供没有原发性肝癌丰富。结合上述特点，与本病例不符。

鉴别诊断 2：肝脓肿

依据：本病主要表现为右上腹部持续性疼痛，伴有寒战、高热，查体可有右上腹部压痛，肝区叩痛明显，腹部彩超及 CT 可明确。

鉴别诊断 3：肝血管瘤

依据：多发生于中老年女性患者，肝脏三期增强 CT 示“填海”式强化表现，多无肿瘤标志物升高，入院后完善肝脏三期增强 CT 可进一步明确。

【用药史】

术前用药：厄贝沙坦氢氯噻嗪、白眉蛇毒血凝酶、酚磺乙胺注射液、氯化钾缓释片、吸入用布地奈德混悬液、硫酸特布他林雾化吸入用溶液、异甘草酸镁注射液、多烯磷脂酰胆碱注射液、注射用奥美拉唑钠。

术后用药：硫酸特布他林雾化吸入用溶液、吸入用布地奈德混悬液、吸入用异丙托溴铵溶液、盐酸氨溴索注射液、肺力咳合剂、注射用哌拉西林钠舒巴坦钠、注射用美罗培南、注射用乌司他丁、盐酸溴己新注射液、乳果糖口服液、氯化钾缓释片、厄贝沙坦氢氯噻嗪、人血白蛋白。

【术前评估和康复治疗】

1. 术前临床评估

（1）生命体征：T 36.5℃，HR64~76 /min，RR16~20 /min，BP 114~158/62~88 mmHg，SPO_2 98%~100%。

（2）BMI：24。

（3）血液相关检查：Hb 118 g/L，ALB 28 g/L，WBC 10.45 × 10^9/L，CRP 12.42 mg/L，PCT 0.59 ng/mL，尿素 4.3 mmol/L，肌酐 60 μmol/L，ALT 380U/L，AST 280U/L，TBil 32.6 μmol/L。

（4）ABG 血气分析：pH 7.413，PaO_2 11.01 KPa，$PaCO_2$ 5.37 KPa，BE 0.6 mmol/L，Lac 1.91 mmol/L。

（5）其他检查：胸部 CT 显示双肺散在少许炎症及纤维灶。肝脏平扫 + 增强提示肝 S5 及 S8 段占位，心脏超声、心电图无明显异常。

2. 康复功能评估

（1）改良肺部超声：12 分。

（2）呼吸肌肌力评估：① MIP=43 cmH_2O，占预计值 76%；② MEP=65 cmH_2O，占预计值 79%。

（3）肺功能评估：① FVC=2236 mL，占预计值 69%；FEV1=2015 mL，占预计值 77%；FEV1/FVC=90%。

（4）气道廓清功能评估：PEF=220 L/min，占预计值 74%。

（5）有氧耐力评估：6MWD=420 m。

（6）握力测试：右侧 20 kg，左侧 18 kg。1 min 坐 – 站测试：30 个。

（7）埃德蒙顿虚弱评分量表（Edmonton frail scale，EFS）：6 分。

3. 术前康复治疗

（1）术前是否需要康复介入？

（2）如需要，如何制定康复处方？

1）健康宣教：从临床评估结果，有高血压，宣教药物处方；白蛋白低于正常值，宣教营养处方或请营养科评估围手术期营养处方制定。

2）呼吸肌肌力、肺功能、气道廓清功能均达到预计值的 70% 左右，给予术前 1 次呼吸控制训练、30%MIP 的吸气肌肌力训练、伤口支撑下 ACBT 咳嗽咳痰训练。

① IMT：运动强度为 30%MIP=13 cmH_2O；运动频率为每组 5 个，每次 6 组，每日 2 次；运动时间为 20 min。

② ACBT：每组 3~5 个循环，每日 3~4 组。

3）有氧耐力评估、握力测试、1 分钟坐 – 站测试、EFS 评估结果；给予术前 1 次有氧训练，鼓励患者术后尽早离床活动。

有氧训练运动方式为步行；运动强度为 6MWT 的平均速度的 80%；运动频率为每日 2 次；运动时间为 10 min。

【术后评估和康复治疗】

手术当天

1. 临床评估和康复功能评估

（1）临床评估

①生命体征：T 36.8℃，HR 80~92 /min，RR 14~18 /min，BP 62~78/130~145 mmHg，SPO_2 96%~98%。

②血液检查：Hb 100 g/L，ALB 26 g/L，WBC 11.65 × 10^9/L。

③ ABG 血气分析：pH 7.37，PaO_2 25.08 KPa，$PaCO_2$ 4.5 KPa，BE –3.6 mmol/L。

④ CPAP 持续正压通气：FiO_2 40%，PEEP 5 cmH_2O。

⑤胸部 X 线：双肺肺不张。

（2）康复功能评估：镇静镇痛状态下 RASS 为 –3 分。改良肺部超声为 29 分。

2. 手术当天康复治疗

（1）是否需要康复介入？

（2）如需要，如何制定康复处方？

患者氧合指数为 471 mmHg，RASS 评分为 -3 分。无须特别康复治疗介入。

①与护理人员沟通行体位管理。

②与管床医生沟通调整呼吸机参数：肺保护通气策略、肺开放策略、无创正压通气、呼吸机驱动的肺复张策略、驱动压导向的个体化呼气末正压通气策略等。

③必要时行 MHI、VHI 治疗。

术后第 1 天

1. 临床评估和康复功能评估

（1）临床评估：

①生命体征：T 38.5℃，HR89 /min，RR 18~22 /min，BP 68~79/124~138 mmHg，SPO_2 96%~99%。

②血液检查：Hb 111 g/L，ALB 21.3 g/L，WBC 11.78×10^9/L，CRP 39.82 mg/L，PCT 0.69 ng/mL。

③ ABG 血气分析：PaO_2 24.01 KPa，$PaCO_2$ 5.37 KPa，pH 7.413，BE 0.6 mmol/L，Lac 1.91 mmol/L。

④入量 2395 mL，出量 1045 mL。手术切口少许渗血、渗液，未见明显红肿发热等症状。尿管、右膈下引流管、胆囊窝引流管在位通畅。未排便排气。

（2）康复功能评估：

① S5Q=5 分。

②改良肺部超声：27 分。

③术区压痛，腹部张力无明显增高，无压痛、反跳痛。VAS 休息时 6/10。

④偶有咳嗽、咳痰，双下肺湿性啰音。无呼吸困难。中等强度咳嗽，痰量少。

2. 术后第 1 天康复治疗

（1）是否需要康复介入？

（2）是否可以床旁坐或站立？离床活动？运动强度如何制定？

患者 S5Q=5 分，改良肺部超声 27 分，氧合指数为 451 mmHg > 300 mmHg，SPO_2 96%~99%，HR89 /min，BP 68~79/124~138 mmHg，无呼吸困难等。可以介入康复治疗。

①经皮神经肌肉电刺激，必要时药物控制疼痛。

②深呼吸训练、伤口支撑下 ACBT 训练。

③床旁坐位训练，以患者耐受为宜，慢慢增加至每次 1 h，每日 2 次。

④治疗师辅助下步行 5~15 米。

⑤运动强度为 Borg < 6 分。

⑥吞咽功能评估，尽早经口进食。

⑦必要时呼吸机辅助下治疗，包括肺保护通气策略、肺开放策略、无创正压通气、呼吸机驱动的肺复张策略、驱动压导向的个体化呼气末正压通气策略等。

术后第 2 天

1. 临床评估和康复功能评估

（1）临床评估：

①生命体征：T 37.9℃，HR 96 /min，RR 18 /min，BP 148/69 mmHg，SPO_2 95%~98%。

② ABG 血气分析：PaO_2 18.01 kPa，$PaCO_2$ 6.49 kPa，pH 7.189，BE −7 mmol/L。

（2）康复功能评估：S5Q=5 分；改良肺部超声 26 分；术区压痛，VAS 休息时 5/10；咳嗽、咳痰。无呼吸困难。中等强度咳嗽，痰量少。

2. 术后第 2 天康复治疗

患者改良肺部超声 26 分，氧合指数 = 338 mmHg，综合血气分析结果，应加强呼吸支持，提高患者氧合功能。

①经皮神经肌肉电刺激，必要时药物控制疼痛。

②呼吸机辅助下治疗，包括肺保护通气策

略、肺开放策略、无创正压通气、呼吸机驱动的肺复张策略、驱动压导向的个体化呼气末正压通气策略等。

③深呼吸训练。

④伤口支撑下 ACBT 训练。

⑤床旁坐位训练，以患者耐受为宜，慢慢增加至每次 1h，每日 2 次。

⑥治疗师辅助下步行 5~10 米。

⑦运动强度为 Borg < 6 分。

⑧体外膈肌起搏治疗。

术后第 3 天

1. 临床评估和康复功能评估

（1）临床评估：

①生命体征：T 37.1 ℃，HR 88 /min，RR 16 /min，BP 134/76 mmHg，SPO_2 97%~100%。

② ABG 血气分析：PaO_2 11.2 KPa，$PaCO_2$ 5.50 KPa，pH 7.38，BE 0.4 mmol/L。

③胸部 X 线：肺不张，较前改善。

（2）康复功能评估：

① S5Q=5 分；

②改良肺部超声：25 分；

③术区压痛，VAS 休息时 2/10；

④呼吸肌肌力评估：MIP=31 cmH_2O，占预计值 50%；MEP=65 cmH_2O，占预计值 58%。

⑤肺功能评估：FVC=2236 mL，占预计值 59%；FEV1=1780 mL，占预计值 68%；FEV1/FVC=80%。

⑥气道廓清功能评估：PEF=164 L/min，占预计值 55%。

⑦握力测试：右侧 18 kg，左侧 15 kg。1 分钟坐 – 站测试：20 个。

⑧埃德蒙顿虚弱评分量表（Edmonton Frail Scale，EFS）：8 分。

2. 术后第 3 天康复治疗

（1）深呼吸训练；

（2）术后呼吸肌肌力、肺功能、气道廓清功能均 < 70% 左右。IMT：运动强度 30%MIP=9 cmH_2O；运动频率每组 5 个，每次 6 组，每日 2 次；运动时间 20 min；伤口支撑下 ACBT：每组 2~4 循环，每日 2~3 组。

（3）握力测试、1 分钟坐 – 站测试、EFS 评估结果：鼓励患者术后尽早离床活动。床旁坐位训练，每次 1h，每日 2 次；治疗师监护下步行 15~30 m。

（4）运动强度：Borg < 6 分。

术后第 4~6 天

1. 评估改良肺超声、呼吸肌肌力、肺功能，更新呼吸运动处方。

2. 评估 1 分钟坐 – 站试验，更新步行训练距离。

3. 评估气道廓清功能，改善咳嗽能力。

4. 评估上述指标，做好出院门诊康复或居家康复指导。

【特色临床问题】上腹部手术患者术后肺不张问题、术后离床活动指标问题。

【底线和特色技术】

1. 肺不张的底线评估、治疗技术

（1）肺不张的主要底线评估技术：胸部 CT 评估、胸部 X 片、动脉血气评估、纤维支气管镜检查、肺功能评估、呼吸困难评估等。

（2）肺不张的底线治疗技术：气道廓清技术、呼吸肌力训练、肢体训练、体位改变、超短波治疗等。

2. 肺不张的特色评估、治疗技术

（1）肺不张的主要特色评估技术：电阻抗成像评估和改良肺超声评估。电阻抗成像是一种先进的、无创的成像技术。床旁 EIT 能动态显示肺容积的变化。改良肺超声应用于肺部疾病的识别与诊断，且具有便捷、可重复、无辐射、价廉等优点。

（2）肺不张的特色治疗技术：基于加速外科康复的肺康复策略、MHI、肺保护通气策略、肺复张策略、体位性肺复张策略、膨肺吸痰联合穴位注射、驱动压导向的个体化呼气末正压通气策略、肺开放策略、无创正压通气、临时呼气正压通气、Fowler 体位和呼气相胸廓振动、胸部物理疗法、乙酰半胱氨酸肺泡灌洗术联合振动排痰等。

【诊疗过程中的亮点、难点】

1. 上腹部术后肺不张诊疗过程中的亮点

床旁肺超声具有无须外出到影像科检查、无辐射、可重复性、价廉等优点。而改良肺超声将评估区域分为 12 区，更加精准化。在评估肺不张方面，与 CT 相比肺超声诊断肺不张的敏感性为 87.7%，特异性为 92.1%，精确性为 90.8%。

2. 上腹部术后肺不张诊疗过程中的难点

上腹部术后肺不张诊疗过程中的难点是患者术后何时能离床活动？离床活动的指标有哪些？

（1）是否存在硬膜外麻醉的运动阻滞问题？

（2）疼痛能否耐受运动？

（3）休息时是否存在呼吸困难？

（4）血压和心率是否稳定？

（5）肺功能储备是否达标？

当上述 5 个问题达到以下标准即可鼓励患者尽早离床：不存在硬膜外麻醉的运动阻滞问题；离床运动时 VAS ≤ 5 分；休息时不存在呼吸困难；血压和心率稳定，不存在肺不张评估和治疗的禁忌证；氧合指数≥ 300 mmHg、SPO_2 > 94%。图 10-7-1 为上腹部术后肺不张治疗流程图。

【注意事项】

1. 心血管和呼吸循环系统稳定性：心率 < 40 /min 或 > 130 /min。收缩压 < 90 mmHg 或 > 180 mmHg。平均动脉压 < 65 mmHg 或 > 110 mmHg，不明原因出血是禁忌证。呼吸频率 < 5 /min 或 > 40 /min，SPO_2 < 88% 或较基线值变化下降 > 4%，合并严重肺水肿和 / 或肺大疱，气胸是禁忌证。术后病情危重瞬息万变，应强化监测，保证训练的安全进行。实施康复计划时如出现病情变化，如生命体征波动较大，症状加重等，应立刻停止治疗并重新启动评估，明确原因。

2. 肺储备功能：PaO_2/FiO_2 < 300 mmHg 或 SPO_2 < 94% 的康复治疗方案与 PaO_2/FiO_2 > 300 mmHg 或 SPO_2 > 94% 的康复治疗方案明显不同，所以实时评估患者的肺功能储备是优化康复治疗方案的关键。

3. 重视其他系统的康复：如吞咽功能、营养支持、肢体肌力、关节活动度等，以加速患者术后功能恢复，提高生活质量。

【经验与反思】

1. 评估指标并不一定全是结局指标

本例为上腹部术后肺不张的患者，术前评估指标包括握力测试、1 分钟坐 – 站测试、EFS 评估虽然和肺不张功能障碍无直接关系，所以不是评估肺不张是否改善的结局指标。但是握力测试、1 分钟坐 – 站测试、EFS 评估是围手术期患者术后并发症危险分层和术前物理治疗优化措施的依据。接受腹部大手术的患者握力低、血清白蛋白水平低，修订的心脏风险指数较高。1 分钟坐 – 站测试 < 20 次的患者术后需要更长时间的人工通气时间。EFS 评分是术后发病率的重要预测因子，EFS 评分 > 4 分对术后早期和术后 30d 的并发症有较好的预测性。所以康复评估不一定仅关注功能结局指标，围手术期患者的握力测试、1 分钟坐 – 站测试、EFS 评估也可以加速患者功能恢复，间接改善患者的肺不张问题。

2. 每位患者是否都需要预康复

以本例患者为例，患者呼吸肌肌力、肺功能、气道廓清功能均达到预计值的 70% 左右，

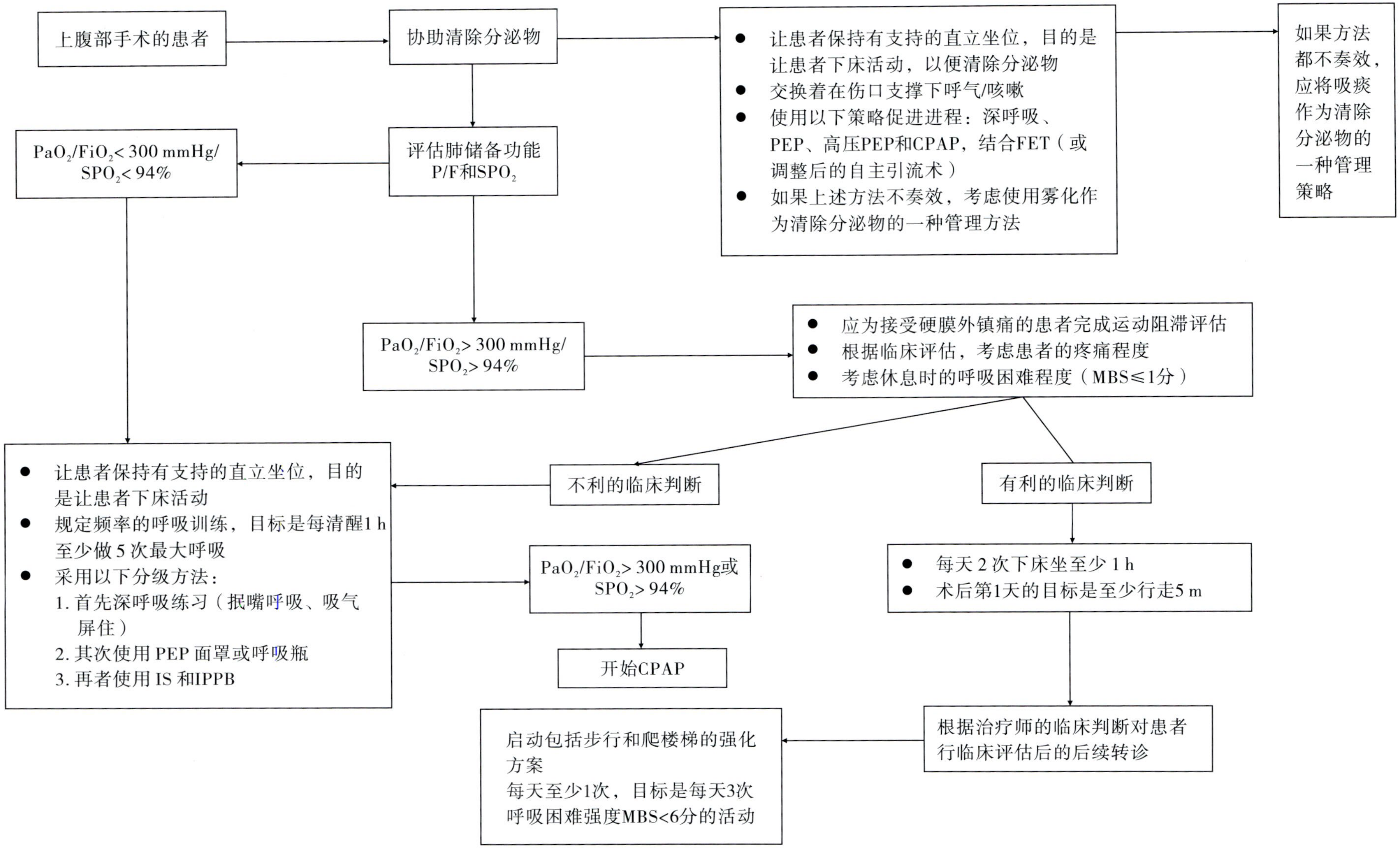

图 10-7-1　上腹部术后肺不张治疗流程图

CPAP：持续气道正压通气；FET：用力呼气技术；PaO_2：动脉血氧分压；FiO_2：吸入氧浓度分数；P/F：PaO_2/FiO_2；IPPB：间歇正压通气；IS：激励式呼吸训练器训练；MBS：改良 Borg 量表；PEP：正压呼气技术

有氧耐力评估、握力测试、1 分钟坐 – 站测试、EFS 评估结果提示术前低风险，所以术前无须过多康复介入。术前需要做得更多的是术前健康宣教，教会患者术后可能进行的运动治疗方法即可，目的是术后出现相关功能障碍，能够尽早主动参与训练。

当然，如果术前功能评估提示脑卒中风险或者是高风险人群，术前改良肺超声 ≥ 24 分，MIP < 预测值的 60%，肺功能指标 < 预测值的 70%，PEF < 170 L/min，握力测试男性 < 27 kg、女性 < 16 kg，1 分钟坐 – 站测试 < 20 次，EFS ≥ 8 分，则需根据评定的不同功能障碍强化术前预康复方案。

3. 手术当天康复介入是否太早

以本例患者为例，术后 4~6 h 属于手术应激反应时期，且患者氧合指数较好，不建议对患者实施过多的康复治疗。术后最小团队治疗、最精简的治疗对患者是最好的。最小团队治疗治疗师和护师进行体位管理和分泌物处理，治疗师和医生进行最佳呼吸机参数滴定的评估。必要时给予 MHI 或 VHI 治疗。

4. 上腹部手术肺不张患者肺储备功能临界值是否可优化康复治疗方案

上腹部手术肺不张患者肺储备功能主要依据患者的 PaO_2/FiO_2 和 SPO_2。当患者的 PaO_2/FiO_2 < 300 mmHg 或 SPO_2 < 94% 时，康复治疗方案主要是采用呼吸机辅助方案，如 CPAP，选择适合患者的最佳 PEEP 值和潮气量。当患者 PaO_2/FiO_2 > 300 mmHg 或 SPO_2 > 94% 时，康复治疗方案则优化为患者积极参与的深呼吸训练、结合 PEP 面罩或呼吸瓶训练、激励式呼吸训练器和间歇正压通气。

早期识别和干预上腹部手术患者的肺不张，能够缩短机械通气时间，改善独立功能状态。通过制定个性化的康复计划结合特色先进的康复技术、加强患者心理支持和健康教育以及建立多学科协作团队等措施，可以有效提高肺不张患者的功能和生活质量。同时，也需要不断反思和总结康复过程中的问题和挑战，为未来的康复工作提供有益的借鉴和参考。

（喻鹏铭，韩　亮，王一君）

第十一章

呼吸衰竭

第一节 概 述

呼吸衰竭（respiratory failure）是指各种原因引起的肺通气和/或换气功能严重障碍，使静息状态下亦不能维持足够的气体交换，导致低氧血症伴（或不伴）高碳酸血症，进而引起一系列病理生理改变和相应临床表现的综合征。

各种病因通过肺通气不足、弥散障碍、通气/血流比例失调、肺内动-静脉解剖分流增加、氧耗量增加等5个主要机制，使通气和/或换气过程发生障碍，导致呼吸衰竭的发生。临床上单一机制引起的呼吸衰竭很少见，往往是多种机制并存或随着病情的发展先后参与发挥作用。

除原发疾病、低氧血症及 CO_2 潴留所致的临床表现外，呼吸衰竭的诊断主要依靠血气分析。而结合肺功能、胸部影像学和纤维支气管镜等检查对于明确呼吸衰竭的原因至关重要。

一、动脉血气分析

在海平面、静息状态、呼吸空气条件下，动脉血氧分压（PaO_2）<60 mmHg，伴或不伴二氧化碳分压（$PaCO_2$）>50 mmHg，可诊断为呼吸衰竭。

动脉血气分析对判断呼吸衰竭和酸碱失衡的严重程度及指导治疗均具有重要意义。pH可反映机体的代偿状况，有助于鉴别急性或慢性呼吸衰竭。当 $PaCO_2$ 升高、pH正常时，称为代偿性呼吸性酸中毒；若 $PaCO_2$ 升高、pH<7.35，则称为失代偿性呼吸性酸中毒。需要指出的是，由于血气受年龄、海拔高度、氧疗等多种因素影响，具体分析时一定要结合临床情况。

二、肺功能检测

尽管某些重症患者的肺功能检测受到限制，但是能通过肺功能判断通气功能障碍的性质（阻塞性、限制性或混合性）以及是否合并换气功能障碍，并对通气和换气功能障碍的严重程度进行判断。呼吸肌功能测试能够提示呼吸肌无力的原因和严重程度。

三、胸部影像学检查

胸部影像学检查包括 X 线胸片、胸部 CT 和放射性核素肺通气 / 灌注扫描、肺血管造影及超声检查等。

四、纤维支气管镜检查

纤维支气管镜检查对明确气道疾病和获取病理学证据具有重要意义。

呼吸衰竭的预后往往取决于对通气、氧合功能、缺氧和二氧化碳潴留状态的改善，以及对代谢功能紊乱导致的酸碱失衡和水电解质紊乱的纠正情况。若改善不及时或治疗无效，呼吸衰竭可危及全身各器官组织代谢，严重时可出现多器官功能减退或障碍，甚至导致死亡。

第二节 临床路径

诊断呼吸功能不全时可测量呼吸肌的强度和评估呼吸模式（如呼吸频率、潮气量、胸腹矛盾运动、异常呼吸运动的应用）。治疗呼吸衰竭应首先识别呼吸窘迫。治疗可分为两部分：减少呼吸负荷和增强吸气肌功能（图 11-2-1）。

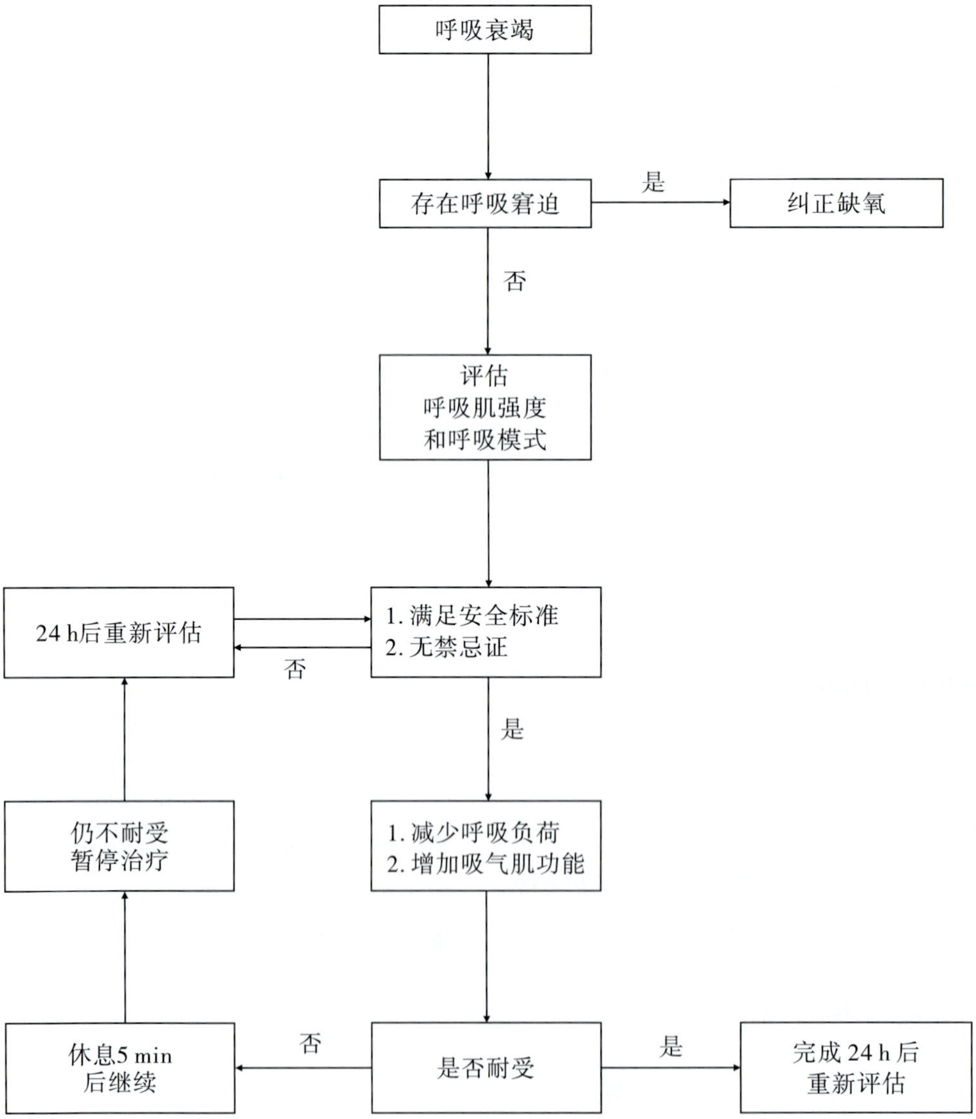

图 11-2-1 呼吸功能不全治疗临床路径

一、安全标准

呼吸功能不全治疗安全标准见表 11-2-1。

二、禁忌证

1. 出现不稳定型心绞痛或心律失常、急性心肌梗死、急性心衰。

2. 开放性胸 / 腹部伤口。

3. 不稳定的骨折。

4. 颅内压≥ 15 mmHg。

5. 严重的肺水肿、肺栓塞。

6. 体温 >38.5℃。

7. 存在活动性出血。

8. 持续性的血液透析。

三、不耐受的表现

1. 氧饱和度下降超过 5% 或低于 90%。

2. 静息心率的基础上下降 > 20%；心率低于年龄最高心率预计值的 70%。

3. 血压 SDP > 180 mmHg 或 DBP > 110 mmHg，MAP < 65 mmHg。

4. 新使用血管活性药或使用血管活性药物剂量增加。

5. 呼吸频率 < 5 /min 或 > 30 /min，或出现呼吸困难。

6. FiO_2 ≥ 60%，PEEP ≥ 10cmH_2O。

7. 出现人机对抗。

8. 患者明显躁动，需要加强镇静剂量，RASS > 2 分。

9. 患者不能耐受活动方案或拒绝活动。

10. 有明显胸闷痛、气急、眩晕、显著乏力。

第三节　康复评估

对于 ICU 重症患者的康复治疗的思路是，在进入 ICU 期间预防身体功能障碍的，以及面向恢复期的过度。即降低 ICU-AW 的发生风险。并为移出 ICU 后迅速且安全地促进身体功能恢复提供条件。因此，患者进入 ICU 后，首先要对早期离床、康复治疗的适应证、精神和身体上的功能以及风险进行评估。另外，在 ICU 管理的重症患者的状态时时刻刻都在变化，评估是随时进行的。

一、意识水平评估

意识水平下降是狭义的意识障碍，是指对外界刺激的反应下降。造成意识障碍的原因大致可分为直接损害大脑和脑干的颅内疾病，以及全身性疾病 (代谢性、中毒性、休克引起的脑缺血、呼吸障碍导致的缺氧等) 引起的脑神经功能的继发性障碍。

临床上经常使用格拉斯哥昏迷评分（Glasgow coma scale，GCS；表 11-3-1）作

表 11-2-1　呼吸功能不全治疗安全标准

循环系统	心率 40~120 /min
	收缩压 90~180 mmHg 或 / 和舒张压（DBP）≤ 110 mmHg，平均动脉压 65~110 mmHg
	使用小剂量血管活性药物支持，多巴胺≤ 10 mg/（kg · min）或去甲肾上腺素 / 肾上腺素≤ 0.1 mg/（kg · min）
呼吸系统	呼吸频率≤ 25 /min
	吸氧浓度≤ 60%
	氧饱和度≥ 90%
	PEEP <10cmH_2O

表 11-3-1 格拉斯哥昏迷评分（GCS）

睁眼功能（E）		运动功能（V）		语言功能（M）	
自发睁眼	4	按吩咐动作	6	正常交谈	5
语言吩咐睁眼	3	对疼痛刺激定位反应	5	言语错乱	4
疼痛刺激睁眼	2	对疼痛刺激屈曲反应	4	只能说出（不适当）单词	3
无睁眼	1	异常屈曲（去皮质状态）	3	只能发音	2
不能睁眼	C	异常伸展（去大脑状态）	2	无发音	1
		无反应	1	平素有语音障碍	D
				气管插管或切开无法言语	T

注: 记录方式为E____V____M____,字母中间用数字表示。如E3V3M5=GCS11。轻度昏迷: 14~13分; 中度昏迷: 12~9分；重度昏迷：8~3分。正常人的昏迷指数是满分15分，昏迷程度越重者的昏迷指数分值越低。由于插管的ICU患者无法沟通，最高评分为11。将三类得分相加，即得到GCS评分（最低3分，最高15分）。评判时选最好的反应计分。注意运动评分左侧和右侧可能不同，用较高的分数进行评分。改良的GCS评分应记录最好反应/最差反应和左侧/右侧运动评分

为评价方法。GCS是国际上广泛使用的意识障碍严重程度的评价指标。根据睁眼功能E（eye opening）、运动功能M（motor response）、语言功能V（verbal response）3个指标的总分进行评价。

二、镇静深度的评估

谵妄型患者的过度活动有可能导致各种管路的意外脱落，甚至发生跌倒坠床等风险。在进行早期离床和康复训练之前，应将患者控制在适当的镇静深度。Richmond躁动镇静量表（RASS；表11-3-2）用于评估镇静深度，积极的离床和运动疗法以RASS评分 -2 到 +1 为宜，未达到适当镇静深度的患者应避免离床。

三、呼吸困难的评估

呼吸困难是呼吸衰竭的主要症状之一，必须对其进行记录并量化。而对呼吸困难的评估应贯穿整个呼吸康复的全程。呼吸康复的评估可以从其发作程度、次数、频率和持续时间方面进行记录。同时要考虑促使症状好转或恶化的环境因素和个人因素。临床上通常使用某

表 11-3-2 Richmond 躁动镇静量表（RASS）

得分	术语	描述
+4	攻击性	明显的好战暴力行为，对工作人员构成直接危险
+3	极度躁动	抓或拔除各种引流或导管，具有攻击性
+2	躁动	频繁地无目的动作，与呼吸机抵抗
+1	烦躁不安	焦虑不安，但动作不是猛烈的攻击
0	清醒且平静	主动注意照顾着
-1	嗜睡	不能完全清醒，但声音刺激能够叫醒并维持觉醒状态（睁眼，眼睛接触≥ 10 s）
-2	轻度镇静	声音能够叫醒并有短暂眼睛接触（≤ 10 s）
-3	中度镇静	声音刺激后有反应或睁眼（无眼睛接触）
-4	深度镇静	对声音刺激无反应，但对身体刺激有反应或睁眼
-5	不可唤醒	对身体刺激无反应

种体力活动的类型来描述呼吸困难程度，如爬一层楼会引起呼吸困难。推荐使用客观的评估方法，如改良英国医学研究委员会呼吸困难量表（modified medical research council dyspnea scale，mMRC；表 11-3-3）

在训练过程中或活动中也可用 Borg 评分量表（表 11-3-4）对呼吸困难进行评价，该评价主观性较强。

四、身体功能的评估

在 ICU 进行人工气道管理的患者和败血症等重症患者中，以 ICU-AW（表 11-3-5）为首的肌肉力量明显不足经常发生，给 ADL 恢复和预后带来不良影响。因此，在 ICU 中应积极评估患者肌力并观察其变化过程。临床上最常用的评估方法为 MRC 量表。

MRC 6 级分为：

0 级：肌肉无任何收缩。

Ⅰ级：能触知肌腱收缩，但不能产生关节运动。

Ⅱ级：有关节运动，但不能克服地心吸引力运动。

表 11-3-3　改良英国医学研究委员会呼吸困难量表（mMRC）

评分	程度
0	仅在剧烈活动后出现呼吸困难
1	平地快走或爬缓坡时出现呼吸困难
2	由于呼吸困难，平地行走时比同龄人慢或需要停下来休息
3	平地行走 100m 左右或数分钟后即需要停下来喘气
4	因严重呼吸困难而不能离开家，或在穿衣脱衣时出现呼吸困难

表 11-3-4　Borg 评分量表

评分	劳累感觉程度
0：没有什么感觉	休息时的感觉，丝毫不疲惫。呼吸完全平缓，在整个期间完全不会有疲惫的感觉
1：很弱	坐在桌前工作的感觉，丝毫不疲惫，而且呼吸平缓
2：弱	穿衣服时出现的感觉，稍感疲惫或毫无疲惫感，呼吸平缓，运动时很少体验到这种程度的感觉
3：温和	慢慢走过房间打开电视时出现的感觉，稍感疲惫，可能轻微地察觉到你的呼吸，但气息缓慢而自然
4：稍强	户外缓慢行走时产生的感觉，感到轻微疲惫，呼吸微微急促但依然自在，在热身初期阶段可能会有此感觉
5：强	轻快走过商店的感觉，感到轻微疲惫，察觉到自觉的呼吸，气息比第 4 级更急促一些，在热身的结尾阶段会有此感觉
6：中强	会议迟到急忙赶去时的感觉，感到疲惫但能维持这样的步调，呼吸急促而且可以察觉到
7：很强	激烈运动时可能出现的感觉，感到疲惫，但可以确定能维持到运动结束，呼吸急促，可与人对话，但你可能宁愿不说话
8：非常强	非常剧烈运动时可能出现的感觉，感到极度疲惫，认为自己可以维持到运动结束，但你无法百分百确定，呼吸非常急促
9：超强	极度剧烈运动下出现的感觉，势必体验到极度的疲惫，你觉得不能持续到运动结束，呼吸非常吃力并无法与人交谈
10：极强	彻底精疲力竭，无法坚持超过 30 s

Ⅲ级：能克服地心吸引力运动，但不能做阻力运动。

Ⅳ级：能做阻力运动，但比正常肌力弱。

Ⅴ级：肌力正常，运动自如。

MRC 评分是目前国际上普遍通用的肌力检查方法。评估的肌群包括双侧肩外展肌、屈肘肌、伸腕肌、屈髋肌、伸膝肌、足背肌肉等 6 对骨骼肌，MRC 评分的综合范围为 0~60 分。

昏迷患者通过观察其肢体运动或肢体对强刺激的反应来判断肌力。

表 11-3-5　ICU-AW 的诊断标准

1. 重症病情发作后，全身肌肉无力的情况进一步加重
2. 肌力低下为弥漫性、左右对称、松弛性
3. 24 h 以上进行的 2 次 MRC 得分不满 48 分，或可检测的肌肉平均得分不满 4 分
4. 依赖机械通气
5. 排除了病史中与重症疾病无关的肌肉无力原因

满足 1~3 中的全部且合并 4 或 5 中的一个即可

五、ADL 评估

为了早期的日常生活自理，即使进入 ICU 的患者也要进行 ADL 评估。临床上通常使用的 ADL 评估量表包括 Barthel 指数和功能独立性评定（FIM）等，但这些评价项目均不适合 ICU 的环境和患者的病情。因此，推荐使用 ICU 功能状态评分（functional status score for the ICU，FSS-ICU）对 ICU 患者进行评估（表 11-3-6）。该量表包括翻身、坐起、坐位维持、站立和步行 5 个部分，根据协助程度不同分为 0 分（无法实施）到 7 分（完全自理）。不过，如果到了即将离开 ICU 或离开 ICU 之后，应用更详细的 ADL 评估方法进行评估。

呼吸困难和疲劳等呼吸系统疾病常见症状会导致 ADL 能力和付出努力程度的下降。很多患者不会在疾病早期意识到自己有 ADL 能力的受限，因为这些功能的受限程度不同，很多时候都是长时间地积累或在某种诱因或特定条件下才能暴露出这种受限。ADL 评估主要包括以下几方面：基本 ADL（如穿衣、沐浴、步行、进食）、家务、休闲活动和职业相关活动等。

表 11-3-6　ICU 功能状态评分（FSS-ICU）

项目	评分
·翻身 ·坐起 ·坐位维持 ·站立 ·行走	0 无法实施
	1 全部依赖
	2 大部分依赖（患者参与≤ 25%）
	3 部分依赖（25 < 患者参与 < 75）
	4 小部分依赖（75 ≤患者参与）
	5 需要监督
	6 需要提示自理
	7 完全自律自理

通常可以应用 Barthel 指数（表 11-3-7）来评定基本 ADL。

表 11-3-7　Barthel 指数

项目	完成情况对应得分	得分
吃饭	0 依赖；5 部分帮助；10 自理	
洗澡	0 依赖；5 自理	
修饰	0 依赖；5 自理	
穿衣	0 依赖；5 部分帮助；10 自理	
大便	0 失禁；5 偶有失禁；10 能控制	
小便	0 失禁；5 偶有失禁；10 能控制	
如厕	0 依赖；5 部分帮助；10 自理	
转移（床到椅）	0 依赖；5 少量帮助；10 需大量帮助；15 自理	

续表

项目	完成情况对应得分	得分
移动（平地）	0：不能或小于 45 m；5：独自轮椅大于 45 m；10：一人辅助下步行大于 45 m；15：独自步行大于 45 m（可用辅助器）	
上下楼梯	0：不能；5：需帮助；10：自理	
总分		

第四节　底线康复治疗技术

近年来，随着治疗技术的发展，ICU 重症患者的生存率有了飞跃性的改善。但多数报告显示，在转入 ICU 病房后，患者会出现全身性的特异性功能障碍、肌肉无力、气短、抑郁和不安等症状，与健康相关的生活质量（quality of life，QOL）和长期预后不佳。这样的状况被称为重症监护后综合征（post-intensive care syndrome，PICS），因为会对长期预后产生不良影响，QOL 会受损，所以预防 PICS 发生被作为 ICU 治疗领域的重点。其中重症患者并发的 ICU 获得性肌无力（ICU-AW）应该被密切关注。

在败血症、多器官功能不全、长期人工气道管理的重症患者中，ICU-AW 的发病率高，约占 50%。ICU-AW 可延长人工气道的时间和入住 ICU 的天数，使 ADL 长期下降。ICU-AW 的发生以全身性炎症为背景，与 ICU 的各种医源性风险有关。身体不活动也是其发生的一个因素，作为预防对策，早期离床和康复治疗技术能达到很好的效果，关于其疗效已取得了一定的共识。

一、早期脱机拔管

ICU 的早期离床和康复训练除了安全管理之外，还需要变更人工呼吸装置的设定，以及整理管路，这些应在医生、护士和治疗师的合作下完成。另外，在 ICU，因急性呼吸窘迫综合征（acute respiratory distress syndrome，ARDS）等重症呼吸衰竭而进行机械通气的患者较多。为了维持良好的呼吸状态，应按照 ABCDE 集束化管理（图 11-4-1）进行早期机械通气脱离；并按照早期离床康复治疗进展表（表 11-4-1）进行训练。

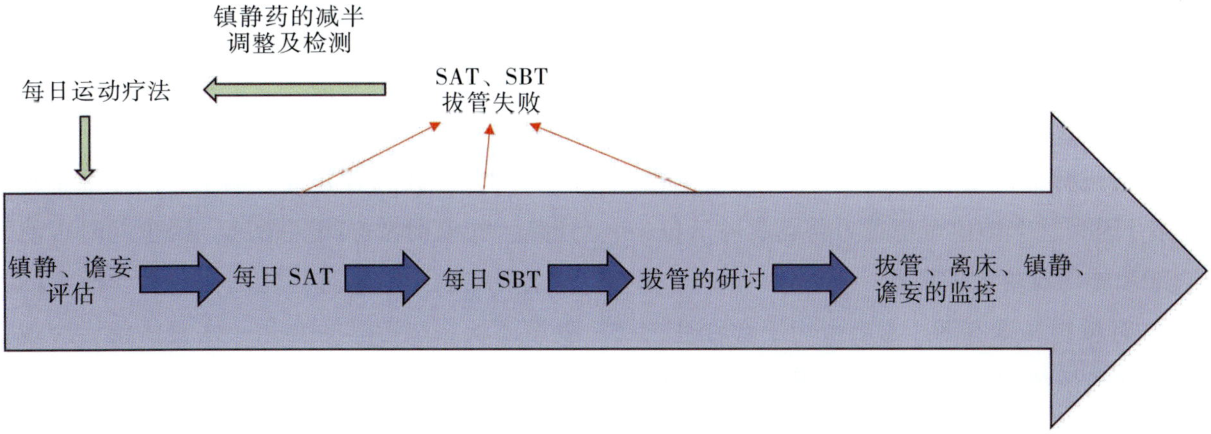

图 11-4-1　ABCDE 集束化管理

表 14-4-1　早期离床康复治疗进展表

步骤	0	1	2	3	4	5
患者参与	没有	低	部分	大部分	完全	完全
体位	体位变换 （每 2 h）	体位变换 （每 2 h） Fowler 体位	体位变换 （每 2 h） 90° 靠坐位 椅子坐位	体位变换 （每 2 h） 椅子坐位 辅助立位	辅助转移 端坐位	辅助转移 端坐位 立位
物理治疗	四肢被动活动 胸部物理治疗技术	四肢被动活动 CPM 设备 EMS 胸部物理治疗手法	四肢被动活动 四肢主动活动 EMS 抗阻运动 卧位踏车 主动呼吸训练	四肢被动活动 四肢主动活动 EMS 抗阻运动 坐位踏车（低） 主动呼吸训练	四肢主动活动 EMS 抗阻运动 坐位踏车（中） 辅助器步行 ADL 训练	四肢主动活动 EMS 抗阻运动 坐位踏车（高） 监督步行 ADL 训练

二、体位变化

（一）富勒位

富勒位（图 11-4-2）也被称为半坐位，是一种床头抬高 45° ~60° 的体位。富勒位的位置变化包括低富勒（15° ~30° ）、半富勒（30° ~45° ）和高富勒（接近垂直）。

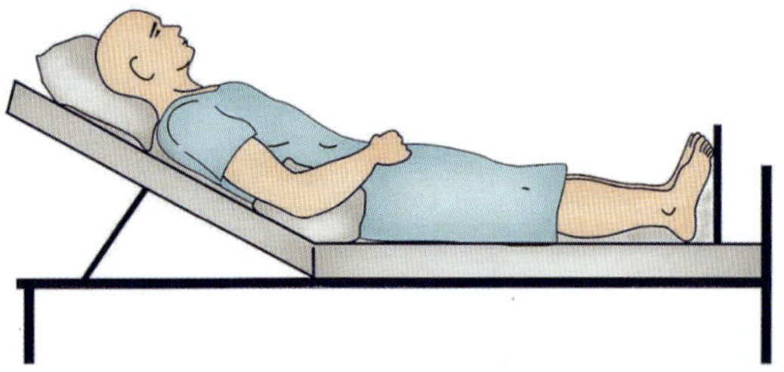

图 11-4-2　富勒位

富勒位的作用包括以下几点。

1. 促进肺部扩张。富勒位可用于呼吸困难的患者，因为这个体位可使重力将膈肌向下拉，使胸部和肺部有更大的扩张。

2. 对鼻胃导管有用。富勒位对于有心脏、呼吸或神经系统问题的患者很有用，对于有鼻胃管的患者通常是最理想的体位。

3. 下地行走前的准备。富勒位也被用来帮助患者准备进行悬吊或行走训练。在更换体位时应特别注意患者有无头晕或昏厥。

4. 颈部位置校准较差。在患者头后放置过大的枕头可能会促进颈部屈曲挛缩的发展。应鼓励患者每天在没有枕头的情况下休息数小时，充分伸展颈部。

5. 在一些手术中使用。富勒位常用于神经外科或肩部手术。

6. 使用一个竖板。建议使用踏板，以保持患者的足在正确的位置，并帮助防止脚下降。

（二）半坐位到端坐位

根据评估，如患者状况符合康复训练开始的标准，可开始半坐位到端坐位的训练（图 11-4-3）。让患者起身、端坐。离床前整理好管路，并提前做好吸痰措施，因坐起时可能引起剧烈咳嗽。离床时，监测伴随动作改变的呼吸循环状态和疼痛的变化；恢复体位后应观察患者是否有皮下出血或疼痛不适。

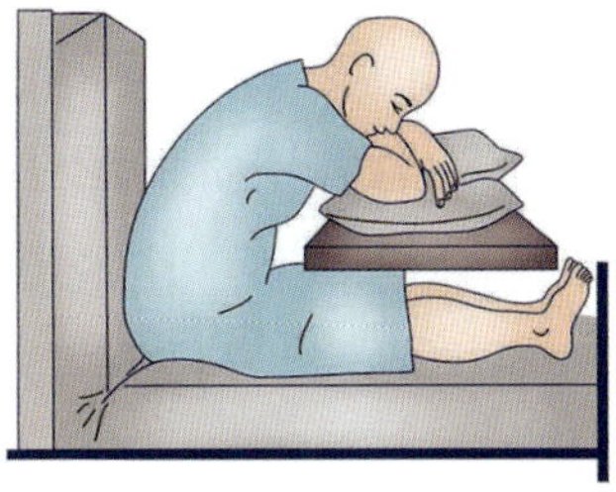

图 11-4-3　半坐位到端坐位

（三）端坐位到立位

从端坐位到立位时（图 11-4-4），应选择合适的辅助具，并调整合适的支撑和座位高度。站立时确认患者是否可以伸展躯干、髋关节和膝关节，以及是否可以移动重心和保持站立。这个阶段可能随时发生直立性低血压，因此治疗师应密切关注并询问患者的主观症状，并积极监测客观生理指标。

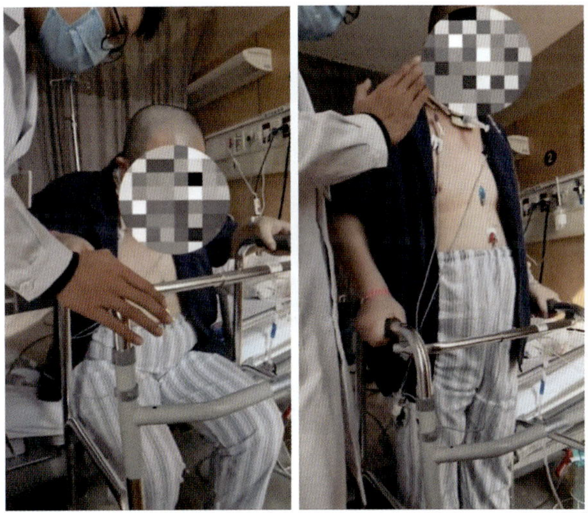

图 11-4-4　端坐位到立位

（四）立位到步行

站立时重心移动或步行与静态站立不同，从立位到步行（图 11-4-5）时应注意患者的跌倒风险，在侧方和后方给予支持及保护，并选择稳定的助行器和扶手。密切观察患者的状态，注意其是否存在疲劳。Borg 评分应≤ 4。

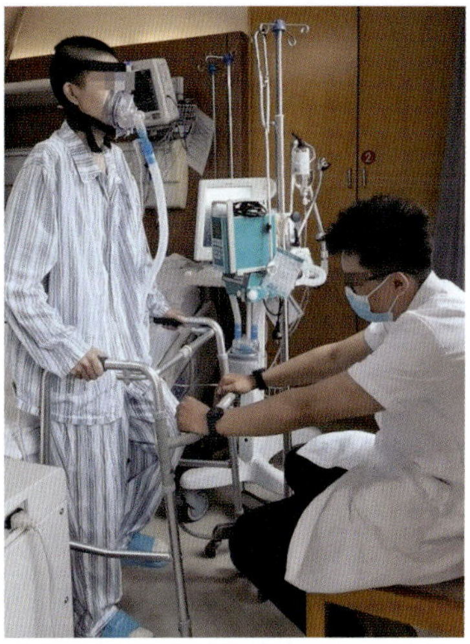

图 11-4-5　立位到步行

（五）预防及缓解呼吸困难体位

身体前倾 30° 的预防及缓解呼吸困难体位（图 11-4-6）是肺容积和肺顺应性最佳的体位，可使患者通气更加轻松，从而有效缓解呼吸困难，改善氧合。

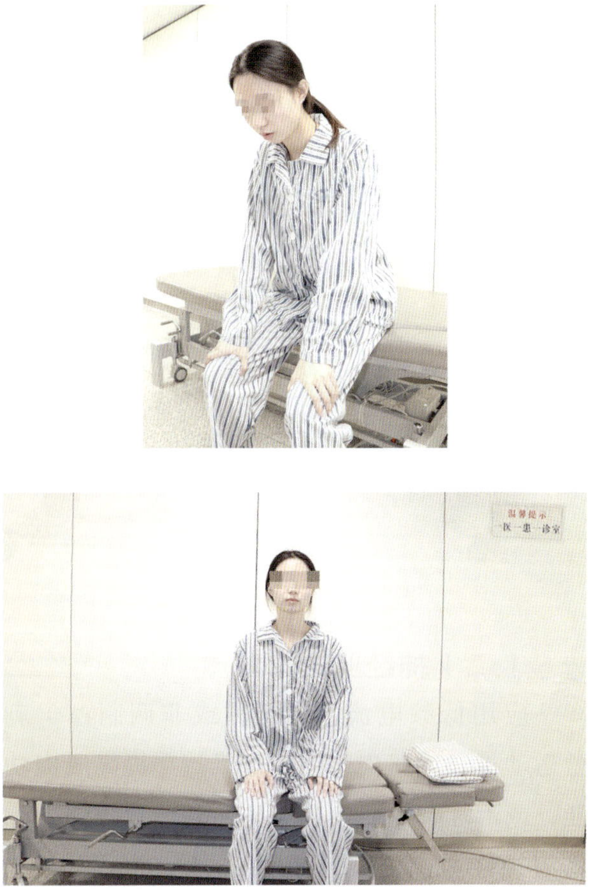

图 11-4-6　预防及缓解呼吸困难体位

三、物理治疗

（一）被动活动

肢体被动活动（图 11-4-7）不仅可以预防关节挛缩和肌肉短缩，也可促进关节本体感觉重建，从而维持关节的稳定性和身体平衡能力，维持关节良好的对位对线，为患者早期床边活动创造良好的基础。被动活动有人工手动活动和机械化活动两种方式，各有优缺点。人工手动活动耗时费力，但能对损伤或痉挛的肢体提供较好的个体化康复。治疗师在做床旁被动活动时，应积极调整床高及患者在床上的位置，尽量减少对自己身体的劳损。机械化活动装置如持续被动活动（continuous passive motion，CPM）、脚踏车等在患者肌张力正常的情况下也能根据预设的频率、幅度和时间要求完成目标活动量，避免或延缓了肌肉萎缩、关节僵硬、骨质疏松的发生，同时可减少医务人员的工作量。但在使用机械时需格外关注患者有无皮肤磨损或管路发生位移等情况。

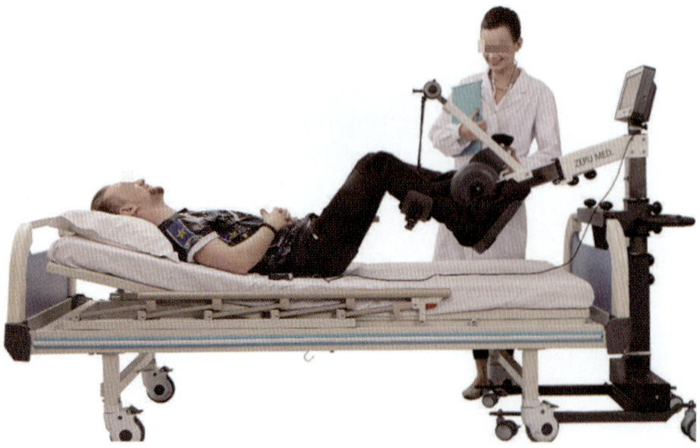

图 11-4-7　被动活动

（二）神经肌肉电刺激

应用低频电流（调制型或非调制型）刺激运动神经或肌肉收缩，以维持、提高肌肉功能，或治疗神经肌肉疾病的一种治疗方法，称之为神经肌肉电刺激（neuromuscular electric stimulation，NMES；图 11-4-8）疗法。电刺激可以促使萎缩肌肉发生等长收缩，改善血液循环，有助于维持肌肉正常的肌张力，通常的电刺激多为低中频电刺激。这些电流脉冲所引起的非随意的肌肉收缩，与低强度运动中的随意、重复肌肉收缩特点相似。NMES 是一种替代的运动形式，可以与其他康复工具相结合应用于危重症早期运动治疗。NMES 对危重症急性期患者尤为有意义，因为在这段时间有相当多的危重症患者由于镇静或认知障碍而无法接受主动活动。NMES 不依赖于患者的主动配合，甚至可以在镇静的患者中实施。因此，在 ICU 病房中，它可以作为早期运动疗法的替代疗法，用于防治患者肌肉萎缩。

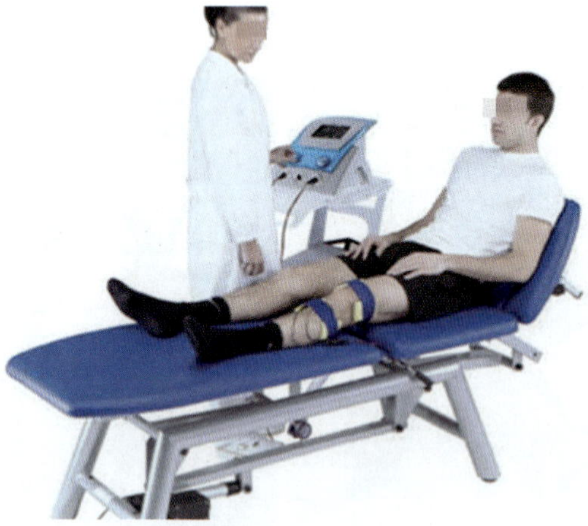

图 11-4-8　神经肌肉电刺激（NMES）

（三）床旁踏车

床旁踏车（图 11-4-9）的主要目的是刺激心肺功能，促进全身血液循环，预防深静脉血栓和肌肉萎缩，改善疲劳。ICU 早期的活动干预对强度不做一定要求，以不引起患者疲劳不适为宜。因为此时的治疗重点不是最大限度增益患者的运动能力，而是避免因缺乏基本身体活动而造成的并发症，为快速撤离 ICU 做好准备。

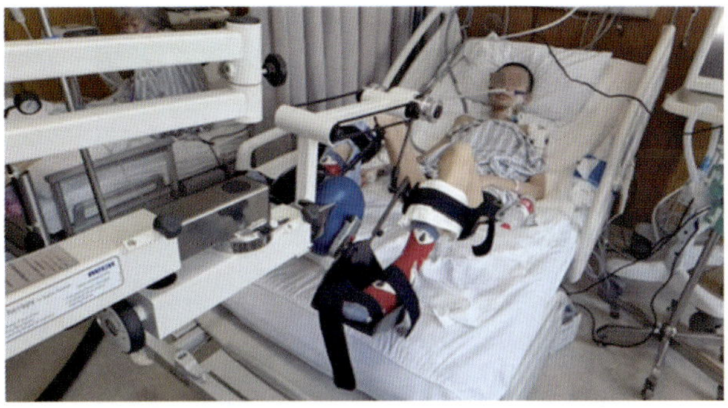

图 11-4-9　床旁踏车

（四）抗阻训练

抗阻训练（图 11-4-10）的主要目的是使骨骼肌主动收缩，预防肌肉萎缩，增强肌力。同理，强度不做要求，以患者可耐受、不疲劳为宜，循序渐进。

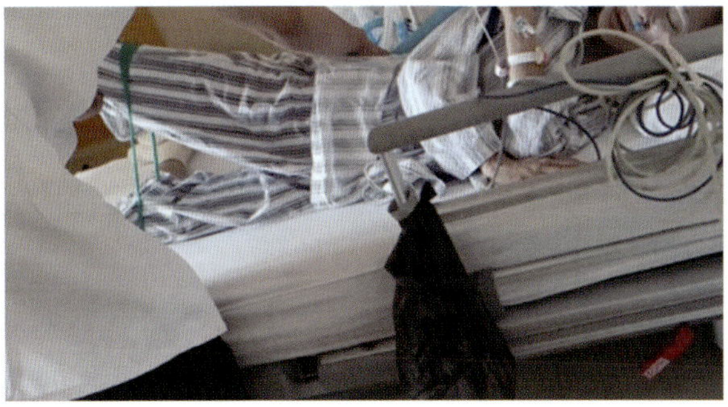

图 11-4-10　抗阻训练

（五）胸部物理治疗技术

胸部物理治疗技术（图 11-4-11）的主要目的是增加潮气量，诱发自主呼吸，维持胸廓活动度，促进早期脱机拔管。

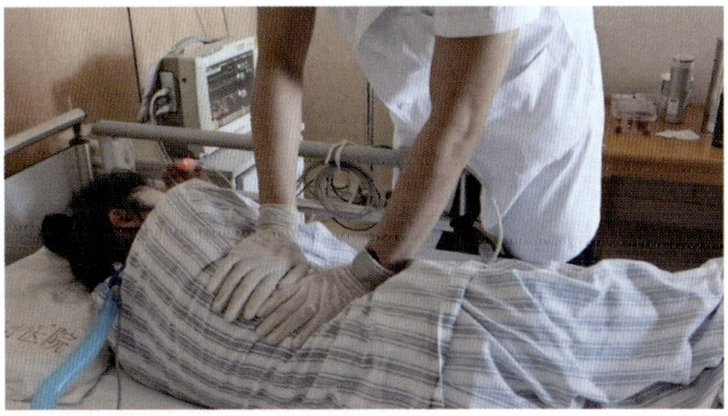

图 11-4-11　胸部物理治疗技术

（六）呼吸训练

除早期活动和运动疗法外，呼吸训练（图 11-4-12）对患者也尤为重要。进行气道管理（如气道湿化、气道廓清技术等）、体位管理、呼吸训练（如呼吸模式重建、抗阻呼吸、腹式呼吸、激励式呼吸训练等）能明显改善患者的呼吸肌肌力，提高撤机成功率。

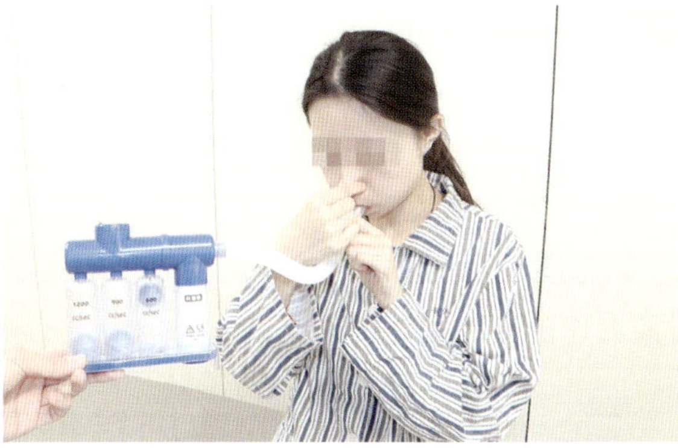

图 11-4-12　呼吸训练

第五节　特色治疗技术

急性呼吸窘迫综合征（ARDS）是常见的重症疾病之一，其原发疾病多样、机制复杂、致病环节多，病死率高达 40%~50%。ARDS 的病理改变以弥漫性肺泡损伤为特征，包括肺泡上皮和血管内皮受损、炎症免疫细胞浸润、间质水肿、肺泡内有富含蛋白的水肿液、纤维蛋白沉积，透明膜形成和微血栓形成等，导致通气 / 血流（V/Q）比例失调、弥散功能障碍、肺内分流明显增加、肺顺应性下降、肺容积减少，最终出现急性低氧性呼吸衰竭。随着对 ARDS 病理生理的深入认识，俯卧位通气治疗作为机械通气治疗的一个环节越来越受到重视。2017 年欧洲重症医学会和美国胸科协会强烈推荐严重 ARDS 患者行俯卧位通气治疗，其具有改善氧合、改善高碳酸血症、利于肺保护性通气策略的实施及改善右心功能等作用，并可降低病死率。

一、俯卧位通气的治疗作用

俯卧位通气可改善 70%~80% ARDS 患者的氧合，氧合指数［动脉血氧分压（PaO_2）/吸入氧浓度（FiO_2）］平均升高 35 mmHg。研究显示，俯卧位通气后约 40% 患者的动脉血二氧化碳分压（$PaCO_2$）降低；俯卧位通气 3 h 后，ARDS 患者 Vd/Vt 从 42% 降至 31%，同时伴随 $PaCO_2$ 降低。目前俯卧位通气持续时间尚有争议，建议不少于 12 h；但当出现明显并发症（如恶性心律失常或严重血流动力学不稳定）时需考虑随时终止俯卧位通气。

二、俯卧位通气的实施指征和禁忌证

1. 实施指征：中 / 重度 ARDS 顽固性低氧血症，当呼气末正压（PEEP）≥ 5 cmH_2O，氧合指数≤ 150 mmHg 时应积极行俯卧位通气。

2. 相对禁忌证：俯卧位通气无绝对禁忌证，相对禁忌证包括：①严重血流动力学不稳定；②颅内压升高；③急性出血性疾病；④脊柱损伤需要固定；⑤骨科术后限制体位；⑥近期腹部手术需限制体位者或腹侧部严重烧伤；⑦妊娠；⑧颜面部创伤术后；⑨不能耐受俯卧位姿势。

三、俯卧位通气的规范化操作法

推荐使用五人法和信封法实施俯卧位通气（图 11-5-1）。

1. 五人法和信封法的位置与分工

第一人：位于床头，负责呼吸机管路的妥善固定、头部的安置及发出口令。

第二人：位于左侧床头，负责监护仪导联线、左侧上身导管的安置。

第三人：位于左侧床尾，负责导尿管及左侧下半身各类导管的安置。

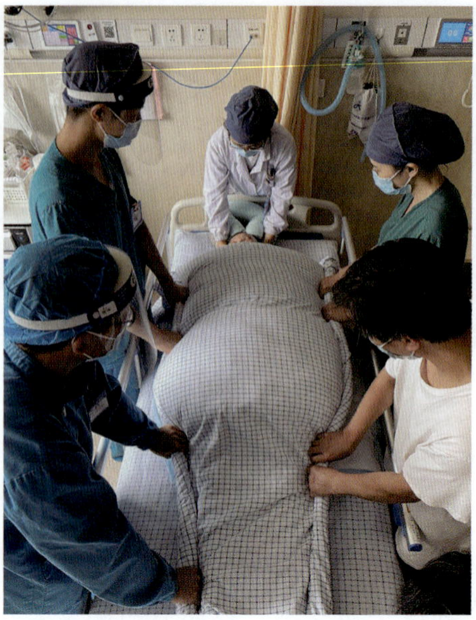

图 11-5-1　俯卧位通气

第四人：位于右侧床头，负责该侧静脉置管及右侧上半身各类导管的安置。

第五人：位于右侧床尾，负责右侧下半身各类导管的安置。

2. 翻转方法及操作后处理

俯卧位后应注意保持人工气道及血管通路的通畅，避免胸腹部受压，同时应注意保护易受压部位，避免压疮发生。

（1）将 60 cm × 90 cm 护理垫分别置于患者胸前及会阴部，吸水面朝向患者皮肤。

（2）将 2 个圆柱形枕分别置于患者胸部及髂嵴处护理垫上，男性患者注意避开生殖器部位。

（3）将翻身单覆盖在圆柱形枕头上，患者双手置于两侧紧贴身体。

（4）由位于头侧的第一人固定住患者的人工气道及呼吸机管路，其余 4 人将患者身上、身下两层翻身单边缘对齐，将其同时向上卷翻身单至最紧，固定住患者其他导管。

（5）由第一人发出口令，并与其他四人同时将患者托起，先移向病床一侧。

（6）确认患者及管道安全后，听第一人口令同时将患者翻转为 90° 侧卧位，然后 5 人同时将患者（由左向右或右向左）行 180° 翻转至俯卧位。

（7）将患者头偏一侧，头下垫护理垫与减压枕，留出足够高度，确保人工气道通畅，便于吸痰操作；特殊情况如颈部强直的患者应给予一定的镇静镇痛，气管切开的患者需保障颈部悬空，留有操作空间。

（8）确认圆柱形枕位置恰当，整理确认各导管是否在位通畅、导线固定，摆放肢体于功能位。

3. 俯卧位通气结束操作流程

（1）俯卧位通气结束后，清理呼吸道及口鼻腔分泌物。

（2）将患者胸前电极片移至肩臂部。

（3）先由第一人明确人员分工及职责，各自妥善固定好所负责的管路；由第一人发出口令，其余人员同时将患者托起，先移向病床一侧，然后将患者转为侧卧位；撤除患者身上的敷料及软枕，整理好病床，将患者摆放至需要的体位。

（4）生命体征平稳后将心电监护接至胸前。

（5）整理各管路，重新妥当固定。

（6）清洁颜面部，更换气管插管固定胶布，进行口腔护理。

第六节　康复治疗技术进展

急性呼吸衰竭的患者，对其进行特定的物理治疗可以改善其多方面的身体功能，包括肌肉力量、耐力和功能活动的表现；但是过度运动也可能会导致肌肉损伤、力丧失量或过度疲劳。因此，未来应该进一步明确干预介入的时机以及运动方案。除此之外，运动期间结合无创正压通气、经鼻高流量湿化给氧等呼吸支持方式，可有效提高患者的运动表现和降低呼吸功；但选择低压力支持还是高压力支持，目前尚不明确。

一、干预时机

1. 普通患者

对于普通呼吸衰竭的患者，住院何时开展康复仍有争议。2017 年，ERS 和 ATS 在指南中不建议 AECOPD 患者在住院期间启动肺康复，而是建议推迟到出院后 3 周内；原因在于住院期间开展的早期肺康复训练会导致 AECOPD 患者死亡率增加。2021 年修订的慢性阻塞性肺疾病诊治指南也指出，在 COPD 患者急性加重期住院后何时开展康复仍有争议。启动早期肺康复训练是有益的，可以改善患者的生活质量和活动能力，降低再入院率和死亡率。

2. 停止时机

当患者在运动过程中出现胸痛、呼吸困难（Borg 评分 ≥ 6 分）、强烈的疲劳感（Borg 评分 ≥ 17 分）、眩晕、恶心甚至呕吐、面色苍白、大汗、收缩压上升到 ≥ 180 mmHg 或下降 ≥ 20 mmHg、SpO_2 ≤ 85% 等情况时，须立即停止训练。

3. 机械通气患者

机械通气患者安全进行物理治疗的标准通常需要评估中枢神经系统、心血管循环系统以及呼吸系统相关指标。具体参见第三章第二节相关内容。

4. 活动方案

早期活动的方案并不统一，包括时间长度、类型和强度。有证据表明，在入住 ICU 后 2~3 d 开始物理治疗，其效果优于晚几天开始介入。需要考虑的干预措施包括主动活动、床上功率自行车、肌肉电刺激（被动 / 主动练习）以及使用各种康复设备。此外，每种干预类型的强度、持续时间和频率都是重要的考虑因素。

早期活动的进阶方案可参考鲁汶大学渐进式活动计划以及明尼苏达大学早期活动方案（图 11-6-1）。

二、运动训练联合无创正压通气

对于呼吸衰竭患者，运动训练联合无创正压通气（图 11-6-2）是潜在的有价值的治疗选择，尤其是患有严重肺过度膨胀和运动诱导的低氧血症的 COPD 患者。无创正压通气可以通过抵消内源性呼气末正压（PEEP）来改善气体交换和/或降低呼吸功。此外，无创正压通气可降低肺内压，从而减少或延缓动态肺过

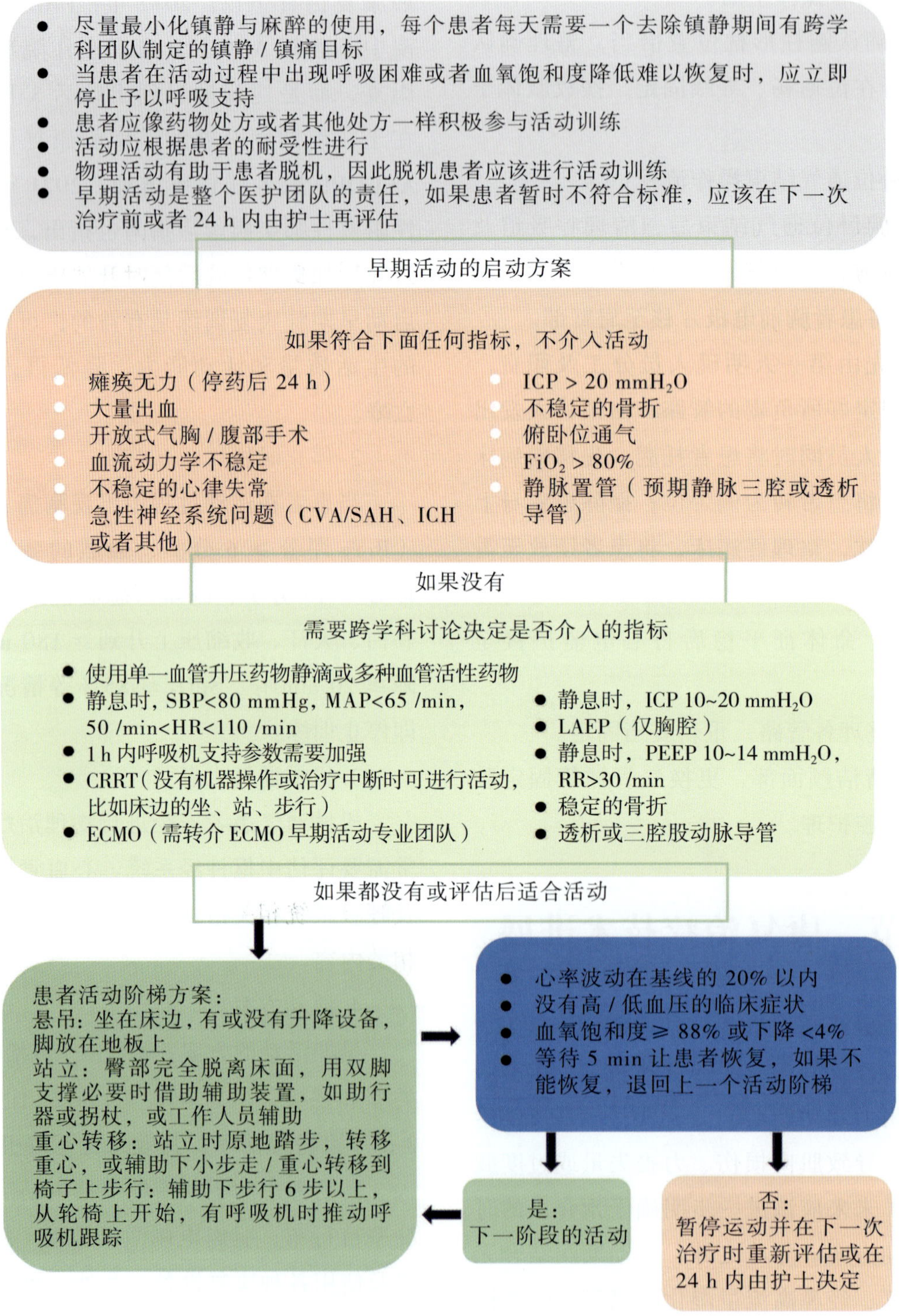

图 11-6-1　明尼苏达大学早期活动方案

度膨胀的发生。目前常用的无创正压通气治疗水平的 IPAP 和 EPAP 分别为 15~25 cmH_2O 和 4~6 cmH_2O 等相对低水平的支持参数。

但也有研究推测，这些低压力支持水平（<20 cmH_2O）不足以让泵衰竭的呼吸肌得到充分休息；而高压力支持水平（≥ 20 cmH_2O）在降低呼吸肌呼吸功方面具有优势，可减少 CO_2 潴留。此外，有研究表明，重度急性呼吸衰竭患者对夜间无创正压通气的耐受性更好；与低压 NIV 相比，使用高压 NIV 可显著改善运动相关的呼吸困难、白天 PCO_2 和生活质量。此外，在高吸气压力水平下，NIV 可以持续增加动态肺顺应性和潮气量，并改善动脉血气，从而促进肌肉组织对氧气的利用。

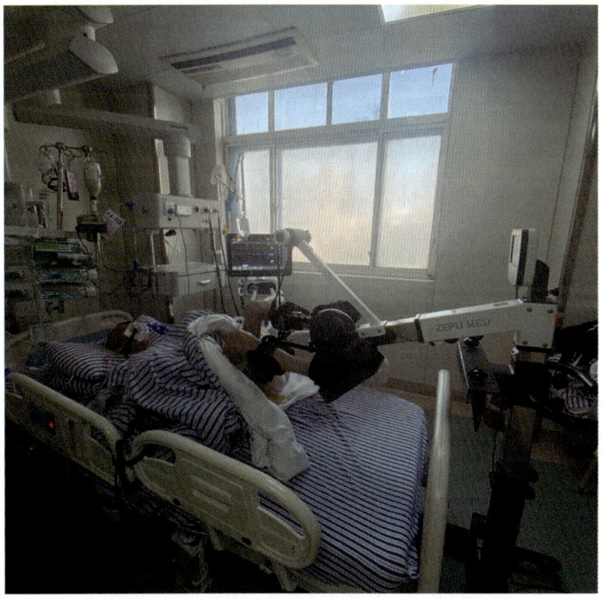

图 11-6-2　运动训练联合无创正压通气

第七节　典型病例讨论

【基本信息】患者，男，45 岁，身高 160 cm，体重 58kg，BMI 22.65，入院日期为 2023 年 3 月 1 日。

【主诉】反复咳嗽、咳痰、气喘 3 年，加重半月。

【现病史】患者自诉 3 年前开始无明显诱因出现反复咳嗽、咳痰、劳力性气喘，痰多为白色黏痰，受凉后可为黄脓痰，无发热、盗汗，无胸痛、咯血，无下肢水肿等。患者未重视，未进行正规诊疗。患者半月前以上症状加重明显，于某县人民医院就诊，口服药物（具体不详）后无明显好转，并逐渐出现双下肢水肿，为对称性凹陷性水肿，平地步行小于 50 米即感气喘不适，无胸痛、咯血，无发热、盗汗，无头晕、头痛等，来我院要求住院治疗，门诊拟“AECOPD”收入住院。此次病程中，患者精神、食纳、睡眠欠佳，大小便基本正常，体重无明显变化。

【入院体格检查】T36.6℃，P115 /min，R20 /min，BP 131/94 mmHg。胸廓对称无畸形，肋间隙正常，双肺语颤均等，叩诊呈清音，双肺呼吸音明显减弱，双肺未闻及明显干、湿啰音；心尖冲动位于第 5 肋间左锁骨中线内 0.5 cm 处，无抬举，无弥散，叩诊心界无扩大，心率 115 /min，节律整齐，心音正常，各瓣膜听诊区未闻及病理性杂音；腹部平坦、柔软，肝脾肋下未触及，全腹无压痛、无反跳痛，双肾区无叩击痛，肠鸣音 3~5 /min。

【相关检查】

1. 血常规：白细胞 7.91×10^9/L，中性粒细胞 84.4 %，淋巴细胞 8%，中性粒细胞数 6.68×10^9/L，淋巴细胞数 0.64×10^9/L，红细胞 4.88×10^{12}/L，血小板 363×10^9/L。

2. 凝血功能：凝血酶原时间 17.4 s，活动度 54.97%，国际标准化比值（INR）1.35，部分凝血酶原时间 45.6 s，凝血酶时间 17.2 s，纤维蛋白原 4.78 g/L，D- 二聚体 1.52 μg/mL。

3. 肝肾功能：谷丙转氨酶 47.2 U/L，谷草转氨酶 39.8 U/L，白蛋白 29 g/L，C- 反应蛋白 47.76 mg/L，N- 端脑利钠肽前体 5295 pg/mL。肾功能、电解质、粪便常规、尿液分析等未见明显异常。

4. 血气分析（吸氧 2 L）：pH 7.39，二氧化碳分压 71.6 mmHg，氧分压 45.8 mmHg，实际碳酸氢根 43.6 mmol/L，动脉氧饱和度 82.0%。

5. 超声检查：心脏彩超提示①右心扩大；②肺动脉瓣、主动脉瓣反流（轻度）；③三尖瓣反流（中度），肺动脉高压（中度）；④左室后间隔、前壁、前间隔、下壁及侧壁组织运动速度正常。膈肌运动、双下肢静脉、左心功能测定未见明显异常。

6. 肺部 CT（2020 年 11 月 30 日，某医院）：肺气肿，双肺慢性炎症。

7. 肺功能：提示极重度阻塞性肺通气功能障碍，支气管舒张试验阴性（FEV114.0）。

【目前诊断】

1. 慢性阻塞性肺病急性加重（GOLD D 组）。

2. 慢性肺源性心脏病失代偿期。

【目前治疗】

1. 药物治疗：给予哌拉西林他唑巴坦抗感染；甲强龙、多索茶碱、复方异丙托溴铵雾化、布地奈德福莫特罗吸入粉雾剂 + 噻托溴铵粉雾剂吸入舒张支气管；氨溴索、羧甲司坦口服溶液化痰；呋塞米 + 螺内酯利尿减轻心脏负荷。

2. 非药物治疗：吸氧，无创呼吸机辅助通气，呼吸康复。

【呼吸康复第一阶段（住院）】

1. 患者最想解决的是改善咳嗽、咳痰及呼吸困难症状。

（1）症状评估：CAT 31，mMRC 3 级。

（2）心电图：窦性心律，肺型 P 波，右房增大，T 波异常。

（3）营养评估：白蛋白 29 g/L，血红蛋白 150 g/L，NRS2002 营养筛查 1 分，无营养不良风险。

（4）心理评估：SDS、SAS 未见明显异常情绪。

（5）有氧耐力评估：6 WMT 总距离为 342 m，期间自然呼吸状态下最低血氧为 81%，最高心率为 138 /min。Borg 呼吸困难程度评分为 5 分（严重的呼吸困难），Borg 疲劳程度评分为 14~15 分（稍严重的疲劳）。

（6）肌力评估：上肢肌群肌力Ⅳ级，下肢肌群肌力Ⅳ级，轻微减弱。

（7）吸气肌评估：最大吸气压（MIP）预测值为 124 cmH_2O，实测值为 21 cmH_2O，实测值 / 预计值≤ 60%，提示吸气肌功能减弱。

（8）呼吸模式评估：患者主要以胸式呼吸为主，呼吸功增加。

（9）ADL：Barthel 指数得分为 95 分（对日常生活影响较小）。

（10）肺功能：FVC 为 1.25L，FEV1 为 0.42 L，FEV1% 为 40.7%，PEF 为 1.46 L/s。

2. 综合评估患者的主要问题有：①呼吸模式异常；②吸气肌功能减弱；③运动耐力减弱。

3. 设定康复目标：①近期目标：纠正呼吸衰竭、纠正呼吸模式、减轻呼吸困难程度至 mMRC 评分 2 级、可一口气爬楼梯 2 层；②远期目标：吸气肌肌力达到正常预计值的 70%、一口气爬 5 楼、回归工作岗位。

4. 康复计划及实施：见表 11-7-1。

5. 呼吸康复 2 周后进行出院前评估

（1）患者主诉：过去经常感觉呼吸费力，现在明显轻松多了；以前活动后气喘，表现为爬一层楼梯即需要中止休息，现可一口气爬 5 楼。

症状评估：mMRC 评分 1 级、CAT 评分 10 分。

（2）体适能评估：

①有氧耐力评估：6 WMT 总距离为 468 M，间自然呼吸状态下，最低血氧为 85%，最高心率为 132 /min。Borg 呼吸困难程度评分为 2 分

表 11-7-1 康复计划及实施

康复项目		强度	时长	频率	预期效果
行为认知改变	COPD 的认知与预防				让患者认识并接受疾病以做出正确的自我管理
呼吸指导	缩唇呼吸、腹式呼吸		15 min	每周 7 次	让患者学会呼吸控制并增强自主呼吸力量
吸气肌训练	K5	30% 实测值	30 次	每周 6 次	达到正常预计值的 70%
有氧运动（配合呼吸机）	监测下踏车、步行	靶心率	20~30 min	每周 6 次	患者可以一口气上 5 楼
呼吸操	立位呼吸操	Borg 疲劳评分 11~12 分	10 min	每周 7 次	让患者自己学会呼吸操并自觉练习

（轻度呼吸困难），Borg 疲劳程度评分为 9~10 分（轻度疲劳）。

②肌力评估：上肢肌肌群肌力Ⅴ级，下肢肌肌群肌力Ⅴ级，肌力正常。

③吸气肌评估：最大吸气压（MIP）预测值为 124 cmH_2O，实测值为 56 cmH_2O，实测值 / 预计值≤ 60%，提示较前有上升，但仍存在吸气肌功能减弱。

④呼吸模式评估：患者主要以腹式呼吸为主。

⑤ ADL：Barthel 指数得分为 100 分。

⑥肺功能：FVC 为 1.83 L，FEV1 为 0.68 L，FEV1% 为 42.6%，PEF 为 2.33 L/s。

【呼吸康复第二阶段】运动处方为有氧运动为踏车或快走，每次 30 min，靶心率为 90~110 /min，Borg 气促评分为 2 分（轻度的呼吸困难），Borg 劳累评分为 13~14 分（有点用力）。抗阻训练利用弹力带、哑铃进行，抗阻时吸气回复原位，呼气用力，动作要慢。呼吸肌训练使用持续性喘息训练以及吹纸巾的训练方法，训练时间为 10 min（有头晕、疲劳等不适情况停止休息）。根据患者爱好选择打太极拳、八段锦或呼吸操，加强运动多样性、趣味性。目前仍在随访中。

【思考问题】

1. 此呼吸衰竭患者该如何设置呼吸机参数？

2. 呼吸衰竭患者何时停止机械通气？

3. 对于此急性呼吸衰竭患者，何时介入呼吸康复？

4. 呼吸衰竭患者行呼吸康复应该考虑什么？

【参考建议】

1. 在目前的专家共识里，对于Ⅱ型呼吸衰竭，目前常用 BIPAP（S/T）或 AVAPS 模式。双水平气道正压通气模式（bi-phasic positive airway pressure，BIPAP）是指在两种水平下的气道正压循环方法，有两项主要功能，包括压力支持通气和呼吸末正压通气，能够为患者提供一个较高吸气压和两个正压辅助通气，促使患者肺泡在两个正压通气水平中进行自主呼吸，对患者氧合指数可进行良性改善，减少患者耗氧量并缓解其呼吸负担。呼吸衰竭患者通气参数的调节可分三个阶段：适应、维持和撤离机械通气。初始使用呼吸机时需精细调节通气压力，使患者较好地接受面罩通气；第二步是在患者基本适应机械通气后，增大通气压力以改善病情；第三步是逐渐降低辅助强度，使患者顺利撤机或在低水平辅助强度水平长时间维持无创正压通气。初始面罩通气时患者常较难适应，容易发生不自主吞咽活动及胃胀气。应首选 PSV，从低压力（8~12 cmH_2O、PEEP

为 2~4 cmH_2O）起始。根据 Vt、呼吸运动、RR 逐渐增加压力，一般每次增加通气压力约 2 cmH_2O，5~6 min 增加 1 次，从而使患者比较舒适地过渡至面罩通气。应用熟练后，每次可增加更高的压力，如 3~4 cmH_2O，调节时间缩短至 2~3 min，PEEP 一般每次增加 2 cmH_2O。维持面罩通气。待患者适应后逐渐增加通气压力，如 FRC 逐渐下降，呼吸平稳，RR 也逐渐下降(约为 18 /min)，则符合 COPD 患者深、慢呼吸的特点。治疗水平的 IPAP 和 EPAP 分别为 15~25 cmH_2O 和 4~6 cmH_2O。通气期间的监测包括血氧饱和度监测。在 BTS/ICS 急性呼吸衰竭指南中提到，为了避免不同条件下不同目标饱和度可能引起的混乱，建议所有 AHRF 患者的饱和度范围为 88%~92%；间断测量二氧化碳分压和 pH；患者脉搏 >120 /min，或有心律失常或可能有心肌病，建议进行心电图监测。

2. 对于呼吸衰竭患者，pH 和二氧化碳分压恢复正常，患者的病情得到普遍改善时，应停止使用 NIV。根据患者的耐受性和 / 或并发症，在最初的 24 h 内尽量延长使用 NIV 的时间。白天使用 NIV，可以根据二氧化碳分压，在接下来的 2~3 d 逐渐减少，之后减少夜间的使用时间。

3. 如前所述，目前关于呼吸衰竭患者呼吸康复的介入时机暂无明确的专家共识。要注意的是，呼吸衰竭不是呼吸康复的绝对禁忌证，因此无论是泵衰竭患者还是肺衰竭患者，只要无禁忌证，在全面个体化的评估后，均可对针对性的功能障碍进行呼吸康复治疗。

4. 呼吸衰竭患者易出现静息状态下呼吸困难或者劳力性呼吸困难以及疲劳的临床症状。而呼吸康复中一些策略可减少通气阻力，缓解呼吸困难，减少呼吸功，改善患者的运动表现。如呼吸控制中的缩唇呼吸可延长呼气时间，从而减少呼气末肺容积，呼吸周期延长；适当的调整患者体位可改善患者的氧合，减少呼吸功；经鼻吸气时，吸气深度改变增加了膈肌活动。对于分泌物潴留引起的呼吸衰竭，应用气道廓清技术帮助排出气道分泌物，能有效改善呼吸衰竭患者氧合，缩短呼吸机的使用时间，减少在 ICU 的住院时间，解决肺不张 / 肺实变和 / 或改善呼吸。呼吸衰竭患者常对运动不耐受，目前的证据提示，对于慢性呼吸衰竭的患者，运动训练期间吸氧或使用 NIV 可增加 6MWD，改善呼吸困难程度、呼吸肌功能合腿部疲劳，提高健康相关生活质量。

（王　彦，王家玺，周兆斌）

第十二章

机械通气

第一节　概　述

一、机械通气的定义和原理

机械通气是指通过机械装置建立气道口与肺泡间的压力差，改善或维持肺的通气与换气功能，纠正低氧血症和高碳酸血症及其导致的病理生理和代谢改变的一种呼吸支持技术，可为原发病或诱发因素的治疗提供时间。

机械通气的原理是通过为患者建立气道口与肺泡内的压力差，使气体通过气道在气道口和肺泡之间产生流动。根据压力差产生方式的不同，可将机械通气分为正压通气和负压通气两大种类型。正压通气是通过提高气道口的压力建立压力差产生通气，而负压通气则是通过降低胸膜腔内压进而降低肺泡内压的方式建立压力差，从而产生通气。

二、机械通气历史发展

早在16世纪，Vesalius在进行活体解剖时，就描述了一个类似气管插管和机械通气的模型：将一根芦苇管插入动物气管里，然后送空气到肺内以维持动物的生命。1664年，Hooke把一根导气管放入气管内，并通过风箱进行通气，使狗存活了1 h以上。到了1774年，Tossach首次运用口对口呼吸，成功地对1例患者进行了复苏。此后的一段时间内，利用风箱代替口对口吹气的急救方法被推荐用于溺水患者的复苏，并在欧洲被广泛推广。1827—1828年，有研究证明风箱技术会产生致命性气胸，尽管上述研究所使用的压力在实际应用中不可能达到，但人们逐渐开始限制并放弃了这种技术的应用。早期阶段的机械通气本质上属于正压通气，但限于当时的认识水平和技术条件，在很长一段时间内发展缓慢，直至进入20世纪。

最早的负压呼吸机是1832年由苏格兰人Daiziel发明的。其通过将患者置于密闭的箱子中，头颈部显露于箱外，通过在箱外操纵内置于箱中的风箱产生负压来辅助通气。到了1928年，Drinker和Shaw研制成功了“铁肺”，才真正使负压呼吸机进入临床并广泛使用。这种呼吸机使当时脊髓灰质炎的死亡率大大降低，但也出现了护理困难的问题。1948 年，美国脊髓灰质炎大流行，“铁肺”暴露出了管理困难、应用范围窄、患者死亡率高（80%）的缺陷。

正压通气最开始仅应用于外科手术的患者。直到 1952 年，哥本哈根市脊髓灰质炎患者负压通气治疗的死亡率很高，前来会诊的麻醉科医生 Ibsen 建议放弃负压通气，行气管切开利用压缩球囊进行间歇正压通气。这项举措功地将这些患者的死亡率从 87% 降到了 40%。不久后，丹麦医生 Bang 和瑞典麻醉师 Engström 开发了第一个高效的机械呼吸机。后续正压通气方式不断增多、完善，到了 1954 年，欧洲出现了多种正压呼吸机。现在市场上的呼吸机绝大多数都是正压呼吸机。

三、机械通气的目的及定位

机械通气的目的是为患者提供必要的呼吸支持，其定位主要有两类：一类是在围手术期为患者提供呼吸支持，这时机械通气是一种主动治疗。第二类是在危重患者病情危及生命的阶段进行呼吸支持，保障患者度过危险期，顺利进行基础疾病的治疗；机械通气作为一种维持生命的手段，这时是一种被动治疗。

第二节　现状与进展

一、机械通气现状和呼吸机分类

从第一台负压呼吸机问世至今，机械通气已经发展了 70 年；它经历了从负压通气到正压通气、从简单机械到复杂精细的历程。基于对呼吸生理的认识愈发深刻和电子及自动技术的进步，现代呼吸机的种类、功能日益丰富完善，除了应用于重症患者的呼吸机外，还有专用于转运机械通气患者的简易便携呼吸机、核磁专用呼吸机及为婴幼儿设计的婴幼儿专用呼吸机等。部分呼吸机还具有监测功能残气量、食管压和膈肌电活动的功能；其模式和参数也更加齐全、精细，模式从最开始的指令通气到现在已经衍变出了约几十种通气模式，以应对不同患者的通气需求。现代呼吸机的这些进步使得机械通气更加安全、有效，应用场景和数量也日益增多。

目前，呼吸机根据应用环境可分为医院用呼吸机和家庭用呼吸机；根据复杂程度可分为简易呼吸机、多功能呼吸机、麻醉用呼吸机、智能化呼吸机；根据功能和用途分为多通气模式多功能高档治疗型呼吸机、便携式急救型呼吸机、无创型呼吸机；根据使用对象可分为成人型呼吸机、婴幼儿型呼吸机、成人和婴幼儿通用型呼吸机；根据动力来源可分为气动式呼吸机、电动式呼吸机、电控 / 气动式呼吸机；根据通气频率可分为常规频率呼吸机、高频喷射呼吸机、高频震荡呼吸机等。

二、现代呼吸机结构

现代呼吸机主要由以下四部分构成：气体和动力来源、主机、连接部分、辅助装置。气体和动力来源包括氧气源、空气源及电源。现代大多数呼吸机是电动呼吸机，但还有一小部分可以完全依靠压缩气源作为动力，或气动电动兼具。主机主要包括控制系统、控制面板和内部气体回路；控制系统分开环和闭环控制系统；而控制面板是用户操作界面，是操作者监测和设置、控制系统读取和运作操作者设定的界面。内部气体回路分为单回路和双回路。单回路呼吸机允许气体直接从动力源流向患者；而双回路呼吸机是使动力源产生气流挤压某种类似风箱的装置，其中的气体再流向患者。连接部分主要指呼吸机的外部气体回路，是呼吸机与患者的连接纽带，包括吸气主管道、适配器、呼气管道和呼气阀等组成部分。辅助装置被添加到回路中用以优化气体输送和呼吸机功能。常见的辅助装置有加温和湿化空气的设备、温度计、压力机、流量传感器、呼气末二氧化碳监测装置等。

三、机械通气的生理作用及并发症

机械通气对呼吸系统的主要作用是减少呼吸做功和改善气体交换。对于危重患者，机械通气可以承担部分或全部增加的呼吸功，使呼吸肌从疲劳中恢复。机械通气还可以通过增加吸入氧浓度、增加肺泡通气、改善通气/血流比值的匹配而改善气体交换。但机械通气也会对呼吸系统造成一定的损伤，如气压伤、机械通气相关性肺损伤、影响内源性呼气末正压、影响通气血流比、对膈肌等呼吸肌和黏液纤毛系统产生影响。气压伤指体内气腔与其周围外部环境之间的压力差引起机体组织的物理性损伤。有创通气所致的肺气压伤指跨肺泡压升高导致肺泡破裂，从而导致气体漏入肺泡外组织，引起气胸、纵隔积气或皮下气肿等情况。机械通气相关性肺损伤指发生在机械通气过程中的急性肺损伤，其中包括肺容积伤、肺萎陷伤和生物性损伤。机械通气引起的血流动力学波动也是重症患者的常见并发症，会增加重症患者的死亡率。其中最重要的影响因素是肺容积的变化和胸膜腔内压的变化，而胸膜腔内压的变化大小取决于应用于气道的正压及患者的心肺功能状态。理解机械通气对循环系统的生理效应、利用和防治机械通气的心肺交互作用，对改善机械通气患者的预后极为重要。

四、机械通气的未来发展方向

现在临床所使用的呼吸机基本能够满足临床对机械通气的需求，未来可能会朝着以下几个方向发展。①安全与精细化：随着医疗技术的进步和对呼吸病理生理认识的深入，更多机械通气相关监测指标将被发现，更个体化的机械通气策略将被用于指导不同的患者，机械通气过程中出现的问题与并发症将被更早的识别与处理，机械通气的管理将会变得更加精细化和更加安全。②人工智能与自动化：人工智能是近些年来许多研究的热点，已经有许多研究将人工智能应用到机械通气的各个方面，如预测气管插管、指导参数设置和调节、指导撤机拔管等，随着人工智能技术的进步和相关研究的增加，机械通气设备也将更加智能化与自动化，也许未来能够替代人工实现自动设置和调节参数。当然，这需要人工智能技术更加成熟，且大量研究证实其安全有效。现实离实现还有很长的路要走。

第三节　临床路径

一、机械通气使用流程

重症患者的机械通气使用流程见图12-3-1。在机械通气前应对患者进行充分评估，考虑患者是否具有进行机械通气的适应证，筛查是否存在不宜进行机械通气的禁忌证。决定是否进行机械通气所需考虑的因素众多，需要有经验的临床医生对病情充分掌握才能做出判断，而不是被指标所束缚。机械通气的使用原则应做到当用即用、物尽其用、切勿滥用。

有创正压通气患者，需要建立人工气道通气；大多数患者优先考虑气管插管，只有少数特殊情况的患者才建立紧急人工气道，如喉罩或环甲膜穿刺置管等。气管插管可选择经口气管插管或经鼻气管插管；气管插管后需要关注插管位置、人工气道固定、气囊管理、分泌物

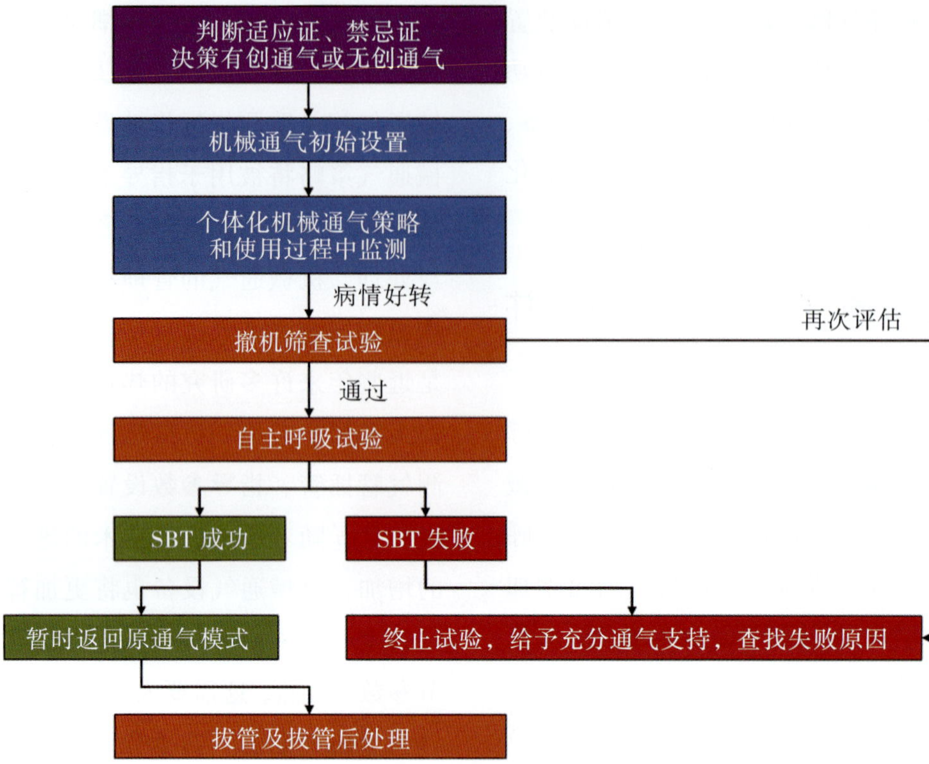

图 12-3-1　机械通气使用流程

吸引、温湿化和雾化等方面。无创正压通气患者，可供选择的无创界面有鼻罩、口鼻面罩、全脸面罩、头盔等。最常用的无创界面是鼻罩和口鼻面罩。鼻罩具有死腔较小、患者的耐受性良好、可以随时排痰或进食等优点，但需要患者能够配合，若张口呼吸容易漏气。与之相反，佩戴口鼻面罩的患者可以经口或经鼻呼吸，可给予较高的吸气压力，但它有阻碍语言交流、限制经口进食、妨碍吐痰、增加死腔通气量等缺点。选择有创正压通气还是无创正压通气，主要取决于患者是否有自主呼吸以及气道保护和廓清能力。

选择合适的呼吸机后，应进行通气前准备和呼吸机自检，全部通过后才能选择合适的模式、设置参数，对患者进行机械通气。报警设置应当合适，既不能频繁触发报警，也不能在出现异常情况时不报警。不同疾病有不同的病理生理学变化，进行机械通气自然不能千篇一律地选择模式设置参数。基于对疾病的认识更加深刻和临床研究的深入，可以按照不同的病理生理状态和不同目标基于某些特定的参数设置方法进行机械通气，这种个体化的机械通气策略可以使患者明显受益。例如，对于急性呼吸窘迫综合征的患者推荐肺保护性通气策略；对于慢性阻塞性肺疾病急性发作的患者建议要延长呼气时间，减轻气体陷闭等。机械通气过程中需要关注患者的动脉血气、呼吸体征、胸部影像学、呼吸力学监测指标等，识别并处理人机对抗和常见报警，预防呼吸机相关性肺炎的发生，做好温湿化和雾化，保持最优镇静、镇痛状态等。

导致患者进行机械通气的原发因素得到改善后，才考虑进行撤机拔管。首先进行撤机筛查试验，准备撤机的患者需要基本满足撤机筛查试验中的条件，随后再进行自主呼吸试验。自主呼吸试验成功可考虑拔除气管插管，拔除前需要评估气道保护能力，进行气囊漏气试验。对于气道保护能力良好且气囊漏气试验阴性的患者，可拔除气管插管。

二、适应证和禁忌证

机械通气适应证包括：①呼吸衰竭；②$PaCO_2$>70 mmHg，或$PaCO_2$>60 mmHg，但上升速度>10 mmHg/h；③FiO_2>0.6，PaO_2<50 mmHg；④自主呼吸消失或反复发作的呼吸暂停；⑤心肺复苏术后；⑥预防性使用机械通气。机械通气禁忌证包括：①气胸或纵隔气肿，且未行引流者；②肺大疱；③严重低血容量性休克；④严重肺出血；⑤缺血性心脏病及充血性心力衰竭。

除了以上因素外，还需考虑其他机械通气影响因素，如动态观察病情变化，病情持续恶化，应及早上机；在出现致命性通气和氧合障碍时，机械通气无绝对禁忌证；另外还需考虑患者撤机的可能性以及社会、经济因素等。

三、初始参数设定

机械通气的初始参数设定见表 12-3-1。

四、撤机和拔管

导致机械通气的病因好转或祛除后应开始进行撤机筛查试验。筛查试验主要包括下列几项：①导致机械通气的病因好转或祛除。②氧合指标：PaO_2/FiO_2 > 150~200，PEEP ≤ 5~8 cmH_2O；FiO_2 ≤ 0.4~0.5；pH ≥ 7.25；COPD患者：pH > 7.30，PaO_2 > 50 mmHg，FiO_2 < 0.35；③血流动力学稳定，没有心肌缺血动态变化，临床上没有显著的低血压[不需要血管活性药的治疗，或只需要小剂量的血管活性药物，如多巴胺或多巴酚丁胺 < 5~10 μg/（kg · min）]。④有自主呼吸的能力。

通过撤机筛查试验并不代表患者能够成功撤机，还需要进行自主呼吸试验（spontaneous breathing trial，SBT）进一步评估。SBT成功的客观指标有：动①吸入氧浓度 < 0.4 的情况下，氧饱和度 85%~90%，动脉血氧分压 > 60 mmHg，pH ≥ 7.32，$PaCO_2$ 增加≤ 10 mmHg；②血流动力学稳定：心率 < 120~140 /min，心率改变 <20%，收缩压为 90~180 mmHg，血压变化 <20%，不再用血管活性药；③呼吸频率 ≤ 30~35 /min；呼吸频率改变不超过 50%。SBT 失败的主观评估标准有：①患者出现神志或精神状态改变，如嗜睡、昏迷、兴奋、焦虑等；②大汗淋漓、大量出汗；③呼吸做功增加，患者辅助呼吸肌过度活动，出现矛盾呼吸等。

拔管前需要重复评估和标准操作，拔管后也应密切观察：①评估气道通畅程度，可采用气囊漏气试验，通过用注射器抽尽气囊监测漏气情况。呼吸稳定的情况下，检测的呼出端潮气量相差绝对值 > 120 mL，相对值 > 15%，

表 12-3-1　机械通气初始参数设定

潮气量（tidal volume，Vt）：根据身高计算患者标准体重，Vt 设置在 6~8mL/kg 标准体重，或设置吸气压 ΔPi：10~15cmH_2O
呼吸频率（respiratory rate，RR）：一般设置为 15~18 /min，可根据患者血气分析 pH 及 $PaCO_2$ 进行调节
吸气时间（inspiratory time，Ti）：1.0~1.2s；吸气末屏气时间：0~0.2s
呼气末正压（end-expiratory positive pressure，PEEP）：一般给予 4~8cmH_2O 的初始 PEEP，后续根据患者肺部情况综合调节
压力支持：8~12cmH_2O
触发灵敏度：压力触发常设置为 -0.5~-1.5cmH_2O，流速触发常设置为 2~5L /min
后续应根据患者病理生理特点和支持目标制定个体化的机械通气策略，精细化设置机械通气参数

表示上气道状况良好。对于漏气试验阳性的患者，应评估上呼吸道是否存在水肿、压迫、阻塞等状态。②评估患者气道保护能力，通过监测患者是否有足够的呼出气量和呼气流速，建议咳嗽峰流量 > 60 L/min。③拔管时需按照操作程序，先适当增加吸入氧浓度，充分清理口鼻腔和气道分泌物，充分抽空气囊，插入吸痰管一边带负压一边拔除插管，拔管后立即给予患者吸氧。④拔管后需要观察患者神智、心率、血压，有无发绀和呼吸困难；观察患者是否有声嘶、喉鸣，必要时给予患者肾上腺素或激素雾化治疗；嘱患者坐位或半坐位，指导患者深吸气和有效咳嗽，必要时给予呼吸训练器训练和排痰辅助装置。定时复查动脉血气分析，对于可能出现或已经出现呼吸衰竭的患者，为了避免拔管失败，可给予相应的无创呼吸支持，如经鼻高流量氧疗或无创通气。

第四节　康复评估

一、生命指标和气体交换

生命指标是生命体征最基本的监测指标，是康复评估中反映患者病情变化最简明直观的指标，主要由心率、血压、呼吸频率、血氧饱和度（SpO_2）、体温等构成。正常成人心率约为 60~100 /min，收缩压 90~140 mmHg，舒张压是 60~90 mmHg，呼吸频率通常在 12~20 /min，SpO_2 通常不低于 95%。但不同患者由于基础情况不同，读取生命指标时需要综合考虑。临床上，可通过 SaO_2、PaO_2、$PaCO_2$、动脉 pH、PVO_2、SVO_2、$PaCO_2$、静脉 pH、$ScVO_2$ 和脑氧饱和度监测等指标监测机械通气患者的气体交换。

二、呼吸体征和肺部听诊

呼吸体征是指患者的呼吸状态及呼吸形式。正常情况下，胸腹呼吸同步协调，以腹式呼吸为主；呼吸过程平稳，吸气依赖吸气肌的主动收缩；而呼气过程肌肉放松，是被动运动过程。呼吸体征能较为敏感地反映患者的病情变化，但是特异性并不高。引起呼吸窘迫的原因有很多，包括疼痛、焦虑、发热、气道和肺等因素。大汗伴有鼻翼扇动、三凹征、胸锁乳突肌收缩和胸腹矛盾呼吸等，提示患者吸气用力增加。

肺部听诊是肺部检查中最简单基本的检查。正常呼吸音是空气进出气管和肺泡所发出的声音，声音粗糙响亮，吸呼气相相同，左右肺对称。异常呼吸音包括呼吸音减弱或增强、呼气音延长、断续性呼吸音和粗糙性呼吸音等，引起异常呼吸音的原因很多，需要结合其他检查明确具体原因。啰音分为干啰音和湿啰音；干啰音根据音调高低又分为高调干啰音和低调干啰音。高调干啰音又称为哨笛音，通常起源于细支气管，多在呼气相闻及，常见于支气管哮喘。低调干啰音又称为鼾音，是气体通过黏稠气道分泌物的声音。湿啰音是气体通过稀薄气道分泌物所产生的声音。

三、胸部影像学检查

胸部影像学检查包括胸片和胸部 CT，是明确肺部疾病诊断的重要检查。胸片常用于胸廓、肺组织、纵隔和心脏等部位的检查，能够较为整体全面的显示心脏、胸廓结构和肺野透光度是否有异常。与胸部 CT 相比，胸片具有简单快捷、便宜、辐射量低的优点；但是胸片所包含的信息有限，清晰度低，对部分疾病的诊断不敏感。通常用于体检或骨折、气胸、肿瘤、异物等的筛查。胸部 CT 能精确全面的显示胸部各个层面的异常，在临床上应用广泛，具有扫描迅速、空间分辨率高、图像清晰的特点，常用于各种胸部、肺部疾病的诊断，但检查费用和辐射量较高。

四、呼吸机数据和力学指标

呼吸机对患者除了起到治疗作用外，同样还具有监护意义，呼吸机监测的基础数据也能反映患者病情变化，指导呼吸机的调节。呼吸机的基础数据包括呼出潮气量、呼吸频率、分钟通气量、峰压、平台压等。容量控制模式下，潮气量一般固定为设置值，通气压力不恒定；峰压与平台压受患者气道阻力和呼吸系统顺应性等因素影响，峰压与平台压之差能反映患者气道阻力大小，平台压与 PEEP 之差能反映患者肺顺应性大小。呼吸机监测的呼吸频率可以用来反映患者的自主呼吸是否恢复。在控制模式下，若呼吸机监测的呼吸频率等于设置的呼吸频率，说明患者没有触发呼吸机送气或触发频率低于设置频率；若呼吸频率大于设置频率，则说明患者自主呼吸恢复；若呼吸频率过高，可能提示镇静、镇痛不足等。自主呼吸模式下，呼吸机仅给予患者一定的压力支持，呼出潮气量和患者自主呼吸频率能一定程度上反映患者自主呼吸的能力，可用于指导患者撤机拔管。分钟通气量是患者在 1 min 内呼出气体的容积，可通过控制分钟通气量来调节 $PaCO_2$。呼吸力学监测对机械通气的患者具有重要意义，能够指导机械通气的参数设置，反映患者呼吸中枢、肺实质、气道和呼吸肌的状态。呼吸力学监测指标除了峰压和平台压，还有驱动压、顺应性、气道阻力、气道闭合压（P0.1）、跨肺压和呼气末阻断压（ΔPocc）等。

五、呼吸波形

机械通气过程中的呼吸波形是呼吸机监测的压力、容量、流量随着时间变化的曲线，分为压力－时间曲线、流量－时间曲线、容量－时间曲线 3 种。

压力－时间曲线反映了机械通气过程中压力随时间变化的情况。在吸气触发阶段，可以根据波形是否有压力下降判断患者是否有吸气触发，是否存在无效触发等情况；在吸气过程中，如前文所述，可以根据压力时间曲线计算患者呼吸力学；若曲线上出现锯齿波提示可能有管路积水。流量－时间曲线反映了机械通气过程中患者吸气流速随时间的变化情况。呼气相流量－时间曲线能反映气道阻塞情况。轻度气道阻塞患者呼气相呼气峰流量下降，呼气缓慢；到下次吸气开始前可能仍然存在气未完全呼出的情况，导致动态肺过度充气。在康复评估中，流量－时间曲线的另一个重要作用是在撤机拔管过程中能够根据其计算患者的咳嗽峰流速，进而反映患者的气道保护能力。容量－时间曲线实际上是流量随时间积分所绘制的曲线，它的一个重要作用是用来判断呼吸回路是否漏气；如果呼吸回路漏气，则呼气相容量－时间曲线不会回到基线水平。

临床上，仅根据某一种曲线往往难以判断机械通气过程中出现的异常情况，综合 3 种曲线能够更准确地判断机械通气过程中所出现的问题。

六、肺部超声

早期人们认为肺是超声检查的禁区。因为肺是充满气体的器官，超声波遇到气体会完全反射。实际上，受损的肺泡和间质其含气量和含水量会发生明显的变化。近年来也有越来越多的研究证实了超声对许多肺部疾病具有重要的诊断价值，如肺不张、肺水肿、气胸、肺炎等。常见的肺部征象有胸膜滑动征、A 线、海岸征、平流层征、肺点、B 线、支气管充气征、四边形征、正弦征、肺搏动征等。常用的肺部超声检查方法有 BLUE 方案、8 分区法、12 分区法、28 分区法等；其中 12 分区法是在仰卧位将左右肺各分为 6 个区来扫查，以探头获取肺部超声切面，通过肺部超声征象来判断不同肺部区域的通气状态。

七、呼吸电阻抗

呼吸电阻抗是一种可在床旁实施的无创、无辐射的肺通气监测技术。其基本原理是通过局部电极施加微弱电流，感应呼吸过程中胸腔的生物电阻抗变化；再利用相应的成像算法监测肺不同区域内的通气功能状态，以实时动态肺断层通气图像来呈现。呼吸电阻抗不仅可以用于实时监测肺通气，还可以利用造影剂通过成像的方法监测肺血流的分布情况。呼吸电阻抗测量具有无创、安全的特点，其测量的结果具有有效性和可重复性。呼吸电阻抗监测肺通气可以生成动态肺组织异质性表现，可用于指导机械通气，还可利用呼吸电阻抗的区域肺泡复张和过度膨胀平衡的 PEEP 滴定方法给 ARDS 患者滴定最佳 PEEP。

第五节　底线康复治疗技术

一、不同疾病的机械通气策略

机械通气策略与其他任何一种治疗一样，都是一把“双刃剑”。它可以导致一系列的病理生理效应，用好就是“药理作用”，用不好就会产生“副作用”。因此，对于不同患者存在不同疾病、具有不同病理生理状态和不同支持目标，临床上应采用不同的机械通气策略。

1. 急性呼吸窘迫综合征（acute respiratory distress syndrome，ARDS）

ARDS 是一种综合征而非疾病，其特征是炎症性肺损伤导致肺实质硬化和实变、肺泡陷闭、血管通透性改变、肺含水量增加，最终出现严重的气体交换衰竭伴急性发作的低氧血症。肺保护性通气是 ARDS 患者通气管理的主要手段，推荐患者使用小潮气量（4~8 mL/kg 标准体重）进行保护性通气。此外，以低平台压为目标，一般认为平台压力可耐受至 30~32 cmH_2O。滴定合适的 PEEP，过低的 PEEP 不利于肺泡复张，过高的 PEEP 易导致肺泡过度膨胀。因此，PEEP 应根据患者的病理生理状态动态滴定，与整体肺保护策略保持一致；建议设定 <15 cmH_2O 为目标的驱动压。对高碳酸血症的处理，应在保证驱动压安全的范围内进行呼吸频率调节，达到有效分钟通气量。在临床上，还可以联用俯卧位、吸入一氧化氮及体外 CO_2 清除或 ECMO 等措施来改善 ARDS 患者的气体交换。

2. 慢性阻塞性肺疾病急性加重（acute exacerbation of chronic obstructive pulmonary disease，AECOPD）

AECOPD 引起气道和肺结构的完整性被破坏。患者吸气时胸腔负压和肺间质负压增大，气道扩张，气体可充分吸入；呼气时气道失去有效支撑而在等压点位置陷闭，气体不能继续呼出，产生内源性呼气末正压（intrinsic PEEP，PEEPi）和动态肺过度充气（dynamic pulmonary hyperinflation，DPH），这是导致 AECOPD 合并呼吸衰竭的最重要的呼吸力学改变。为缓解其不利影响，临床上可采取限制潮气量、呼吸频率、增加吸气流速从而延长呼气时间等措施以促进呼气；同时给予合适水平的外源性 PEEP。其中，目标潮气量达到 7~9 mL/kg 即可，或使平台压不超 30 cmH_2O 和/或气道峰压不超过 35~40 cmH_2O，以避免 DPH 的进一步加重和气压伤的发生。同时，要配合一定的通气频率以保证基本的分钟通气量，

使 $PaCO_2$ 值逐渐恢复到缓解期水平，以避免 $PaCO_2$ 下降过快而导致碱中毒的发生。呼吸频率需与潮气量配合以保证基本的分钟通气量，同时注意过高频率可能导致 DPH 加重，一般为 10~15 /min 即可。吸气流速通常应选择较高的吸气流速（峰流速 >60 L/min）。吸呼比（I：E）常设置为 1：2 或 1：3，以延长呼气时间。加用适当水平的 PEEP 可以降低 AECOPD 患者的气道与肺泡之间的压差，从而减少患者的吸气负荷，降低呼吸功耗，改善人机协调性。控制通气时 PEEP 一般不超过 PEEPi 的 80%，否则会加重 DPH。AECOPD 患者通常只需要低水平的氧浓度就可以维持基本的氧合，除了严重的慢阻肺。若需要更高水平的氧浓度来维持患者的基本氧合，提示存在某些合并症和 / 或并发症，如肺炎、肺不张、肺栓塞、气胸和心功能不全等。

3. 重症哮喘

PEEPi 是急性重症哮喘患者机械通气最应关注的主要问题。机械通气的目标就是尽量减轻 PEEPi。吸入支气管舒张剂和全身应用类固醇对这类患者的治疗十分重要。虽然容量控制模式和压力控制模式均可使用，但在开始呼吸支持时一般选用容量控制模式。极重度急性哮喘的患者，由于气道阻力很高，需要很高的压力才能送入所需的潮气量；有时峰压可达到 60~70 cmH_2O，但平台压仍可能保持在 30 cmH_2O 以下，峰压与平台压之间的差异大小提示气道阻塞程度。哮喘严重程度改善后，可根据患者自主呼吸的程度改为压力控制或双水平压力支持模式。在压力模式下，压力固定时吸入潮气量的变化可反映阻力和气体陷闭的变化，潮气量增加表示哮喘严重程度的改善。机械通气中可使用镇静以减轻人机对抗，有些患者需要使用神经肌肉阻滞剂。急性重症哮喘患者在早期可通过充分镇静达到完全呼吸支持的目的；若使用神经肌肉阻滞剂可能会导致患者机械通气时间延长，因此要尽量避免长时间使用。为尽量降低内源性 PEEP，应使用小潮气量（4~6 mL/kg）通气，潮气量的选择应满足平台压小于 30 cmH_2O。呼吸频率应根据气体陷闭和 PEEPi 的程度来决定。理论上，较慢的频率可减轻气体陷闭，部分哮喘患者的呼吸频率可增加至 15~20 /min 而不伴有 PEEPi 的明显增加。小潮气量与慢频率可导致 CO_2 潴留，通常 pH 维持在 7.25 以上即可。既往身体健康的年轻患者，可能可以耐受更低的 pH；在这类患者，PEEPi、肺损伤和过度充气带来的风险常常超过酸中毒。为了延长呼气时间和减小 PEEPi，吸气时间设置应尽量短。然而，急性发作早期哮喘患者气道阻力往往很高，气体流速较慢，短吸气时间意味着潮气量输出不足，较长吸气时间有利于气体的分布。临床上推荐初始设置吸气时间为 1 s，在评估无 PEEPi 影响基础上可增加。递减波有助于改善气体的分布，但恒速波可使吸气时间更短。吸气峰流量应根据吸气时间进行相应的调整。

4. 颅脑损伤

颅脑损伤患者初始呼吸机应采用完全支持，通常选择辅助 / 控制模式（A/C）。由于这些患者神经系统收到，抑制同时需要控制 $PaCO_2$，所以初始应选择容量控制模式，在呼吸状况改善和自主呼吸恢复后可采用压力支持模式。颅脑损伤患者肺功能相对正常，氧合往往不是问题，保持氧分压 > 80 mmHg，以尽可能地避免与低氧血症相关的颅内压升高。虽然我们需要考虑 PEEP 对颅内压的影响，但是事实上 PEEP ≤ 10 cmH_2O 时不会对颅内压产生明显的不利影响。初始 PEEP 建议设置在 5 cmH_2O 比较合适。需要较高 PEEP 水平的患者，床头应该抬高以降低胸膜腔内压增高的影响，同时应仔细监测颅内压。通常给予潮气量

6~8 mL/kg IBW，控制平台压≤ 30 cmH_2O，通气目标维持 $PaCO_2$ 35~45 mmHg 及 pH 7.35~7.45。若患者伴有急性或慢性呼吸系统疾病，应选择更低的潮气量。应选择适当的呼吸频率以达到正常的酸碱平衡，通常设置为 15~25 /min 和吸气时间为 1 s。颅脑损伤机械通气患者应严密监测颅内压。若没有颅内压监测仪，在呼吸机进行调整后应评估颅内压升高的临床症状（如瞳孔反应、体位、意识水平的改变等）。

5. 围手术期

对于无肺部基础疾病或肺部疾病较轻的患者，这些患者机械通气支持管理通常较为容易，控制通气模式（A/C）中容量控制和压力控制均可选择，潮气量也应该设在正常水平（6~8 mL/kg IBW），频率设置为 12~18 /min，吸入氧浓度（FiO_2）设置以维持正常动脉血氧分压（PaO_2>80 mmHg）为目标，低水平的呼气末正压（5 cmH_2O）用来维持功能残气量。

6. 神经肌肉疾病

由于神经肌肉疾病的患者肺功能往往正常，有创通气时只需要较低的压力和较低的氧浓度。大多情况下，选择辅助 / 控制通气和容量控制模式，设置正常的潮气量和呼吸频率即可，吸气流速波形也需根据患者的舒适度设置。设置低水平的 PEEP（如 5 cmH_2O）可以防止发生肺不张。肺容积降低的患者（胸廓畸形或肌营养不良）必须注意避免肺过度膨胀，平台压应当维持在尽量低的水平（<30 cmH_2O）；可选择使用较低的潮气量（<8 mL/kg IBW）、较快的呼吸频率（> 15 /min）以及较短的吸气时间（<1 s），PEEP 的使用有利于低肺容积患者。

二、人机不同步识别和处理

人机不同步（patient-ventilator asynchrony，PVA）是指患者的呼吸努力与呼吸机输送之间的不匹配。PVA 可分为触发不同步、流速不同步、切换不同步、呼气不同步。其中触发不同步包括无效触发、误触发、延迟触发、双触发及反向触发；流速不同步包括流速不足（流速饥渴）和流速过快（流速过冲）等；切换不同步包括切换过早或切换过晚；呼气不同步为呼气时间过短或过长。

（一）触发不同步

1. 无效触发：无效触发是指患者有吸气努力，但未能触发呼吸机输送气体。从定压波形的流速时间曲线可以看到，如果患者的吸气努力发生在吸气相，会造成吸气流速上升；如果吸气努力发生在呼气相，则会导致呼气流速降低。处理主要包括改善呼吸驱动，降低触发阈值，改变触发方式（流速触发 > 压力触发）。可以通过减少镇静镇痛的使用、避免过度通气或过度氧合、加强呼吸锻炼来改善呼吸驱动。此外，还可以通过降低内源性 PEEP，缓解气道痉挛，清除分泌物，延长呼气时间；或者设置外源性 PEEP 来抵消一部分内源性 PEEP 的不良作用。

2. 误触发：患者没有吸气努力，呼吸机却给予了一次送气过程。通过在压力 - 时间曲线上看不出患者的吸气初始的努力过程，仅在流量 - 时间曲线上可以看到一个“被动式”流量时间变化波形进行识别。处理：①消除触发因素，如清除回路积水和分泌物等，但心脏震荡通常无法消除；②提高患者的触发阈值，即将灵敏度数值设置高一些；③切换为压力触发。

3. 延迟触发：患者吸气努力和呼吸机开始送气的时间间隔延长。可以通过 P-V 曲线在接近呼吸机吸气结束时气道压力的突然尖峰来识别。处理可降低触发阈值（如增加吸气流速、降低分钟通气量等，减少内源性 PEEP 的发生，设置外源性 PEEP 来抵消内源性 PEEP）；减少镇静，加强营养，恢复患者的呼吸肌力；降低气道阻力（如清除分泌物）；避免回路打折。

4. 双触发：指两个连续的呼吸间隔很短的（< 1/2 平均吸气时间）或没有呼气时间。在波形上可以看到，无论是流速时间曲线还是压力时间曲线，都呈“M”型波形，可以发生在控制通气过程中，额外再触发一次吸气，或者是患者本身触发的辅助通气过程中再触发一次吸气。处理可增加呼吸频率或潮气量以增加分钟通气量，给予镇静以减少通气需求，缩短升压时间，增加吸气峰流速，延长吸气时间，设置合适的呼气触发灵敏度。

5. 反向触发：指呼吸机触发的患者吸气努力，可发生于清醒、睡眠、麻醉的机械通气患者。通常反向触发时机、时长、程度变化较小，可通过食管压或膈肌电活动计算。处理可减轻镇静，增加触发灵敏度，降低潮气量，增加呼吸频率，使用神经肌肉阻滞剂。

（二）流速不同步

1. 流速不足：也称为流速饥渴，指患者流量需求超过呼吸机输送流量，导致支持不足。通过在定容通气情况下，压力时间曲线会有一个向下的凹陷进行识别。处理可在容量控制模式下增加吸气流速，或更换为定压模式。在定压模式下，可以缩短升压时间。如果患者病理性呼吸驱动增加，可缓解疼痛、焦虑及发热，增加镇静剂用量。

2. 流速过快：指呼吸机送气的流量超过了患者的需求。波形上表现为吸气初期在压力时间曲线上有一个尖波。处理可降低流速。

（三）切换不同步

切换过早是指当患者仍在努力吸气时，呼吸机送气被终止。切换过晚是指呼吸机的设定吸气时间超过患者的自主吸气时间，患者吸气结束，呼吸机未切换为呼气。处理可评估患者呼吸驱动和努力、调整镇痛镇静方案、合理的设置呼吸机吸气时间。

（四）呼气不同步

患者的呼气时间与呼吸机的呼吸频率不匹配；呼气时间过长是患者都要主动吸气了还没有给，就会导致无效触发。呼气时间过短，是患者还没呼气完成，呼吸机已切换吸气，导致气体潴留，产生内源性肺的过度膨胀。处理可调整镇痛镇静方案和呼吸频率、设置合适的呼气触发灵敏度或呼气时间。

三、呼吸机报警设置和处理

常见的呼吸机报警分为压力、潮气量、呼吸频率、分钟通气量、窒息报警等。临床上应掌握呼吸机报警的发生原因和处理规范。

1. 压力报警：一般高压设置为 35~45 cmH_2O，低压设置为 5~10 cmH_2O。高压报警为气道压力较高。可由气道阻力增加如气道痉挛、痰液堵塞，呼吸系统顺应性下降如气胸、腹内压增加、实变不张、胸腔积液等，烦躁、呛咳、人机不同步、插管堵塞、打折、过深、管路扭曲、冷凝水堵塞、设置不当等原因引起，筛选相应原因进行对应处理即可。低压报警为气道压力降低。可能由患者自主呼吸强烈、胸腔漏气，导管位置过浅或滑出，导管或气囊漏气，管路脱开、破损、积水杯未拧紧、传感器异常、呼出阀异常等原因引起，筛选相应原因进行处理即可。

2. 呼吸频率报警：一般设置在低限每分钟 8~10 次，高限为每分钟 25~30 次。高呼吸频率可由于发热、缺氧、顺应性增加、PEEPi 增加、中枢驱动增加、管路积水、触发灵敏度过高等原因引起，筛选相应原因进行处理即可。低呼吸频率见于镇静过深、设置参数不当、触发灵敏度过低、漏气等，筛选相应原因进行处理即可。

3. 潮气量报警：一般设置为 4~10 mL/kg 大小的潮气量。潮气量过高常由于参数设置不当、患者呼吸驱动过大、气管插管位置、流量传感器异常等原因引起，筛选相应原因进行处理即可。潮气量过低常由于参数设置不当、气道压力增加、患者镇静过深、漏气、流量传感器异常等原因引起，筛选相应原因进行处理即可。

4. 分钟通气量报警：一般设置在 3~12 L/min。分钟通气量过高时患者呼吸频率过快，多见于患者缺氧，疼痛，烦躁不安，发热，人机对抗，呼吸机管道内积水，造成频繁误接触，诱发呼吸机频繁送气，触发分钟通气量高限报警等，筛选相应原因进行处理即可。分钟通气量过低时患者情绪变化或镇静过深，自主呼吸逐渐减弱或消失，呼吸机闭合回路漏气，各连接管道松动，积水杯、湿化罐密闭不严，呼气阀单向活瓣失灵，气管插管或气切套管气囊充气不足或漏气导致气道密闭不严，气管插管位置过浅，雾化造成触发困难等，筛选相应原因进行处理即可。

5. 窒息报警：指当患者停止自主呼吸时，呼吸机会自动切换至后备通气模式进行通气，一般设置窒息时间为 15~20 s。可能由于患者自主呼吸消失，应调整呼吸模式参数（切勿忽视后备通气），观察自主呼吸无变化，查看窒息报警时间设置，如为脱管或吸痰时间过长报警复位、解除报警。

6. 其他报警：包括氧浓度报警、气源报警、电源报警等。空气压缩机电源未接好或开关未开空气 / 氧气插头未连接好，空气压缩机进气口过滤海绵灰尘阻塞主机，未插电源，检查插上电源。氧电池耗尽，氧电池需要校准，空氧混合器故障，空气压缩机故障，空氧压缩机供气压力不足，主机保险丝烧断，呼吸机电路故障内置电池电量过低等。

四、VAP 的预防策略

呼吸机相关性肺炎（ventilator pneumonia，VAP）是指气管插管或气管切开的患者在机械通气 48h 后以及撤机、拔管 48h 内发生的肺部感染。目前提出的预防 VAP 的措施主要是从危险因素和发病机制角度考虑以减少 VAP 的发生，并改善患者的预后，主要包括以下方面。

1. 床头抬高 30° ~45° ：除非有禁忌证，接受有创机械通气的患者床头应抬高 30° ~45° ，并协助患者翻身拍背及震动排痰。

2. 带声门下分泌物吸引的气管导管：对于插管时间可能大于 48~72 h 的患者，可使用带声门下分泌物吸引的气管导管，以减少气管导管套囊上方分泌物的聚集。其气囊压应保持不低于 25 cmH_2O，在气囊放气或拔出气管插管前尽可能清除气囊上方及口腔内的分泌物。

3. 呼吸机管路的管理更换：尽量避免呼吸机管路中含菌冷凝液直接流入下呼吸道或反流到湿化罐，冷凝液收集瓶应始终处于管路最低位置并保持直立，湿化罐、雾化器液体应使用灭菌水，每 24 h 倾倒更换。长期使用机械通气的患者，推荐每周更换一次呼吸机管路，但在有肉眼可见到污渍或有故障时应及时更换。

4. 减少使用有创通气：重复插管或插管时间较长、频繁更换呼吸机管道可进一步增加 VAP 的风险。

5. 口腔护理：及时进行口腔护理以减少病原菌定植。

6. 肠内营养：其减少致病菌定植和细菌移位要优于肠外营养。此外，对于鼻胃管不耐受、误吸风险高的患者，可考虑幽门后喂养。

7. 选择性去定植：对于耐药菌检出率较低的 ICU，建议考虑对口咽和消化道进行选择性去定植，以降低微生物带来的负担；但不推荐耐药率较高的地区或 ICU 使用抗菌药物去定植。

五、拔管后的无创呼吸支持

对于拔管后可能会发生或已经发生呼吸衰竭的重症患者，无论呼吸衰竭是在拔管后早期发生（拔管后几分钟至 12 h 内），还是延迟发生（拔管后超过 12 h），都需要及时给予合适的呼吸支持方式避免再插管。拔管后无创呼吸支持时机很重要，包括三种策略。①促进性策略：SBT 失败患者早拔管序贯呼吸支持。②预防性策略：SBT 成功患者拔管后直接给予呼吸支持。③治疗性策略：拔管后出现呼吸衰竭给予呼吸支持。拔管后无创支持方式有常规氧气疗法、经鼻高流量氧疗和无创通气。

1. 常规氧气疗法（conventional oxygen therapy，COT）或称为标准氧气疗法（standard oxygen therapy，SOT），简称氧疗。①鼻导管（nasal cannula）：吸氧流量设置为 1~6 L/min，吸入氧浓度不确定（FiO_2 21%~45%），流量过大可能导致鼻腔黏膜干燥。使用时需检查鼻孔是否通畅或耳郭有无压迫，使用过程中可能引起皮肤刺激或破溃，应避免固定过紧。当氧流量 >4 L/min 时，使用湿化瓶可使患者感觉舒适。②简易面罩（simple mask）：吸氧流量设置 5~10 L/min，具有一定的储氧功能，可提供略高于鼻导管的氧浓度（FiO_2 35%~60%），但依然不恒定。使用时将面罩覆盖口、鼻及下巴，并将可弯曲金属条固定在鼻梁，调整头上的弹力带以利固定。③部分重复性储氧面罩（partial rebreathing mask）：在简易面罩的基础上增加充满氧气的储氧袋以提高 FiO_2。面罩上有单向阀，储氧袋与面罩之间无单向阀，呼出气与储气袋中氧气混合，存在部分重复呼吸。吸氧流量设置 10~15 L/min，FiO_2 40%~70%。④非重复性储氧面罩（nonrebreathing mask）：外观与重复性储氧面罩相似，储氧袋与面罩之间有单向阀，可进一步提高 FiO_2，患者不重复呼吸。吸氧流量 10~15 L/min，FiO_2 60%~80%。⑤文丘里面罩（venturi mask）：将固定流量氧气和空气混合，可提供一定流速的气流，其气流量相对较大，吸入氧浓度相对稳定。

2. 经鼻高流量氧疗（high flow nasal cannula，HFNC）是一种通过鼻塞持续为患者提供相对恒定并可以调控吸氧浓度（21%~100%）、一定的温度（31~37 ℃）和湿度、高流量（5~100 L/min）气体的治疗方式。该治疗设备主要包括空氧混合装置、湿化治疗仪、高流量鼻塞、连接呼吸管路以及湿化水。HFNC 可主要应用于低氧型呼吸衰竭、拔管后支持心胸外科高危或肥胖患者术后以及插管前预充氧等患者。

3. 无创正压通气（noninvasive ventilation，NIV）是指患者通过鼻罩、口鼻面罩、全面罩或头盔等无创性方式将患者与呼吸机相连进行辅助通气。目前推荐拔管后对于存在再插管高风险的患者、心胸术后或腹部手术术后患者可预防性或治疗性使用 NIV，有助于降低患者再插管率、呼吸机相关性肺炎发生率和死亡率，减少 ICU 停留时间和住院时间。

第六节　特色康复治疗技术

一、ARDS 患者的 PEEP 滴定

ARDS 患者需要个体化的 PEEP，目前临床上常用的滴定方法有呼气末正压－吸氧浓度（PEEP-FiO_2）表格法、压力－容积曲线（pressure-volume curves，P-V 曲线）法、最佳顺应性法和肺牵张指数（stress index，SI）法等。每种方法都有其自身的优点和局限性，需要临床医生深入并全面了解这些方法，再根

据患者的具体情况和需求进行选择，使用最安全和最有效的方法实现临床目标，在潜在的风险和益处之间取得平衡。

1. PEEP-FiO_2 表格法：是使用表格中的组合来维持 SpO_2（88%~95%）或 PaO_2（55%~80 mmHg）的目标。可复张性低的选用低 PEEP-FiO_2 组合；可复张性高的选择高 PEEP-FiO_2 组合（表 12-6-1）。

2. 最佳氧合法：理论上，如果陷闭的肺泡通过 PEEP 进行复张后，肺内分流的减少应能改善氧合。常用的一种方法是肺复张后设置高水平 PEEP（20~25 cmH_2O），然后以 2 cmH_2O 降低 PEEP，同时监测患者氧合情况；如果 SPO_2 下降 > 2% 或 PaO_2 下降 > 10% 或氧合指数下降 > 5%。则 PEEP+2 cmH_2O 为最佳 PEEP。

3. P-V 曲线法：是指呼吸系统的压力 - 容积曲线，显示了肺部充气和放气时体积和压力之间的关系。P-V 曲线法是利用一种基于 P-V 曲线和上下拐点滴定 PEEP 的方法。较低的拐点被认为代表大量肺泡复张的压力，建议将 PEEP 设置在高于该压力 2 cmH_2O 的位置。P-V 曲线的上拐点可能表明肺泡过度膨胀，或者它代表着肺泡复张的结束。

4. 最佳顺应性法：基于递增或递减 PEEP 滴定并选择具有最高顺应性的 PEEP 水平。在每次调整 PEEP 值时，监测 Pplat 和潮气量，通过以下公式计算静态顺应性：Cst（mL/cmH_2O）=VT/（Pplat-PEEP），当 Cst 值达到最大时所对应的 PEEP 为最佳 PEEP。

5. 肺牵张指数：是容量控制恒定流速下机械通气的压力 - 时间曲线的形态与肺顺应性的关系。曲线线性增加（牵张指数 =1）提示肺泡恢复稳定扩张；如果肺泡全部扩张后顺应性降低（曲线向下凹，牵张指数 > 1）提示过度膨胀，建议降低 PEEP 或 / 和 VT；如果存在大量可复张肺泡时顺应性增加（曲线向上凸，牵张指数 < 1）提示还有可复张的肺泡，建议增加 PEEP。

6. 食管压：ARDS 患者胸壁顺应性可能降低。这可能导致胸膜腔内压增加。如果胸膜腔内压相对肺泡压力高，就有肺泡塌陷的可能。因此，最好将 PEEP 设定为大于呼气末胸膜腔内压，使得呼气末跨肺压 >0，既 Ptp=PEEP-Pes>0。

7. 电阻抗成像（electrical impedance tomography，EIT）：是一种无创、无辐射的监测工具，可对通气进行实时成像。通过不同 PEEP 下的通气影像来评估局部肺泡塌陷和过度扩张状态，选取最佳 PEEP。

8. 肺部超声：相对正常的肺区、实变肺区与陷闭的肺区在超声下显示为正常 A 线、异常的 B 线。通过超声可观察萎陷的肺泡在不同水平 PEEP 下复张情况，从而更精确的滴定 PEEP。

二、肺复张的实施和监测

肺复张一般是指在有创机械通气过程中，基于压力依赖性及时间依赖性，通过间断给予

表 12-6-1　PEEP-FiO_2 表法

高水平 PEEP-FiO_2 表														
FiO_2	0.3	0.3	0.3	0.3	0.3	0.4	0.4	0.5		0.5	0.5~0.8	0.8	0.9	1.0
PEEP	5	8	10	12	14	14	16	16		18	20	22	22	22~24
低水平 PEEP-FiO_2 表														
FiO_2	0.3	0.4	0.4	0.5	0.5	0.6	0.7	0.7	0.7	0.8	0.9	0.9	0.9	1.0
PEEP	5	5	8	8	10	10	10	12	14	14	14	16	18	18~24

高于常规通气的压力，并维持一定时间。肺复张策略的基本原理是促使肺泡复张，增加呼气末肺容积，减少肺的非充气区和充气区之间的机械应力，从而增加氧合，改善呼吸力学。其中包括叹息（sigh）、持续性肺膨胀（sustained inflation，SI）、压力控制法和阶梯式肺膨胀。肺复张是一种非生理性治疗手段，在实施肺复张的过程中必须保证操作的安全性。在开始肺复张之前，需对患者进行全面的评估，包括了解患者的病史、临床病情和诊断。

1. 持续性肺膨胀：选择 CPAP 或 PSV 模式，压力支持调节为 0 cmH_2O，调节呼气末正压（PEEP）至 35~40 cmH_2O，维持 30~40 s，简单易行，但对循环有较大影响。

2. 压力控制法：选择压力控制通气模式（PCV 模式），调节控制吸气驱动压力在 15~20 cmH_2O，呼气末正压在 20~30 cmH_2O；肥胖患者可适当增加，使气道峰压达 35~50 cmH_2O；呼吸频率设置为 10 min，吸气时间 1~3 s，持续时间 1~3 min，该方法对循环影响较小。

3. 阶梯式肺膨胀（PEEP 递增法）：选择压力控制通气模式，维持一定的驱动压，即驱动压（driving pressure，DP）= 气道平台压（plateau pressure，Pplat）– PEEP，初始呼气末正压 5~10 cmH_2O，以每次 2~5 cmH_2O 幅度逐渐递增，单次持续时间 30 s~2 min，维持气道平台压在 < 30 cmH_2O 的安全范围内。该方法对血流动力学影响相对最小。

实施肺复张时，应进行多项监测以确保患者的安全和有效通气。实时监测患者的血氧饱和度，确保足够的氧气供应。呼吸力学参数包括患者的潮气量、平台压、驱动压、顺应性等，用于评估肺复张过程中的有效性及安全性。肺复张操作可能会对循环系统产生影响，尤其是在提高气道压力、增加胸腔内压力以及改变血流动力学的情况下，监测循环指标如血压、心率等有助于确定患者的循环系统功能稳定性，减少操作风险和提高安全性。氧合指数（PaO_2/FiO_2 比值）用于评估患者的氧合情况，评估肺复张的有效性及安全性。$PaCO_2$ 用于通气效果评估，避免出现高碳酸血症。

三、跨肺压应用和监测

肺脏是一种弹性结构，因表面张力影响扩张程度，也因重力状态和胸廓形状而使呼吸形态受到限制，使胸膜腔内压（pleural pressure，Ppl）在不同肺部区域出现很大的差异；又因在呼吸费力的情况下，肺脏的抵抗变形性减低，使胸廓形状改变，产生不同肺部区域的 Ppl 和跨肺压（transpulmonary pressure，Ptp）变化不同，这会导致肺部气体分布不均匀，出现气体交换障碍。

测量 Ptp 的困难是找到一种实用且准确的方法来估计 Ppl。从理论上讲，将压力监测装置直接插入胸膜腔来直接测量 Ppl 最准确，但侵入性高并有潜在并发症。因此，临床上测量 Ppl 最常用的方法是通过测定 Pes 来替代 Ppl。Ptp 测定是用平台压（Pplat）减去 Ppl，可用 Pplat 减去 Pes 来估算。置入食管测压管到达指定位置后与呼吸机相连接，通过呼吸机上的吸气屏气和呼气屏气功能，可测得患者吸气末和呼吸末跨肺压，分别反映吸气末和呼气末时肺的应力。

（一）功能残气量的监测和应用

功能残气量（functional residual capacity，FRC）是指平静呼吸时每次呼气末所有呼吸肌放松后肺内残留的气体容积，是肺弹性回缩力和胸廓向外扩张力的平衡点。正常情况下 FRC 相对稳定，约占肺总量的 40%。在接受机械通气的患者中，PEEP 的水平决定了 FRC，也可以使用呼气末肺容量（end-expiratory lung volume，EELV）来表示。FRC有很多检测方法，CT测量法是肺容积测定的金标准，能准确测量全肺或者局部肺气体容积；但因转运风险和辐射影响，限制了其临床使用。除了CT测量法是通过直接扫描测量获得外，其他测量方法均为间接测量法。第1种为气体分析法，包括氦气稀释法、氮气冲洗法、六氟化硫洗出法，其原理是质量守恒定律，即溶解稀释前后溶质的量是不变的，可通过稀释前已知的容积计算出稀释后未知的容积。第2种为体积描记法，测定原理为Boyle-Mariotte定律，此方法测量FRC较快，但需要在特定的测定舱中测量，且需要患者配合，并不适合重症患者．第3种为改良的氮气洗入/洗出法，其原理不变，但仅需改变较低的氧浓度（<10%）即可较为准确地计算出患者的FRC，目前该技术已集成在上市的呼吸机中。

FRC监测可用来评估肺部疾病的严重程度。肺炎、肺水肿、肺不张等肺组织病变及肺部分切除术后的患者FRC小于正常值；而FRC的减小程度往往与病变面积直接相关，能够间接反映疾病的严重程度。FRC监测还可以指导ARDS患者潮气量的设置。若将肺的呼吸运动看作一个弹性物体发生形变的过程，那么FRC就是肺的“初长度”，VT就是肺发生的“形变”量，VT/FRC即可看作是全肺平均容量应变。FRC监测还可以用于评估ARDS患者PEEP设置是否合适。可在滴定PEEP后持续监测FRC变化，若FRC出现进行性下降，则说明重力依赖区肺泡在逐渐塌陷，当前PEEP水平不能维持这些肺泡开放。此外，FRC还可用于ARDS患者俯卧位通气的评估。有研究发现，对ARDS患者实施俯卧位通气后，FRC显著升高，患者的肺应变有所下降，降低了肺损伤的风险。另外，FRC也可作为评估气管拔管的预测指标之一。有研究对比了拔管成功组和拔管失败组FRC的大小，发现拔管成功组患者FRC高于失败组FRC，提示监测FRC大小可作为预测拔管成功率的指标。

（二）神经调节辅助通气模式的应用

神经调节辅助通气（neurally adjusted ventilatory assist，NAVA）是机械通气的一种模式，也是一种全新的基于神经中枢真实反映呼吸驱动的通气方式。通过膈肌电活动（electrical activity to the diaphragm，Edi）信号反映患者呼吸中枢驱动，实现呼吸中枢的床旁监测，真实反映患者的通气需求，提供相应水平的呼吸支持，改善人机同步性和舒适度。NAVA模式目前已在重症监护和高级呼吸支持领域中得到广泛应用。

在成人、儿童或新生儿中，NAVA没有特定适应证，它可以在所有需要常规呼吸机的情况下使用。但是，NAVA依赖于患者的主动呼吸努力来触发通气支持，因此患者必须能够自主呼吸并能够产生足够的呼吸努力。NAVA在各种病因引起的呼吸衰竭的管理中发挥重要作用。另外，对于患有神经–肌肉病变或COPD等患者出现呼吸肌功能受损和明显呼吸困难时，也需要NAVA支持。肺动脉高压患者对气道压力非常敏感，传统通气可能会增加肺动脉的负担；而NAVA通过监测膈肌电活动，根据患者的呼吸努力而调整通气水平，减少可能对心脏和肺动脉施加的额外负荷。NAVA也可用于术后患者，特别是那些自主呼吸正在恢复的患者。

NAVA的禁忌证包括严重呼吸中枢抑制（呼吸中枢功能受到抑制，无法产生足够的主动呼吸努力），先天性肌肉类疾病（某些遗传性肌肉疾病可能导致肌肉功能受损，可能降低NAVA的有效性），神经传导障碍（可能由于神经信号传输问题而难以受益于NAVA），深度镇静（不会表现出足够的主动呼吸努力因而可能不适合 NAVA），不宜放置胃管及膈肌存在解剖缺陷的情况（包括近期上呼吸道手术、食管闭锁、膈疝、颅底骨折等，可能限制 NAVA 的应用）。

四、俯卧位通气的实施和监测

俯卧位通气作为肺保护性策略的一种手段在 ICU 内被广泛应用。其主要原理为有效改善通气－血流比例，使背侧萎陷的肺泡复张，使肺及气管内分泌物在重力作用下得到良好的引流，以及减少心脏和纵隔对下垂肺区的压迫。俯卧位通气的实施包括对患者进行俯卧位安全评估，并对血流动力学、镇静状态、胃肠道潴留情况、各导管情况进行妥善管理后进行操作。

俯卧位通气操作时操作者的站位为患者头端 1 位、左右肩部各 1 位、左右臀部各 1 位。物品准备包括在患者身前放置一次性尿垫，吸水面朝向其会阴部；在患者胸部放置适合俯卧位高度的垫枕，垫枕上缘平锁骨；覆盖清洁床单，评估床单前后左右的适当距离。操作者从左右两侧分别向内将覆盖的清洁床单卷紧，注意卷紧的床单能固定胸部垫枕的位置。若垫枕仍左右移动，应重新卷紧。避免俯卧位后垫枕移位，造成位置不佳而不能抬高胸部，甚至造成气管插管或气管切开管及附件（连接呼吸机螺纹管）受压，一旦位置不佳需重新调整垫枕位置。体外膜肺氧合（extracorporeal membrane oxygenation，ECMO）管路及胸腔闭式引流管等无须卷入床单，确定导管有足够移动长度即可。操作者再次确认翻身方向，有 ECMO 导管或颈部静脉导管的患者，翻身方向以导管顺位为宜；跟随头端操作者指令向左或向右移动患者，后顺势将患者翻为 90° 卧位。头端操作者托住患者头部并保证各导管、导线安全；左右肩部操作者保持患者处于 90° 卧位；左右臀部操作者上下手换位，更换后协助固定患者体位；左右肩部操作者更换手位，以便翻转操作。操作者换手后顺势将患者翻为俯卧位。头端操作者将患者脸部向左或向右轻放于薄纱布垫或棉垫上，检查气管插管或气切导管有无移位、受压；注意患者头部勿太高，保持颈部处于放松位，勿牵拉。左右操作者移除旧床单，将床单及垫枕拉平，保证接触受压部位的床单、枕套平整，整理同侧导管、导线。肩部操作者再次检查垫枕是否平整，逐一轻柔地将患者双臂旋转至头部两侧呈匍匐位。最后操作者应整理监测导管，避免相互缠绕，重新粘贴电极导线于患者背部，有创动脉管路重新归零。评估气管插管位置是否合适、气管切开管及呼吸机管路是否受压；评估患者面部受压部位皮肤情况，及时缓慢轻抬患者头部以减压；评估 ECMO 导管血流情况；评估引流管是否妥善固定，若引流通畅，恢复重力或低负压引流。当患者从俯卧位翻回仰卧位时，除不需要准备翻身垫以外，评估及操作步骤与前基本一致。

俯卧位通气前后应评估患者的生命体征、血氧饱和度、机械通气模式、潮气量、气道压力、报警限设置；并使用风险评估量表评估压力性损伤的风险，对于高风险部位应使用减压工具或器械进行保护。还应评估患者的管路种类及固定情况，宜夹闭尿管、胃管等非紧急管路。使用 RASS 或 SAS 表评估患者的镇静状态，维持 RASS 评分 −3~−4 分或 SAS 评分 2 分；并使用 CPOT 或 BPS 评估患者的镇痛状态，维持 CPOT 评分 0 分或 BPS 评分 3 分。应特别注意的是，要保持患者气道通畅，双重固定气管插管，维持气囊压力 25~30 cmH_2O；改变体位前可充分清理口鼻腔、气道分泌物，呼吸机纯氧通气 2 min 等。

五、困难撤机的识别和处理

根据难易程度可将撤机分成三类：简单

撤机、困难撤机、延迟撤机。①简单撤机：患者第一次开始撤机就拔管成功。②困难撤机：初次撤机失败的患者需要额外高达 3 次的 SBT 或最多需要 7 天才能成功撤机。对于困难撤机的患者，撤机拔管后应该早期预防性给予相应的无创呼吸支持措施，以避免撤机拔管失败。③延迟撤机：≥ 3 次 SBT 失败或第 1 次 SBT 后超过 7 天才能成功撤机。如果患者延迟撤机，需要气管切开和长期机械通气，呼吸支持应采用逐步降低支持水平和延长自主呼吸时间的撤机策略，优化其他系统器官如循环、肾脏等的功能，优化滴定镇静深度，促进早期活动等。

撤机失败按照不同原因可以分为五大类，临床上应注意鉴别和及时处理。①气道和肺：患者的表现通常不具有特异性，可能是在 SBT 期间出现心动过速、呼吸过快、呼吸窘迫或氧饱和度下降等。②大脑与精神状态：这类疾病可能较难评估，而且可能与用药相关。在 SBT 过程中可能仅表现为烦躁不安、表情痛苦、定向障碍、心动过速或高血压。通过一些评分系统或特殊手段如肌电图、脑电图等能够帮助检出。③心功能障碍：患者在 SBT 过程中可能出现心动过速、呼吸过速、氧合下降、高血压或是低血压，可能会诉胸闷，偶尔也可见 ST 段压低。肺动脉漂浮导管、经胸壁超声心动图、心电图、生化指标、被动抬腿试验以及 SBT 期间血管外肺水增加超过 14% 等能够诊断撤机相关性肺水肿。血浆蛋白或血细胞比容在 SBT 期间增加超过 5% 被认为与撤机相关性肺水肿有关。④膈肌 / 呼吸肌功能：应用膈肌超声对膈肌功能进行评估，常用的两个指标是膈肌移动度和膈肌增厚分数。⑤内分泌与代谢功能障碍：电解质、生化指标、激素水平等实验室检查通常能够有效检出此类原因。

困难撤机的处理包括以下措施：①对于气道和肺为主要原因的患者，可以考虑静脉和 / 或雾化应用支气管扩张剂、黏液松解剂或抗生素来管理气道分泌物。②对于大脑与精神状态为主要因素的患者，可以考虑使用精神类药物如抗抑郁药、抗焦虑药物等改变大脑兴奋性。③对于心功能障碍的患者，针对不同的原因可以选择不同作用机制的利尿剂、强心药、血管扩张剂等药物来减少心功能不全事件的发生。④改变撤机策略：临床实践中倾向于每天进行 1 次 SBT，在 SBT 失败后改回原模式，寻找并纠正撤机失败的原因，然后在第 2 日重复评估 SBT 试验的可行性。⑤对撤机频繁失败的患者，可以选择更合适的通气模式缓慢撤机：NAVA 模式、成比例通气、拔管后序贯 HFNC 或 NIV、锻炼呼吸肌、营养支持、精神心理辅导、气管切开术等。

第七节 典型病例讨论

【基本信息】男，45 岁，主诉为腹痛腹胀伴呕吐 5 天，呼吸困难 4 天。

【现病史】患者 5 天前出现腹痛腹胀。4 天前在外院住院治疗，考虑小肠梗阻。予以禁食、石蜡油口服，建议胃肠减压，患者拒绝。期间出现呕吐大量胃内容物。1 天前出现气急，SpO_2 85%，心率快（约 130 /min）；外院拟诊为“吸入性肺炎、重症肺炎、ARDS、小肠梗阻、脑梗死个人史、结膜炎”；予高流量吸氧（100%）治疗约 4 h 不能纠正缺氧，后予气管插管接呼吸机辅助通气，俯卧位通气。为进一步诊治至我院急诊科就诊，予对症支持治疗，告病危，收住我院重症医学科。查体血压 86/60 mmHg，SpO_2 88%，神志不清，对光反射迟钝，结膜充血水肿，气促，听诊两肺呼吸音粗，散在湿性啰音。

【既往史】2021 年脑桥梗死后遗症、椎动脉狭窄；结膜炎史，其余无特殊。

【个人史及家族史】无特殊。

【辅助检查及诊断】

1. 胸部 CT：两肺弥漫炎症渗出伴部分实变（图 12-7-1）。

2. 疾病诊断：ARDS、肺部感染、肠梗阻、脑梗死个人史、椎动脉狭窄。

3. 功能诊断：四肢运动功能障碍；ICU 获得性肌无力。

【诊疗过程】

1. 功能障碍分析：患者经一系列诊治后，存在的问题是撤机困难。经评估后评定为膈肌功能障碍，ICU 获得性肌无力。

2. 康复目标与处理原则：分为呼吸肌和整体的力量训练，改善患者四肢肌力和膈肌功能，争取尽早撤机拔管，缩短机械通气和 ICU 住院时间。

3. 康复治疗方案

（1）体位管理：俯卧位通气改善患者重力依赖区的肺不张和通气 / 血流比失调；床头抬高至 30° ~45° ，预防患者误吸和肺炎的加重。

（2）体能训练：给予床上脚踏车训练和康复科医生手动关节的运动疗法对全身肌肉进行运动训练，防止患者的肌肉出现失用性萎缩，导致肌无力，拖延患者病情好转。

（3）呼吸肌训练：开始降低 SIMV 模式

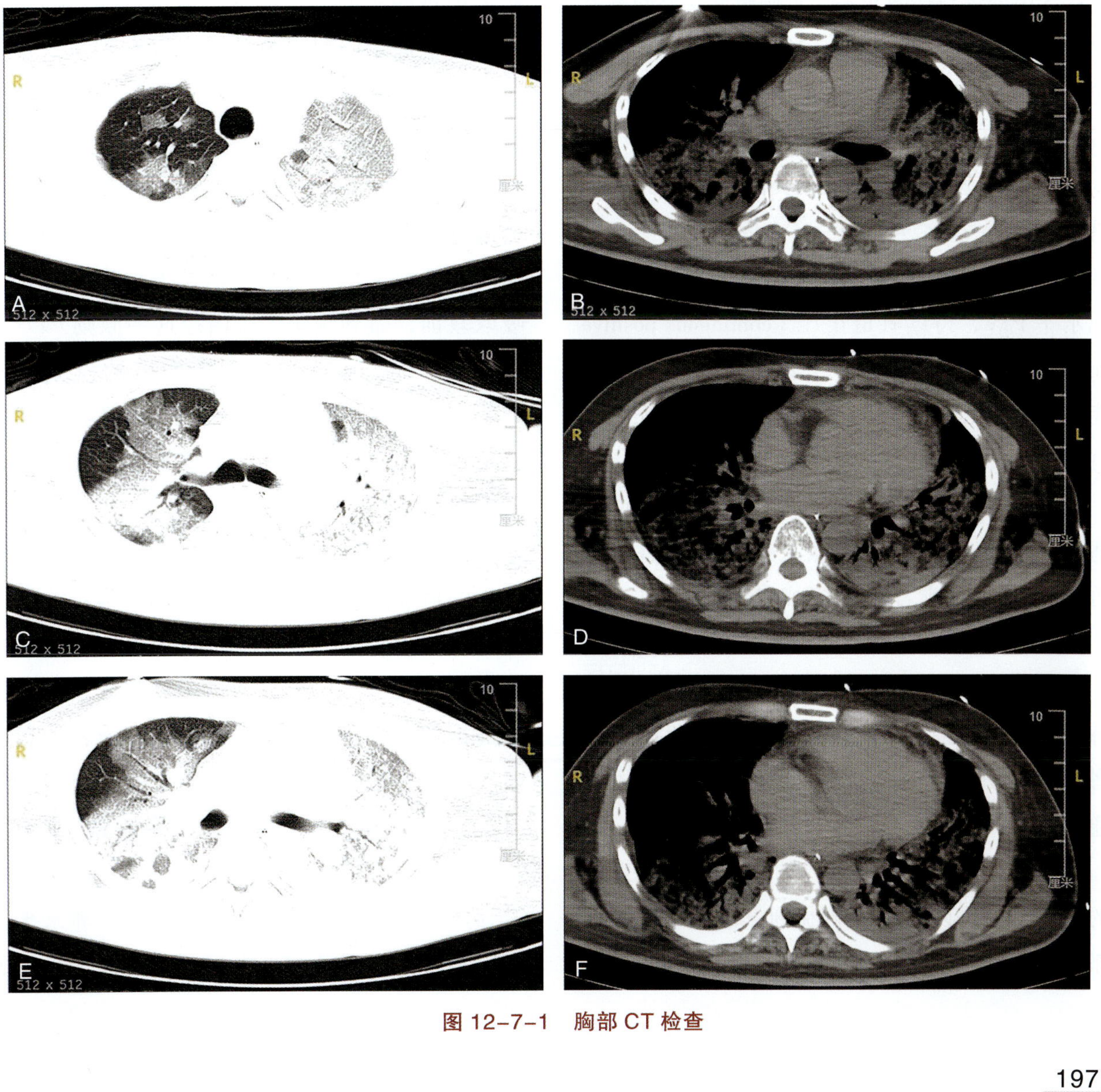

图 12-7-1　胸部 CT 检查

的支持力度，间断将呼吸机模式更改为 PSV 模式，再逐步过渡至经气切高流量氧疗，再至最后撤离高流量辅助。

（4）电子针灸治疗：通过低频电脉冲刺激表皮神经进而刺激穴位，疏通经络、改善瘀阻、舒筋活络、消炎镇痛、刺激神经等。

（5）撤机：经大概 2 个月治疗后患者整体情况好转，生命体征相对稳定，处于间断高流量支持和气切面罩吸氧状态，顺利撤机，转至康复医院进一步康复治疗。

【病例解析】

1. 困难撤机的常见原因包括：①气道相关；②神经相关；③心功能相关；④膈肌 / 呼吸肌相关；⑤内分泌与代谢相关。本例患者主要问题是膈肌 / 呼吸肌相关，经测定 MIP 为 $-15\ cmH_2O$，左侧膈肌超声下移动度 0.9 cm，增厚率 7%，右侧膈肌移动度为 0.7 cm，增厚率 6%。

2. 针对膈肌 / 呼吸肌相关困难撤机的处理措施

（1）可灵活改变撤机方式。SBT 通常包括低水平 PSV、持续气道正压（continuous positive airway pressure，CPAP）、T 管等。其中前两种能够提供一定程度的通气支持，但 T 管是完全没有支持的，呼吸完全由患者自主完成。

（2）撤机失败较频繁的患者，可选择合适的通气模式，逐步降低支持水平来过渡，再进行撤机，或者可以换成其他特殊模式如 NAVA 等。

（3）重视呼吸肌的锻炼和全身的康复训练，以提高膈肌肌力和耐力，改善撤机困难患者的膈肌功能，进而改善通气功能，缩短机械通气时间，尽早撤机。

（4）精细化管理患者的营养情况，良好的营养支持是防止 ICU 机械通气患者出现困难撤机的有效策略。

（5）保持良好的 ICU 环境和患者的正常休息，积极预防患者生物钟错乱，导致谵妄，延误病情恢复。

（6）对于满足一定条件的患者，可选择尝试拔管，并在拔管后给予无创通气 / 高流量支持，有助于使困难撤机的患者更早拔管且一定程度上提高拔管成功率。

（7）对于较长时间无法撤机拔管的患者，可考虑进行气切，减少患者呼吸机相关性肺炎的发生。

【总结】该患者住院时长较长，全身肌力差，已给予针对性锻炼措施。撤机困难是主要矛盾，对此展开了一系列的针对膈肌 / 呼吸肌相关困难撤机的处理措施。最终，使用高流量和气切接面罩吸氧脱机使患者顺利转出。但对于吞咽功能障碍方面，并未做针对性强的措施。其实，吞咽障碍是 ICU 经历综合征最突出的症状，与 VAP 的发生密切相关。患者反复出现体温升高和感染，极有可能是因为存在隐形的反流误吸导致的。将来可从多方面进行筛查，吸取教训，做到预防大于治疗这一原则。

ICU 机械通气患者困难撤机的发生率较高，多次撤机失败其实往往提示导致机械通气的疾病可能并未完全缓解，或存在一种或多种阻碍撤机的因素。每次重新尝试撤机前，应对上次失败进行综合分析，寻找并纠正影响撤机结果的可能因素。经个体化评估后再进行下一次的 SBT 试验，对于不同类型的患者需要考虑不同的撤机方法，可参考临床经验或最新研究报道推荐的方法。同时，应对所有患者的尽早康复锻炼有足够的重视，早期采取安全有效的措施，积极预防出现失用性肌萎缩和 / 或 ICU 获得性肌无力等。

（亚夏尔江·穆合塔尔，郭永生，阿曼古丽·莫明，张诗敏，刘凯）

第十三章

人工气道

第一节　概　述

人工气道是将气管导管经口、鼻或直接经气管置入而形成的呼吸道，目的是改善通气功能、纠正缺氧、保护气道、预防误吸、清除气道分泌物，为机械通气患者提供足够的潮气量供给，是维持危重症患者通气和氧合的重要措施。

一、人工气道的分类

人工气道可分为上呼吸道人工气道和下呼吸道人工气道两大类。上呼吸道人工气道在不具备插管条件时应用，包括口咽通气道、鼻咽通气道和喉罩，通常留置时间不长，并发症较轻。下呼吸道人工气道是建立人工气道最主要和最可靠的方法，包括气管插管和气管切开两种方式，在临床最为常见。

（一）上呼吸道人工气道

常见的上呼吸道人工气道详见表13-1-1。

（二）下呼吸道人工气道

1. 气管插管：将气道导管经口腔或鼻腔置入患者气管内，是保持呼吸道通畅的最重要技术，适用于呼吸道分泌物过多且清除能力差、呼吸困难、不能有效通气及一切需紧急建立人工气道的患者。气管插管导管主要有以下4种。①常规导管：适用于短期内需建立人工气道的

表13-1-1　常见的上呼吸道人工气道

名称	放置方法	临床应用
口咽通气道	经口腔放置患者咽部的简易人工气道	适用于咽喉反射不活跃的麻醉或昏迷患者，可预防舌后坠、保持呼吸道通畅、辅助吸痰，但不能完全封闭气道
鼻咽通气道	经一侧鼻腔放置患者咽部的简易人工气道	适用于口咽部阻塞的患者，对患者刺激小，恶心反应轻，容易固定。能用于清醒患者，可预防舌后坠
喉罩	经口腔插到食管入口的通气道，双套囊充气后分别封闭口咽腔和食管，通气口正对喉咽腔，可以实施正压通气	适用于临床急救，气管插管失败或不需要气管插管的外科手术

患者。②带加强钢丝的导管：适用于躁动明显、咬闭风险高的患者。③声门下吸引式导管：适用于口咽分泌物多、误吸可能性大、呼吸机相关肺炎高风险患者。④双腔导管：主要用于选择性单肺通气的患者。

气管插管的并发症包括缺氧、血流动力学不稳定、心律失常、咽痛、牙齿损伤、喉部及声带损伤、颞颌关节脱位、颈椎损伤等。

2. 气管切开：将颈段气管前壁切开，通过切口将适当大小的气管导管插入气管，以解除呼吸道梗阻，保持呼吸道通畅。适用于各种原因导致的需要长期机械通气或保留人工气道、呼吸道分泌物多不能有效自主清除、出现缺氧症状且短期内无法纠正的患者。

（1）气管切开分类：包括开放性气管切开术、经皮气管切开术、环甲膜气管切开术。

（2）气切导管分类：①按有无气囊分为有囊式气切导管和无囊式气切导管。有囊式气切导管末端有一个高容低压气囊，充气时可封闭气道，适用于机械通气或需要气道保护的患者；又可分为普通气切导管和带声门下吸引气切导管。无囊式气切导管适用于长期佩带导管但无须机械通气的患者。②按材质分为塑料导管和金属导管。

（3）气管切开的并发症：①术中并发症包括心跳呼吸骤停、出血、气胸、纵隔气肿、喉返神经损伤、气管食管瘘、气管环骨折或脱出等。②早期（<7~10 d）并发症包括出血、阻塞、皮下气肿和气胸、感染、气切套管脱落等。③后期（≥ 7~10 d）并发症包括气管和造口狭窄、气管软化、气管 – 食管瘘、气管 – 动脉瘘、气管 – 皮肤瘘、误吸和肺炎、套管阻塞、气切套管脱落、构音障碍、吞咽困难等。

二、人工气道对呼吸功能的影响

建立人工气道特别是下呼吸道人工气道，对正常的呼吸功能影响包括以下几项。

1. 过滤功能：正常情况下，上呼吸道的鼻毛、鼻黏膜、口咽等，可过滤来自空气中直径 5 um 以上的异物和杂质，起到清洁吸入气体的作用。人工气道建立之后，气管通过人工气道与外界直接相通，异物、杂质、细菌等容易直接吸入肺部，增加了肺部感染的发生率。

2. 加温功能：气体经上呼吸道吸入，经过鼻腔、咽部等部位到达隆突时，几乎接近人体核心温度。上呼吸道黏膜含有丰富的毛细血管，可对吸入气体进行加温，避免了对下呼吸道的刺激。使用人工气道的患者，吸入的医用气体温度低于人体体温，会对气管黏膜产生刺激，降低舒适度，增加气道痉挛和损伤的风险。

3. 加湿功能：吸入气在经过上呼吸道时，随着温度的升高，其含水量也逐渐升高。正常情况下，上呼吸道的黏膜每天提供 650~1000 mL 的水分对吸入气进行加湿。人工气道的患者，吸入气中含水量低，且屏蔽了上呼吸道对呼出气中水分的回收功能。干燥的气体会加速气道的水分流失，导致气道黏膜损伤和纤毛运动障碍，从而削弱了气道廓清能力。干燥的气道环境会使分泌物更容易结痂，增加了气道阻塞的风险。

4. 咳嗽功能：正常咳嗽机制包含了 4 个步骤，即深吸气、关闭声门、增加腹腔压力和胸腔内压、开放声门。人工气道的患者在咳嗽过程中，声门关闭增压的功能被削弱，使得咳嗽时不足以产生足够的咳嗽峰流速，导致气道廓清能力下降。

5. 吸气肌功能：建立人工气道后，气道阻力降低，使吸气变得更容易。加上为了让重症带机患者达到人机同步，常常会使用肌松剂或镇静剂，此时吸气肌更易发生去适应的变化，即失用性萎缩，导致呼吸驱动能力下降。

6. 吞咽功能和言语功能：长期使用人工气

道的患者，吞咽反射减弱、咽部肌群收缩能力下降、食管内负压形成困难，大部分患者都会存在吞咽障碍导致误吸，增加了肺部感染的概率。人工气道的患者呼气时，气流不再通过声门裂，使得患者不能进行正常的言语交流。

三、人工气道的结局

经康复干预后，使用人工气道的患者通常有两种结局。一是拔除人工气道，恢复气道正常功能；二是长期留置人工气道。

第二节　临床路径

建立人工气道是救治危重症患者救治的重要举措，它能迅速解除呼吸道梗阻，是实施有创机械通气的必要条件，对维持呼吸道通气功能、保证机体供氧有重要作用。但它同时也是一柄“双刃剑”。人工气道一定程度上削弱了气道的防御功能，本身又对吸入气体有加温加湿的作用，增加了肺部感染发生的风险。同时，长期带管也增加了气管切开手术本身发生并发症的风险，包括气管肉芽肿形成、套管急性堵塞、气管－无名动脉瘘、气管－食管瘘、声门下狭窄等，这些并发症严重时均可导致死亡。因此，随着患者病情平稳，应积极评估，创造条件尽早拔管。可以说人工气道综合管理的目标就是尽早拔管。

围绕气管切开后常见的康复问题，由南京医科大学第一附属医院（江苏省人民医院）康复医学中心牵头，联合全国多家权威医学机构及相关方法学专家，起草了《成人气管切开拔管中国专家共识》，流程见图 13-2-1。

该流程图系统阐明了气管切开后的管理问题，纳入了康复治疗的元素，并广泛征求了相关专家意见，规范了成人气管切开后的管理流程，确立了气管套管拔除的共识性指征，但没有强调拔管指征的先后顺序和康复干预的侧重和顺序。南京医科大学附属江宁医院康复医学中心根据延迟气管切开患者拔管的各因素影响程度，制定了可指导每一步临床操作的流程（图 13-2-2）。

第三节　康复评估

建立人工气道进行机械通气是抢救危重患者的重要手段之一。对于物理治疗师而言，在接诊一个带有人工气道的患者时，首先要对患者进行全面评估，了解患者的病情和功能情况，针对性地制订综合干预措施，以尽早拔除人工气道，恢复自身气道的功能。需要注意的是，任何时候任何情况下，都需要首先保证患者的安全。在患者的病情发生新的变化时，无论是变好还是变坏，均需重新进行全面评估，以及时调整治疗策略。

一、撤机前的评估

建立人工气道的目的是给予机械通气，以维持生命。撤机则是拔除人工气道的第一步。在确认患者不需要更高级的生命支持后，即可着手准备撤机并拔除人工气道，恢复自主呼吸功能。撤机前的评估主要包括对原发病、氧合能力、自主呼吸能力和血流动力学等的评估（详见第十二章）。

二、一般情况的评估

对患者的一般情况进行评估，可了解患者病情的严重程度，判断康复实施的耐受程度和风险；包括年龄、原发病、合并症、生命体征、意识状态和呼吸系统情况等。具体评估内容见表 13-3-1。

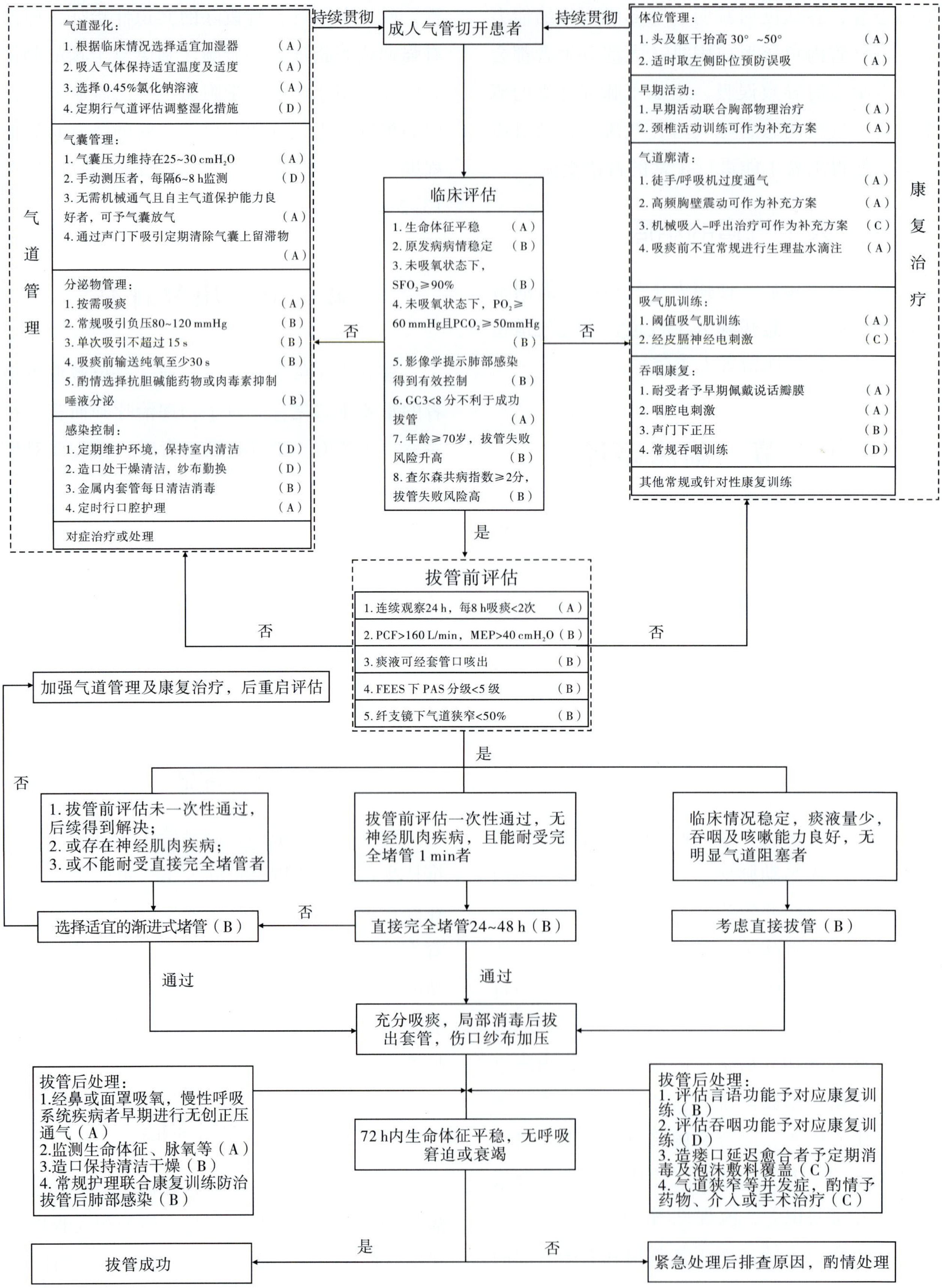

图 13-2-1　成人气管切开拔管流程图

注：括号中字母为证据等级

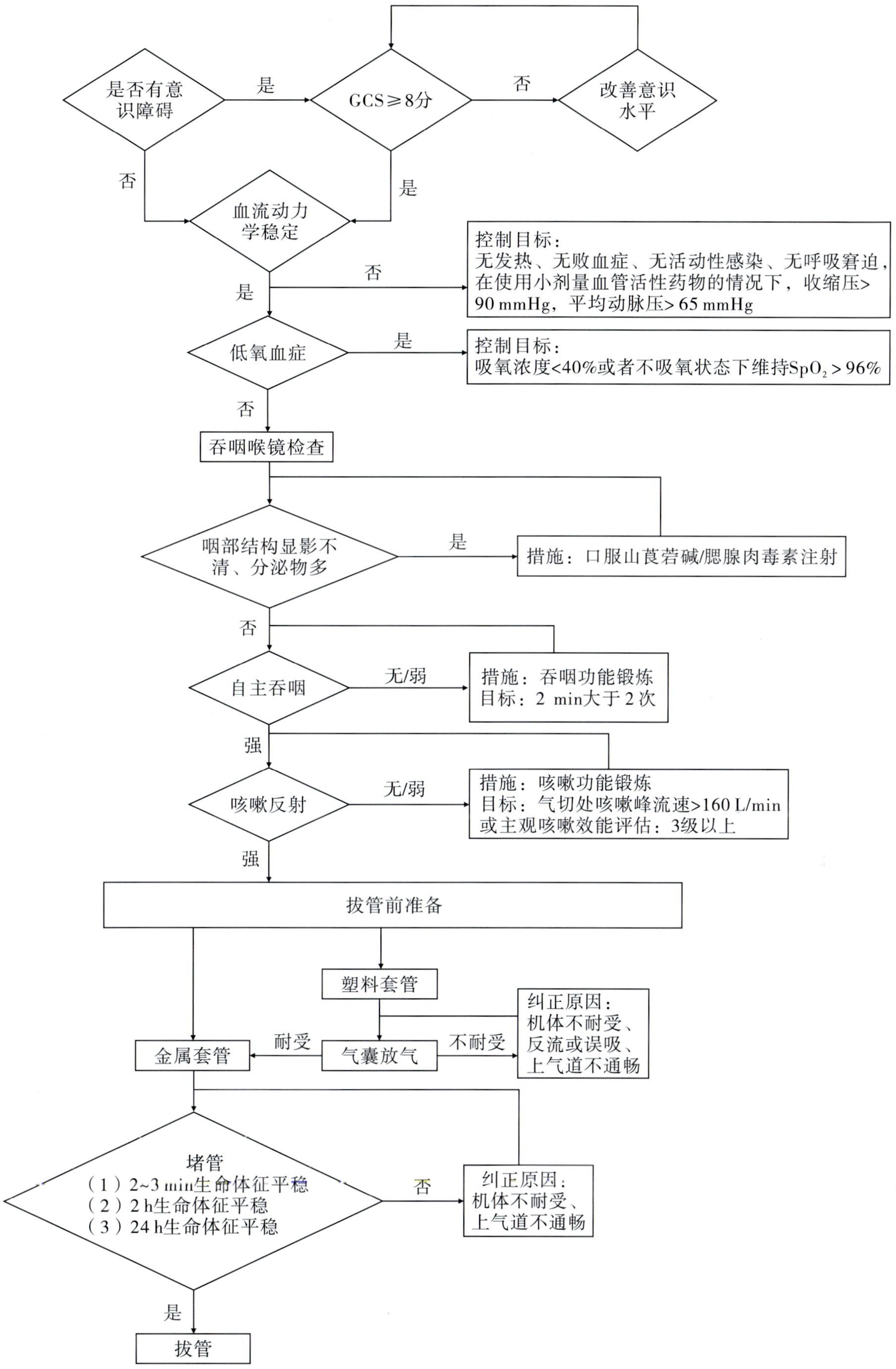

图 13-2-2　气管切开拔管操作流程

表 13-3-1 一般情况的评估

评估项目	评估内容及意义	推荐等级
年龄	年龄≥ 70 岁，拔管成功率下降，预后差	B 级
原发病	疾病类型和严重程度与拔管成功率相关。原发病病情稳定，有利于拔管；恶病质、严重颅脑损伤、器官衰竭等拔管失败率高，预后差	B 级
合并症	在原发病的基础上，合并症越多，拔管失败率越高，预后越差	B 级
生命体征	生命体征平稳是拔管成功的条件之一 体温 < 38℃ 呼吸频率 < 30 /min 静息心率 < 140 /min	A 级
意识状态	采用 GCS 作为评估工具，通常认为 < 8 分不利于拔管	A 级
呼吸系统情况	不需要更高级的呼吸支持： $SpO_2 \geq 90\%$ $PO_2 \geq 60$ mmHg $PCO_2 \leq 50$ mmHg 肺部感染得到有效控制： 没有大量脓痰 血常规、C 反应蛋白等数值可接受 胸部 X 线或 CT 检查没有大面积的严重感染征象	B 级

三、上气道通畅性评估

人工气道是为患者建立的呼吸通道，医生需要思考以下内容。假设已经拔除了人工气道，患者的呼吸道是否能维持呼吸？人工气道的并发症中较为常见的是瘢痕或肉芽增生造成的喉气管狭窄，可导致呼吸道部分或完全阻塞，若此时拔除人工气道，患者将失去重要的生命支持，可能发生严重的后果。所以，上气道通畅性应放在气道康复评估的首位。常见的上气道通畅性评估方法包括气囊漏气试验、CT、纤维支气管镜等，详见表 13-3-2。

喉气管狭窄的主要表现为呼吸困难或声音嘶哑，其程度与狭窄严重程度密切相关。气管切开患者可出现堵管困难或不能拔管。Myer-Cotton 分度法根据管腔阻塞面积占总面积的百

表 13-3-2 上气道通畅性的常用评估方法

评估指标	具体内容及意义	注意
气囊漏气试验	对比气囊充气状态时和气囊放气后的呼气量，成人患者呼气量差值≤ 110 mL 或≤潮气量的 15%，判定为气囊漏气试验阳性，提示上呼吸道阻塞，可以用于评估上气道的开放程度	部分长期带管的患者，可能存在气囊老化，气囊质地变硬，若气道管理不佳，有异物或痰痂包裹于气囊表面，在气囊完全放气时亦可阻塞气道。故气囊漏气试验可能存在假阳性或假阴性，评估时需注意甄别
CT	喉气管侧位 CT 检查可显示会厌、甲状软骨、声门下区域、环状软骨、气管腔等结构，有利于判断狭窄部位	螺旋 CT 虚拟成像可帮助了解气切口周围的管腔宽度，增强 CT 和 MRI 可显示是否存在占位性病变
纤维支气管镜	判断上气道阻塞最基本的检查方法，可发现上气道的狭窄部位及狭窄的严重程度	针对部分可疑狭窄的气切患者，需特别注意检查声门至气切口处的区域

分比，将喉气管狭窄分为四度，常用于判断狭窄的严重程度。①一度狭窄：0~50%。②二度狭窄：51%~70%。③三度狭窄：71%~99%。④四度狭窄：完全闭塞。

四、气道廓清能力的评估

肺部感染是 ICU 中长期使用人工气道患者最常见的并发症之一，有效地清除呼吸道内的痰液和异物，是预防和减轻肺部感染的基本措施。对痰液和咳嗽能力进行评估，可以判断呼吸道分泌物清除的难易程度。

痰液评估包括痰液的量和黏稠度的评估（表 13-3-3）。一般认为，吸痰频率超过每 2~3 h 一次的患者不应拔除人工气道。

咳嗽是一系列功能综合作用的结果，包括患者意识状态、神经肌肉功能等，本节仅介绍几种常用的评估咳嗽能力的方法（表 13-3-4）。

表 13-3-3　痰液评估

评估指标	分度	评估内容
痰量	少量	24 h 痰量 <10 mL
	中量	24 h 痰量 10~150 mL
	大量	24 h 痰量 >150 mL
黏稠度	Ⅰ度	米汤或泡沫状，吸痰管内壁上无痰液滞留
	Ⅱ度	较黏稠，吸痰管内壁上有痰液滞留，易被水冲干净
	Ⅲ度	非常黏稠，吸痰管内壁上有痰液滞留，不易被水冲干净

表 13-3-4　咳嗽能力评估

评估指标	评估内容及意义
咳嗽峰流速（PCF）	最有价值的拔管预测指标，正常值 > 270 L/min，< 160 L/min 提示廓清能力下降，存在无效咳嗽 机械通气患者呼气峰流速（PEF）< 60 L/min，预示可能撤机失败 可使用便携式肺功能仪、峰流速仪或呼吸机来测定，不同设备之间有测量误差，需注意前后评估的一致性
用力肺活量（FVC）	产生有效咳嗽的最低肺活量需达到 15 mL/kg 肺活量 < 10 mL/kg 或深吸气量 < 1/3 预计值，则提示肺膨胀受限，咳嗽流速下降，存在无效咳嗽
最大呼气压（MEP）	可作为评估气道廓清能力的参考指标，但需注意个体差异 MEP > 60 cmH_2O，提示廓清能力较好 MEP < 40 cmH_2O，提示存在无效咳嗽
咳嗽评分（CSS）	可评估患者的咳嗽能力，预测再插管风险 0 分：无咳嗽反应 1 分：无咳嗽，但可闻及气道内空气运动 2 分：勉强闻及较弱的咳嗽 3 分：能闻及咳嗽 4 分：能闻及较强的咳嗽 5 分：多次连续的强咳嗽

五、气道湿化效果评估

根据患者的痰液黏稠度、肺部听诊情况、呼吸状况来进行评估。通常用湿化不足、湿化满意和湿化过度来评估湿化效果。

1. 湿化不足：分泌物黏稠，吸引困难，肺部听诊存在干啰音等。严重湿化不足时，气道黏膜易受损，气道内有血性分泌物，气道内有痰痂形成，患者可出现呼吸困难、发绀加重等表现。

2. 湿化满意：分泌物呈Ⅰ度，即稀薄、能顺利通过吸引管，肺部听诊没有明显的干性啰音，导管内没有结痂，呼吸平稳。使用机械通气设备时，在呼吸机管路的Y形管处或者气切面罩上有水雾或少许水珠出现表示湿化满意。

3. 湿化过度：分泌物过度稀薄，咳嗽频繁，需要不断吸引，肺部听诊湿啰音较多，患者烦躁不安，频繁咳嗽，发绀加重。

六、气囊的评估

气囊的基本作用是封闭气道，保证潮气量供给，防止误吸和呼吸机相关性肺炎，同时还有固定导管的作用。若气囊充气量过大，气囊压力过高会影响气道黏膜供血；过低则不能有效封闭气囊与气管间的间隙，导致误吸率明显上升。气囊压力超过30 cmH_2O时，黏膜毛细血管血流开始减少；当气囊压超过50 cmH_2O时，可完全阻断血流。最适宜的气囊压为25~30 cmH_2O。气囊评估要点详见表13-3-5。

七、吞咽功能评估

吞咽障碍可导致反复的肺部感染，增加窒息的风险，是拔管失败的重要危险因素之一。常用的吞咽障碍评估有染料试验、洼田饮水试验、软管喉镜吞咽功能评估（FEES）、吞咽造影检查等（详见第十四章）。吞咽功能良好的患者，拔管时间可显著缩短。

八、堵管耐受性

针对气管切开的患者，堵管时吸气阻力增加，呼吸做功随之增高。患者是否可耐受完全堵管，也需要评估。一般来说，患者能耐受完全堵管24~48 h，且能维持氧合，拔管成功率较高。

九、拔管风险的评估

拔管后喘鸣与再插管率增高、困难脱机和ICU入住时间延长密切相关，多数病例是由于声带水肿、喉损伤、声带功能障碍、喉气管狭窄、

表13-3-5 气囊评估要点

评估要点	评估内容及意义
气囊形状	可判断气囊对气道黏膜的压迫程度 推荐使用高容低压的圆柱形气囊（与气道黏膜接触面更大，有效防止误吸，且压迫较小） 不推荐使用低容高压的锥形气囊
囊上吸引	可有效清除囊上滞留物，防止误吸引发的肺炎 推荐使用带声门下分泌物引流的人工气道
测量仪器	可精准测量气囊压力 推荐使用气囊测压表手动测量气囊压力 不推荐使用指触法和最小闭合容量技术判断气囊压力
测量时间	每隔6~8 h手动测量一次
压力水平	25~30 cmH_2O

分泌物阻塞等引起。在拔管前，需要对所有患者进行拔管后喘鸣的风险评估，其危险因素包括：①长时间气管内插管机械通气（≥ 36 h 以上，标准各异）；②年龄 > 80 岁；③使用大口径人工气道，与患者喉直径之比 > 45%；④插管时有气道损伤；⑤ GSC < 8 分；⑥固定不充分造成导管松动；⑦误吸；⑧哮喘病史。

对有风险的患者，需仔细评估气道通畅性；并判断如果拔管失败，是否存在潜在的再插管困难，与临床医生、护士一起做好充分的评估和准备之后，再行拔管。

第四节　底线康复治疗技术

一、人工气道的固定及护理要点

（一）气管插管

气管插管常用的固定方法见表 13-4-1。护理要点包括注意观察插管位置及固定情况，听诊双肺呼吸音是否一致。每 12 h 做口腔护理一次，每 24 h 更换牙垫，气管导管位置从口腔的一侧移至另一侧，以免长期压迫引起口角溃疡、糜烂。口腔内分泌物浸湿固定胶布、绳带、固定器时，应及时更换并重新固定。

（二）气管切开

气管切开导管常用的固定方法见表 13-4-2。护理时应注意观察置管位置及固定情况，松紧要适宜，以一指的空隙为宜，防止系带因太紧而发生压疮和刺激性呛咳。翻身时两人合作，保持头颈部与气管导管活动的一致性，防止脱管发生。气管切开术后 7~10 d 是窦道形成的时间，此期间需严防气切导管意外脱出。带内导管的金属导管需每日清洗消毒。

二、气囊的管理

推荐使用气囊测压表手动测量气囊压力，维持气囊压在 25 cmH_2O~30 cmH_2O。每次充气时需高于理想值 2 cmH_2O，用于取测压表时

表 13-4-1　气管插管常用的固定方法

方法	具体操作
胶布固定法	交叉固定，用两条胶布分别包绕气管插管和牙垫，注意胶布包绕过程中张力不能过高，避免口唇产生导管源性的压力性损伤，四头固定在患者两侧面颊。①双 H 形固定：剪两根 H 形胶布，先将上端胶布无张力粘在上嘴唇，另一端胶布的两头分别从两个方向自下而上缠绕气管插管及牙垫；再取一条同规格的胶布，下端胶布粘贴在下嘴唇，另一端胶布的两头自下而上缠绕气管插管及牙垫。② Y 形固定：将胶布剪成两等分，末端保留 3cm，将胶布的分叉处黏贴在离开嘴角的 1 cm 处，胶布上侧固定在上嘴唇，下侧胶布由下而上固定气管插管；再取一条同规格的胶布，从对侧将上侧胶布固定再上嘴唇，另一侧同样由下而上固定气管插管。胶布固定时易受口腔分泌物和面部油脂分泌的影响而使胶布脱落
寸带固定法	采用棉纱寸带，一长一短打一双套结，套在气管插管和牙垫上，拉紧后寸带长端绕过颈后方在脸颊一侧与短端打死结。利用框架牵拉、套结与气管插管的摩擦对气管插管进行固定。此法可预防面部损伤，方便口腔护理，但需要确保套结牢固可靠
支架固定法	气管插管从固定器的中间穿过，拧紧旋钮固定气管插管，调整固定带松紧，贴好魔术贴。固定器价格昂贵，目前在临床上应用并不普遍
头戴式固定带法	头戴式固定带是将三角形布面置于患者头后部，上侧胶带两端分别从耳郭上方绕过，粘在脸颊上，分别缠绕气管插管及牙垫 2 圈。下侧胶带两端分别从后颈绕过，粘在脸颊上，并缠绕牙垫 2 圈。固定带从 4 个方向均匀受力，增加了气管插管的稳固性。这是近年来的新型固定方法，临床上应用尚较少

表 13-4-2 气管切开导管的固定方法

方法	具体操作
绳带法	棉纱带分别系于气管切开套管两侧翼孔，一侧系带绕过颈后系于旁侧，松紧一横指为宜，打死结
胶带法	将棉纱带从压脉带内孔穿出，一端穿入同侧气管切开套管固定翼孔，打死结，另一端绕过颈后穿入同侧固定翼孔打活结，调整松紧，以一横指为宜，修剪棉纱带
固定带	主体用辅料的毛面固定带绕过颈部，两侧的粘扣带分别穿入同侧固定翼孔，调节松紧，贴好粘扣带

漏气的补充，每隔 6~8 h 重新测量调整。

可使用测压表持续监测压力，即在气囊连接测压表，实时监测气囊压力，使气囊压始终维持在 25 cmH_2O。但是此技术临床上应用并不广泛。

在无法测量气囊压的情况下，可临时采用最小闭合技术充气；即根据气囊充气防止漏气的原理，将听诊器放于喉部，边向气囊内缓慢注气边听漏气声，直至听不到漏气声为止。此方法因其主观因素较多，人工气道气囊的专家共识不推荐使用此技术进行常规气囊压力管理。

三、气道湿化

正常气道对呼出气中的水分具有一定的回收功能。建立人工气道的患者，气道水分的丢失更加严重，必须充分湿化气道，才能保持气道黏液 - 纤毛系统的正常生理和防御功能，避免相关并发症的发生。

1. 气道湿化的方式：主要分为主动湿化和被动湿化两类。

（1）主动湿化是将无菌蒸馏水加热，使产生的水蒸气与吸入气体混合，达到对吸入气体进行加温、加湿的目的。常见的主动湿化装置有经鼻高流量氧疗（HFNC）、加热式雾化器、大容量射流雾化器等。前两种是以物理加热的方式为干燥气体提供恰当的温度和充分的湿度；大容量射流雾化器则是利用文丘里原理把湿化水制成水雾分子，深度可达细支气管，持续湿化时间长，缺点是不能对气体进行加温。

（2）被动湿化是利用双向空气滤过器，将呼出气中的部分热量和水分储存在交换膜中，至下一次吸气时被利用，达到维持气道内温湿度的目的。常见的被动湿化器为湿热交换器（HME），又称人工鼻。人工鼻在潮气量为 500~1000 mL 时，能提供 10~14 mg/L 的湿度。美国呼吸治疗协会（AARC）推荐人工鼻更适合于短期（96 h）和转运期间使用。临床中很多因素也会影响人工鼻的湿化效果。以下情况不推荐使用：①大量黏稠的气道分泌物或者气道出血等造成被动湿化器阻塞；②脱水、高烧等全身情况难以保证气道局部内有充分的水分蒸发来维持饱和湿化状态；③低体温患者；④肺非保护性通气或急性呼吸衰竭；⑤呼出气 $<$ 70% 吸入气；⑥自主分钟通气量 $>$ 10 L/min；⑦通过呼吸机回路进行气溶胶治疗时。

临床上并没有固定的湿化模式。因此，在临床工作中需要充分评估患者的实际情况，选择有效、合理的方案进行针对性干预，才能达到良好的湿化效果。

2. 湿化液的选择：根据患者的气道情况来选择合适的湿化液，湿化效果才能更佳。常用的湿化液有灭菌注射用水、0.45 % 氯化钠溶液和 0.9 % 氯化钠溶液。灭菌注射用水属于低渗液体，具有较强的痰液稀释作用，有利于痰液稀释、排出。灭菌注射用水不含任何杂质，上呼吸机的患者气道湿化首选。分泌物多且黏稠的患者使用氯化钠溶液联合化痰药物雾化祛痰效果优于其他湿化液。不同浓度的氯化钠溶液中 0.45 % 氯化钠溶液与 0.9 % 氯化钠溶液的湿化效果相当，但0.45%氯化钠溶液在并发症发生率和湿化后痰液活菌比例上明显较低，说明0.45%氯化钠的低渗溶液更适用于气道湿化。

四、试堵管

长期留置人工气道的患者，会对人工气道产生一定的心理依赖；加上堵管后吸气阻力增加，患者可能会不耐受，出现呼吸困难、血氧饱和度下降等表现。拔管前需重建上气道的功能，并考虑患者对于堵管的耐受性。最常用的方法是试堵管。若患者能连续堵管24~48h，且能维持较好的血氧水平，则提示拔管成功率高。试堵管的方式各地不一，常用的有如下两种。

1. 持续部分堵管，即先将导管口封堵一部分，预留一部分用于通气；待患者耐受之后再逐渐增大封堵面积，缩小预留孔径，直至完全封堵。常见操作包括：①使用胶带封堵，根据需求，用胶带封住导管开口的1/2、2/3、3/4不等，或可在胶带上扎小孔，通过小孔数量和孔径来调节通气孔大小。此方法简单、易操作、更换方便，缺点是不牢固、容易脱落。②使用墨菲管封堵，将墨菲管剪去一半，仅保留顶端及以上5~10 cm软管部分，通过流速调节器控制顶端软管的开口大小，从而实现对预留孔径的调节。此方法操作简单、更换方便、适用于金属气切套管；缺点是不牢固，且易导致解剖死腔增加。

2. 间断全堵管，即间断的完全堵管，逐渐延长堵管时间，直至达到24~48 h。目前尚无标准配套的堵管用品，临床常采用就地取材的方式实施堵管，常见的有：20 mL注射器活塞上的橡胶、500 mL灭菌注射用水瓶的瓶盖、用胶布缠绕的一次性注射器针帽或吸痰管等。

有几点是需要注意且非常重要的：①试堵管并没有标准的方法，临床应用时，需根据患者的具体情况和条件进行选择。②无论选择何种工具或方式，均应符合院感要求，必要时，可向院感管理相关人员寻求帮助。③带气囊的气管导管试堵管时，务必先检查气囊是否排空，在抽空气囊后再堵管。不带气囊的金属导管，可先更换为尺寸更小的导管后再堵管。④无论采用哪种堵管方法，务必密切关注患者的呼吸和氧合情况，若出现呼吸困难、氧合下降等表现，应立刻停止试堵管，恢复通气。⑤试堵管期间，可根据患者情况进行呼吸训练，促进上呼吸道功能恢复，也可选用鼻导管或面罩经上呼吸道进行吸氧和雾化。

五、拔管后管理

拔管后24 h内，需密切注意患者的病情变化，大部分（80%~85%）患者拔管风险较低，无须再插管，但有些（15%~20%）患者再插管风险很高，小部分（最多14%）患者可能出现拔管后呼吸衰竭。对于拔管低风险的患者，拔管后继续吸氧，可维持外周血氧饱和度；而拔管高风险的患者，拔管后可使用经鼻高流量氧疗（HFNC）或无创通气（NIV）来降低拔管后呼吸衰竭和再插管的发生率。

六、其他康复技术

其他常用底线康复技术见表13-4-3。

第五节　特色康复治疗技术

一、气管切开人工气道语音康复

由于气管切开后气管套管的安装限制喉部上抬，影响声门压力，会导致咽部期吞咽障碍，气囊给喉部和食管带来的物理刺激还会引起分泌物增加等问题，因此，对已实施气管切开的

表 13-4-3　其他常用底线康复技术

底线治疗技术	具体内容	注意事项
体外膈肌起搏（EDP）	将两个电极分别置于胸锁乳突肌外侧缘下 1/3 处和胸骨旁第 2 肋间，脉冲频率 30~50Hz，脉冲幅度 80V，脉冲宽度 0.3，刺激强度为不引起患者疼痛的耐受阈	操作过程中，切忌将左右两组电极交叉放置。
气道廓清训练	包括 OPEP、体位引流、震颤、叩拍等	注意过程中防止导管脱落
呼吸训练	包括胸廓松动、呼吸控制等	
吸气肌训练	包括吸气肌肌力和耐力训练	
运动训练	从床上局部运动逐渐过渡到全身器械抗阻运动	注意运动训练强度的把控，控制运动风险

摄食、吞咽障碍患者来说，训练前应抽出限制喉部运动的气管套管气囊中的空气，充分进行口腔清洁、口唇及舌部运动、呼吸和排痰的训练，长期气管切开置管可使咽肌力量减弱，导致吞咽时咽腔内压力下降，加重咽部食物残留。吞咽 - 呼吸模式的改变，可增加气管切开患者渗漏误吸的风险和吸入性肺炎的发生，加大拔管难度。当病情有所改善，排痰量减少时，在充分评估后，应尽早拔掉气管套管。

关于气管切开患者拔管前的康复治疗，除了呼吸功能、吞咽功能康复训练外，还可以使用说话瓣膜（图 13-5-1），尤其是患者意识清醒，有进行口语交流欲望的患者。说话瓣膜是一个单向的通气阀门装置，安放在气管切开患者气管套管处，吸气时瓣膜打开，呼气时瓣膜关闭，使气流通过套管与气管之间的间隙经口鼻呼出。佩戴说话瓣膜时形成闭合的上呼吸道系统，恢复正常经鼻呼吸模式，呼气时气流重新经声带恢复声带震动，改善言语功能。通过佩戴说话瓣膜可以重塑声门下压力，有利于咳嗽反射、声门关闭反射及咽腔压力的重建，恢复咽喉部感觉，促进吞咽环境恢复至接近正常，从而显著降低误吸的程度和发生率，减少吸入性肺炎的发生。

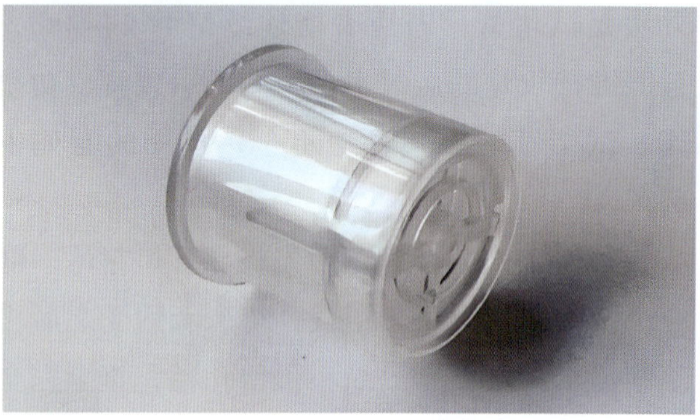

图 13-5-1　说话瓣膜

（一）操作方法

1. 准备工作

（1）评估及家属宣教：评估有无放置说话瓣膜的适应证，向患者及家属做好充分的解释，说明可能发生的情况及处理情况。

（2）检查气管内套管与说话瓣膜装置内径是否一致。

2. 操作流程

（1）正确摆放体位：让患者处于适当体位，通常取半卧位，床头至少抬高 45° 以上。

（2）吸痰：给予口腔后部和气管处吸痰，吸出分泌物。

（3）气囊放气：气囊缓慢放气并观察患者有无不良反应。

（4）再次吸痰。

（5）佩戴说话瓣膜：操作者用食指、拇指轻轻固定气管套管，另一只手将瓣膜放在套管入口处。

（6）放置后评估：要求患者发声，监测脉搏、心率、血氧饱和度及患者的主观感受。

（7）严密观察：从短时间佩戴逐渐延长患者的佩戴时间。

（8）当患者佩戴说话瓣膜可耐受 30 min 及以上时，酌情增加佩戴时长，并在佩戴过程中增加相关吞咽言语康复训练。

（二）适应证

1. 患者清醒，有警觉，有恢复言语交流的愿望。

2. 不能耐受全堵的气管切开患者。

3. 气管切开合并吞咽障碍的患者。

（三）禁忌证

1. 无意识或昏睡。

2. 严重行为障碍。

3. 临床情况不稳定，特别是肺功能差，肺顺应性、弹性降低。

4. 严重的气管狭窄或水肿。

5. 任何套管之上的呼吸道阻塞，有可能阻止气流沿声门向上呼出。

6. 持续放置瓣膜后引起大量黏稠分泌物，且不易咳出。

7. 放置瓣膜后有窒息危险。

8. 全喉切除术或喉气管离断术后。

9. 气管切口处肉芽增生，气管套管周围没有足够的空间允许气体通过。

二、手动辅助呼气

针对人工气道患者存在的呼气不足引起的痰液潴留，常需要使用特殊的物理治疗技术提高气道廓清能力。手动辅助呼气（manual assisted cough，MAC；图 13-5-2）的主要目的是协助患者进行有效的咳嗽。主要针对患者存在呼气肌无力或功能障碍的情况下无法有效的产生足够的咳嗽剪切力清除呼吸道分泌物。手动辅助呼气是帮助患者通过模拟用力咳嗽动作，有效地清除呼吸道分泌物，预防感染，维持呼吸道通畅。

操作方法如下。

1. 正确摆放体位：让患者处于适当体位，通常取卧位。

2. 深吸气：嘱患者进行深吸气，并尽量保持以更好地配合操作者。

3. 用力呼气：让患者在呼气阶段尽量用力，可让患者“吹气”进行引导。

4. 辅助用力：用力呼气的同时，治疗者给予腹部或胸廓冲击，通过辅助患者进行快速呼气，增加呼气流速和呼气量。常采用肋膈辅助加压法、HeimLich 加压法、上腹辅助按压法等。

5. 吸痰：如患者在辅助呼气后有痰液引出，需进行吸痰。

三、徒手过度通气

辅助吸气技术是一种用于帮助患者增加吸

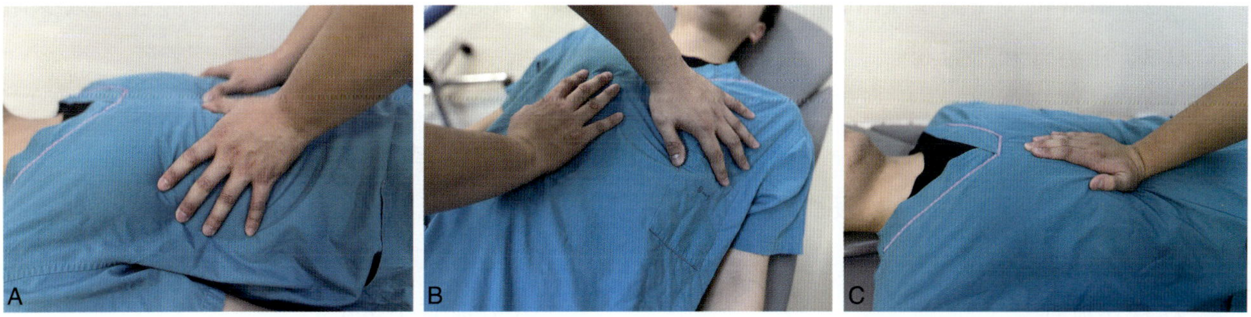

图 13-5-2 手动辅助呼气

气容量和改善呼吸力量的康复方法。常用操作方法是徒手过度通气（manual hyperinflation，MHI；图 13-5-3），可在患者的自主呼吸周期内提供额外的吸气支持。根据患者的特定情况和需求进行技术的个体化调整，确保吸气支持量适当。在治疗中患者会在辅助下进行深呼吸以促进肺部扩张。另一方面，增加了的肺部空气流动也有助于把痰液推出肺部。

MHI 是一种通过医疗专业人员手动操作，对患者进行机械通气以提高潮气量的康复技术。这一技术通常用于需要增加肺部通气的患者，以改善通气和换气功能，清除呼吸道分泌物以及提高患者的呼吸力量。

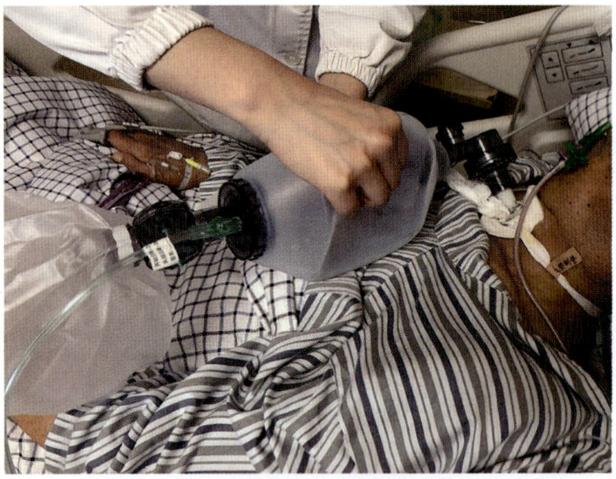

图 13-5-3　徒手过度通气

（一）操作方法

1. 准备工作

（1）带可调阀的 1.5 L 简易呼吸球囊（保留在患者床边）。

（2）氧气供应（调至 15 L/min）。

（3）压力计和压力阀。

（4）细菌过滤器。

（5）负压吸引设备。

（6）感染控制措施如防护服、手套、口罩、护目镜（根据需要）等。

2. 操作流程：

（1）组装上述设备，气管切开处切断氧气供应并连接以上设备。确保操作期间气囊充气到安全压力。

（2）最初使用小容量，调整阀门直到可以看到或感觉到胸部膨胀，并且需要用力才能排空袋子，始终注意呼气道峰压。

（3）执行缓慢深呼吸。用双手技术和旋转动作观察压力计，确保压力不超过 40 cmH_2O。目标是提供潮气量的 1.5 倍，即增加 50%；注意不要过度扩张。

（4）膨胀应由另一位临床医生评估，最好是执行手动技术的物理治疗师。

（5）在吸气阶段可以使用顶部压迫，将压力释放到肺底部并移动远端分泌物。

（6）最大膨胀时压力应保持 1~2 s，然后通过手动技术进行快速释放。重复之前必须完全呼气，以避免内源性 PEEP。

（7）如果患者在此过程中无不适，使用 6~8 次 MHI 呼吸切换到 6~8 次潮气量呼吸。如果有发生不良反应的可能性，则降低比例，即 1~2 次 MHI 呼吸切换到 8~10 次潮气量呼吸。这在很大程度上取决于患者的耐受性和使用 MHI 的适应证。

（8）如果患者出现不适或压力持续过大，则停止操作。如果在人工气道中感觉到或听到明显的颤音，应进行痰液吸引。

（二）适应证

1. 急性肺不张。

2. 促进分泌物排出。

3. 改善呼吸力学（增加顺应性，减少阻力）。

4. 改善气体交换。

（三）禁忌证

1. 未引流的气胸。

2. 严重支气管痉挛。

3. 心血管不稳定。

4. 急性头部损伤/神经外科手术后 0~72 h。

5. 呼吸支持水平升高（PEEP > 10 cmH_2O）。

四、机械吸呼气技术

机械吸呼气技术（mechanical insufflation-exsufflation，MI-E；图 13-5-4）是一种用于帮助清除呼吸道分泌物的康复技术。将面罩、口咬器或人工气道接口连接，与气道形成密闭的管腔。当患者处于吸气相时，MI-E 正压输送气流促使肺膨胀，从而增加肺潮气量；当患者处于呼气相时，MI-E 瞬间切换为负压。由于这种正负压呼吸之间的快速交替，气道内会产生足够高的呼气峰流量，提供足够的剪切力和速度，增加气体流动，从而使分泌物松动并向口腔方向移动，促进排痰。

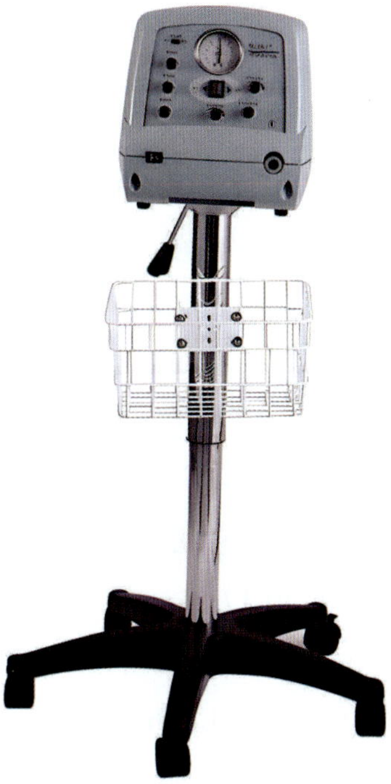

图 13-5-4　机械吸呼气技术

（一）仪器设置

1. 手动或自动模式设置

（1）手动循环需要操作者个体协调吹气 - 呼气阶段。

（2）自动模式需要操作者预设吹气 - 呼气时间和呼吸周期之间的暂停。

2. 吹气 - 呼气时间设置

（1）吹气时间应持续到胸部上升的时间：成人为 1.5~3 s，儿童为 0.5~1.5 s。

（2）呼气时间应限制在胸部下降的时间：成人为 1.5~3 s，儿童为 0.5~1.5 s。

3. 吹气 - 呼气压力设置

通常的治疗压力为 +40/-40 cmH_2O；最小有效压力为 +30/-30 cmH_2O。

4. 吸气流量设置

根据个体的舒适度调整吸气流量。对于气道松弛的个体，较低的吸气流量更为适合。

（二）操作方法

1. 在应用 MI-E 之前，必须评估并使用适当的个人防护装备。MI-E 可能会产生飞沫，增加呼吸道病原体的暴露。

2. 在每次治疗开始前，需要用戴手套的手遮挡 MI-E 管道远端，验证吹气 - 呼气压力。

3. 告知患者在治疗过程中如有不适及时告知，以便及时停止治疗。

4. 协调接口的应用与个体的呼吸模式。

5. 安全地应用接口并减少泄漏。

6. 当患者吸气时，将切换开关切换到（+）。

7. 在患者的胸部继续上升时，保持吸气压力至少 3 s（成人）。

8. 通过说“吸气 - 吸气 - 吸气”来用语言表达动作。

9. 快速将切换控制杆从（+）切换到（-）压力。

10. 同时提示个体尝试单次“咳嗽”。

11. 将呼气阶段保持 1.5~2.5 s（成人）。

12. 在循环之间最小化暂停，重复吹气 - 呼气 3~5 次。

13. 在治疗结束时，保持（-）压力的同时移除接口。这样可将分泌物从气道中清除。分泌物可能会进入口腔或人工气道。

14. 允许患者休息 30 s，以避免过度通气，然后继续新一轮的吹气–呼气循环。

（三）适应证

1. 有效的峰咳嗽流量（PCF）小于 270 L/min。

2. 神经肌肉疾病（如肌萎缩性侧索硬化、肌肉萎缩症、脊髓灰质炎后综合征等）。

3. 脊髓损伤或肌肉骨骼疾病。

（四）禁忌证

1. 出血倾向。

2. 气胸。

3. 最近或当前有气压伤。

4. 肺气肿或肺大泡。

5. 恶心或呕吐。

五、人工气道高流量湿化氧疗

人工气道呼吸支持及湿化技术在呼吸治疗中起着至关重要的作用，它不仅有助于提高患者的呼吸道湿润度，减少黏膜干燥，还能改善气道通畅度和患者的舒适度。针对常规氧疗及湿化方法不能改善患者氧合及湿化情况，临床上常用的是高流量湿化氧疗。

使用高流量湿化氧疗仪（图 13–5–5）需要定期监测患者的气道湿润度，通过观察呼吸道分泌物的性质和颜色来评估湿化效果。定期监测患者的气道湿润度对于确保湿化效果的最大化至关重要。通过观察呼吸道分泌物的性质和颜色，可以评估湿化效果，同时及时发现并解决可能出现的问题。该设备操作简单，具有良好的舒适性；其提供的高流量气体可降低呼吸道的阻力和呼吸功，降低代谢消耗，从而保持气道纤毛黏液系统的功能完整，避免气道干燥，减轻炎症反应，还具有一定的肺泡复张作用。由于其给气道输送的气体流量高、温度湿度适宜，氧浓度准确可调，可减少患者呼吸做功，因此可广泛应用于低氧性呼吸衰竭、高碳酸血症性呼吸衰竭、气管插管前和拔管后、急性心力衰竭、阻塞性睡眠呼吸暂停综合征等。

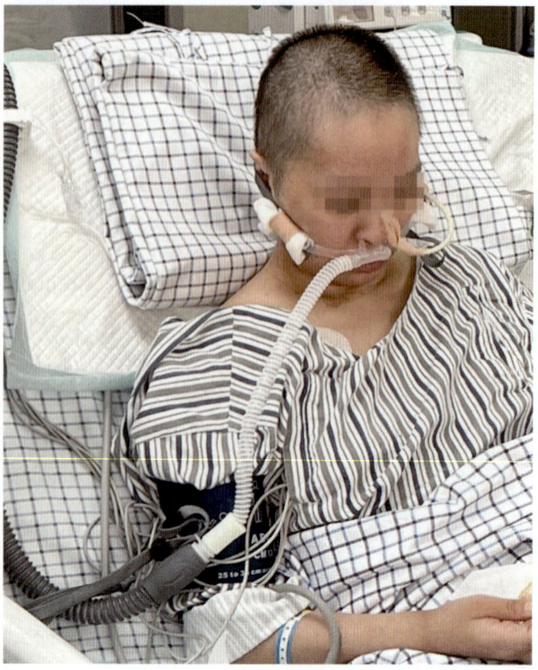

图 13–5–5　人工气道高流量湿化氧疗

（一）操作方法

1. 参数设置

（1）Ⅰ型呼吸衰竭：气体流量（Flow）初始设置为 30~40 L/min；滴定 FiO_2 维持 SpO_2 在 92%~96%，结合血气分析动态调整；若没有达到氧合目标，可以逐渐增加吸气流量和提高 FiO_2 最高至 100%；温度设置范围为 31~37℃，依据患者舒适性、耐受度和痰液黏稠度适当调节。

（2）Ⅱ型呼吸衰竭：气体流量（Flow）初始设置为 20~30 L/min，根据患者耐受性和依从性调节；如果患者二氧化碳潴留明显，流量可设置在 45~55 L/min 甚至更高，达到患者能耐受的最大流量；滴定 FiO_2 维持 SpO_2 在 88%~92%，结合血气分析动态调整；温度设置范围为 31~37℃，依据患者舒适性、耐受度和痰液黏稠度适当调节。

2. 痰液监测方法

（1）观察分泌物性状：正常情况下，呼吸道分泌物通常呈透明或白色。根据痰液的颜色及黏稠度可以分为三级。一级痰呈米糊状或泡沫状，直接吸痰后接触玻璃管无残留。二级痰外观略浓于一级痰。吸痰后，少量痰液黏附在玻璃管上，但很容易被水冲走。三级痰黏度外观比二级痰黏度大，可为黄色或绿色，颜色较深。吸痰管吸完后，玻璃管壁上会残留大量痰液，不易用水冲洗干净。

（2）患者反馈：观察患者是否有频繁的咳嗽或排痰的迹象。湿润的呼吸道通常能够更有效地清除分泌物。

（3）及时调整湿化设备参数：如果发现湿化效果不佳，及时调整湿化设备温度，温度升高湿化效果会增加。如长时间使用，应注意定期更换湿化设备，防止细菌滋生和设备老化而影响湿化效果。

（二）适应证

1. 慢性阻塞性肺疾病（COPD）、支气管炎、支气管扩张等。

2. 干燥的气候或由于药物使用引起的干燥。

3. 术后。

4. 对于产生大量黏稠分泌物的患者。

5. 儿童和新生儿。

6. 长时间使用氧疗的患者。

（三）禁忌证

1. 心跳呼吸暂停。

2. 自主呼吸微弱、昏迷。

3. 急重度Ⅰ型呼吸衰竭（$PaO_2/FiO_2 < 60$ mmHg）。

4. 通气功能障碍（pH < 7.25）。

六、气管镜吸痰

气管镜吸痰（图 13-5-6）是一种在气管镜引导下进行的吸痰操作，主要目的是清除气道内的分泌物，包括痰液、黏液和其他分泌物。这有助于维持呼吸道通畅，减少呼吸阻力，提高呼吸效能。通过定期的气管镜吸痰，可以有效预防呼吸道感染的发生，降低患者患肺炎等肺部并发症的风险。同时还可以清除气道分泌物，有助于改善气体交换，增加肺部通气，提高氧合水平。这对于有呼吸衰竭或需要机械通气的患者尤为重要。对于使用人工气道的患者，清除气道分泌物是康复过程中的重要一环。良好的气道清洁有助于患者更好地进行语音和发音康复、呼吸肌肌力训练等康复措施。

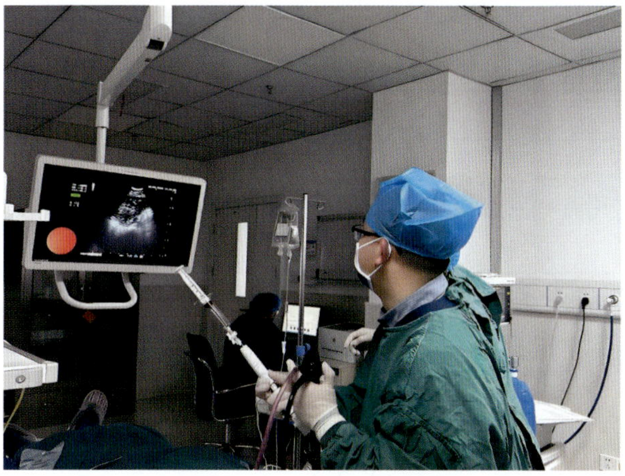

图 13-5-6 气管镜吸痰

（一）操作步骤

1. 患者准备：①确保患者处于适当的体位，通常是仰卧位或半仰卧位；②监测患者的生命体征，包括心率、血压和氧饱和度等。

2. 气管镜插入：插入气管镜，通过人工气道直达气管。

3. 可视化气道：使用气管镜观察气道内部情况，应特别注意有无分泌物、痰液或其他异物。

4. 准备吸痰设备：①确保吸痰设备（吸痰管、吸痰器等）已准备就绪；②将吸痰管连接到吸痰器，并确保负压吸引系统工作正常。

5. 引导吸痰管：吸痰管在气管镜的引导下到达目标区域，通常是有分泌物的部位。

6. 抽吸分泌物：启动吸痰器，将分泌物吸入吸痰器中。吸痰管应在抽吸时缓慢抽动，以避免刺激气道。

7. 重复必要步骤：如果需要，可以重复引导吸痰管和吸痰的步骤，直至气道清理干净。

8. 观察确保气道内的分泌物得以有效清除：缓慢、谨慎地将气管镜从患者气道中取出。

（二）适应证

1. 人工气道护理。

2. 呼吸衰竭患者减少通气阻力，提高氧合水平。

3. 呼吸道感染清除感染源。

4. 各种呼吸道疾病。

5. 气道异物。

6. 辅助康复和言语治疗。

7. 术后患者。

（三）禁忌证

1. 气道高反应。

2 大出血倾向。

3. 存在感染风险。

表 13-5-1 特色康复治疗技术

	具体操作方法	注意事项
语音和发音康复	使用说话瓣膜	气管内套管与说话瓣膜装置内径是否一致 关注血氧变化
手动辅助呼气	正确摆放体位； 深吸气； 用力呼气； 辅助用力； 吸痰	配合患者呼气进行； 手法力度有无不适； 是否达到预期效果
徒手过度通气	组装设备； 执行缓慢、深呼吸； 最大膨胀时保持 1~2s； 根据适应证选择操作次数； 如果在人工气道中感觉到或听到明显的颤音，进行痰液吸引	有无新的胸痛或呼吸困难出现； 应监测心脏不稳定的个体的心率和氧饱和度； MI-E 可能导致脊髓伤害导致的脊髓休克的个体中出现心动过缓； 高的 MI-E 吹气压力可能会引起肋间肌的不适
机械吸呼气技术	使用适当的个人防护装备； 验证吹气 - 呼气压力； 安全地应用接口并减少泄漏； 通过切换吸气呼气达到预计效果； 胸部继续上升时保持吸气压力至少 3 s（成人）； 通过语言指令（吸气 - 呼气）配合； 将呼气阶段保持 1.5~2.5 s（成人）； 重复吹气 - 呼气 3~5 次； 在治疗结束时，保持（-）压力的同时移除接口。这会使分泌物从气道中清除	未排除或可能出现的气胸； 出现严重的支气管痉挛； 心血管不稳定； 急性头部损伤 / 神经外科手术 0~72 h 内
高流量湿化氧疗	Ⅰ 型呼吸衰竭：气体流量（Flow）初始设置 30~40 L/min；滴定 FiO_2 维持脉氧饱和度（SpO_2）在 92%~96%，温度设置范围为 31~37 ℃，依据患者舒适性和耐受度，以及痰液黏稠度适当调节；	严密监测患者生命体征； 避免湿化过度或湿化不足； 注意管路积水现象并及时处理；

续表

	具体操作方法	注意事项
	Ⅱ型呼吸衰竭：气体流量（Flow）初始设置为20~30 L/min，根据患者耐受性和依从性调节；如果患者二氧化碳潴留明显，流量可设置在45~55 L/min甚至更高，达到患者能耐受的最大流量；滴定 FiO_2 维持 SpO_2 在88%~92%，结合血气分析动态调整；温度设置范围为31~37 ℃，依据患者舒适性和耐受度，以及痰液黏稠度适当调节	如若出现患者无法耐受的异常高温，应停机检测，避免灼伤气道； 建议最低流量最好不小于15 L/min； 使用过程中如有机器报警，及时查看并处理，直至报警消除
气管镜吸痰	患者准备； 气管镜插入； 可视化气道； 准备吸痰设备； 引导吸痰管； 抽吸分泌物； 重复必要步骤； 缓慢、谨慎地取出气管镜	确保吸痰设备处于良好工作状态； 适当的位置； 必要时喉咙麻醉； 适当的吸痰技术； 每次吸痰的时间不宜超过15 s； 适当的负压避免对气道和黏膜造成过大的负担； 防止交叉感染：采取适当的感染控制措施

第六节　康复治疗技术进展

人工气道管理与机械通气相关并发症的发生密切相关，如呼吸机相关事件、呼吸机相关肺炎、肺不张等。本节将从人工气道的固定、保持人工气道的通畅性、声门下分泌物引流、人工气道气囊压力管理等四方面总结人工气道管理标准的最新观点，为气道管理临床工作提供参考。

一、人工气道的固定

关于人工气道固定材料的选择，在美国的一项多中心前瞻性观察性研究中，Kupas等通过观察多种气管插管固定方法对导管移位的影响，发现在18个月内观察到的1732例气管插管患者中，导管移位率为29%，且只有使用斜纹胶带固定组中无导管移位，其他固定组的导管移位率为23%~45%。在临床工作中，需要综合考虑患者的情况，如患者的躁动状态、皮肤情况、面部毛发等，应根据患者气管导管固定要求选择合适的固定方法。在多项研究中，斜纹胶带固定相比于其他固定方法具有更好的固定能力，且并发症少、更经济，而导管易滑脱、固定要求更高的患者更适合商用的气管导管固定装置。

二、保持人工气道的通畅性

1. 气道湿化：需要根据预计使用时间、患者的实际情况选择合适的湿化方式，热湿交换器具有模拟生理状态、操作简易、可过滤大分子等优点，但是不建议肺水肿、咯血的患者使用；同时对于预计时长超过96 h的患者，更建议使用加热湿化器湿化方式。

2. 吸痰：目前按需吸痰已成为临床共识。美国呼吸治疗学会推荐的吸痰时机包括V-P曲线环出现锯齿状改变，或气道听诊有明显大水泡音等。同时，应在不断开患者与呼吸机连接的情况下进行吸痰，对高吸氧浓度或呼气末正压以及肺不张的患者推荐使用封闭式吸痰。关于吸痰深度、吸痰持续时间等的研究还较少，有待进一步临床研究证明。

三、声门下分泌物引流

人工气道建立后，正常的下呼吸道直接与外界相通；由于口腔清洁困难，含大量定植菌的口咽部分泌物由于体位变动、气囊压力不足等原因通过声门下流入下气道，是导致呼吸机相关性肺炎（ventilator-associated pneumonia，VAP）的主要发病机制。

《中国成人医院获得性肺炎与呼吸机相关性肺炎诊断和治疗指南》（2018 版）中明确推荐，对于预期有创机械通气时间超过 48h 或 72h 的患者，使用具有声门下吸引功能的气管导管可以预防误吸和减少 VAP 的发病率。

四、人工气道气囊压力管理

气囊压力过低则分泌物流入下呼吸道，导致 VAP；气囊压力过高则压迫气道，导致溃疡、气道狭窄、气管瘘等并发症。《中国成人医院获得性肺炎与呼吸机相关性肺炎诊断和治疗指南》（2018 版）中推荐气管导管气囊充盈压应不低于 25 cmH_2O。人工气道气囊压力管理主要包括间断监测控制和持续监测控制。间断监测控制即人为按时间要求规律测量并调节气囊压；持续监测控制即通过连接设备监测气囊压，通常稳定在 25 cmH_2O 左右。

第七节　典型病例讨论

【病史】患者，女性，44 岁，3 天前无明显诱因出现双手指尖末端、舌尖麻木，未行诊治 .2 天前出现上肢抬举困难，双下肢行走困难。1 天前四肢无力症状加重，伴说话费力、呼吸困难。2023 年 8 月 13 日就诊于我院门诊，以“呼吸困难”收入我院急诊。同日病情突然加重，转入神经内科 ICU，行头部 MRI 检查提示脑实质未见异常体征。体温 36.6℃，脉搏 72 /min，呼吸 20 /min，血压 121/73 mmHg，身高 160 cm，体重 56 kg。既往体健，发病前 1 周有腹泻病史。

【辅助检查】

1. 深静脉血栓检查：右侧头静脉（前臂）血栓形成（急性期，完全型）；右侧锁骨下静脉血栓形成（急性期，完全型）；左侧下肢肌间静脉血栓形成（急性期，完全型）。

2. 动脉血气分析：PaO_2 102 mmHg，$PaCO_2$ 43 mmHg，pH 7.42，BE 6.1 mmol/L，Na^+ 145 mmol/L，K^+ 3.9 mmol/L，Ca^{2+} 1.20 mmol/L，HCO_3^- 31.9 mmol/L。

3. 颈动脉超声检查：右侧颈动脉内膜不均匀增厚，右侧椎动脉间隙段走行异常。

4. 肺部 CT 平扫：右肺上叶及双肺下叶见斑片状磨玻璃密度影，边界欠清；右肺上叶及双肺下叶散在炎症；右肺上叶钙化灶。

5. 甲功五项：促甲状腺激素 2.237 μlU/mL，游离 T_3（FT_3）3.16 pmol/L，游离 T_4（FT4）12.67 pmol/L，甲状腺球蛋白抗体（A-Tg）68.86 lU/mL，甲状腺过氧化物酶抗体（A-TPO）86.41 lU/mL。

6. ANA 系列：颗粒性 1∶100 阳性（参考范围 < 1∶100）。

7. 血常规：淋巴细胞百分比为 0.16（参考范围为 0.20~0.50）；嗜酸性粒细胞百分比为 0.003（0.004~0.008）；单核细胞绝对值为 0.71×10^9/L（参考范围为 $0.10~0.60 \times 10^9$/L)。

8. 生化检查：尿素 5.44 mmol/L，肌酐 41.2 μmol/L，钾 3.86 mmol/L，钠 138.2 mmol/L，氯 106.1 mmol/L，钙 2.17 mmol/L，二氧化碳结合力 24.10 mmol/L，葡萄糖 6.23 mmol/L。

9. 肌电图检查：提示周围运动神经传导速度减慢、潜伏期延长、F 波减低，周围神经损害（累及运动）。

10. 脑脊液常规检查：蛋白 0.83 g/L，潘氏反应 +，红细胞计数（RBC-BF）0.00 × 10^6/L，白细胞总数（WBC-BF）2.00 × 10^6/L，氯 131.3 mmol/L，葡萄糖 6.22 mmol/L。

【诊断依据】

1. 定位诊断：中年女性，急性起病。有高血压病史 15 年，最高血压达 180/100 mmHg，口服苯磺酸氨氯地平片、替米沙坦片治疗，血压控制波动较大。糖尿病病史半年，口服二甲双胍片治疗。无预防接种史，无过敏史或不良药物反应史。无外伤史，无手术史。ANA 系列：颗粒性为 1∶100 阳性。肌电图检查：提示周围运动神经传导速度减慢、潜伏期延长、F 波减低，周围神经损害（累及运动）。脑脊液常规检查：蛋白 0.83 g/L，潘氏反应 +，RBC-BF0.00 × 10^6/L，WBC-BF2.00 × 10^6/L，氯 131.3 mmol/L，葡萄糖 6.22 mmol/L。综上所述，暂定诊断为急性吉兰 - 巴雷综合征。

2. 鉴别诊断

（1）重症肌无力：是神经肌肉接头处传递障碍的获得性自身免疫性疾病。病变主要累及突触后膜乙酰胆碱受体，临床特征为部分或全身骨骼肌易疲劳。首发症状常为一侧或者双侧眼外肌麻痹，如上眼睑下垂及复视。80% 的重症肌无力患者伴有胸腺瘤。结合患者病史，暂不考虑此病。

（2）低钾性周期性瘫痪：也表现为急性发病的四肢迟缓性瘫痪。但一般无感觉障碍，不会累及脑神经和呼吸肌；会出现血清钾降低，脑脊液检查正常，进行补钾治疗后肌无力的症状会很快缓解。该病会反复发作，而吉兰 - 巴雷综合征一般是单相病程。结合患者的病史、查体及辅助检查，暂排除此病。

【诊疗经过】入院当天患者病情突然加重，饮水呛咳，肢体无力加重，后出现呼吸困难，自主呼吸微弱，血氧饱和度下降，不能张嘴伸舌，病情非常紧急。立即采取经口气管插管，呼吸机辅助通气等措施。行胸部 CT、甲功五项、ANA 系列、血常规、肌电图、脑脊液常规检查。诊断为急性吉兰 - 巴雷综合征。给予改善循环、营养神经、激素、对症支持等治疗。给予甲钴胺片 0.5 mg，每天 1 次口服，共 30 d；给予维生素 B_1 片 10 mg，每天 1 次口服，共 30 d；三磷酸腺苷二钠注射液 2 0 mg，每天 1 次静脉点滴，共 5 d；甲强龙注射液 240 mg，每天 1 次静脉点滴，共 3 d；甲强龙注射液 120 mg，每天 1 次静脉点滴，共 3 d；甲强龙注射液 40 mg，每天 1 次静脉点滴，共 3 d；丙种球蛋白注射液 28 g，每天 1 次静脉点滴，共 5 d。在治疗过程中短期内无法拔管撤机，后行气管切开术。经系统治疗患者病情逐渐稳定，尚存在呼吸及肢体功能障碍。行数次 SBT 自主脱机试验，均以失败告终。该患者于入院后 55 d 才成功拔除人工气道，期间行系统康复治疗。患者于入院后 60 d 成功转出 ICU。

【思考问题】

1. 该患者人工气道的管理具体内容包括哪些？

2. 患者呼吸困难导致重复上机，该患者的康复应给予哪些干预？

3. 55 d 后，该患者成功拔除人工气道，在此过程中患者长期佩戴人工气道的原因有哪些？应该增加哪些康复训练内容？

4. 该患者如想拔除人工气道，需要观察的指征有哪些？

【答案】（采取的措施方法、功能与病情转归、调整与更改医嘱、沟通内容、转诊及随访等）

1. 该患者人工气道的管理具体内容包括：

（1）气道评定：人工气道建立并给予呼吸支持后，应该定期评估患者的氧合情况，判断其缺氧是否得到缓解，气道是否通畅。

（2）气道分泌物的管理：①吸痰指征和时机：呼吸频率骤变、血氧饱和度下降、呼吸机显示锯齿状流速和/或波形等，听诊可闻及较多湿啰音或局部痰音、甚至“静默肺”征。不宜定时吸痰，应按照需要吸痰。②吸痰管和负压的选择：推荐采用有侧孔的吸痰管；当吸痰管的管径超过人工气道内径的50%时，将显著增加气道阻力和呼气末肺容积。③吸痰前后患者的给氧：在吸痰操作前后短时给患者吸入高浓度氧，可避免吸痰过程中氧合降低，减少由低氧导致的相关并发症发生。

2. 干预措施

（1）抗阻负荷吸气训练（机械阈值负荷）：每组15次，共2组。

（2）体外膈肌起搏（external diaphragm pacer，EDP）：每日1次，每次30min。

（3）气道廓清技术：叩击、胸壁震荡、机械排痰。

（4）徒手过度充气技术：防止肺泡塌陷，改善氧合和顺应性。

（5）气管镜吸痰。

3. 患者长期佩戴人工气道的原因有：①痰液情况，该患者未达到24 h内每8 h吸痰次数≤2次，不宜拔除人工气道。②呼气肌的力量，该患者未达成PCF > 160 L/min且MEP ≥ 40 cmH_2O条件时，不宜拔除人工气道。③咳嗽能力，该患者难以将痰液经套管口咳出或白色卡片实验阴性，不宜拔除人工气道。④吞咽功能，该患者染色试验阳性，自由量饮水以及进食布丁状流质时会出现呛咳及呼吸困难，不宜拔除人工气道。此过程中增加的康复训练内容为：①人工气道语音康复，佩戴人工说话瓣膜，观察其耐受；并在佩戴过程中增加相关吞咽言语训练。②吞咽康复及吞咽治疗仪，针对喉部肌肉重新训练，使喉部肌肉恢复正常收缩。③抗阻负荷的呼气训练，强度为70%MEP，每组15次，共3组。④PEP内源性震动排痰疗法。

4. 需要观察的指征

（1）精神状态良好，血流动力学稳定，血气良好，pH > 7.30，PaO_2 > 60 mmHg，$PaCO_2$ < 45 mmHg。

（2）试堵管后患者生命体征稳定，呼吸不费力。

（3）痰液量较少且咳痰效力较好。

（4）染色实验评估患者吞咽功能正常，不存在误吸。

（5）气管镜检查结果正常或显示狭窄病变占气道 < 30%。

（6）48 h后复查血气波动较小。

【经验与反思】吉兰－巴雷综合征是一种免疫介导的急性炎症性周围神经病，急性或亚急性起病，其发病可能与生物制剂的不良反应或感染相关。吉兰－巴雷综合征的患者自主神经系统功能往往受到影响，增加了其治疗的难度。因此在决定是否需要建立人工气道时，不仅仅需要考虑患者的呼吸功能指标，还需要综合考虑患者的病情发展速度、清除气道分泌物的能力以及自主神经的稳定性。在患者仍具备一定生理储备时应及时干预，降低风险。

上述病例经过55 d的治疗，患者成功拔除了人工气道。在治疗过程中，发现气囊管理也尤为重要的。应定期监测人工气道的气囊压力，过高的气囊压力可导致气管壁受压，也可诱发气道痉挛；过低的气囊压力会出现漏气和误吸。在治疗过程中应定期评估气道是否通畅以及痰液的黏稠度，来确定气道湿化是否到位。在病情稳定后需要尽早进行自主呼吸试验，以尽早脱离呼吸机。患者于60d后转出ICU，但仍存在肢体功能障碍，需要进行系统康复治疗来提高患者的日常生活能力，回归家庭和回归社会。

（冯　慧，张春岩，伍秋含）

第十四章

吞咽功能障碍

第一节 概 述

重症康复患者病情复杂多变，常同时存在多个器官、系统的病理生理改变，往往需要气管插管、气管切开及机械通气等来维持基本的生命支持。尽管上述措施能有效改善重症患者的呼吸功能，但同时也会引发一系列并发症，如呼吸机相关性肺炎、肺不张、呼吸道梗阻等。人们通常重视重症患者的机械通气、气道廓清、肺部感染、压疮、静脉血栓、胃肠功能紊乱等问题，但很少关注重症患者的吞咽问题。

重症监护室获得性吞咽障碍（ICU acquired swallowing disorders，ICUASD）是指在 ICU 中由于疾病、治疗或其他医源性因素导致的吞咽障碍。有研究报道，长时间气管插管机械通气的患者，在拔管后 4h 开始饮水时，常出现呛咳或流口水等吞咽功能受损的表现。这种气管插管拔管后出现的吞咽障碍称为拔管后吞咽障碍（post-extubation dysphagia，PED），主要表现为吞咽时咳嗽、咽喉部疼痛、梗阻感，进食后声音嘶哑或反流感，部分患者可能不会出现明显的症状或体征。PED 的发生率高达 64.1%，与年龄、气管插管时间、APACHE II 评分、气管切开等因素有关。

在 ICU 重症患者中，PED 的病因与发生机制是多方面的，目前尚不十分明确。可能与以下因素有关：①气管插管或气管切开造成口咽、喉部组织损伤，正常解剖结构破坏；②气管内导管横穿口咽、喉部及气管，长期压迫舌根部、会厌、声带组织及黏膜，可能引起局部溃疡或炎症，导致喉和气管损伤。③使用镇痛、镇静剂或神经肌肉阻滞剂及喉部肌肉长期不活动等导致喉部肌无力或肌肉萎缩；④喉部组织炎症、水肿或危重症多发性神经疾病使喉部感觉减弱；⑤认知或定向力障碍及意识水平降低使发生误吸的风险增加，且不利于患者参与吞咽康复治疗等。

有研究表明，PED 的存在会给 ICU 患者带来一系列不良后果，PED 患者 90 d 内死亡率超过 9.2%。PED 可能会引起误吸或吸入性肺炎、营养不良等并发症，使患者 ICU 住院时间和总住院时间延长、生活质量下降、社会与家庭经济及照顾负担加重。此外，吞咽障碍一旦发生常持续存在，对患者的预后产生极大影响。但若能够及时筛查出 PED 并识别存在的危险因素，采取有针对性的预防和治疗措施，上述并发症也是可以控制的。

有创机械通气的 ICU 患者吞咽障碍的危险因素包括基础神经系统疾病、急诊入院、有创机械通气时间等，这些是吞咽障碍的显著独立危险因素。考虑到所有 ICU 机械通气的患者均有吞咽障碍的风险，推荐对每个重症患者行系统的吞咽障碍筛查。

综上所述，有必要及时筛查出 ICU 及重症监护康复病房中发生吞咽障碍的患者，分析吞咽障碍的危险因素，进行相应管理，为预防拔管后吞咽障碍的发生及尽早拔管提供科学有效的评估工具；同时，为后续采取针对性的措施提供科学依据。

第二节　临床路径

重症患者吞咽障碍的管理由识别吞咽障碍的症状或体征开始，通常包括咳嗽、进食或不进食的梗阻感。重症患者由于气切管的存在，常常合并误吸和吞咽障碍。在此情况下，可行染色测试进行筛查，进一步行喉镜吞咽评估（flexible endoscopic evaluation of swallowing，FEES），条件允许可考虑吞咽造影检查（video fluoroscopic swallow study，VFSS）。根据结果，分析存在的问题，确定下一步治疗方案，如拔除鼻饲管、治疗性经口进食、吞咽功能训练、管饲进食等。

第三节　康复评估

对于神经重症患者，机械通气时间 >24 h、神经肌肉病变如重症肌无力患者、气道或食管损伤（如外伤、肿瘤、放疗）等，无论有无意识障碍，都建议进行吞咽功能筛查和评估。

吞咽障碍筛查可应用的筛查量表如 EAT-10、标准吞咽功能评定量表 SSA、GUSS 吞咽功能评估量表等，有利于床边识别患者有无误吸风险。

吞咽障碍的临床评估，意识障碍患者可以通过吞咽器官或咽反射等检查间接了解吞咽功能状态。对于清醒患者，还需要进一步评估吞咽唾液及进食能力。主观评价包括口腔功能评价、反复唾液吞咽试验、咳嗽反射试验、染料试验、饮水试验，还有容积－黏度吞咽试验以及摄食－吞咽功能评价等。客观评价包括 VFSS、FEES、高分辨率咽腔测压、咽喉部放射性核素扫描、吞咽超声检查、表面肌电图检查、脉冲血氧定量法等。患者的原发病情况以及肺部的影像学检查，支气管镜灌洗检查、营养指标等也有助于判断吞咽障碍的严重程度，以及判断是否为误吸导致的肺炎和营养不良。

吞咽功能评估流程见图 14-3-1。首诊医生、护士进行吞咽障碍筛查，排除吞咽障碍（染料试验阴性，洼田饮水 1 级，5 s 以内等）；对有吞咽障碍者，开具吞咽评估处方，治疗师分别进行：①非进食时的吞咽功能评估；②直接摄食评估等。对于需要进一步检查者，行 FEES、VFSS 等仪器评估。根据评估结果，分析主要问题，确定治疗方案。

一、筛查方法

吞咽功能的筛查方法包括检查法和量表法。

1. 反复唾液吞咽试验：可评估反复吞咽的能力，与误咽的相关性高，是一种安全的筛查检查。嘱患者取舒适体位，让患者尽快反复吞咽，观察 30 s 内的吞咽次数。检查时，可在舌面上滴 1 mL 水或用湿棉签在舌面划 3~5 下，嘱患者吞咽，检测吞咽启动、舌骨、喉部的运

第一步：问题筛查
吞咽障碍的评估：早期筛选出风险人群的吞咽障碍问题
EAT-10、改良饮水测试、染料试验

↓

第二步：风险评估
口咽吞咽障碍的评估VVST-CV（改良容积-黏度吞咽测试）

↓

第三步：临床评估
定期评估：床旁评估、监测和相应地调整干预措施

↓

第四步：仪器评估
吞咽功能障碍病理生理学评估：确定合适的治疗策略
VFSS，FEES

图 14-3-1　吞咽功能评估流程图

动情况。观察 30 s 内的吞咽次数和舌喉复合体的活动度。喉上抬幅度检查如图 14-3-2。正常人喉上抬幅度约 2 cm，30 s 内完成 5~8 次，高龄患者 30 s 内完成 3 次即可。

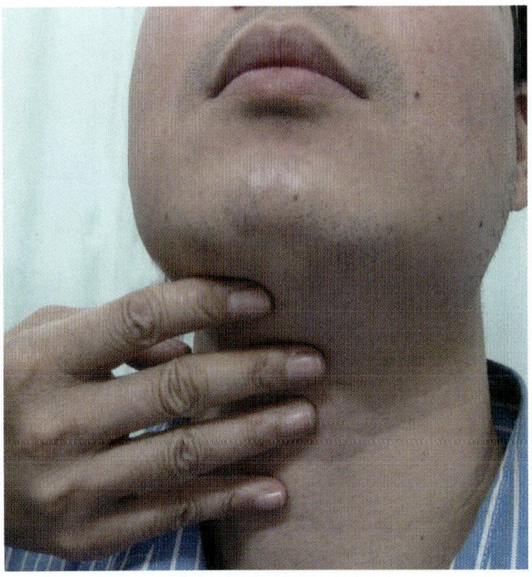

图 14-3-2　喉上抬幅度检查

2. 洼田饮水试验：由日本人洼田俊夫在 1982 年设计提出，通过饮用 30 mL 水来筛查患者有无吞咽障碍及其程度，安全快捷；一般用在已经可经口进食且有一定咳嗽能力的患者，重症患者应先尝试改良饮水试验。意识水平下降、不能听从指令的重症患者本试验不适用。此检查操作简易、灵敏度很高，可作为判断患者能否经口进食或进行吞咽造影检查的筛选标准。

洼田饮水试验的评估方法如下：患者端坐，喝下 30 mL 温水，观察所需时间和呛咳情况。分级表现：1 级（优）能顺利地 1 次将水咽下；2 级（良）分 2 次以上能不呛咳地咽下；3 级（中）能 1 次咽下，但有呛咳；4 级（可）分 2 次以上咽下，但有呛咳；5 级（差）；频繁呛咳，不能全部咽下。正常：1 级，5 s 之内；可疑：1 级，5s 以上或 2 级；异常：3、4、5 级。

3. 改良饮水试验：采用饮用 3 mL 水筛查，降低因筛查带来的误吸风险，可在饮水试验前实施。

4. 染料试验：主要用于气管切开患者的误吸风险筛查。染料试验阴性可作为气管套管堵拔管的指征之一，能降低患者拔管后肺部并发症的发生率。

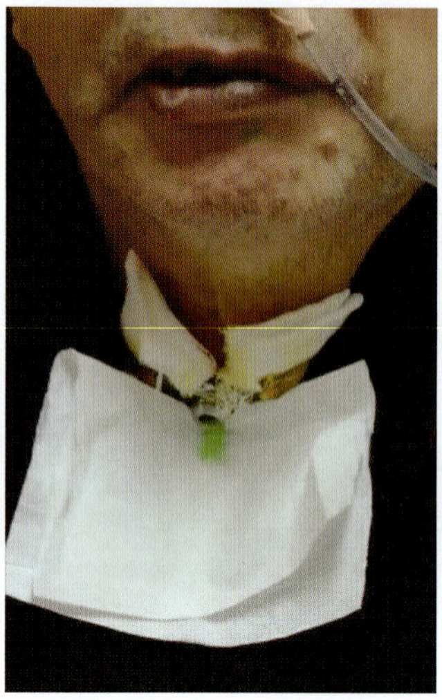

图 14-3-3　染料试验

常用绿色或蓝色食用染料制作成液体的染色食物，如稀流质 + 果绿。患者取坐位或者半卧位，按照 3 mL、5 mL、10 mL 的顺序依次进食。进食前应先给予排痰，并监测血氧饱和度及心率。进食中及进食后观察是否有绿色染色食物咳出或者用吸痰机吸出；若从气管套管咳出或吸出绿色染色食物，证明有误吸。评估后，让患者用力咳出或者用吸痰机吸出气道内残留的食物。在随后的 1 h 内，每 15 min 吸痰 1 次或每隔 1 h 吸 1 次，持续 3~24 h，观察吸痰管中有无染色物。

进食评估问卷调查（eating assessment tool-10，EAT-10）：EAT-10 有 10 项吞咽障碍相关问题。每项评分分为 4 个等级：0 分为无障碍，4 分为严重障碍。总分在 3 分及以上视为吞咽功能异常。一般用在已经可经口进食的患者中。

二、临床吞咽评估

临床吞咽评估（clinical swallow evaluation，CSE）又称为非仪器评估（clinical non-instrumental evaluation）或床旁检查（bedside examination）。CSE 视为所有确诊或疑似吞咽障碍患者干预的必要组成部分。CSE 包括全面的病史、口颜面功能和喉部功能评估和进食评估 3 个部分。图 14-3-4 为临床吞咽评估流程图。

（一）全面的病史评估

1. 吞咽相关的病史查阅：患者的主诉、病史、服药史、疾病转归、医疗程序等一般情况的评估。

2. 主观评估：患者精神状态、合作度、认知、沟通能力、目前营养状况、口腔卫生、呼吸功能、一般运动功能评估。其中患者本人和家属意愿也需要被纳入考量。

3. 精神状态：包括患者的清醒程度和意识水平，确认患者意识水平的变化，确认患者是否可在清醒状态下进食。

4. 依从性：患者可以在活动中维持足够的注意力和配合治疗师。

5. 认知功能评估：患者的判断力、定向感、记忆力、抽象思考和计算等能力。

6. 沟通能力：患者目前的沟通水平和所使用的沟通方式，以及沟通效度。

7. 营养状况：患者的体重变化、体重指数（body mass index，BMI）、食物的摄入量；何种营养方式，如经口、管饲或其他。

8. 口腔卫生：口腔卫生评估主要检查口腔内是否有痰液黏附、食物残留，是否有溃疡、结痂、炎症、出血，牙齿是否缺损，是否有牙垢、牙石、假牙，假牙佩戴情况及更换时间。

9. 呼吸功能：严重的呼吸问题会影响吞咽，评估须包括气道的通畅性、呼吸方式、有插管与否、气管套管种类、呼吸机的使用等。

10. 一般运动功能的评估：头颈部关节活动度，以及与吞咽相关的姿势保持与平衡能力、

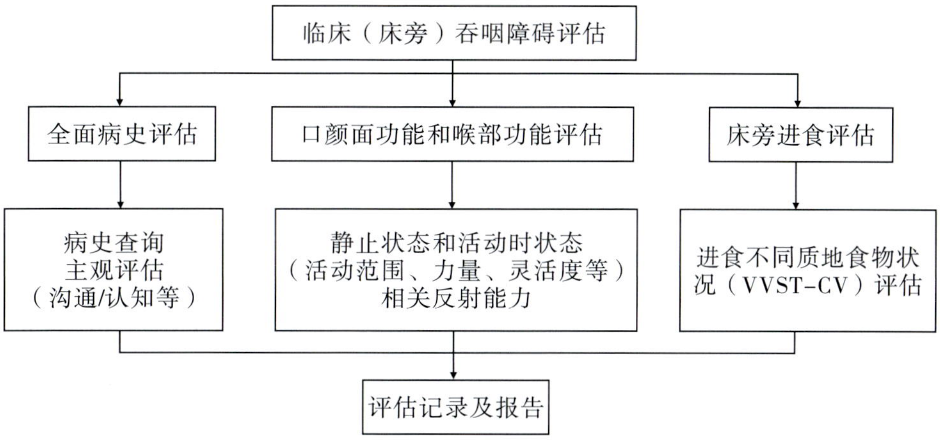

图 14-3-4 临床吞咽评估流程图

上肢功能和耐力等方面的评估。

（二）口颜面功能和喉部功能评估

1. 口颜面功能评估：包括唇、下颌、软腭、舌等与吞咽有关的解剖结构检查，包括组织结构的完整性、对称性、感觉敏感度、运动功能等，以及咀嚼肌的力量、张力等。

2. 吞咽相关反射功能：包括咽反射、呕吐反射、咳嗽反射等。

3. 喉功能评估：喉功能评估包括音质和音量的变化、发音控制和范围、主动的咳嗽和喉部的清理、喉上抬能力等方面。

（三）床旁进食评估（容积－黏度测试）

1. 改良容积－黏度测试（volume-viscosity swallow test，V-VST）主要用于吞咽障碍安全性和有效性的风险评估，帮助患者选择摄取液体量最合适的容积和稠度。一般测试时选择的容积分为微量（3 mL）、少量（5 mL）、中量（10 mL）3 种，稠度分为低稠度（水样）、中稠度（浓流质状）、高稠度（布丁状）。按照不同组合，完整测试共需 9 口进食。观察患者吞咽的情况，根据安全性、有效性的指标判断进食有无风险。

所有的床旁进食评估都需要进行 V-VST，但首先要确认患者是否有适应证和禁忌证。气管切开患者在进行此项评估时应准备吸痰设备，言语治疗师应接受过吸痰的培训，以确保需要时能够提供支持。气管切开患者建议结合染料试验和 VVST 共同检查，提高评估准确率。

2. 摄食评估：根据 VVST 评估结果选择相对安全、有效的性状的食物经口喂食。观察评估口腔控制情况、进食前后咽部声音变化、吞咽动作的协调性等。包括以下 5 个分期。

（1）是否对食物认识障碍：对于意识清醒患者，给患者看食物，观察其有无反应。

（2）是否入口障碍：①流线（唇闭合、下颌上抬、感觉减退）；②漏饭（同上）；③食物在患侧面颊堆积（舌运动、面颊的紧张度、感觉减退）；④食物嵌塞于硬腭（舌体上抬功能减退）；⑤食物在口腔内破散（同上）；⑥食物咀嚼不当（咀嚼肌无力）。

（3）送入咽部障碍：食物运送至咽部困难或不能。①分次吞咽（舌上抬困难，不能全部将食物送入咽部、分 2 次或数次送至咽部咽下）。②仰头吞咽（舌前 2/3 运动异常，舌上抬减退，食物靠重力滑入咽部）。③口腔吞咽延迟（与透视下的咽吞咽延迟不同，舌推送困难，给予吞咽指令到吞咽启动之间的时间超过 2 s）。④吞咽启动不能（舌不能将食物送到咽部）。

（4）经咽部至食管障碍：主要表现为呛咳。①吞咽启动延迟（食物到达前咽弓不能触发吞

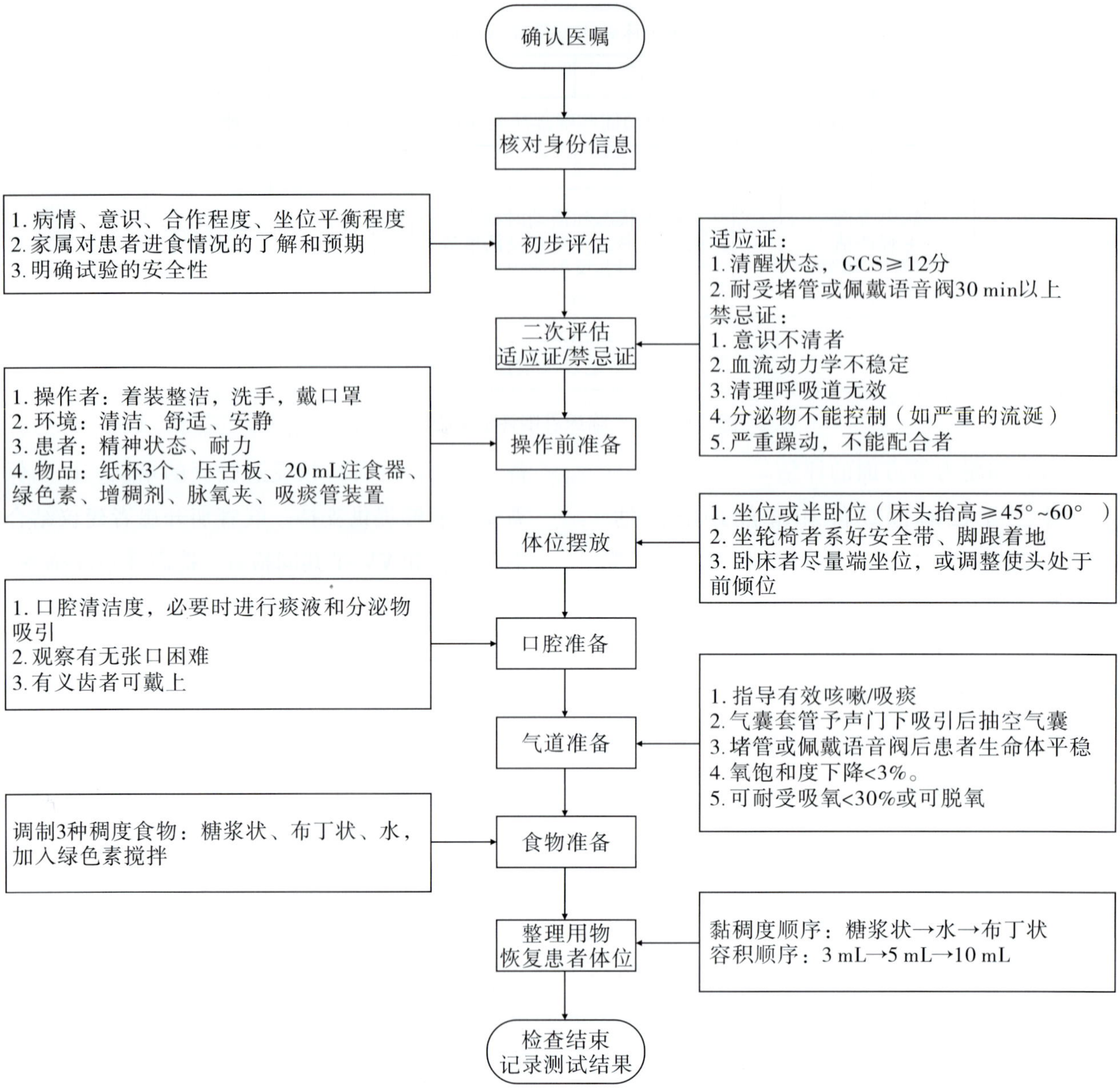

图 14-3-5　成人改良容积－黏度测试

咽）。②咽部滞留（咽肌无力，不能将食物挤压通过咽部）。③口腔吞咽延迟（与透视下的咽吞咽延迟不同，舌推送困难，给予吞咽指令到吞咽启动之间的时间超过 2 s）。④吞咽启动不能（舌不能将食物送到咽部）。⑤发生困难或声音嘶哑（喉上抬受损，使会厌基部与勺状软骨之间关闭不充分，声带不能恰当内收，在吞咽时或吞咽后造成呛咳、渗透或误咽，以至发声困难）。⑥误咽、呛咳（同上）。⑦经鼻返流（软腭上抬不充分，鼻咽闭合不全）。⑧ 无效吞咽（喉上抬未达到足够的幅度），重复吞咽（环咽肌失迟缓）、一口量减少。

（5）食物在食管内梗阻：可能伴有反流、食管蠕动缓慢等问题。

对于没有仪器评估条件的单位，临床吞咽评估结束就意味着吞咽障碍基本评估结束。但值得注意的是，吞咽的口腔期通常能很好地量化，比较全面地进行临床检查，但以此来推断吞咽的咽期和食管期却比较难。此类情况对咽期食管期进行可视化的影像学评估非常必要，可申请转诊至有仪器评估条件的单位做进一步检查。

三、吞咽功能仪器评估

吞咽功能仪器评估是利用特定的仪器设备对患者的吞咽功能进行评估，主要包括电视X线荧光透视吞咽功能检查（video fluoroscopic swallowing study，VFSS）、纤维鼻咽喉镜吞咽功能检查（fiberoptic endoscopic evaluation of swallowing，FEES）、测压检查、表面肌电检测法、脉冲血氧定量法等检查方法。其中比较常用的是VFSS和FEES。

目前公认最全面、可靠、有价值的吞咽功能检查方法是VFSS（图14-3-6），它被认为是吞咽障碍诊断的“金标准”。VFSS通过观察正侧位成像，对吞咽的不同阶段（包括口腔准备期、口腔期、咽部期、食管期）情况进行评估，同时对舌、软腭、咽喉的解剖结构和食团的运送过程进行观察。吞咽障碍的主要表现包括口腔溢出，吞咽启动过度延迟或不能启动，发生与吞咽有关的误咽误吸，腭咽部反流，吞咽后口咽部不同部位（口内、会厌谷、梨状窦、咽后壁）食物残留，食管入口无法打开，食管蠕动缓慢，反流，胃排空缓慢等。但因患者需转运到放射科以坐位为主，且由专用仪器进行评估，增加了重症患者的辐射暴露风险及转移风险，因此限制了其在重症患者吞咽评估中的早期应用。

FEES（图14-3-7）可用于评估吞咽生理解剖和患者在不同液体黏度下进食的安全性，判断重症患者是否可以拔除鼻饲管，以及可查看上气道的通畅性。FEES检查是将鼻咽喉镜通过鼻腔经过鼻咽部，停留在软腭上方，在监视器直视下观察患者在基本自然状态下平静呼吸、用力呼吸、咳嗽、说话和食物吞咽过程中鼻、咽部、喉部各结构如会厌、杓状软骨和声带等的功能状况；了解进食时色素食团残留的位置及量，判断是否存在渗漏、误咽或误吸，可在一段时间内多次重复评估各种吞咽策略的效果，包括头的转向、屏气咳嗽等。附带的视频系统可以将内镜所见内容录制，可反复观看，详细分析。

FEES是检查吞咽时气道保护性吞咽反射和食团运输功能的一种重要方法，对吞咽障碍的诊断和治疗具有指导意义。FEES较VFSS能更好地反映咽喉部的解剖结构及分泌物的积聚情况。但是FEES并不能直接观察食团运送的全过程，仅能通过食团吞咽后在咽部分布的间接信息来判断吞咽的效果，不能直接观察环咽肌开放的情况。因此，FEES对吞咽器官之间的协调性不能做出直观评价。此外，当吞咽的量达到最大或食物盖住喉镜镜头时，内镜将不能成像。因此，临床上通常将VFSS和FESS的检查结合起来综合判断患者吞咽障碍的严重程度。

第四节　底线康复治疗技术

有关ICU中吞咽障碍患者康复治疗的临床证据相对有限。一般情况下，吞咽障碍的治疗分为三个主要方面：调整食物质地、改变姿势/代偿性动作、通过干预措施（如神经肌肉刺激、咽腔电刺激、语音阀等）改善吞咽功能。

一、食物质地调整

吞咽障碍患者可根据出现障碍的不同时期、程度选择不同的食物，主要考虑食物是否容易吞咽而又不引起误吸和残留。如有必要，须在吞咽造影或喉镜吞咽评估下做出选择。平衡地选择食物的质地，低黏稠度的食物，如稀流质食物，不容易残留，但有很高的误吸风险。

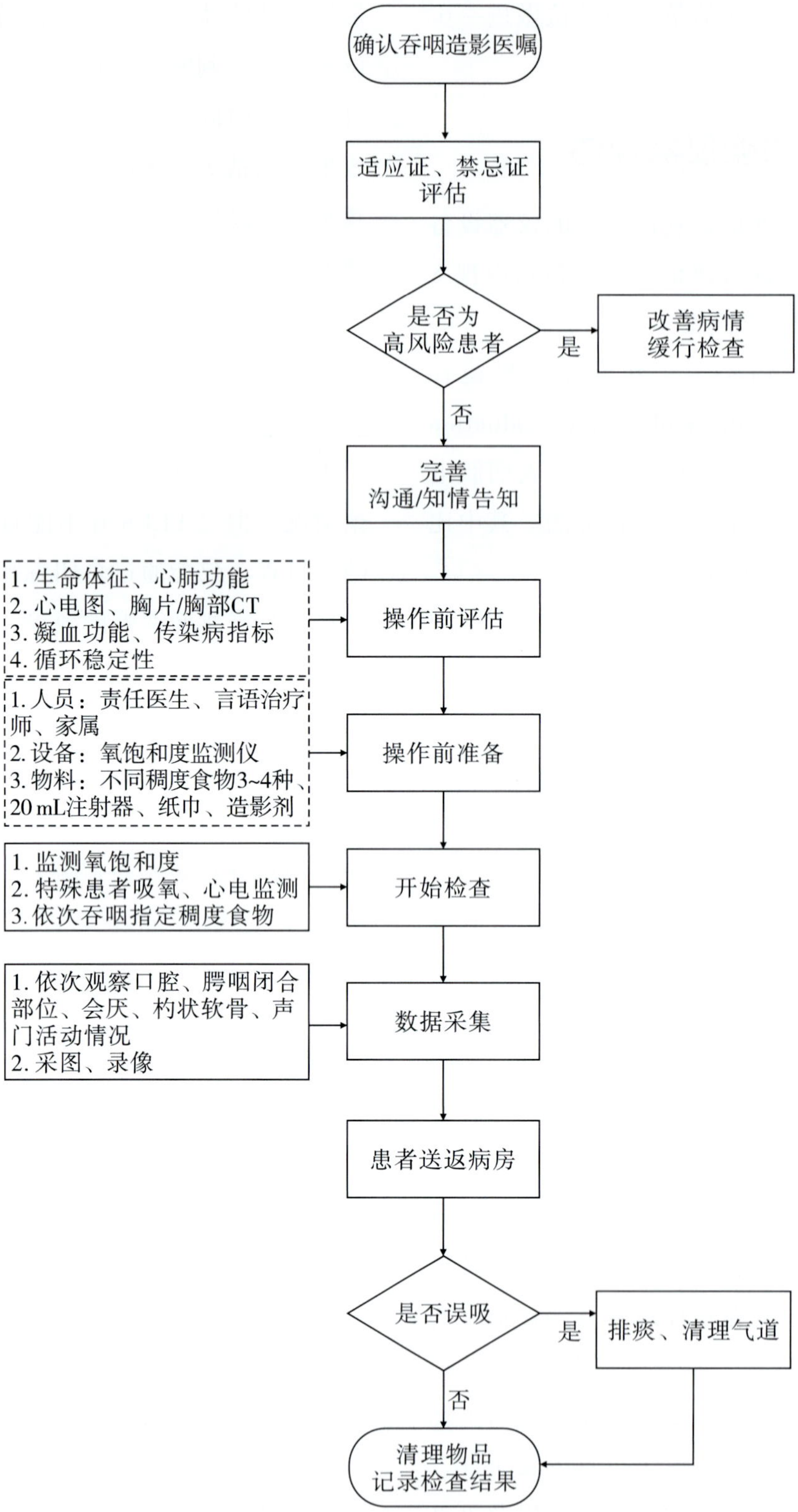

图 14-3-6 电视 X 线荧光透视吞咽功能检查（VFSS）

相反，高黏稠度的食物不易误吸，但容易残留。

吞咽障碍患者应选择密度均匀、黏度适当、硬度一定、质地光滑、易变形以便能更容易通过咽部和食管的食物。常将固体食品制成糊状或凝胶状，并在稀液体中加入增稠剂以增加黏稠度。适合的食物类型包括软性食物、半流质食物、糊状食物。

吞咽障碍患者除了对食物的性质有严格的

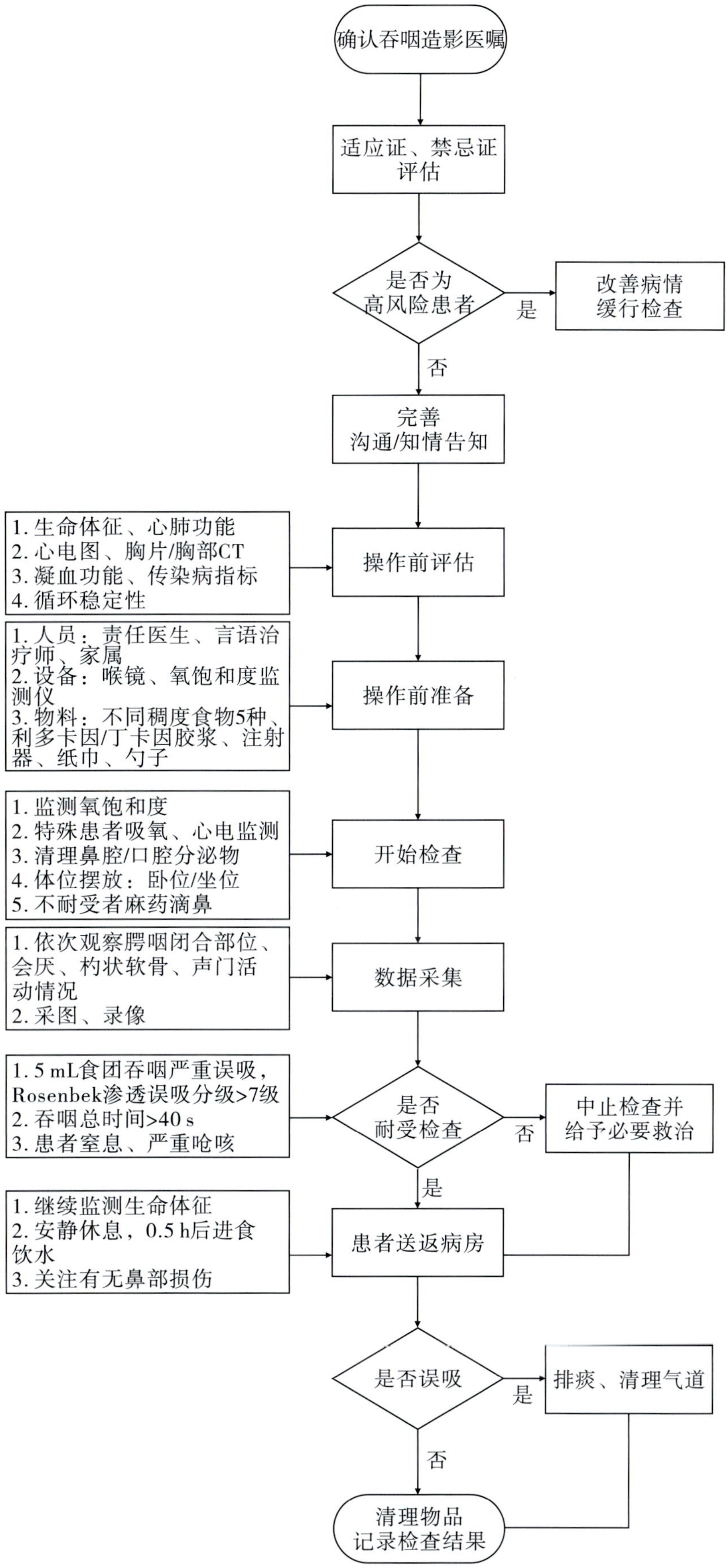

图 14-3-7 纤维鼻咽喉镜吞咽功能检查（FEES）

要求外，还需要注意食物的营养和个人喜好。通过食物的准备，结合吞咽姿势和辅助技术，确保患者能进行安全有效的进食。

二、姿势代偿

姿势代偿管理是患者治疗性进食过程中的代偿策略之一，包括头颈部伸展、头颈部屈曲、仰头吞咽、颈部旋转、侧方吞咽、半卧位和躯干垂直位等。由于吞咽障碍的类型和严重程度不同，在吞咽影像学检查时应先观察有效的吞咽姿势，然后选择有针对性且有效的吞咽姿势进行进食训练。吞咽时，利用姿势代偿改变和调整吞咽通道的方向、腔径的大小和某些吞咽器官结构（如舌、咽喉、杓状软骨）的位置，增加感觉输入刺激，可避免误吸和残留，改善呛咳等症状。

三、口腔感觉训练

口腔感觉训练被广泛应用于临床实践。温度觉和触觉刺激被认为可通过增加感觉输入来促进吞咽反射。虽然一些研究表明，感觉刺激可能对吞咽障碍有一定的积极影响，但关于感觉刺激对吞咽障碍疗效的证据仍然有限且不确定。这可能与触发吞咽反射的个体差异有关，如触发吞咽反射的位置和压力阈值的差异。虽然目前对温度觉和触觉等感觉刺激的研究尚未显示出益处，但它们在临床实践中仍被广泛应用，可能与刺激方式和强度等因素有关。也可考虑将此技术与其他治疗方法联合使用，可能会取得比较显著的治疗效果。

在患者吞咽前让其接受感觉刺激，可使其能够快速启动吞咽。增加感觉输入的方法不仅是一种代偿方法，也是一种恢复吞咽功能的治疗方法。对于食物感觉失认、吞咽失用、口腔期吞咽启动延迟、口腔本体感觉降低、咽期吞咽启动延迟的患者，一般在进食和/或吞咽前增加口腔的感觉刺激，效果更佳。

1. 冷刺激训练：用冰棉棒刺激或冰水漱口，是一种特别的感觉刺激，此方法适用于口腔感觉较差的患者。冷刺激具有以下作用：①提高食团知觉的敏感度；②减少口腔分泌过多的唾液；③通过刺激，给予大脑皮质和脑干一个警戒性的感知刺激，增强对进食和吞咽的注意力。

2. 气脉冲感觉刺激训练：用一定压力的气泵发生器或手动挤压气囊对口腔舌咽神经支配的扁桃体周围区域提供空气脉冲刺激的治疗方法，称为气脉冲感觉刺激训练。在不增加唾液分泌的情况下，能加速吞咽启动，增加吞咽的安全性：与震动棒刺激相比，气脉冲刺激后，食物的吞咽次数与吞咽欲望明显增加，此法更有效。通过对舌腭弓、舌根部、咽后壁等部位进行气脉冲感觉刺激重新建立咽反射，加速吞咽启动。

3. K 点刺激：在进行吞咽障碍的治疗时，刺激 K 点可帮助患者开口，为口颜面训练和口腔护理创造良好条件。对于吞咽启动延迟而又无张口困难的患者，按压 K 点，继而可见吞咽动作产生。

在治疗吞咽障碍时，刺激 K 点可以帮助患者张开嘴巴，为口腔面部训练和口腔护理创造有利条件。对于吞咽起始延迟且开口无困难的患者，通过按压 K 点可以看到吞咽动作出现。临床上，此法主要应用于上运动神经元损伤时口腔期牙关紧闭或吞咽启动延迟、张口困难的患者。

4. 振动棒深感觉训练：将振动棒的头部放在口腔需要刺激的部位，如嘴唇、面颊、舌头、喉壁、软腭等部位，可为口腔提供口腔振动感觉刺激。通过振动刺激深感觉的传入反射性强化运动传出，改善口腔颜面的运动功能。

四、口腔运动训练技术

口腔运动训练有多种形式，包括主动和被

动的口腔和面部器官训练、舌抗阻训练、舌肌等长/等张训练，以及使用压舌器、爱荷华口压仪（IOPI）或结合肌电生物反馈疗法进行阻力训练等。这些可以自我训练或在治疗师的监督下进行，旨在增强吞咽肌肉（如嘴唇、舌头和咽部）的力量、运动性和协调性，以实现安全有效的吞咽。

1. 口颜面器官运动体操：用徒手或简单的小工具做唇舌练习，加强嘴唇、舌头、上下颌运动的控制力、稳定性、协调性和力量，改善进食和咀嚼功能，从而改善吞咽方法。训练方法包括：①嘴唇的运动练习；②下颌、面部和颊部运动训练；③舌、软腭的力量和运动训练。

2. 舌压抗阻反馈训练：舌压阻力反馈训练是利用舌压阻力反馈训练装置提高舌压，改善舌活动能力的一种训练方法。它是一种正反馈训练技术，可以通过压力值直接客观地显示患者的舌抗阻能力。治疗效果包括促进患者舌肌的运动，增强舌肌上抬的力量和耐力，能较快速地提高舌肌的力量。此外，训练过程中的正反馈可以根据患者舌肌功能水平的变化，设置不同的目标值，最大限度地发挥患者的主动性，提高吞咽协调性，重建吞咽反射神经通路。

3. 舌肌主被动康复训练：舌肌康复训练器又称吸舌器，不仅用于牵拉舌头，还用于训练嘴唇、舌头、面颊等部位的肌肉运动感觉。通过口腔感觉刺激和运动训练，增强舌肌的力量和灵活性，改善舌的运动和感觉功能，增强舌肌活动范围，增强舌对食团的控制能力。

4. Masako 吞咽训练法：Masako 吞咽训练法又称为舌制动吞咽法。吞咽时，舌略向外伸，操作者戴手套帮助患者固定舌头，嘱患者吞咽，维持舌位置不变。通过对舌的制动，使咽后壁向前运动与舌根部相贴近，增加咽的压力，使食团推进加快。治疗作用包括：①增加舌根的力量；②延长舌根与咽喉壁的接触时间；③促进咽后壁肌群代偿性向前运动。

五、吞咽手法训练

吞咽手法训练是一套徒手训练方法，旨在增加患者口、舌、咽等结构本身的活动范围，增强运动强度，增强患者对感觉和运动协调的自主控制，避免误吸，保护气道，改善吞咽功能。吞咽手法训练主要包括声门上吞咽法、超声门上吞咽法、用力吞咽法、门德尔松吞咽法等（表 14-4-1）。

1. 声门上吞咽法：声门上吞咽（supraglottic swallow）是一种气道保护技术，在吞咽前和吞咽过程中关闭气道以防止意外吸入食物和液体，吞咽后立即咳嗽，并清除声带中残留的食物。该方法包括 5 个步骤：①深吸一口气后，屏气；②将食团置于口腔内的吞咽位置；

表 14-4-1 吞咽手法训练

	适应证	作用
声门上吞咽法	声带关闭减少或延迟	保持随时屏气常可在吞咽前或吞咽中关闭声带
	咽期吞咽延迟	在其延迟之前或延迟时关闭声带
超声门上吞咽法	气道入口关闭减少	努力屏气使杓状软骨向前倾斜，在吞咽之前或吞咽时关闭气道入口
用力吞咽法	舌根向后的运动减少	用力增加舌根后部运动
门德尔松吞咽法	喉运动减少	喉的运动可开启食管上括约肌，延长和保持喉上升的时间，延长食管上括约肌开放的时间
	吞咽不协调	促进咽期吞咽的正常化

③保持屏气状态，同时做吞咽动作（1~2次）；④吞咽后和吸气前立即咳嗽；⑤再次吞咽。

2. 超声门上吞咽法：超声门上吞咽法（super-supraglottic swallow）的目的是让患者在吞咽前或吞咽时，将杓状软骨向前倾至会厌软骨底部，并让假声带紧密闭合，使呼吸道入口主动关闭。训练方法是吸气并紧紧屏气，用力将气向下压。当吞咽时持续保持屏气，并且向下压，当吞咽结束时立即咳嗽。

3. 用力吞咽法：用力吞咽法（effortful swallow）是吞咽时舌头和上腭靠得更近，口腔内压力增加，向下按压食团的压力增加，会厌谷中的食物残留减少。用力吞咽增加了舌根的向后运动，减少了舌根与咽后壁之间的距离，缩小了咽腔的吞咽通道，增加了咽腔压力，延长了咽喉食管段的持续开放时间，加快了食团的流速，减少了吞咽后的食物残留。

4. 门德尔松吞咽法：门德尔松吞咽法（Mendelsohn maneuver）是一种吞咽手法，旨在增加喉部上抬的幅度和持续时间，从而增加了环咽肌的打开时间和宽度。对于喉部可以上抬的患者，在吞咽唾液时，使其有抬起喉咙的感觉，保持喉上抬的状态几秒钟；或者在吞咽时，让患者用舌尖抵住硬腭，屏住呼吸，保持这个姿势几秒钟。同时，将患者的食指置于甲状软骨上方，中指置于环状软骨上，感受喉结抬升。对于喉上抬无力的患者，治疗师用手将其喉部向上推，促进吞咽。一旦喉部开始上升，治疗师就可以用位于环状软骨下方的食指和拇指来向上推动和固定喉部。首先要注意让患者感觉到喉部的上抬，逐渐诱发出上抬后，患者可借助外力自觉保持上抬姿势。这种方法可以增加吞咽时提喉的幅度，延长提喉的时间，因而也能增加环咽段开放的宽度和时间，起到治疗的作用。

六、神经肌肉电刺激

神经肌肉电刺激是临床上常用的一种治疗吞咽障碍的方法，已被广泛应用于各种原因引起的吞咽障碍。在充分把握好适应证和禁忌证的情况下，也可用于重症患者。它可以通过表面电极刺激肌肉和周围神经，触发吞咽肌收缩，预防失用性萎缩；同时增强感觉输入，促进吞咽运动皮质兴奋性，从而改善吞咽功能。特定强度的电刺激舌骨上肌群可以增强肌肉收缩力，防止失用性肌肉萎缩。

1. 适应证：各种原因引起的神经源性吞咽障碍是首选的适应证，其次是头颈部和肺癌术后的面部和颈部肌肉障碍。

2. 禁忌证：有出血倾向的患者（如脑出血急性期、凝血机制障碍等）；严重心脏病、严重高血压以及严重心、肝、肺、肾衰竭患者；使用植入式电子设备（如心脏起搏器）的患者；生命体征不稳定、发热患者；治疗期间血压、心率和呼吸发生显著变化（与基线相比变化≥20%）的患者；治疗部位有开放性创口和感染者；恶病质、活动性肺结核和癌症患者；癫痫持续状态患者。

3. 具体内容：电刺激舌骨上肌群或将电极水平放置在舌骨上肌和甲状舌骨肌上进行电刺激效果更好，建议根据准确的吞咽评估个体化放置电极。

4. 注意事项：①保证皮肤清洁干燥；②使用专用清洁拭子或乙醇拭子清洁皮肤，可提高黏度和导电性；③尽量保持头部处于中立位置；④电极与皮肤之间的接触可以通过绷带或胶带来加强。

七、针灸

针灸是中医特有的一种传统疗法，可以通过针法或灸法，或通过针灸联合电刺激特定穴位来治疗疾病。根据中医针灸理论，经脉经过的地方可以治疗相关疾病，可以根据相应的经络选择相应的穴位，改善患者的吞咽功能障碍。

针刺治疗应以疏通经络、调节阴阳、通利咽窍、平肝熄风为主。它被广泛用于治疗吞咽障碍。除了传统中医的穴位作用外，电针还具有低频电刺激作用。国内已有大量文献报道表明其有效性，应重视辨证治疗。可采用的针灸方法有普通针刺、电针、头皮针、舌针、颈针、咽针。

第五节　特色康复治疗技术

一、咽腔电刺激

咽部电刺激（pharyngeal electrical stimulation，PES）是一种较新型的外周神经调节吞咽技术，通过悬置在咽部表面的电极直接刺激咽部黏膜来治疗神经性吞咽障碍。其作用机制是通过增强外周感觉反馈，提高吞咽相关运动皮质的兴奋性。PES 可用于脑卒中患者，特别是急性脑卒中患者，可取得立竿见影的效果，提高吞咽安全性；对于行气切的患者，有利于增加拔管率；对于慢性重度神经性吞咽障碍患者，改良 PES 可取得较好的效果。

1. 适应证：各种类型的神经源性吞咽障碍：①脑卒中导致的需要或不需要机械通气或气管切开术的吞咽障碍患者；②脑外伤或脊髓损伤导致的需要或不需要机械通气或气管切开术的吞咽障碍患者；③虽与脑卒中或脑外伤无关，但为机械通气所致吞咽障碍的患者。

2. 禁忌证：①非神经系统疾病引起的吞咽障碍患者；②装有心脏起搏器或心律转复除颤器，并且治疗期间不能关闭的患者；③合并食管穿孔、食管狭窄、食管憩室的患者；④心肺状态不稳定或需要持续吸氧的患者；⑤孕妇。

3. 具体内容

（1）插入电刺激导管：选择鼻腔插管。在插入适当的深度（14~17 cm）后，电极应位于咽腔的中间。如有必要，插管可在喉镜监护下进行。

（2）输出强度调控：逐渐加大输出强度，询问患者感受，测量患者能耐受的最大强度，将刺激强度设为感受阈 +75%（耐受阈 – 感受阈），刺激 10 min。

4. 注意事项：在刺激过程中，患者常报告电刺激部位针状有不适感，偶有咳嗽反射。然而，在大多数情况下患者可以耐受，且没有副作用。

二、语音阀

气管切开术破坏了正常的气道结构，导致气体进出路径发生改变，给患者带来一系列不良影响：下呼吸道与外界直接相连，导致声门下压力消失，患者的发声功能丧失；气道阻力的改变导致人体正常的保护性生理功能减退甚至消失，表现为吞咽困难、咳嗽反射减弱、口腔和鼻腔分泌物增加、嗅觉丧失；下呼吸道与外界直接相连，进入下呼吸道的气体不具备湿润、加湿、筛除上呼吸道微颗粒的功能，导致呼吸道黏膜分泌物在气管壁上增厚、变硬甚至变厚，阻塞小支气管，造成分泌物排出受阻。研究发现，气管切开术后，患者的肺顺应性降低，肺功能下降。这些因素使气管切开术后的患者容易发生误吸和吸入性肺部感染。此外，由于意识或脑功能、咽喉功能受损，气管切开术的患者大多存在吞咽障碍，更容易发生误吸，进一步增加了吸入性肺炎的风险。

语音阀（speaking valve）又叫说话瓣膜，是连接在气管套管处的一个单向阀门，作为维持患者人工气道以促进发声和交流的装置，可有效改善患者发声，促进言语交流。同时，也有很多研究关注语音阀带来的其他生理和临床益处，如改善吞咽功能，减少误吸的发生，减少口腔和气道分泌物，改善嗅觉功能，改善呼吸功能，提高生活质量，缩短脱机拔管时间，减少住院时间等。最引人注目的好处是，佩戴语音阀可以降低气管切开术患者误吸的风险；另一个好处是可以显著增加呼气末肺阻抗，有利于肺部复张。

1. 适应证

（1）患者清醒、警觉，并希望恢复言语交流。

（2）需要吞咽治疗的患者，常有以下几种疾病导致的吞咽障碍，气管切开后可考虑佩戴语音阀：①四肢瘫痪；②神经肌肉疾病；③脑血管意外；④双侧声带麻痹，无明显气道阻塞；⑤闭合性头部损伤或外伤。

（3）不能忍受使用塞子堵塞气管导管开口的患者。

2. 禁忌证

（1）无意识 / 昏睡的患者。

（2）严重的行为障碍。

（3）临床情况不稳定，尤其是肺功能差，肺顺应性和弹性降低。

（4）严重气管狭窄或水肿的患者。

（5）套管上方的任何气道阻塞都有可能阻止气流沿声门向上呼出。

（6）持续放置瓣膜，造成大量黏稠分泌物，并且不易咳出者。

（7）泡沫制成的气管导管气囊不能放气，因此放置瓣膜后有窒息的风险。

（8）全喉切除术或喉气管离断术后。

（9）气管切口处有肉芽增生，气管插管周围没有足够的空间让气体通过。

（10）气囊放气后不能保持足够的通气量。

第六节　康复治疗技术进展

在 ICU 中的吞咽障碍患者，有关康复治疗的临床证据相对有限，尤其是常规的吞咽障碍康复治疗手段，如食物质地的调整、口腔感觉运动训练、姿势改变和代偿性操作、神经肌肉电刺激等，很少有报告将它们应用于重症患者。咽腔电刺激和说话瓣膜近年来被应用于重症患者的吞咽障碍治疗，取得了一定的效果。

一、常规吞咽康复治疗手段的研究进展

代偿性手段包括代偿性动作和 / 或姿势改变，特殊的吞咽技巧如声门上吞咽，可以帮助那些吞咽反射延迟或喉部未完全闭合的患者，特别是喉切除术后的患者。对于喉上抬不足、舌肌力量减弱或食管上括约肌功能异常的患者，可以使用门德尔松动作，有助于提升喉头，改善食管上括约肌的张开，以清除食物残留物。吸入性肺炎是重症患者的常见并发症，最常用的降低误吸风险的方法是注意口腔卫生、调整食物质地、改变姿势和代偿性操作。定期进行口腔卫生可确保减少致病菌的数量，降低吸入性肺炎的风险。改变姿势如收下巴，可以减小舌根与咽后壁之间的距离，从而减少食物过早进入咽喉或发生误吸的风险，但应该通过 FEES 或 VFSS 确定其疗效。对于患有单侧声带麻痹且存在误吸问题的患者，可以考虑进行声带手术治疗。

二、咽腔电刺激的研究进展

气管切开是抢救重症患者的重要手段，有助于重症患者保持气道通畅，对于防止呼吸衰竭、抢救生命具有重要意义；但会导致气道的防御能力减弱，长期留置气管套管会引起吞咽障碍、肺部感染、气道狭窄、气管食管瘘等多种并发症。

近年来的研究表明，对于气管切开合并吞咽障碍的患者而言，PES 可以改善吞咽障碍和气道保护功能，提高气管切开套管的拔管率；同时可降低肺炎的发生率及再次插管率，且具

有良好的安全性。另有研究显示，PES 有助于 PED 患者恢复吞咽功能，恢复正常的营养摄入。近年来国内外学者对 PES 改善吞咽功能和促进气管套管拔除的机制进行了相关研究。国外学者的研究表明，PES 可增加唾液中 P 物质水平。P 物质是一种与促进吞咽有关的神经肽，有助于增强吞咽和咳嗽反射，进而促进气管套管拔除。有学者采用功能近红外光谱研究 PES 对吞咽相关神经网络和不自主吞咽频率的影响，结果表明，PES 可以引起吞咽中枢神经可塑性的变化，从而重组吞咽相关的神经网络并增加非自主吞咽频率。

三、说话瓣膜技术的研究进展

目前已证实说话瓣膜可以通过重新建立生理呼气末正压、恢复正常的声门下气压，使患者适应正常的呼气气流模式，因而推断合理佩戴说话瓣膜有利于改善吞咽功能。有研究结果表明，无论患者进食液体、半液体还是固体食物，佩戴 PMV 都能减少甚至防止误吸；减少口腔、鼻腔、气管分泌物的积聚；改善患者的嗅觉。一项 Meta 分析显示，与未佩戴 PMV 的患者比较，佩戴 PMV 者误吸频次降低，气道分泌物减少，通气功能改善。一项随机对照试验指出，如患者可耐受说话瓣膜，在气管切开后 12~24 h 内应用的患者较 48~60 h 内应用者能更早地实施拔管。一项纳入 20 位气管切开的颅脑损伤患者的单盲、随机对照研究结果显示，佩戴说话瓣膜后患者的渗漏 - 误吸评分改善，与患者声门下压力增加、腭咽部最大压力增加以及食管上括约肌松弛时间增加等因素相关。

整体而言，气管切开伴吞咽障碍的患者通过合理佩戴说话瓣膜，可减少误吸发生率；但由于目前多数研究仍然是单中心、小样本，需要进一步高质量、多中心的随机对照试验验证。

第七节　典型病例讨论

【病史】患者，女性，42 岁。吞咽言语困难伴四肢活动不利 5 月余入院，诊断为第四脑室室管膜瘤，行手术治疗。术后出现左侧肢体活动不利，四肢活动不协调，吞咽困难、言语困难，后因反复肺部感染行气管切开术，予抗生素、中医传统治疗、营养神经等对症治疗，效果不理想。

【既往史】20 年前曾行室管膜瘤切除术，术后无明显后遗症。

【入院诊断】

1. 脑室管膜瘤术后（第四脑室）：吞咽障碍、运动障碍、构音障碍。
2. 肺部感染。
3. 气管切开术后。
4. 营养不良。

【基础评估】

1. 吞咽临床功能评估：患者吞咽动作幅度小于 2 cm，反复唾液吞咽仅 0 次，颈部听诊不清晰，咳嗽反射延迟。直接摄食时，吞咽姿势为端坐位，头部正中位，低头吞咽。进食绿染液体 3 mL，放置于舌前，吞咽启动延迟，一次吞咽，右侧有食物漏出唇外，吞咽 30s 后有呛咳，右侧口腔有少量残留，无食物反流，无咽部残留感，咳出痰中带有中等量所进食的食物。

2. 吞咽相关量表评估: 洼田饮水试验 V 级，可分 2 次以上咽下，但有呛咳；FOIS 为 1 级，患者不能经口进食。

3. VFSS：在进食稀流质、浓流质食物均可见较多误吸，进食糊状食物有明显误吸，会厌谷、梨状窦较多残留，且经多次反复吞咽不能完全清除，咳嗽反射延迟，咳嗽力量欠佳，食物在食管上段推动较慢，中上段有大量残留，下段有少量残留。

4. 高分辨率固态测压系统（high resolution manometry，HRM）测定及分析：咽腔测压结果提示患者存在贲门失弛缓症芝加哥分型Ⅰ型，胃食管交界部为Ⅰ型，松弛压增高，胃食管交界部流出道梗阻，且食管体部的收缩，10%弱蠕动，20%正常蠕动，70%蠕动失败，其中50%见压力区室化，即食管下括约肌松弛与咽腔收缩失协调，提示存在胃食管反流。

【思考问题】

1. 患者的吞咽障碍发生在哪些时期？

2. 针对不同时期吞咽障碍的治疗有哪些方法？

3. 该患者的预后怎样？

【治疗方法】

1. 咽期吞咽障碍的处理：增强与吞咽功能相关肌群的肌力训练：① VitalStim 电刺激疗法，每日1次，每次20 min，每周5次；②肌电生物反馈治疗，使用肌电生物反馈治疗仪，让患者做用力吞咽和门德尔松吞咽，进行吞咽力量及吞咽协调性训练，每30 s完成1次吞咽动作，每日1次，每次训练20 min，每周5次。

经鼻导管球囊扩张术：使用主动扩张进行环咽肌开放和吞咽协调性训练，初始注水量2mL，进行主动球囊扩张，每日1组，每组~8次。

2. 食管期吞咽障碍的处理：经过2个月的上述针对咽期吞咽障碍的治疗后，患者的吞咽功能仍无显著改善；且该患者在拔除气管套管后，使用间歇鼻饲管进食期间，去除了咽部误吸的可能性后，却仍持续存在肺部感染。这与常规的临床推理不相符合，因而考虑是否存在胃食管反流，进而引起误吸导致肺炎。经HRM测压检查证实，该病例还存在贲门失弛缓症，引起胃食管反流。因此，采用球囊扩张患者的上1/3食管。将扩张管经口插入至食管，在球囊中注水4~5 mL，轻轻反复上下提拉，刺激患者食管蠕动，每次刺激2~3 min，每日重复6次。药物治疗为口服硝苯地平。

3. 食物调整：治疗性进食糊状食物，每日2餐，每餐200 mL，循序渐进增加进食量，直至可以完全经口进食。

【治疗结果和预后】治疗4个月后，患者吞咽动作幅度超过2 cm，反复唾液吞咽可达5次，颈部听诊正常，饮水试验Ⅱ级，FOIS分级为4级。VFSS评估显示，患者进食浓流质、进食糊状食物未见误吸，进食稀流质可见少量误吸，会厌谷和梨状窦少量残留，且经多次反复吞咽可清除完全，咳嗽反射延迟，咳嗽力量可，食物在食管中运送较好，偶可见少许残留，多次吞咽后可以完全清除。治疗后，患者食管上括约肌静息压、松弛残余压、收缩持续时间恢复到正常范围，咽腔收缩压力峰值降低，提示食管上括约肌松弛功能正常，咽腔收缩功能降低，食管上括约肌松弛与咽腔收缩协调性尚可，患者由完全不能经口进食，恢复到可完全经口进食糊状食物，成功拔除了胃管，实现经口进食糊状食物的目标。

【经验与反思】该病例为第四脑室室管膜瘤术后出现吞咽困难，不仅表现为咽期吞咽障碍，还存在食管期的吞咽障碍。针对该病例的咽期吞咽障碍，采用了综合吞咽功能训练；而针对该病例的贲门失弛缓症，创新性地使用导管球囊扩张上1/3食管联合硝苯地平口服治疗，取得了明显的治疗效果。然而，何种中枢神经损伤易引起食管期吞咽障碍及其具体机制，以及导管球囊刺激食管改善食管的蠕动、缓解贲门失弛缓的具体机制，仍需要更多的临床和基础研究。

（温红梅，王志勇，张园园）

第十五章

胃肠道功能障碍

第一节 概 述

本书中讨论的胃肠道功能障碍（gastrointestinal dysfunction，GID）仅指一般功能性胃肠道疾病，不包含任何由明确结构性或器质性损伤引起的胃肠道疾病（如消化道出血、腹膜炎、胰腺炎等）。GID是一类以胃肠道黏膜损害、屏障功能受损、胃肠道运动障碍以及一系列胃肠道相关症状（如腹痛、腹胀、恶心、呕吐、腹泻、便秘等）为主要特征的功能性胃肠道疾病。常继发于大手术、感染性休克及其他全身性病变的一种急性、广泛性胃肠道病理生理改变，是监护室及危重患者的常见并发症，同时和多系统（如消化、泌尿、凝血、免疫、呼吸等）严重并发症及不良预后密切相关。

GID在临床上是一个泛化的、指代不明确的概念，没有确切的诊断标准、特征性形态和生物标志物。目前的研究涉及的绝大部分评估仅能体现胃肠道的一部分功能，尚无统一的评价体系能全面描述胃肠道的功能状况及准确预测胃肠道相关并发症的发生、发展和转归。临床上对GID的诊断及描述有赖于一系列的评估，包含主观症状、体格检查、影像学检查及其他综合分级体系。临床上使用最广泛的，最权威的GID分级体系是2012年欧洲重症医学会腹部疾病工作组制作并发布的急性胃肠功能损伤（acute gastrointestinal injury，AGI）分级，此分级主要基于观察者的描述将GID分为4级，侧重于关注喂养不耐受及腹腔高压，缺乏客观性指标，评价结果客观性不足，但对于临床综合管理和治疗策略仍具有重要指导意义（具体分级参照本章第四节）。对于实践者而言，有必要充分了解当前主要的胃肠道评估手段并在适当的时候准确选用。此外，一些新的评价体系仍处于开发及前瞻性研究中，如胃肠功能障碍评分，其临床价值还需进一步验证。

GID形成和发展的病理生理过程至今仍不十分明了。潜在的病理生理机制包括吸收功能受损、胆汁酸稳态改变、运动功能障碍、腹内压增高、微生物组改变、黏膜完整性破坏等，这些机制可能是GID的原因，也可能是GID的后果。这些机制又会产生相应的临床效应，根据严重程度可能进一步导致危及生命的情况，影响临床结局。不同的机制之间可能是相互并行，同时发生并互相促进。如腹腔高压可以直接减少胃肠道灌注，影响胃肠道动力；动力不足又会影响胃排空，导致胃潴留；进而使腹腔压力进一步升高，形成恶性循环。此外，胃肠道作为一种应激相关的器官，其表面分布有非常多的儿茶酚胺受体，因此任何引起交感兴奋的因素都可能使胃肠道血管收缩、灌注减少，进而影响功能。在 ICU 环境下其影响因素更为复杂，如疼痛、焦虑抑郁、睡眠障碍、自主神经紊乱等均可能加重 GID。基于以上原因，早期的系统性胃肠评估、定期监测以及良好的多学科协作非常必要，尽早发现、尽早干预是 GID 管理的基本原则。

第二节　临床路径

一、胃肠功能的监测

肠内喂养耐受性和肠道满足营养需求的能力是监测危重患者胃肠功能的金标准。每天至少进行两次临床胃肠功能评估，根据有无反复或大量呕吐、反胃、腹胀、肠鸣音消失或异常、腹痛、大便、严重腹泻、腹腔内压力增高和/或消化道出血等，判断是否存在喂养不耐受。尽管缺乏对整体胃肠功能的评估，但目前临床最常用的评估主要还是基于胃残留量和腹腔压力。

二、胃肠功能障碍的临床管理

不同程度胃肠损伤症状的评估及临床管理流程见图 15-2-1。目前对胃肠道功能障碍的治疗主要依赖于治疗其根本原因。方法包括药物治疗胃排空延迟（如甲氧氯普胺、红霉素和多潘立酮等），早期肠内营养，系统性液体管理，血糖及电解质管理，优化阿片类药物使用和管理腹腔高压等。

三、胃肠功能障碍的康复治疗

与所有重症康复治疗一样，在进行治疗之前我们都需要对患者进行全面评估，明确患者现在的状态以及临床治疗目标。确保康复治疗的目标与患者的临床治疗目标相契合。重要的是，重症胃肠康复也需要遵循 ICU 早期康复的基本原则、启动早期康复的标准、进阶流程和患者活动耐受标准（图 15-2-2）。尤其是需要实施渐进式早期康复时，还需要评估患者是否存在早期活动的相关禁忌证，与团队成员讨论，共同决定是否开展治疗。

1. 绝对禁忌证

（1）消化道出血。

（2）大量输血。

（3）不稳定的心律失常。

（4）急性神经系统事件。

（5）开放性胸/腹部伤口。

（6）胃瘘或肠瘘。

（7）不稳定的骨盆骨折或肋骨骨折。

（8）颅内压 > 15 mmHg。

（9）其他腹部操作的禁忌证（参考第四小节）。

（10）俯卧位。

2. 相对禁忌证

（1）需要少量增加血管活性药物以维持血压。

（2）静息时，收缩压 < 80 mmHg，平均动脉压 < 65 mmHg，心率 < 60 /min 或 > 110 /min。

（3）静息时，颅内压为 10~15 mmHg。

（4）1 h 内呼吸机参数支持加强的调整。

（5）静息时，PEEP 为 10~14 cmH_2O 和/或呼吸频率 > 30 /min。

（6）主动脉内球囊反搏（intra-aortic

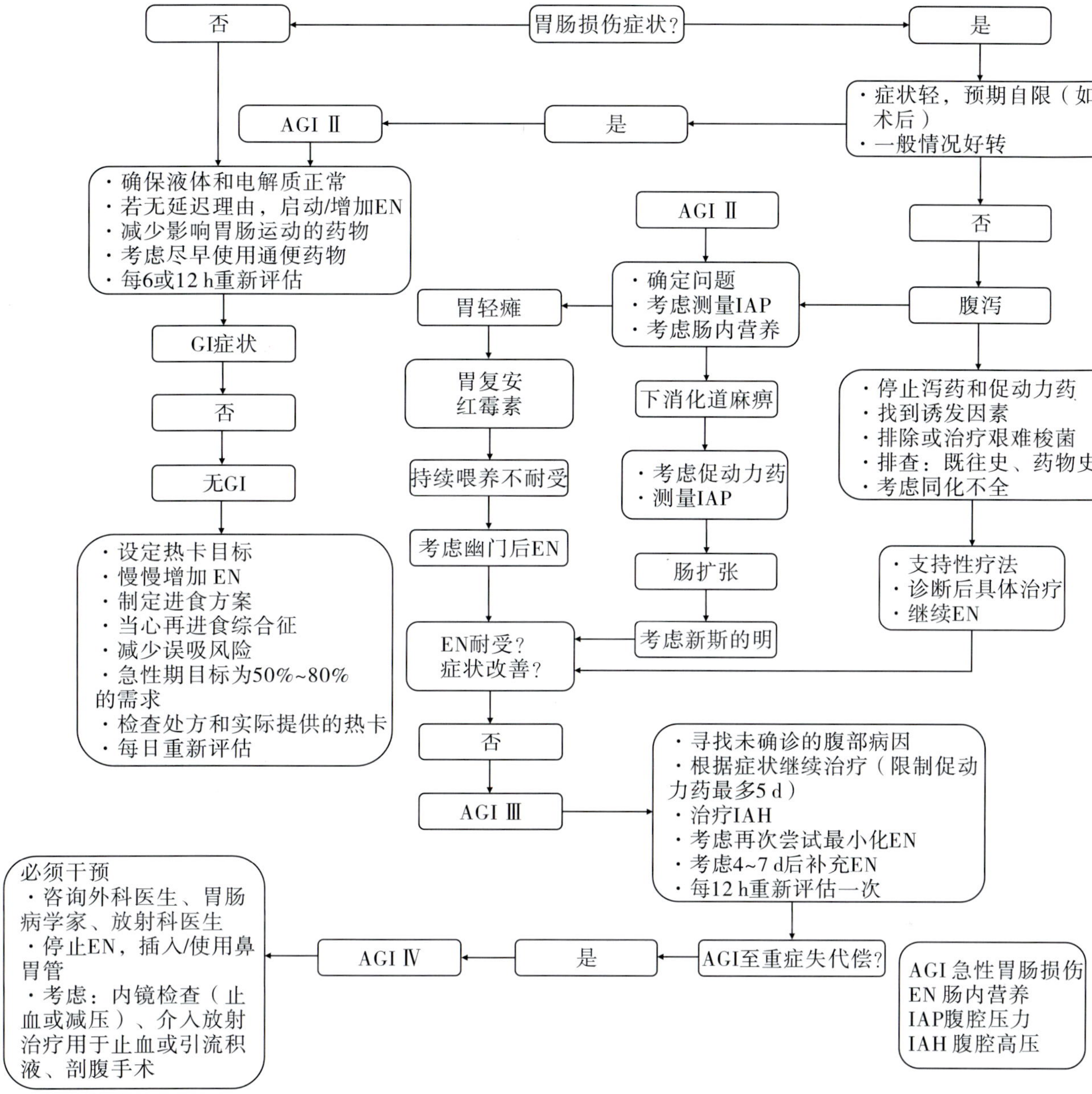

图 15-2-1 不同程度胃肠损伤症状的评估及临床管理流程

ballon pump，IABP）。

（7）体外膜肺氧合（ECMO）。

（8）稳定的骨盆或脊柱骨折。

3. 急性胃肠损伤分级

急性胃肠损伤（acute gastrointestinal injury，AGI）分级详见本章第三节。

4. 不耐受的迹象

（1）心率增加超过基线的 20%。

（2）氧饱和度下降超过 5% 或低于 88%。

（3）疼痛加剧 ≥ 6/10 分。

（4）意识水平变差。

（5）出现其他运动不耐受的症状或体征，包括胸痛、呼吸困难加重、心悸、恶心、呕吐等。

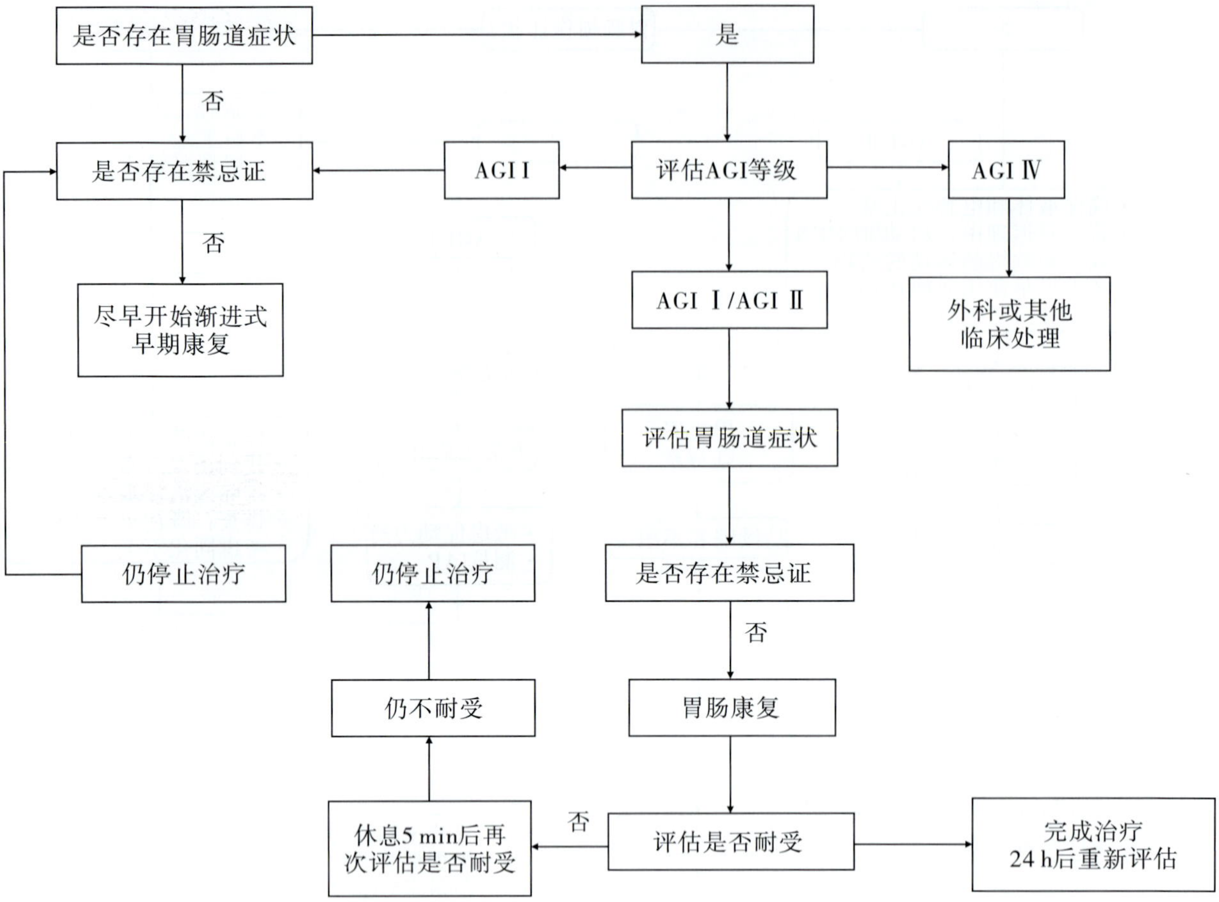

图 15-2-2　胃肠功能障碍的康复治疗流程

第三节　康复评估

本节会具体介绍GID相关的康复评估。除此之外，由于监护室环境的复杂性和病情的多变性，仍需要对相关的临床专科评估有一定的了解。同时，监护室的护理记录也会提供更多的关键信息，与护理人员的良好协助对康复工作有极大的助力。对于物理治疗师而言，应详细回顾病历以获取全面的临床信息，同时应选择性回顾护理记录以获得排便、营养等相关数据。

在接收疑似GID转诊患者之后，首先要明确患者的临床表现以及评估和治疗的适应证和禁忌证。在任何情况下都需要确保康复评估和治疗的必要性和安全性，尽管物理治疗师接到GID患者的转诊时往往都已经过临床医生的初筛。

因此，治疗师首先要明确的是：这个患者是否属于胃肠道相关危重患者？这需要通过快速回顾病程经过与床旁查体进行评估。以下3个问题将有助于对患者病情的判断：①患者是否有无法耐受的胃肠道症状？如剧烈腹痛、大量呕吐等。②患者循环是否稳定？ 如生命体征的波动、血红蛋白进行性下降。③患者是否有可疑的消化道出血迹象？如咯血、血性胃内容物、血性大便等。

以上三个问题如果任何一个问题的答案是有问题的，都需要立即进行进一步的临床检查或干预。学习基础生命支持方面的知识能够帮助识别或准确描述这些征象。

如果不能明确患者病情，请立即寻求医疗团队的帮助。

如果 GID 是手术相关的，需要详细回顾麻醉及手术记录，或者从医疗团队处了解手术过程。围术期任何可引起胃肠道缺血低灌注的原因均可导致 GID 的发生，如严重创伤、腹腔感染、重症胰腺炎、体外循环等。此外，还需要了解 GID 的高危因素，如高龄、男性、低蛋白血症、阿片类药物使用史、既往腹部手术史、外周血管疾病、重要器官功能不全、术前化疗史、电解质紊乱（低钾、低镁等）、术前使用抗凝药和 / 或抗血小板药物等。

同时，你需要准确判断患者的当前状态和病情变化。患者是否出现新的不舒服，病情是好转、稳定还是恶化？这将决定你是否需要重新启动评估。

GID 的一般症状和体征见表 15-3-1。

二、腹内压监测

测量腹内压（intra-abdominal pressure，IAP）的方法有经膀胱测压、经胃测压、经直肠测压、经下腔静脉测压等，临床上一般采用经膀胱测压来反映腹内压的大小，即以膀胱压代替腹内压。正常腹内压为 5~7 mmHg，如以监测为目的至少 6~12 h 应测量一次。

标准检测方法为受测者完全平卧，呼气

表 15-3-1　一般症状和体征

评估要点	具体内容	备注
腹痛相关	腹痛 腹部饥饿痛 恶心 / 呕吐	GSRS 量表或者 10 分数字量表； 大便是否成形可参照布里斯托大便分型； 排便排气相关信息请回顾护理记录并同护理人员沟通确认有关数据的可靠性； 昏迷及无法配合患者请进行临床体格检查； 注意与呕吐区分，如不能区分，则记为反流 / 呕吐
腹泻相关	排便次数增多 大便不成形 排便急迫感	
消化不良相关	肠鸣不适 腹胀 打嗝 / 嗳气 排气增多	
便秘相关	排便次数减少 大便硬结 排便不尽感	
反流相关	胃灼热 反酸	
视诊	外形（创伤、瘢痕、颜色等） 体位	请结合临床病历及病程记录
触诊	腹部软组织张力及紧张度 压痛	
叩诊	浊音 / 鼓音	
听诊	是否出现异常肠鸣音； 肠鸣音次数（正常为每分钟 3~5 次）	声学听诊器； 其他监测设备

注：腹泻定义为每日 > 3 次稀便（布里斯托大便分类 5 或更高），总量每日 > 250 mL。严重腹泻定义为大便每日 ≥ 5 次（布里斯托大便分类 6~7）或总量每日 ≥ 1000 mL。胃肠道麻痹 / 动力性肠梗阻定义为连续 3 天未经肛门排便。呕吐 / 反流定义为任何可见的胃肠道内容物经口排出。异常肠鸣音包含异常的咕噜声或气过水声、肠鸣音消失和肠鸣音亢进。

末且腹部完全放松，有机械通气时应充分镇静。以腋中线水平为零点，向膀胱内注入不超过25 mL生理盐水，在呼气末进行读数。记录单位为mmHg。

腹腔内高压（intra-abdominal hypertension，IAH）指6 h内至少2次测量IAP ≥ 12 mmHg。IAH分级：I级为IAP12~15 mmHg，II级为IAP16~20 mmHg，III级为IAP21~25 mmHg，IV级为IAP > 25 mmHg。

需要注意的是，儿童IAH低于成年人，肥胖症、孕妇腹内压慢性升高可达10~15 mmHg，但一般不导致器官生理功能障碍。

腹腔灌注压（abdominal perfusion pressure，APP）=MAP-IAP，如APP难以维持在50~60 mmHg，则提示预后不佳，可能需要减压治疗。

三、胃残留量测量

胃残留量（gastric residual volume，GRV）与喂养耐受与否密切相关。ICU常用的GRV测量方式为胃内容物抽吸法，除了需要评估胃内容物的颜色、性质和量之外，还需要考虑喂养方式及喂养量的相关信息。如单次GRV > 200Ml，则为大量胃潴留。

四、重症床旁胃肠超声

近年来，重症超声已在临床应用中显示出了巨大的潜力，其检测结果动态实时且相对准确，但较为依赖检测者操作的规范性和经验。因此，要获取完美的超声图像，需要选取合适的体位和超声参数（表15-3-2）。本部分将介绍几个胃肠超声相关的客观评价方案。

一个全面的胃肠超声评估需要在5个解剖位置获取图像，包含胃窦、胃底、空肠、回肠和结肠。胃窦和胃底主要评价胃的运动和胃排空，肠道检查主要评价内径、皱褶和运动（图15-3-1）。

常用的胃肠超声客观评分主要有两个，胃肠道和尿道超声（gastrointestinal and urinary tract sonography，GUTS）和急性胃肠损伤超声检查评分（acute gastrointestinal injury ultrasonography，AGIUS）。其中GUTS评分包含黏膜、血流灌注、膀胱容量等信息，较为复杂。这里以AGIUS评分示例如下（表15-3-3）。

表15-3-2 床旁胃肠超声评估指标

评估指标	具体内容	意义
胃窦横截面积（CSA）	半卧位或右侧卧位（清楚显示胃窦及胃体即可） CSA=前后径 × 头尾径 × π/4	可相对准确地预估GRV 可供参考的预估公式：GRV=27.0+14.6×CSA（cm^2）（右侧卧位）-1.28×年龄
胃窦运动指数（MI）	右侧卧位下，经胃管注入300 mL温水，充盈后立即测量胃窦最大舒张面积直至排空，每2 min胃窦收缩次数为胃窦收缩频率（ACF），胃窦收缩幅度（ACA）为胃窦面积变化（连续3次最大舒缩面积差）/胃窦面积 MI=ACF×ACA	可用于指导肠内营养（EN） MI < 0.4，EN速率20~30 mL/h；0.4 ≤ MI < 0.8，EN速率40~60 mL/h；MI ≥ 0.8，EN速率70 mL/h
胃肠道直径和腔内容物	结肠径 > 6 cm，小肠径 > 3 cm为肠扩张	需排除肠梗阻
胃肠壁（皱褶、分层等）	胃壁厚4~6 mm，肠壁厚 < 3 mm，是否有异常皱褶及分层	胃肠屏障功能及完整性的基础
胃肠蠕动和运动	是否存在蠕动异常	直接反映胃肠运动功能

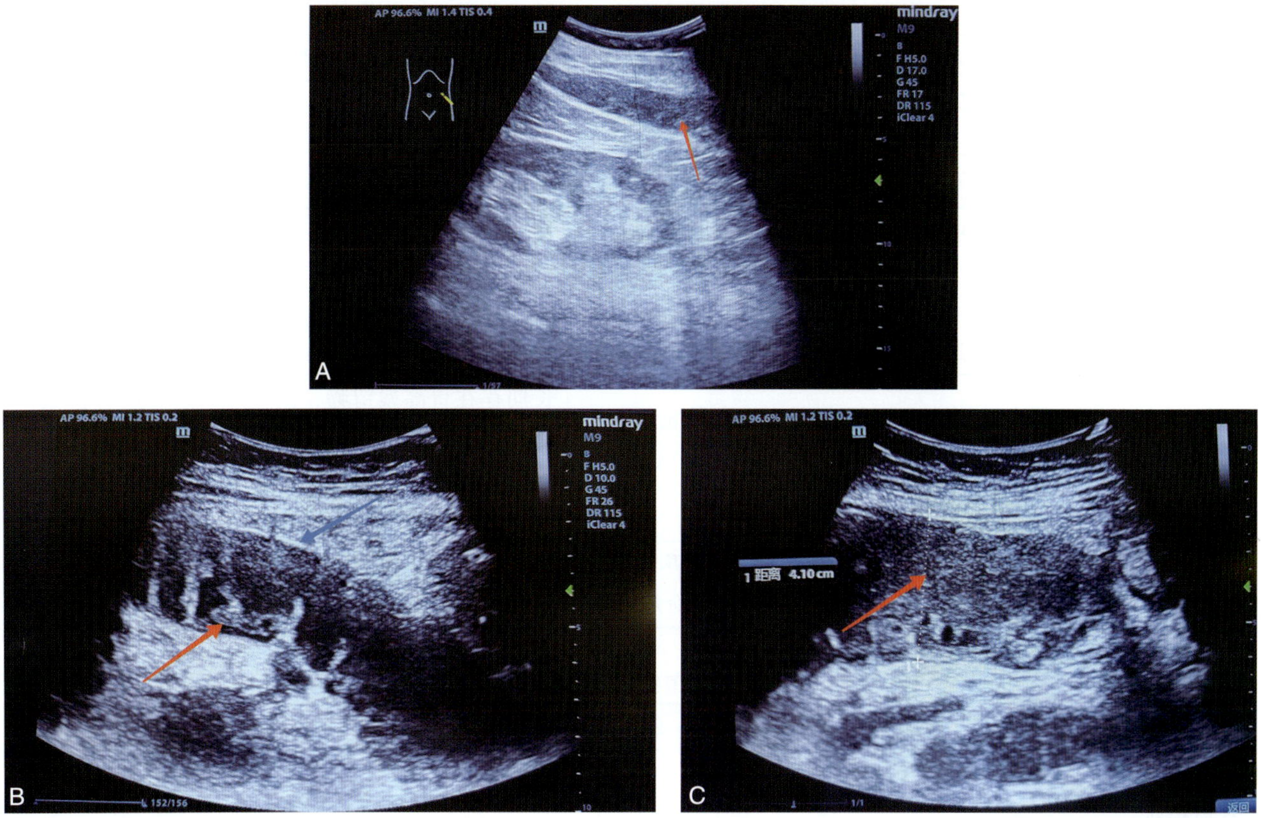

图 15-3-1　肠道超声。A. 正常肠道超声图像（红色箭头）。B. 小肠褶皱异常（红色箭头）和肠壁增厚（蓝色箭头）。C. 肠腔扩张（红色箭头）

五、其他附表

1. 急性胃肠损伤（AGI）分级见表 15-3-4。

2. 胃肠道症状评定使用胃肠道症状评定量表（GSRS；表 15-3-5）。

3. 布里斯托大便分类见图 15-3-2。

表 15-3-3　急性胃肠损伤超声检查评分（AGIUS）

得分	肠管直径	肠壁厚度	肠道蠕动
0	< 3 cm 且肠皱褶无改变	< 3 mm 且肠壁无分层	每分钟 5~10 次，可见肠内容物运送
1	⩾ 3 cm 或肠皱褶改变	⩾ 3 mm 或肠壁分层	每分钟 < 5~10 次或每分钟 > 10 次
2	⩾ 3 cm 且肠皱褶改变	⩾ 3 mm 且肠壁分层	未见肠蠕动及肠内容物运送
单项得分			
综合得分			

表 15-3-4　急性胃肠损伤（AGI）分级

得分	描述	评估要点
Ⅰ	存在胃肠功能障碍和衰竭的危险因素，有明确病因，胃肠道功能部分受损，常继发于机体经历打击之后（如手术、休克等）。分为暂时性和自限性	恶心、呕吐、肠鸣音减弱或消失、肠蠕动减少等
Ⅱ	胃肠道不具备完整的消化和吸收功能，无法满足机体对营养物质和水的需求。此时胃肠功能障碍尚未影响患者的一般状况，需给予一定的干预措施才能满足机体对物质和水的需求	胃瘫痪导致的较多胃潴留或反流，IAHI 级（IAP12~15 mmHg），呕吐物中带血块、血便、喂养不耐受［未来 72 h 内肠内途径不可耐受 20 kcal/（kg・d）的热量供应］
Ⅲ	胃肠衰竭，给予干预处理后，胃肠功能仍不能恢复，整体状况没有改善。常见于积极治疗后（幽门后营养、红霉素）	长期存在胃高残留物，消化道麻痹，肠管扩张，IAHII 级（IAP1~20 mmHg），低腹腔灌注压（≤ 60 mmHg），喂养不耐受并可能出现持续或恶化的多器官衰竭
Ⅳ	急性胃肠损伤逐步进展，多器官功能障碍综合征（MODS）和休克呈进行性恶化，随时有生命危险	肠缺血坏死，胃肠道出血导致失血性休克、假性结肠梗阻，需要减压治疗的腹腔间室综合征

表 15-3-5　胃肠道症状评定量表（GSRS）

过去一周是否出现过以下症状？	1	2	3	4	5	6	7
1. 腹痛							
2. 胃灼热							
3. 反酸							
4. 腹部饥饿痛							
5. 恶心和呕吐							
6. 肠鸣不适							
7. 腹胀							
8. 打嗝（嗳气）							
9. 排气增多							
10. 排便次数减少							
11. 排便次数增多							
12. 大便不成形							
13. 大便硬结							
14. 排便急迫感							
15. 排便不尽感							
得分							

注：1 分 = 无症状；2 分 = 轻微；3 分 = 轻度；4 分 = 中等程度；5 分 = 中等偏重；6 分 = 严重；7 分 = 非常严重

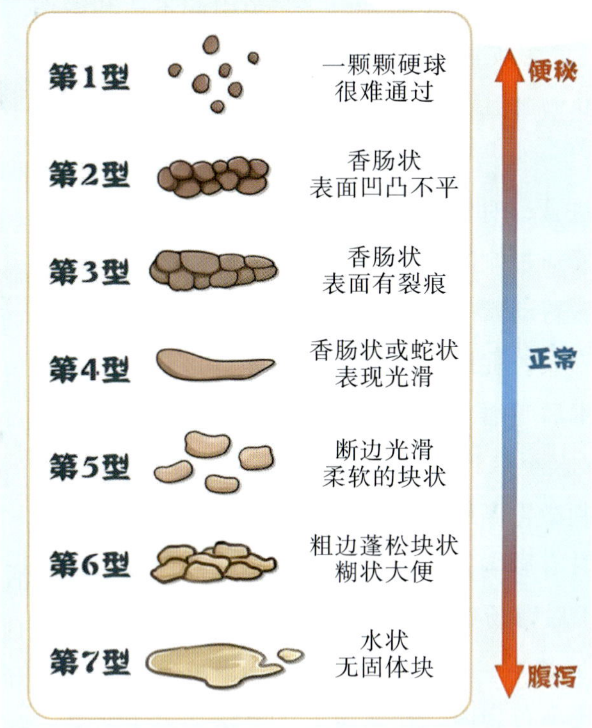

图 15-3-2　布里斯托大便分类

第四节　底线康复治疗技术

GID 的治疗主要包含药物治疗和非药物治疗（外科治疗不在本章讨论范围之内），且预防比治疗更重要。由于药物效果有限且有一定的副作用，合理运用非药物干预手段将是 GID 治疗的重要一环。以下列举的底线康复治疗技术可单独使用，也可联合使用。底线康复治疗技术通用的适应证和禁忌证见表 15-4-1。需要注意的是，治疗过程前后及治疗过程中需持续监测患者的病情变化和主观的胃肠道相关症状，一旦发现病情较大的波动，需随时中止治疗并重新启动评估。

一、康复护理

GID 的患者护理在医疗管理中具有非常重要的地位，尤其是对于 ICU 的患者，意义更加重大。其关注点主要在于 GID 的常规监测和护

表 15-4-1　底线康复治疗的适应证和禁忌证

适应证	禁忌证
胃肠动力减弱（肠鸣音减弱或消失）	局部皮肤破损
可以耐受的胃肠相关症状	任何主观不耐受的胃肠相关症状
胃排空延迟	过去 6 周内未进行腹部放疗以及未进行腹部手术
排气延迟	血流动力学不稳定
超过两天未排便	任何可疑消化道出血
非明确的器质性原因引起的 GID	任何其他腹部疾病引起的 GID（临床诊断为腹水、腹部肿瘤、腹膜炎、腹部动脉瘤、机械性肠梗阻等）
	严重腹泻（每日大于 3 次水样便）或腹腔内高压（IAP ≥ 12 mmHg）

理，营养支持的实施，胃肠道症状的处理等。具体见表 15-4-2。其次，近年来康复护理在诸如术后假食，中药腹部热敷等其他疗法方面也得到了更多的临床关注。

1. 假食：假食即模拟进食，对术后胃肠蠕动有一定的刺激作用。咀嚼通过刺激神经中枢和迷走神经，促进胃泌素、胃动素等胃肠激素的分泌，减少促炎因子的释放，促进术后胃肠功能恢复。有研究表明，术后咀嚼口香糖（每日 3 次，每次持续 30 min 直至肛门排气）作为一种假食方式，可直接刺激胃肠蠕动；并且无糖口香糖含有的木糖醇具有影响胃肠动力及渗透性轻泻作用，有利于术后胃肠功能恢复。

2. 吴茱萸 / 小茴香腹部热敷：将吴茱萸 / 小茴香、粗盐各 250 g 装入小布袋内，扎紧袋口备用。使用前将布袋置于微波炉内中火加热 3 min，以气味散发芳香药气为佳。取出后静置降温，待温度控制在 50℃ ~60℃时可用，具体温度以患者腹部皮肤耐受为宜。以脐为中心，将吴茱萸热敷包敷于腹部。当热敷包温度低于皮肤温度时可重复加热使用，直至加热后药味变淡、变无弃去不用。时长及频率分别为每次 30~45 min，每日 1~2 次，根据疗效评价确定治疗周期。热敷应避开腹部伤口或皮肤受损区域，注意查看、触摸患者的腹部皮肤情况，以免引起不适和烫伤。

二、物理治疗

1. 渐进式康复训练：渐进式康复训练是重症康复的基石。虽然并非针对 GID 的专项康复，但其对全身的积极影响使其成为 GID 康复的重要组成部分。在启动渐进式康复训练之前，物理治疗师除了进行胃肠功能的专项评估以外，需要对患者进行常规的康复评估和安全性筛查，包括生命体征、配合度和其他临床评估等。以“尽快开始活动”的 UZLeuven 方案：渐进式转移计划和身体活动方案（表 15-4-3）为例，通过对患者进行综合评估和康复分级，尽快启动患者的全身动员和活动计划，以获取全身多系统的最大收益，如肌骨系统、营养、代谢、免疫等，全面提高 GID 的治疗效果。

渐进式康复训练的强度和方式应根据每日的评估结果进行设定，确认康复方案的等级。需要特别注意时间的安排（在活动期间适当的休息）、转移的执行（正在进行转移和已经坐于座椅上）以及步行的训练。整个方案允许物理治疗师为患者制订个性化的治疗，具体强度可以根据患者的能力进行调整。

2. 被动腹部按摩法：被动腹部按摩法作为一项最古老的手法治疗形式之一，其定义是为

表 15-4-2　GID 的常规监测和护理

常规监测	一般护理要点
严密监测患者的生命体征、意识、瞳孔，关注出入量是否平衡，监测中心静脉压	体位管理：抬高床头 30°~45°，预防反流及误吸；腹腔高压患者适当降低床头角度
重视腹部体征的观察，根据需要监测腹腔内压	营养支持：尽早启动经口或肠内营养；对于有反流误吸风险的患者，可留置鼻肠管进行幽门后喂养
动态监测胃肠相关症状的变化，如有无腹痛腹胀、肠鸣音减弱或消失、便血、呕血等	减轻胃肠道压力：如胃肠减压、肛管排气
关注肠内营养的吸收情况，定期进行胃残留量的监测，如发生喂养不耐受及时调整营养方案	选择性肠道去污：如机械清洗，给予硫酸镁或乳果糖口服导泻或等盐水不保留灌肠等
	对症护理：遵医嘱给予胃黏膜保护药和抗酸药等
	心理和情绪支持

表 15-4-3　尽快开始活动的 UZLeuven 方案：渐进式转移计划和身体活动方案

等级	临床评估	体位管理	物理治疗
0 级	不配合 S5Q=0 不能通过基础评估	2 h 变换体位	不能进行治疗
1 级	较少配合 S5Q ＜ 3 能通过基础评估 由于神经系统症状、手术和创伤不允许被动转移到椅子	2 h 变换体位 >30° 斜躺卧位 辅具固定体位	被动 / 主动关节活动 被动 / 主动床上踏车 神经肌肉电刺激
2 级	中等配合 S5Q=3 能通过基础评估 因为肥胖、神经系统症状、手术和创伤不允许主动转移到椅子（即便 MRCsum>36）	2 h 变换体位 辅具固定体位 倚靠床上直立坐位 被动地从床转移到椅子	被动 / 主动关节活动 上下肢的抗阻训练 被动 / 主动上肢和 / 或下肢床上或坐位踏车 神经肌肉电刺激
3 级	接近完全配合 S5Q ≥ 4/5 能通过基础评估 MRCsum ≥ 36 BBS 坐位到站位 =0+ BBS 站立 =0+ BBS 坐位≥ 1	2 h 变换体位 被动地从床转移到椅子 坐于床边 辅助下站立（≥ 2 人）	被动 / 主动关节活动 上下肢的抗阻训练 主动上肢和 / 或下肢床上或坐位踏车 神经肌肉电刺激 ADL
4 级	完全配合 S5Q=5 能通过基础评估 MRCsum>48 BBS 坐位到站位≥ 0+ BBS 站立≥ 0+ BBS 坐位≥ 2	主动床椅转移 坐于床边 辅助下站立（≥ 1 人）	被动 / 主动关节活动 上下肢的抗阻训练 主动上肢和 / 或下肢床上或坐位踏车 帮助或助行器下步行 神经肌肉电刺激 ADL
5 级	完全配合 S5Q=5 能通过基础评估 MRCsum> ≥ 48 BBS 坐位到站位≥ 0+ BBS 站立≥ 0+ BBS 坐位≥ 3	主动床椅转移 坐于床边 辅助下站立（仅语言提醒和监视保护）	被动 / 主动关节活动 上下肢的抗阻训练 主动上肢和 / 或下肢床上或坐位踏车 帮助下步行 神经肌肉电刺激 ADL

了实现具体的治疗目的，治疗者的手在患者身体组织上（包括神经和肌肉上）进行有规律和有节奏的运动。因其具有简便易行、舒适度高、效果良好的特点，在 ICU 环境下更兼具人文关怀的意义，深受东西方医疗团队和患者的青睐。腹部按摩法对于 GID 的安全性和有效性已被众多循证证据所支持，并得到越来越多现代医学生理机制的支持，包括改善软组织张力、改善血液和淋巴循环、通过刺激副交感神经进而刺激胃肠道反应、通过机械和反射增加胃肠蠕动

并改善腹部压力、加速食物通过胃肠道等。

因为研究背景、方法学和东西方文化的较大差异，加上手法流派众多，腹部按摩法在治疗 GID 方面尚无高质量的临床实践指南和统一的推荐治疗处方（如强度、方式、手法等）。目前主流的腹部按摩法主要为传统按摩手法和瑞典式按摩。传统按摩手法包括振动、触觉抚摸、叩击、揉捏、按压、摇动、滑动等多种手法结合，通常在腹部以顺时针进行，由浅及深。本节接下来将以瑞典式按摩手法为例进行标准治疗流程介绍（表 15-4-4）。治疗时选取腹部放松体位（半卧位、膝下垫枕），建议在进食后 1~3 h 进行，治疗次数每日 1~2 次，每次 10~30 min，干燥的皮肤可以使用适当的润滑凝胶用于促进按摩。对于有慢性 GID 背景的患者，其治疗周期可能会更长，可达 7~14 d 以上。

3. 腹部相关训练：涉及腹部和躯干的训练是 GID 康复重要的补充治疗，其基本原理仍然是建立在全身活动和运动的基础上，通过特定的运动方式促进腹部的活动，尤其是膈肌的主动收缩，以达到刺激腹部脏器的目的。

（1）促进膈肌运动的呼吸训练

①标准的训练程序为：选取体位→放松肩部和胸廓→促进膈肌运动。以上三个步骤按顺序进行，只有完成上一步的目标才可进行下一步训练。

选取合适的体位是呼吸训练的基础，通常选取有利于腹部放松的体位，如屈髋屈膝仰卧位，前倾支撑坐位。对于呼吸做功较高或耐力差的患者也可以选用侧卧位以减少耗能，对于腹压增加的患者，床头抬高角度不宜过高；对于反流的患者则不宜太低。

②采用适当的技巧放松肩部和胸廓，如手法引导，软组织拉伸，肌肉能量技术，胸廓手法松动等。

③采用适当的技巧促进膈肌运动，如手法引导、嗅气、神经易化技术、膈肌电刺激等。

（2）涉及腹部的躯干训练

对于任何头低脚高位的训练，均需考虑对胸腔压、颅内压、血流动力学、反流等全身系统的影响。此类训练可作为全身转移活动之外的补充训练，运动频次和强度需结合患者的耐受度设定。几个常见的训练（主动 / 辅助）：桥式运动、卷腹 / 反向卷腹运动、仰卧位下肢摇摆、腹部伸展等。全身转移活动参见“渐进式康复训练”。

三、综合康复管理

除了针对 GID 的专项康复治疗以外，医疗团队在影响 GID 的其他多因素方面仍可以发挥一定的价值。尤其是在意识障碍、情绪支持、

表 15-4-4 典型的瑞典式按摩手法方案示例（用于便秘）

治疗流程	术语解释
1. 轻抚全腹 10 次 2. 轻抚腹直肌，腹内外斜肌以及腹横肌各 10 次 3. 揉捏腹部 3 次 4. 沿着结肠的路径顺时针轻抚 10 次 5. 振动小肠和大肠 1min 或更久 6. 重复第 4 步 7. 用拳头、掌根或拇指沿着结肠路径揉捏 1min 或更久 8. 沿着结肠的路径压捏 1 次 9. 沿着结肠的路径振动 10. 重复第 4 步	· 轻抚：以较小的力进行长长的滑行和抚摸 · 揉捏：将软组织对称性挤压并提起揉捏肌肤 · 振动：用手或手指进行的摇晃和振动运动 · 压捏：较大的力来回揉捏并施压

表 15-4-5　GID 相关的其他因素及干预

影响 GID 的其他因素	具体干预
昏迷 / 谵妄	促醒 / 认知治疗
焦虑 / 抑郁	转介作业治疗师
吞咽功能障碍	转介言语治疗师
疼痛	多模式联合镇痛：如伤口支持，体位管理，引导式放松技巧，强化教育，物理因子治疗等
喂养不耐受	转介营养师强化营养管理

疼痛管理等方面，这有助于提高患者的依从性及治疗效果。需要注意的是，以下的治疗并非针对 GID 的专项治疗，主要是对症治疗，具体操作流程参见相应章节。

第五节　特色康复治疗技术

针对 GID 的特色康复治疗技术部分需要考虑使用特殊设备，或对操作者有一定的资质要求，读者可根据现有条件进行选择。注意治疗前禁忌证的筛查和治疗前后的疗效记录。如果装有心脏起搏器或存在可能被干扰的电子监测设备，禁用电刺激疗法；有感觉障碍及皮肤破损区域，禁用物理因子治疗。

一、物理因子治疗

1. 胃肠体表电刺激：胃肠体表电刺激是一种基于胃肠起搏理论的无创体表电刺激疗。其工作原理是通过对胃肠起搏点的体表投影进行一定参数的电刺激，进而产生类似于植入式胃肠起搏器的治疗效果，促进胃肠动力，调节胃肠自主节律功能；对于功能性便秘、餐后胃肠不适、术后恶心呕吐等 GID 有一定的治疗效果。但因缺乏大规模临床试验研究证据，尚未得到临床广泛使用。胃肠体表电刺激治疗示例见表 15-5-1。

2. 干扰电刺激：干扰电刺激同样是非侵入性经皮电刺激的一种形式，能在机体深部组织产生差频电流，形成干扰电场，可促进内脏平滑肌活动，改善内脏血液循环，调节支配内脏的自主神经，进而起到治疗 GID 的作用。已有研究证明对于术后胃轻瘫，神经源性 GID 及重症患者 GID 等有一定的疗效。胃肠体表电刺激治疗示例见表 15-5-2。

表 15-5-1　胃肠体表电刺激治疗参数

治疗参数	描述
胃起搏点	正极位于剑突与脐连线中点向右旁开 2~5 cm 处，负极位于剑突与脐连线中点向左旁开 3~5 cm 且向上 1 cm 处
肠起搏点	正极位于脐上 1~2 cm，负极位于剑突下与脐连线的中点向右 5~10 cm 处
体位	仰卧位
频率	胃起搏频率为 4~6 /min，肠起搏频率为 10~15 /min
强度	皮肤出现微弱的灼热感或轻微“针刺感”，一般强度为 200~400 μA，最大不超过 1 mA
时间及频次	每次 30~45 mim，每天 1~2 次，直至症状改善

表 15-5-2　干扰电刺激治疗参数

治疗参数	描述
体位	仰卧位
电极位置	4 个电极分为两组，交叉对称放置在上腹区剑突下、左季肋区、右季肋区及脐下
输出频率	（4000 ± 40）Hz~（4000 ± 80）Hz
强度	以腹部肌肉可见明显收缩且患者无任何不适为宜
时间及频次	每次 20 min，每天 1 次

二、传统疗法

传统疗法在 GID 的防治上有其独到的临床价值。其中常用的有针灸疗法、中药外敷、穴位注射、穴位贴敷、艾灸等，各有其使用范围和治疗原则，已被很多研究证实对于促进 GID 恢复和调节多脏器功能有积极的影响（表 15-5-3）。多种疗法合理结合使用，可进一步增加整体治疗效果。这些疗法需要经过中医辨证施治，如痞满、泄泻、血证等，对治疗要求较高；且穴位选取及具体治疗处方尚不统一，以及缺少大规模的证据，在一定程度上限制了传统疗法在临床上的使用。

三、特殊手法

1. 穴位按摩：与直接腹部按摩法相比，穴位按摩侧重于治疗者通过推、拿、提、捏、揉、点等按摩的方法针对穴位进行治疗，操作舒适简单、安全性高，能够达到一定的针刺治疗效果，同时可以避免针刺带来的不适感，尤其适用于惧针的患者。常用穴位有三类：腹部的神阙、天枢、中院、下院、气海、关元穴等；背部的大肠俞、小肠俞、关元俞等；手足的合谷、内关、手三里、曲池足三里、上巨虚、下巨虚等。通常取仰卧或侧卧位，自上而下，每个穴位按摩 1~3 min，每次 10~20 min，持续至症状改善，强度以患者感到酸、麻、胀为宜。

2. 内脏手法调理术：内脏手法调理术是由 Jean-Pierre Barral 创立的，基于内脏筋膜理论的无创软组织手法，广泛应用于功能性胃肠疾病。目前已有多家医院和学者将其应用于临床。该技术有其独特的理论基础、适应证、禁忌证、评估体系和治疗技术，对操作者的手法要求较高。

表 15-5-3　常用传统疗法

	治疗
针刺	常用穴位有足三里、上巨虚、公孙、太冲、合谷、胃俞、三阴交、中脘、天枢、内关等
穴位注射	穴位以足三里为主，常用药有新斯的明、地塞米松、B 族维生素等
穴位贴敷 / 中药外敷	穴位以神阙、足三里为主，常用药物有大黄、吴茱萸、丁香、芒硝或其他中药复方
中药灌肠	常用大承气汤、大黄甘草汤等
艾灸	常用穴位如腹部的神阙、天枢、中脘，背部的大肠俞、小肠俞，手足部的合谷、内关、足三里；常用方式为隔姜灸、悬灸、温针灸等
耳穴压豆	选用大小合适、质硬、光滑的小颗粒或药丸贴压于耳穴，常选耳穴中脾、胃、贲门、大肠小肠等治疗部位；
中医集束化治疗	对于痞满型危重症 GID 患者的治疗，需要根据患者病情整合各种中医干预方法，形成以中药汤剂口服、穴位贴敷以及电针双侧足三里为主的中医集束化治疗方案，辨证论治

（1）评估及触诊：在进行治疗前，治疗师应徒手进行评估。评估内容包括患者的器官定位、肠道各段旋转轴偏移方向、神经血管及周边其他软组织情况等，明确肠道的原动律和能动率紊乱的状态，针对受限方向及运动启动点进行治疗。

（2）技术要点：①功能性方法。以中立位作为起始点，逐渐移动至第一次受阻时需费力移动身体的部位，无须达到极限范围。②回弹效应。使机体向受力方向进行堆叠，略微超出第一阻力点且保持不立即释放。③引导运动法。引导器官向不受限方向运动，使器官运动范围逐渐增大。

常用的内脏手法调理术见表 15-5-4。

第六节　康复治疗技术进展

一、经皮穴位电刺激

经皮穴位电刺激是一种将传统经络理论和现代医学理论相结合的疗法。国内外越来越多的研究正在探索其潜在机制，如脑－肠轴通路、迷走神经－肾上腺轴通路、自主神经调控等，以及最佳治疗处方如强度、时长等参数。此外，亦有研究表明围术期 TEAS 的应用，包括术前、术中和术后的使用，都展现出了一定的治疗潜力。同时，结合 Relief Band 的手环型微电流刺激疗法，正以其独特的优势走进研究者的视野。

TEAS 的另一个优势在于针对胃肠功能的治疗处方，同时可能存在自主神经、疼痛、情绪等方面的调控作用，有望在围术期及 ICU 中减少相关药物使用量等方面体现一定的价值。

二、物理因子治疗

作为物理治疗师，更多物理因子在 ICU 的使用是值得探索的，如光疗、热疗、超声波治疗等。由于缺乏高质量的研究设计和更高的证据等级支持，目前仍需进一步探索。考虑到 ICU 环境及医疗资源的有限，未来更多小体积、低成本、便携的设备将更具有应用潜力。

三、综合的物理治疗管理

除了规范的临床干预以外，以人文关怀为中心的物理治疗是极具价值的。对于 ICU 环境下的患者，由于 GID 复杂的成因，还需要关注患者的认知、情绪、疼痛、睡眠等方面的情况，

表 15-5-4　常用的内脏手法调理术

操作名称	操作要点
评估	仰卧位，治疗师站于患者侧面，手置于患者肋骨下缘从后上方切入，深入腹部，从左到右，从上到下
胃的手法	仰卧，屈膝，在脐上方 6~7 cm 找到幽门位置，以掌根压到幽门上，利用大小鱼际向后方推，每组 5 次；然后将手置于胃底部，向上内侧（贲门方向）推动，每组 5 次
肠系膜放松	仰卧，单手贴在肠系膜根部并与之平行，指尖朝向右侧髂前上棘，先将手往下压，再将之往上内侧朝着脐方向推，以轻柔并带有节奏的方式使之放松，每组 5 次
括约肌刺激手法	仰卧位，以掌根对括约肌（幽门、Oddis 括约肌、十二指肠空肠曲）进行压力刺激，每组 5 次
小肠促通技术	仰卧位，双手分别置于空肠和回肠体表位置，施加向下的压力同时旋转，每组 5 次
大肠促通技术	仰卧位，双手拇指压在盲肠上，交替将盲肠的外缘往上内侧推，内缘往下外侧推；再取侧卧位，把升结肠和降结肠往脐方向来回推动，每组 5 次

综合的物理治疗管理将有助于全面提升 GID 的治疗效果。物理治疗师应采取适当的技巧来履行在情绪支持、认知改善、缓解应激、调控睡眠等方面的角色，这在未来将是 GID 物理治疗的重要一环。此外，ICU 环境的建设同样极具价值。应在条件允许的情况下，尽量减少环境的应激，以达到最佳的治疗效果。

第七节　典型病例讨论

【病史】患者，男性，47 岁。无明显诱因胸背痛 10 余小时伴视物模糊入院，诊断为主动脉夹层（Stanford A 型）。全麻体外循环下行“主动脉弓全弓置换术 + 降主动脉象鼻术 + 胸降主动脉支架植入术 + 主动脉瓣置换术”，术后转入心脏外科 ICU。病程第 4 天。

【既往史】患者既往有偏头痛病史，否认高血压病、糖尿病及心脏病史。未规律监测血压，服用药物缓解，具体不详。

【个人史】吸烟 30 年，每天约 20 支，未戒烟；饮白酒 20 年，每天约 20g，未戒酒。

【用药史】

1. 患者术后苏醒延迟 3d，经过短期亚低温治疗，目前已停镇静药 10 余小时。

2. 早期药物治疗：门冬氨酸钾镁、甘露醇、乌斯他丁、甲泼尼龙、艾司奥美拉唑。

3. 当前药物治疗：乌斯他丁、哌拉西拉他唑巴坦、氨溴索、美托洛尔、苯磺酸左氨氯地平、布托啡诺及其他补液治疗。

【视诊 / 基础评估】（需回顾护理记录）

1. 基础信息：半卧位 15° ，正中开胸伤口，身高 165 cm，体重 70 kg。

2. 循环及呼吸系统：HR 80 /min，窦性心律；BP 141/73 mmHg（MAP95 mmHg）；RR 20 /min；SPO_2 100%；T 36.9 ℃。已拔除气管插管超过 24 h，目前鼻导管吸氧 6 L/min，无主观疲劳及呼吸困难 。

3. 出入量：入量 1424 mL，出量 1860 mL，轻度负平衡（–436 mL），无排便。

4. 血气分析：PaO_2 78.4 mmHg；$PaCO_2$ 36.9 mmHg；pH 7.433；BE 1.2 mmol/L；Lac 1.2 mmol/L。

5. 血液检查：Hb 108.9 g/L，无进行性下降；ALB 37.9 g/L；WBC 10.60×10^9/L；CRP 115.00 mg/L；IL–6 7.70 pg/mL；PCT 0.32 ng/mL；尿素 10.4 mmol/L；肌酐 84 μmol/L。

6. 管道：动静脉置管，心包纵隔引流管，尿管，管饲肠内营养 3 d，目前已拔出鼻胃管，经口进食稀饭 1 次。

【查体 / 一般症状和体征】

1. 神经系统：RASS 评分 +1 分，S5Q 评分 5 分，GCS15 分，CAM–ICU 阴性。

2. 触诊：腹部张力无明显增高，无压痛、反跳痛。

3. 听诊：肠鸣音及蠕动听诊不清。

现在要求会诊该患者。患者自诉腹胀，入 ICU 后未排便，否认排气，无腹痛、恶心、呕吐等其他相关症状。

【思考问题】

1. 患者是否还需要其他评估？

2. 评估及治疗前有哪些特殊考量？

3. 患者的治疗计划是什么？

4. 如何确定治疗效果？

【答案】

1. 其他评估包括：①回顾病史及手术史，明确是否有胃肠道缺血、灌注不良或低血压过程；②明确 AGI 分级；③ GSRS 量表记录症状基线并筛查其他 GID 相关症状；④记录腹围变化，必要时可监测 IAP；⑤床旁超声明确胃肠动力，无肠扩张、机械性肠梗阻等器质性改变；⑥焦虑抑郁（HADS）评估。

2. 需要考量以下的因素：①血红蛋白、循环稳定，症状可耐受，基本排除消化道出血；②确保评估治疗前的充分镇痛；③疑似动力不足，功能性便秘，其可能的影响因素有苏醒延迟、脱机延迟、管饲、药物、高炎性反应、活动不足、焦虑抑郁等；④治疗过程中如出现病情变化，如循环波动、症状加重等，应立刻停止治疗并重新启动评估明确原因。

3. 治疗计划

（1）渐进式活动训练：通过安全评估后应尽快启动渐进式活动训练（肢体活动、床上踏车、体位转移等），这是优先级最高的物理治疗，建议每日 1~2 次，时长根据耐受调整，强度符合进阶原则。

（2）被动腹部按摩：具体手法及强度无标准方案推荐，可根据治疗师偏好及患者主观感受进行调整，治疗体位应使腹部充分放松。

（3）物理因子治疗：①首选胃肠体表电刺激疗法，因其对心电监护无干扰；②其他电疗类需考虑起搏器及心电监护的干扰；③其他可选治疗可根据医疗资源及 ICU 文化选用，如针刺疗法、中药敷贴、特殊手法类治疗均可。

4. 疗效评估：治疗前后对比 GSRS 评分，必要时可行超声评估确认。

【病例补充】以上为真实病例分享。值得注意的是，该患者在两次综合物理治疗干预后逐渐恢复排气排便；但在强化营养管理后出现轻度腹泻情况，无其他不适症状，经过饮食调整后未予以特殊处理。出现先便秘后腹泻的情况对于心脏外科的患者并不罕见，这是胃肠功能紊乱的一种表现。可能是由于术后胃肠动力不足到喂养不耐受的转变，通常与过快恢复正常饮食以及持续的胃肠应激相关。但此类症状可算是良性的，往往经饮食调整后无须特殊处理。

（冯蓓蓓，喻鹏铭，黄　维，段维韬）

第十六章

肾脏功能障碍

第一节　概　述

慢性肾病（chronic kidney disease，CKD）是指肾脏结构异常或功能障碍导致的疾病，对健康产生影响持续时间 3 个月以上。一般来说，CKD 从尿异常开始，逐渐导致肾功能下降，并最终发展为终末期肾衰竭（end-stage kidney disease，ESKD）。2017 年，全球全年龄段系统分析发现，全球有 6.975 亿例 CKD，全球患病率为 9.1%。2019 年，中国 CKD 患者达 1.505 亿例，1990—2019 年患病率由 6.7% 增加到 10.6%，18 岁以上人群 CKD 患病率为 10.8%。目前老年人 CKD 的病因构成主要为糖尿病、高血压、慢性肾炎等慢性病。CKD 患者往往多病共存，危险因素除了高血压、糖尿病外，还包括年龄、性别、肥胖、不良生活方式、动脉粥样硬化、非酒精性脂肪肝、高尿酸血症、血脂异常、肾结石、肾囊肿等。CKD 早期起病隐匿，患者长期处于无症状阶段，造成延迟诊断。目前，人们对肾脏疾病的认知率仍然很低，全世界只有 6% 的普通人群和 10% 的高危人群知道自己的 CKD 状况。随着我国人口老龄化，以及糖尿病、高血压等慢性病的发病率逐年增高，CKD 的发病率也逐年上升。

基于估算肾小球滤过率（estimated glomerular filtration rate，eGFR）水平，将 CKD 分为 1~5 期。根据 eGFR 分期和尿白蛋白分级进行 CKD 的危险分层，分为 1 级（低危）、2 级（中危）、3 级（高危）和 4 级（极高危）。当肾小球功能下降时，会导致体内物质积聚、水电解质平衡和酸碱平衡异常以及肾分泌激素异常。由于肾功能降低，体内产生的代谢废物无法通过尿液排出，而在体内积聚，可能损害细胞的酶活性和激素作用；进而导致代谢降低和破坏细胞、组织和体液的稳定性，发展为慢性肾衰竭，出现尿毒症症状。当出现相应的临床体征时，应该开始透析治疗。在所有接受透析的患者中，最常见的死因是心力衰竭（27.5%），其次是感染（20.5%），其他原因（9.9%），恶性肿瘤（9.8%）和脑血管病（8.0%）。CKD 发病率上升的主要原因可能与老年患者和糖尿病患者增多、免疫力下降有关。透析患者通常会出现肾性贫血、尿毒症性营养不良、骨骼肌肌量减少和功能异常、肌力下降、运动耐力下降、易疲劳、活动量减少以及生活质量下降等症状。长期透析治疗会导致心力衰竭和低血压等并发症，使患者的生活质量显著降低。先前的研究报道表明，与年龄相当的健康人相比，腹膜透析患者的步行速度下降了 85%、足跟离地高度（heel-lifts）下降了 49%、身体活动水平下降了 56%。尽管透析患者的运动耐力下降，但保持一定的日常生活能力（activities of daily living，ADL）仍然是目标。因此，透析患者不仅需要完成一些轻松的动作，还需要设计一些方法来帮助患者完成尚未能够或未能充分完成的 ADL 动作，以尽可能实现 ADL 的独立性。因此，临床迫切需要寻求预防和改善透析患者并发症，提高其生活质量（quality of life，QOL）的治疗方法。

肾脏康复旨在减轻肾脏疾病和透析患者的身体和心理负担，调整患者状态，改善生命预后以及心理、社会和职业状态。它是一种长期综合性治疗，包括运动疗法、饮食疗法、水分管理、药物治疗、宣教、心理调整等。

第二节 临床路径

CKD 的初期起病隐匿，患者不易察觉，导致其知晓率偏低。当病情发展到中晚期，患者出现并发症及进展为 ESKD 的可能性大幅增加。然而，如果 CKD 能够及时发现和治疗，病情将得到有效控制，甚至可能实现逆转。因此，CKD 的筛查显得尤为重要。无论个体是否存在危险因素，每年应检测 1 次尿白蛋白肌酐比值和血清肌酐。对于存在 CKD 高风险的人群，如有肾脏疾病家族史，患有糖尿病、高血压、心血管疾病、高尿酸血症，高龄（超过 65 岁），肥胖，或是罹患可能引发 CKD 的疾病（如系统性红斑狼疮、乙型病毒性肝炎）、长期使用可能对肾脏造成损害的药物、有过急性肾损伤病史的患者，应实施一级预防措施。每半年接受 1 次 CKD 防治知识的教育，同时每年至少进行 1 次尿白蛋白肌酐比值和血清肌酐的测定。对于高龄、营养不良、肌肉含量低以及肝功能受损的个体，建议额外检测胱抑素 C；并基于血肌酐和胱抑素 C 的数值，使用 CKD-EPI 公式来估算 GFR。

根据美国肾病基金会提出的指南中的概念和定义，慢性肾衰竭相当于 CKD 的第 4 到第 5 期，即 eGFR 在 15~29 mL（min・1.73m^2）之间或 eGFR < 15 mL/（min・1.73m^2）。终末期肾衰竭的治疗包括血液透析、腹膜透析、肾移植 3 种方案。每种方案都有各自的特点和优缺点。临床上需要在充分了解每种治疗方案的基础上，根据患者的自身特点、生活习惯以及现有的医疗条件来选择治疗方案。随着慢性肾衰竭的进展，会逐渐出现各种尿毒症症状。因此，如何把握透析时机是一个重要的临床问题。如果在早期进行透析准备，尿毒症症状较轻、器官损伤也较轻，透析期间的死亡率低，患者有望更早地重返社会。但同时透析医疗费用也会增加。如果透析延迟，则会延长透析期间的住院时间，增加医疗费用，还可能导致预后差。因此，对慢性肾衰竭的透析治疗制定了一系列标准（表 16-2-1）。

慢性透析治疗分为利用腹膜作为透析膜的腹膜透析和使用人工膜的血液透析。腹膜透析又分为全天腹腔内都留置有腹膜透析液的持续性不卧床腹膜透析（continuous ambulatory peritoneal dialysis，CAPD），以及仅在夜间一定时间通过自动装置进行腹膜透析液交换的自动腹膜透析（automated peritoneal dialysis，APD）。CAPD 的手法操作相对简单，老年人也易于接受。APD 由于白天无须透析治疗，有利于重返社会工作。广义的血液透析分为血

表 16-2-1　慢性肾衰竭的透析标准

I. 临床症状	体液潴留（全身性水肿、高度低蛋白血症，肺水肿） 体液异常（难以控制的电解质、酸碱平衡异常） 消化系统症状（恶心呕吐、食欲缺乏、腹泻等） 循环系统症状（严重高血压、心力衰竭、心内膜炎） 神经系统症状（中枢末梢神经障碍、精神障碍） 血液异常（严重的贫血症状、出血倾向） 视力障碍（尿毒症性视网膜炎、糖尿病视网膜病） 上述 7 条中具备 3 条以上为高度（30 分），2 条为中度（20 分），1 条为轻度（10 分）
Ⅱ．肾功能	血清肌酐（Cr）>710 μmol/L 或肌酐清除率（Ccr）<10 mL/min 为 30 分 血清 Cr 为 440~710 μmol/L 或 Ccr 为 10~20 mL/min 为 20 分 血清 Cr 为 270~440 μmol/L 或 Ccr 为 20~30 mL/min 为 10 分
Ⅲ．日常生活障碍程度	由于尿毒症症状导致不能起床者为重度（30 分） 日常生活受到显著限制为中度（20 分） 上班上学或家庭劳动受到限制的为轻度（10 分）
合计 60 分以上应进行透析治疗	

注：年少者（<10 岁）、年老者（>65 岁）、有全身性血管并发症者加 10 分

液透析（hemodialysis，HD）和血液滤过透析（hemo-diafiltration，HDF）。HD 的治疗已历经多年，比较成熟，慢性透析患者中 90.9% 都接受了 HD 治疗。透析患者是否充分透析，可通过透析前后血液生化（BUN、Cr、UA、Na^{+}、K^{+}、Cl^{-}、Ca^{2+}、P^{+}）的数值、透析时间和频率、血流量和 Kt/V 等众多指标进行评价。

此外，肾移植作为一种替代疗法，是终末期肾衰竭唯一的根本性治疗方法。肾移植后，患者的社会活动增加、饮食限制减少，女性患者还可能实现妊娠和分娩，儿童则可能实现正常生长和发育，能够显著提高患者的生活质量。日本肾脏病学会推荐：肾移植有可能改善患者的生存和预后，对于 CKD4、5 期的患者均应考虑行肾移植手术的可能，并向患者本人及家属建议肾移植治疗。肾移植存在的问题主要包括首先必须有肾源捐献者，移植后必须进行免疫抑制治疗等。定期复查的同时应合理服用免疫抑制药，预防排斥反应、感染、生活习惯病（高血压、高脂血症、肥胖、糖尿病）等移植后并发症的出现，必要时需采取应对措施。近年来，随着免疫抑制疗法等的进步，肾移植后的生存率大幅提高。肾移植后，尿毒症的改善或激素不良反应容易引起食欲和体重增加，其结果会导致肥胖和胰岛素抵抗，进而引起高血压、糖尿病、脂质代谢异常；而动脉硬化进展引起的缺血性心脏病或脑血管障碍的发病风险也会增加。应根据每个患者的全身状态和生活习惯，尝试饮食疗法、运动疗法、药物治疗等进行改善。

第三节　康复评估

肾脏康复前，对患者病例信息的收集和评估是十分重要的。评估要考虑到疾病的严重程度，有无 CKD 急性发病，有无肾功能障碍的危险因素等（表 16-3-1）。同时为了掌握并发症的情况，要进行详细的问诊和血液生化检查。对于透析患者，还要确定患者是否有肾性贫血、尿毒症性低营养状况（由蛋白质经口摄入低下和透析关联的蛋白异化功能亢进引发）、骨骼肌萎缩及功能异常、肌力低下、运动耐量

低下、易疲劳、活动量减少、QOL 低下等状况。

表 16-3-1　CKD 发病或肾功能障碍进展的危险因素

· 高血压
· 糖耐量异常，糖尿病
· 肥胖，高脂血症，代谢综合征
· 胶原病，全身性感染
· 尿路结石，尿路感染，前列腺肥大
· 慢性肾病家族史，低出生体重
· 过去健康体检中有过尿检异常、肾功能异常、肾形态异常
· 常用药（特别是 NSAIDs）、营养辅助品服用史
· 急性肾衰竭既往史
· 吸烟
· 高龄
· 单侧肾、萎缩肾

一、运动功能评估

一般来讲，运动负荷试验用来评价运动能力和判定运动处方的效果，包括台阶试验、自行车和跑台等方法。合并心血管系统疾病的急性期和亚急性期的运动疗法，运动强度多是希望以有氧运动为主。此时应用心肺运动负荷试验来确定这一时期的运动强度十分有用。有氧运动的指标多采用 AT 值。AT 值下的运动是无氧代谢非常小的运动强度。心肺运动负荷试验中，如果发现 AT 值以下的强度即发生了血压异常或心肌缺血等症状，那么实际的运动疗法的运动强度就要下调。

1. 6 min 步行试验：6 min 步行试验是一种恒定负荷法，患者按照自己的节奏，测定 6 min 内的最大行走距离。运动负荷试验中，采用脉搏血氧仪、测定脉率及动脉血氧饱和度（SpO_2）。然后用 Borg 评分量表作为主观运动强度的评价。由于本试验受动机、情绪、环境、并发症等多因素的相互影响，因此不能纯粹地反映运动相关的心功能、肺功能、血液和骨骼肌状况等。

2. 跑台负荷试验：跑台负荷试验可电动设定皮带的倾斜角度和传输速度，通过在皮带上行走来增加负荷。渐增式负荷法是在一定时间内通过倾斜角度和速度的增加来设定负荷量。运动中应配备心电和血压监测，可监测心肌缺血和运动诱导的心律失常，且可通过呼气的气体分析来评价运动耐量。

3. 自行车负荷试验：自行车负荷试验是通过蹬固定的自行车，根据阻力 × 距离 × 转数来确定运动负荷的强度。可以直接测定做功率。与跑台一样，通过心电和血压监测在运动中可以检测心肌缺血和运动诱导的心律失常，并通过呼气气体分析来评价运动耐量。

二、营养状态评估

营养状态评价的关键是使用再现性比较强，而且可以对临床治疗过程进行即时评价。评估营养状态时，应从多方面进行综合判断。营养评估包括以下 6 项：①身体测量（身体组成成分、各组织中营养素的贮存状态等）；②生化检查（各组织和内脏器官的营养状态及功能状态）；③临床检查（对营养障碍的自觉症状和其他症状的调查观察，如既往病历、现病史、家族史、体重状况等）；④饮食摄取调查（能量及各种营养素的摄取状况）；⑤环境因素（社会和经济因素、家庭环境、ADL 等）；⑥心理状态（抑郁、孤独感、烦躁不安等）。根据评估中得到的客观数据或主观数据，对患者的营养状态进行综合判断。在透析的情况下，考虑透析条件也是必要的。连续追踪其过程进行营养评估很重要。

在营养评估之前，先要对患者进行营养状况筛查。筛查方法有主观综合评估（subjective global assessment，SGA），营养不良 - 炎症评估（malnutrition-inflammation score，MIS），老年人营养风险指标（geriatric nutritional risk index，GNRI）等。SGA 是对身体测量值的问诊或病例组合的主观评价法，对透析患者十分有用。MIS 是为了对营养不良和炎症复合综合征（malnutrition-inflammation complex syndrome，MICS）进行过滤筛查而设计的。GNRI 使用血清白蛋白值和体重进行评估，是面向老年人的营养筛查工具。

三、认知能力评估

认知障碍是指已经发达的大脑高级智能发生了障碍。日本国内最为代表性的认知功能检查是改良版的长谷川简易智能评估表（HDS-R）。HDS-R 含有 9 个问题项目，满分为 30 分，20 分以下判定为认知功能障碍。重症程度的判定没有设定基准值，但参考值（平均得分 ± 标准差）分别为：非认知障碍症为 24.27 ± 3.91，轻度为 19.10 ± 5.04，中等程度为 15.43 ± 3.68，较高程度为 10.73 ± 5.40，非常高的程度为 4.04 ± 2.62。国际上常用的是简易精神状态量表（mini-mental state examination，MMSE）。问题由定向力、记忆力、注意力、计算、复述、语言元素等 11 项构成，满分为 30 分，23 分以下为认知功能障碍。

四、心理状态评估

焦虑的评定对于了解患者的性格倾向和状态是十分必要的。焦虑的评定方法有很多，其中较为常用的有问题项目较少、短时间内可以实施且分级容易的显性焦虑量表（manifest anxiety scale，MAS）和状态、特质焦虑量表（state-trait anxiety inventory，STAI）。MAS 量表是从多方面的个性特征检查的明尼苏达多方面个性目录（minnesota multiphasic personality inventory，MMPI）中，抽取反映慢性焦虑的 50 个项目而成的问卷调查。STAI 量表是分别从目前焦虑情况（焦虑状态，STAI-I）和是否是易焦虑性格（焦虑特质，STAI- Ⅱ）两方面来分别测定的。两方面各 20 个项目，合计 40 个项目。评价的分级标准共分为 5 个级别：V（非常高）、VI（高）、Ⅲ（普通）、Ⅱ（低）、Ⅰ（非常低）；V 以上可考虑为临床问题的高度焦虑。

抑郁的评价方法有汉密尔顿抑郁量表（Hamilton depression scale，HDRS）、抑郁自评量表（self-rating depression scale，SDS）、Beck 抑郁量表（Beck depression inventory，BDI）等多种量表。抑郁症自评问卷（self-rating questionnaire for depression，SRQ-D）是以发现隐匿性抑郁症线索为目的的问题量表，包括身体症状和精神症状相关的问题各 6 项，其他和抑郁无关的问题 6 项，合计 18 项。最低得分 0 分，最高得分 36 分；10 分以下为正常无问题，11~15 分为界线区域，16 分以上可怀疑为隐匿性抑郁症。

五、生活质量评估

内脏的疾病和视听等感觉器官的障碍相比，不易直接和能力低下及社会生活参与障碍等相关联。从代偿期到透析期的慢性肾功能不全，一般不被视为 ADL 低下的直接原因。但 ADL 低下确实又和肾功能不全相关，如存在与之相关的继发性甲状旁腺功能亢进、淀粉样蛋白性骨关节病、低营养、贫血，或是意欲低下引发的“不动 / 不想动”的倾向等都不少见。换言之，肾功能不全患者发现的 ADL 低下，如果积极进行治疗，有恢复的可能。

基本的 ADL 由饮食、穿衣、洗漱、如厕、洗澡等身体周边活动项目和起居、换乘、步行等移动性项目构成，代表的评价方法有 Barthel 指数（Barthel index，BI）、Katz 日常生活活动指数（Katz index of

ADL）、Kenny 自理评定（Kenny self-care evaluation）等。此外，还有在基本 ADL 基础上加入身体状况、感觉要素、情绪智力状态等项目的 PULSES 量表，包括 6 个方面内容：P（physical condition）——身体状况；U（upper limb functions and selfcare）——上肢功能及日常生活自理情况；L（lower limb functions and mobility activities）——下肢功能及活动；S（sensory components relating to communication）——感官与语言交流功能；E（excretory function）——排泄功能；S（situational factors）——社会活动；以及加入交流和社会认知项目的功能独立性评定（functional independence measure，FIM）。肾功能不全患者的 ADL 评价方法没有特别之处，与脑血管障碍后遗症、认知症患者或是一般性高龄患者一样。临床较为常用的 BI，由进食、床椅转移、修饰、如厕、洗澡、平地步行、上下楼梯、穿衣、大便、小便等 10 个项目构成。自立程度（需要护理帮助的程度）对应分数为 0、5、10、15；项目不同，分数各异。总得分为 100 分，最低为 0 分。BI 达 60 分以上者，需要护理帮助的很少；40 分以下者需要护理帮助；20分以下者需要全面的护理帮助。本评价方法的优点是简单、单一，短时间内就可自行完成。但是敏感度低，总得分中每个项目的分差各不相同，且不含有认知功能评价。FIM 是由自我护理 6 项、括约肌控制 2 项、转移 3 项、行走 2 项等 13 项基本 ADL，和交流 2 项、社会认知 3 项，共计 18 项构成。因此，评价也分成 7 个级别来评定护理帮助的必要程度。完全自立是满分 126 分，完全护理帮助是最低得分 18 分。由于每个项目都分为 7 个水平来评价，因此敏感度高，具有可以把握 ADL 能力细节变化的优点。缺点是判定困难，评价所需时间较长等。

六、失用综合征

肾功能不全患者，因尿毒症性肌病、神经病、肾性贫血等易引起活动水平低下、身体功能低下的失用综合征（表 16-3-2）。对失用综合征进行评定对肾功能不全患者康复的顺利进行十分重要。

1. 肌力低下 / 肌肉萎缩：由于失用综合征时存在肌力低下和肌肉萎缩，下肢肌肉和抗重力肌肉表现得尤为显著。特别是肾功能不全时，恶病质引起蛋白质消耗，被认为促进了骨骼肌萎缩。一般而言，肌力的评估最初为徒手肌力测定（manual muscle testing，MMT）。MMT 操作简单，但不宜作为高级别的评定，因为存

表 16-3-2　失用综合征

骨骼肌系统	痉挛，肌力低下，肌肉耐力低下，肌肉萎缩，骨质疏松
心血管系统	直立性低血压，血浆量减少，血栓栓塞现象，心储备能力下降，心血管系统失调
皮肤	皮肤萎缩，压疮
呼吸系统	机械性呼吸抵抗增大，通气弥散比不均一，1 分钟通气量减少，肺栓塞，咳嗽力减退，气管纤毛活动力减退，坠积性肺炎
泌尿系统	尿路结石，排尿困难，尿潴留，尿路感染
无机物代谢	氮、钙、磷、硫、钾、钠等负平衡，利尿和细胞外液增加，高钙血症
内分泌	睾酮、精子生成减少，糖耐量异常，甲状旁腺素增加
消化系统	食欲减退，便秘
神经系统	感觉障碍，错乱和方向障碍，焦虑、抑郁状态，智力减退，平衡能力和协调运动能力障碍

在评价太粗略的问题。为使肌力测定数字化，有握力计、扭矩仪、手持式测力计（HDD）等器械式测量方法。肌肉萎缩的评估，有肌肉围度测定、超声波肌肉厚度测定、CT、MRI 等的肌肉横断面积评价等方法。

2. 挛缩：挛缩是皮肤、韧带、肌肉等关节外软组织缩短所致。在测定时必须注意肢体位置的变化及其他关节的代偿性运动。

3. 骨质疏松：为了维持正常的骨代谢，应力刺激和肌肉收缩刺激都是必要的。如果这些刺激减少，就会发生骨质疏松。长期卧床时，腰椎、股骨等抗重力部分就会发生严重的骨矿物质含量下降。骨量的评估有双能量 X 线吸收（dual-energy X ray absorptiometry，DEXA）、定量计算机断层扫描（quantitative computed tomography，QCT）、定量超声（quantitative ultra sound，QUS）等。肾功能不全的患者，由于活性维生素 D_3 减少、甲状旁腺素（parathyroid hormone，PTH）上升、血清钙降低、血清磷上升，出现骨病变（肾性骨病），因此这项检查十分必要。

第四节　底线康复治疗技术

一、运动疗法

运动疗法对透析患者运动能力的改善效果已经被证实。最近的研究发现，有规律运动习惯的透析患者和没有运动习惯的患者相比，生命预后明显好转；且每周运动次数越多，生命预后越好。有规律运动习惯的透析患者所占比例高的医院，该医院的患者死亡率也会降低。运动疗法能够增加透析患者的最大摄氧量，改善心功能，增加骨骼肌纤维，改善低血压，改善血脂，改善营养不良、炎症、动脉硬化症候群，提高透析效率等。

CKD 患者常并存有肾性贫血、尿毒症性低营养、骨骼肌减少和肌力减少、骨骼肌功能异常、运动耐量低下、易疲劳、活动量减少和生活质量下降等情况，以及卧床导致肥胖、胰岛素抵抗、糖尿病、高脂血症、动脉硬化、运动功能和认知功能障碍风险增加。因此，根据美国运动医学会（American College of Sports Medicine，ACSM）建议，实施康复计划前，需对患者进行健康风险筛查，防止发生心血管疾病或骨骼肌肉损伤带来的不良事件（图 16-4-1）。根据 2015 年 ACSM 的建议，实施运动康复前的健康评估主要基于以下三个方面：①患者近期的活动能力水平；②患者有无心血管疾病、代谢性疾病或肾脏病的病史和症状；③预期的运动强度。目标是确定：①开始运动计划前或在增加当前计划的运动频率、强度或运动量前，是否需要进行医学筛查；②有临床疾病的患者是否能在参与有医务监督的运动计划中受益；③有医学问题者是否需要暂停运动计划，直到问题得到较好的控制或解决。

根据 ACSM 的运动建议，初期的运动强度为轻度（氧气摄取量小于 40%），适应后增加至中等度强度（氧气摄取量为 40%~60%），此后可以基于患者的运动量，循序渐进的逐步进行调整（表 16-4-1）。对于稳定的慢性肾病患者来说，抗阻运动对健康也是十分重要的。

二、饮食疗法

透析患者营养疗法的目标是摄取充分的必需能量，摄取适量的蛋白质，限制食盐、水分、钾和磷。保证每个患者的必需能量摄取，阻止蛋白质的分解作用是营养疗法的基本。在管理磷、钾摄取的基础上，要避免蛋白质的过度摄取。2007 年日本肾脏学会提出了《成年人慢性肾病的饮食治疗标准》（表 16-4-2）。

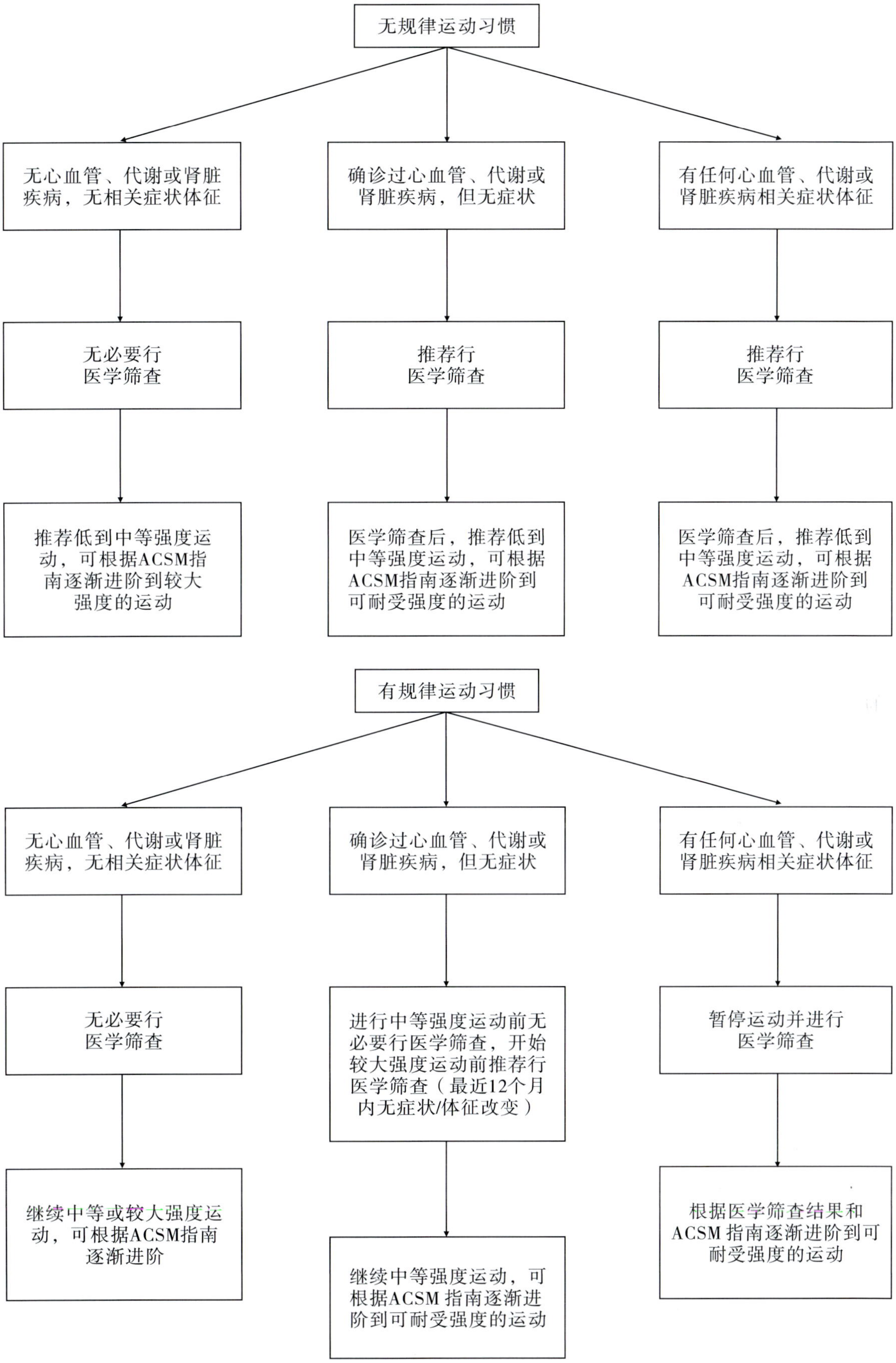

图 16-4-1 ACSM 推荐健康筛查流程

注：运动习惯为每周进行至少 3 d、每天 30 min 中等强度的有计划、系统性的体力活动，持续至少 3 个月

表 16-4-1　对 CKD 患者的 ACSM 的运动建议

频率	有氧运动：每周 3~5 d 抗阻运动：每周 2~3 d
强度	中等强度的有氧运动：最大摄氧量的 40%~60%，Borg 指数（RPE）的 11~13 点 中等强度的抗阻运动：1RM 的 60%~75%
时间	有氧运动：持续的有氧运动每日 20~60 min，如果不能坚持这么长时间，则进行每次运动 10 min 休息一下的间歇性运动，每日共计 20~60 min 抗阻训练：10~15 次为 1 组，根据患者的运动量和时间决定实施几组
种类	有氧运动：步行、功率自行车等 抗阻运动：使用器械或可以训练大肌群的运动
特殊情况	血液透析患者：透析后不能马上进行训练，非透析日可以进行训练。如果在透析中进行训练，为了防止低血压反应，其运动应在透析治疗进行的前半部分尝试。心率作为运动强度的指标信赖性低，建议使用 RPE。在保证不对患者动静脉接合部位直接施加重量的情况下，动静脉接合部位的腕部可以进行运动 腹膜透析患者：持续携带式腹膜透析中的患者，建议不在腹腔内有透析液时运动，去除体液后再尝试运动

表 16-4-2　成年人 CKD 的饮食治疗标准

血液透析（每周 3 次）

总能量［kcal/（kg・d）］	蛋白质［g/（kg・d）］	食盐（g/d）	水分（mL/d）	钾（g/d）	磷（mg/d）
27~39	1.0~1.2	<6	尽量少 <15 mL/（kgDW・d）	<2	< 蛋白质（g）×15

kg：使用身高（m）^{2} × 22 计算出标准体重；kg DW：干重（透析时的基础体重）

腹膜透析

总能量［kcal/（kg・d）］	蛋白质［g/（kg・d）］	食盐（g/d）	水分（mL/d）	钾（g/d）	磷（mg/d）
27~39	0.9~1.2	尿量（L）×5+PD 除水量（L）×7.5	尿量 + 除水量	无限制	< 蛋白质（g）×15

kg：使用身高（m）^{2} × 22 计算出标准体重

透析饮食的三大营养素，从目标摄取量换算得出糖类为 62%~67%，蛋白质为 12%~14%，脂质为 20%~25%。健康者的蛋白合成起到同化作用，而透析患者是有异化亢进倾向的，所以能量源需要以主食为主，如多摄取米饭、面包、面食等多糖类饮食，尽量避免单糖类、蔗糖的摄取。蛋白质在体内是构成组织和内脏的必要成分，而透析患者的氨基酸、蛋白质通过透析液外泄，造成分解亢进的概率高于健康者。蛋白质由必需氨基酸和非必需氨基酸组成。必需氨基酸是维持身体必要的物质，在体内无法合成，需要从饮食中摄取。含有必需氨基酸较多的食物氨基酸比例较高（表 16-4-3），因此要考虑到每天摄取的氨基酸比值。摄取的脂质和正常人同样为 20%~25%，尽量不超出 25%。在饮食内容上要留意 ω-6/ω-3 比或油脂种类的选择。

CKD 患者的盐分管理参照参考值，因此一般菜品要求少盐。为了灵活应用和较好的食用性，可充分利用香味蔬菜、酸味和减盐调味

表 16-4-3　主要食品的蛋白质量和氨基酸比值（每 100g）

	食品名	蛋白质量（g）	氨基酸比值		食品名	蛋白质量（g）	氨基酸比值
鱼、贝类	竹荚鱼	20.7	100	鱼、贝类	文蛤	6.1	81
	星鳗	17.3	100		扇贝	13.5	71
	方头鱼	18.8	100		对虾	21.6	74
	沙丁鱼	19.8	100		毛蟹	15.8	77
	黑旗鱼	22.9	100		章鱼	16.4	71
	鲣鱼	25.8	100	肉类	日本牛腰肉	12.9	100
	蝶鱼	19.6	100		牛肉糜	19	97
	白丁鱼	19.2	100		猪里脊	21.1	100
	金眼鲷	17.8	100		猪肉糜	18.6	96
	白鲑	22.3	100		鸡胸脯肉	22.3	100
	青花鱼	20.7	100		鸡肉糜	20.9	100
	秋刀鱼	18.5	100	蛋类	全蛋（鸡蛋）	12.3	100
	鳕鱼	17.6	100	奶类	普通牛奶	3.2	100
	鲱鱼	17.4	100		酸奶（全脂无糖）	3.6	100
	鲥鱼	21.4	100		天然干酪	25.7	100
	黑金枪鱼	26.4	100		加工奶酪	22.7	100
	蛤仔	6	81	豆类	木棉豆腐	6.6	82
	海胆	16	82		纳豆	16.5	84
	牡蛎	6.6	77				

料，减少炖煮、油炸或烧烤的菜肴等。对于肾功能已丧失的患者，食盐的过量摄取会引起体液管理困难，过量摄取食盐后血液中的钠浓度上升，血浆渗透压上升后引起口渴，饮水量增加关联到体重的增加。另外，体液的增加不利于血压的管理。因此水和食盐必须整体考虑。透析过程中体重增加的上限是净重的3%~5%。透析过程中患者的体重增加越多，预后状态越不好；因此食盐和水分的管理非常重要。减盐的具体方案除了控制咸菜、干货、盐腌食品、加工食品外，还要注意调味品中的食盐量。水分不仅是控制饮水量，水果、粥、豆腐等含有水分的食物也必须留意。

通过平时的饮食摄取钾的量为 2500~3500 mg/d，透析患者无法从尿液中排钾，因此受饮食影响很大。在透析患者中，高钾血症会引发心律失常等并发症，要避免钾的过量摄取。大多数饮食中含有钾，特别是和蛋白质的摄取密切相关。不要过量摄取肉和鱼等蛋白质，是比较有效的控制钾摄入的方法。此外，绿黄色蔬菜类、薯类、水果等也含有钾，为了控制钾的摄入量，可采取如用水冲洗、水煮、把食材切细等方法。

透析患者特有的并发症有继发性副甲状腺功能亢进症、异位性钙化等。这是由于磷和钙的代谢异常引起的。蛋白质含量多的食品中磷的含量也多，蛋白质的摄取量和磷的摄取量是紧密相关的。因此，抑制高磷血症就必须避免摄取过量的蛋白质；肉类、鱼类、贝类、蛋类、乳制品、大豆制品等的蛋白质中含有的磷较多。

同时，还需要留意服用磷吸收剂及透析量不足的患者。透析患者应给予作为钙活性剂的维生素 D 和作为磷吸收剂的碳酸钙等，调节饮食中摄取的钙意义不大。

含有较多纤维的食物有蔬菜、水果、海藻类等。但是，透析患者饮食中限制了对钾的摄取，通常食用这些种类的食物较少，这也是造成便秘的原因之一。为了预防和改善便秘，可以组合食用含钾量多的和少的蔬菜，每日 250 g，水果每日 50 g。还可以在烹饪中灵活运用食物纤维辅助食品。

另外，脂质代谢异常时可以使用他汀类药。但在使用他汀类药、钙拮抗药、促胃肠动力药、免疫抑制剂等时，要避免饮用橙汁。在服用抗凝血药的情况下，纳豆、小球藻、叶绿素汁等富含维生素 K 的食物会影响药物的疗效。肾性贫血时，医生会开出补充铁剂的处方；如果补铁的同时喝茶和咖啡等饮料，会影响铁与丹宁酸的结合，阻碍铁的吸收，从而使疗效降低。

第五节　特色康复治疗技术

一、血压管理

透析患者血压测定条件不同会导致血压值的差异。体液增加明显影响体重的增加。透析前血压增高，透析时因水的滤过后体液量减少导致血压下降。肾上腺素活性随着透析前体液量的增加而轻度下降或正常，透析后其活性因肾血流量下降而升高。另外，来自自主神经的交感神经兴奋引起血压升高。同等条件下，评价透析前后的血压和有明确时间记录的居家血压都很重要。因此，透析患者的血压测定必须要考虑场所（门诊、床边）、时间（透析开始和结束、穿刺前、透析结束回血前后）、体位（坐位、卧位）、饮食前后等因素。稳定的慢性透析维持患者的降压目标值为每周开始透析前 <140/90mmHg。一方面，透析中的血压降低是透析滤水后循环血浆量下降所致。除透析中发生血压降低外，也常见到直立性低血压和常态低血压。为了避免透析中发生低血压，有必要减少单位时间内的滤水量。

二、干体重管理

干体重是指没有水肿、能够维持末梢循环的最低体重。日本透析医学会统计调查委员会的研究显示，透析期间体重增加不到体重的 2% 和超过体重的 6% 时预后不良。为了达到透析期间体重，增量第 1 天为干体重的 3%，第 2 天在 5% 以内，要指导患者减少水分摄取。

三、感染的控制

透析患者免疫力低下，易导致各种各样的感染。感染途径有血液感染、接触感染、飞沫感染、空气感染等。在透析患者中，乙型肝炎病毒及丙型肝炎病毒阳性率比正常人高出很多；也有通过接触被血液污染的药品、设备、环境等引起感染的阳性病例。应告知阳性感染的透析患者，要注意并指导其避免动静脉分流管拔针后的血液污染。还需要考虑透析时床的配置、穿刺顺序，以及工作人员穿刺时戴手套和防护镜等感染防控措施。腹膜透析时的并发症以腹膜炎最多，也是腹膜功能恶化的最重要的原因之一。腹膜炎一般由交换袋和通道感染引起。应严格遵守袋子的交换顺序，指导患者避免居家袋子交换时环境感染的可能性。

四、分流导管和腹膜透析导管的自我管理

为了长期使用血管通路，需要指导患者进

行分流导管的自我管理。平时要保持分流部位的清洁，透析前用流水冲洗分流部位。观察评价血流的分流部位、狭窄部和穿刺部位的有无红肿热痛和静脉瘤等。还应指导患者进行分流管拔针后的止血管理。

腹膜导管异常包括腹膜导管液外漏、排液不良、位置异常、导管损伤等。特别要注意出口部位的感染，因为容易引发腹膜炎。要指导患者每天进行出口部位的消毒。

五、精神心理问题管理

血液透析患者在不做肾移植的情况下，必须要进行每周 3 次、每次 3~5 h 的血液透析，直至死亡。同时也背负着来自身体、精神、经济和社会的压力，这些压力不仅给患者也给其家属带来了巨大负担。长期透析是一种持续性的治疗，在透析过程中出现的并发症等会改变患者的现状。如患有糖尿病等原发性疾病的慢性肾功能不全患者，由于心血管循环系统功能不全、视网膜病变等并发症，可能造成步行困难甚至失明，透析患者会发生适应后郁闷、否定、愤怒等心理波动的反复。因此，从早期接受透析开始，帮助患者建立明确的生活目标很重要。要通过健康宣教等方式帮助患者认识到透析能改善自己的病症，恢复到与正常人同等生活状态的可能性是很大的，引导患者建立生活目标。解决患者心理问题的关键在于认真聆听每位患者的症状和经过、疾病和治疗、感到痛苦的事情、甚至是对生活的影响等，充分理解患者心理上和社会性的情况；在了解这些情况的基础上和患者达到共鸣，设定共同目标，引导患者向目标前进并明确表示支持他们。每个患者面对困难时，应尽可能地帮助他们解决问题。为了能深刻理解透析导入期的患者，了解患者的心理状况很有帮助。

六、其他的生活指导

因过量饮食和运动不足导致内脏脂肪蓄积，其结果是导致以高血压、糖尿病、脂质代谢异常和腹部肥胖为表现的代谢综合征。肥胖与胰岛素抵抗相关，肥胖伴有蛋白尿时考虑肥胖型肾病。肥胖是肾功能降低的危险因素，建议将体重控制至标准体重。血糖异常时，应指导患者进行饮食疗法，维持空腹血糖在 4.4~6.1 mmol/L，餐后 2 h 血糖在 3.3~7.8 mmol/L，糖化血红蛋白（HbAlc）低于 5.8 mmol/L。吸烟不只是肺癌的危险因素，也是心肌梗死、脑梗死、糖尿病的危险因素，尤其是严重动脉硬化时导致蛋白尿、肾功能低下的危险因素。因此，特别推荐 CKD 患者实施禁烟。大量饮酒也是 CKD 的危险因素。透析当天，透析液的含糖量是 100 mg 或 150 mg。应注意低血糖的症状，一旦出现可口服随身携带的含糖饮料。此外，透析患者一般都是高龄，常伴有心脏病、脑血管障碍、外周血管障碍等各种并发症；多数都需要介护，尤其是痴呆患者，需要更多的家属照料、家庭帮助和家庭病房护士等资源。透析患者经口摄取营养困难时，要采取经管营养、全静脉营养或胃造口。接受外科手术的透析患者，术前要进行充分透析，改善尿毒症状态，特别是高钙血症和酸中毒。

第六节　康复治疗技术进展

肾脏病患者的康复需要坚持综合管理的原则。除了提供一体化治疗外，还应给予适当的饮食指导，改善其营养状况，并积极治疗并发症。同时，还应积极鼓励患者树立战胜疾病的信心，教育患者正确了解自己的疾病，并培养良好的睡眠等生活习惯。此外，还可以使用康复辅助器具来维持老年患者的独立生活能力，如轮椅、助行器具、个人卫生辅助器具和自助器具等。对于高跌倒风险的患者，可以进行居住环境改造，如使用有扶手的椅子、在厕所墙壁上安装扶手、调亮光线和清除可能导致跌倒的障碍物等。

在新兴的康复模式中，远程康复是一种可适用于老年慢性疾病个体的家庭康复。其主要特点是授权患者自主性，在家中逐渐增加运动强度，价格低廉，适合老年患者在家中使用。远程康复可以提高患者的依从性、满意度和预后情况。低强度的日常生活能力监测是远程康复的一种模式，可以减轻老年慢性疾病患者的家庭护理负担。日常生活能力监测需要改装家庭设施和环境，操作者负责监测患者的临床情况，提供持续的教育和自我管理策略。对于老年透析患者来说，未来远程康复可能会广泛应用。虚拟现实（virtual reality，VR）程序已经广泛应用于脑卒中和脑瘫等多种疾病的人群，用以提高患者的运动能力、平衡能力和步行速度。与 VR 相结合的运动训练可以提供有趣、互动的工作和良好的反馈，从而促进患者对治疗的兴趣和依从性。有研究报道，在肾脏疾病患者的康复中，VR 中游戏式的运动形式是安全有效的，并且患者接受度较高。非沉浸式的 VR 系统通过设置不同的游戏休息时间、持续时间和游戏难度，根据参与者的表现自动调整难度水平，可用于训练肾脏病患者的运动能力。

此外，在康复干预手段中，音乐治疗是一种利用音乐的各种体验形式和治疗关系来增进患者功能的手段，以使患者的功能恢复至病前水平，或得到尽可能合理的调整。荟萃研究表明，音乐治疗可以显著改善透析患者的焦虑和抑郁状态。在血液透析过程中聆听自己喜欢的音乐，可以明显降低老年透析患者透析不良反应发生的频率和严重程度，降低透析压力评分，改善整体健康水平。

第七节　典型病例讨论

一、维持透析合并心功能不全的病例

【病例】58 岁，女性。

【诊断】慢性肾功能不全（维持性血液透析）。

【主诉】实施维持性血液透析后家庭活动较少，希望进行运动治疗。

【现病史】原发病不明，38 岁时慢性肾功能不全恶化，开始腹膜透析。50 岁开始维持血液透析（每周 3 次）。

【评估】家庭活动少，实施功率车心肺运动试验，下肢肌力下降，峰值摄氧量极低，只有 2.75 METs，终止试验。AT 值很难测得。心脏超声显示心功能 LVEF 维持在 63%，可见广泛性心肌肥厚。胸部 X 线平片显示心胸比例为 49%，有增大倾向。血中 BNP 为 234 pg/mL，提示升高。心肺运动负荷试验二氧化碳排出的换气当量升高，提示心功能不全。

【运动治疗】本病例是心功能明显低下的病例，AT 处方困难。这样的患者在实施运动治疗之初，使用极低负荷（有助力的踏车）的功率车是有效的。在透析中实施运动治疗。先使用弹力带进行肌力训练，接着进行主动运动；采取半卧位使用有助力的踏车进行踏车运动 20 min。目标心率为静息心率 + 10 /min。安全实施每周 3 次透析中的运动治疗。3 个月后的心肺运动试验，峰值摄氧量明显改善，达到 5.11 METs。测定 AT 值后，踏车运动负荷量设定为 24 W，继续实施运动治疗。

【总结】心力衰竭的病理生理学基础源于心脏泵血功能的长期减弱，进而引发全身器官的血液供应不足。在透析患者中，若伴随高血压心脏病或缺血性心脏病等基础心脏疾病，这些状况易导致透析期间体重增加、肾性贫血加剧，以及动静脉分流导致的容量负荷上升。值得注意的是，心力衰竭在透析患者中的致死率高达25%；因此其预防与治疗策略显得尤为重要。

慢性心功能不全的显著临床表现包括因体力活动引发的呼吸困难和持续疲劳，这些症状往往伴随着运动能力的显著降低。直至1980年代，劳累才被认定为心功能不全的一个关键诱因。因此，在当时的医疗实践中，静养和休息被优先推荐作为治疗手段。然而，长期的身体功能失调会进一步削弱患者的运动能力，形成不良循环。慢性心功能不全的病理生理机制其核心在于长期的心功能障碍导致的运动器官功能异常，以及神经体液调节因子的紊乱；特别是外周因素在运动能力下降的过程中起到了决定性的作用。基于这些认识，我们认为适度的运动治疗不仅能够有效提升患者的运动能力，还能带来一系列积极的健康效益。

对于肾功能不全的患者，特别是那些处于终末期且常伴有心血管并发症和水肿症状的患者，在实施运动治疗时，建议参照心功能不全患者的运动指导原则进行。这样可以确保运动治疗在改善患者生活质量的同时，不会加重其原有的病情。此外，慢性心功能不全稳定期患者运动治疗的具体效果已在相关研究中得到了明确的验证和展示（表16-7-1）。

心力衰竭是多种心脏疾病的终末阶段，本质上呈现为一种进行性加剧的病理状态。因此，在启动及持续运动治疗的过程中，精确掌握病理演变并准确评估患者的病情变化显得尤为重要。心力衰竭患者运动治疗的实施，为确定合适的运动强度，必须进行运动负荷试验。在评估患者是否适宜进行运动治疗时，推荐采用室内步行和低速平板运动等测试方式。在确定运动强度时，需通过心肺运动负荷试验来测定无氧阈值（anaerobic threshold，AT）。随着运动强度的递增，当有氧代谢无法满足能量需求时，无氧代谢将补充能量供给，此时的摄氧量即为AT。以AT时的心率及AT前1min（考虑到运动初期循环反应的滞后性）的心率作为运动强度的参考，进行运动治疗既安全又有效。对于心功能显著减退的患者，建议采用AT时负荷量的80%~90%作为运动强度。然而，对于重度心力衰竭患者，有时难以准确

表16-7-1 运动治疗对心功能不全的效果

1. 运动能力		改善
2. 心脏效果	左心室功能	安静时LVEF不变或轻度改善，心排血量增加，左室舒张早期功能改善
	冠状动脉循环	冠状动脉内皮功能改善，运动时心肌灌注改善，冠状动脉侧支循环增加
	左心室重构	不加重，BNP增加
3. 外周效应	骨骼肌	肌容量增加、肌力增加、有氧代谢改善，抗氧化酶增加
	呼吸肌	功能改善
	血管内皮	内皮依赖性血管扩张反应改善，eNOS增加
4. 神经体液因子	自主神经	交感神经活性抑制，迷走神经活性增加，心率变异改善
	换气功能	改善，呼吸中枢对CO_2敏感性改善
	炎症因子	炎症因子降低，CRP降低
5. 生活质量		健康相关生活质量改善
6. 长期预后		心力衰竭住院减少，无事件生存率改善，总病死率下降

测定 AT 值。这类患者应从极低运动负荷量开始逐步进行运动治疗。若无法进行心肺运动试验，可采取症状限制性运动试验，利用卡佛内法（Kaevonen method）设定目标心率，基于最大心率和静息心率来明确运动强度。

运动处方的设定包括以下内容。①运动方式：推荐室内步行、踏车、轻度有氧训练、低强度抗阻运动。慢跑和游泳等负荷强度太大，不适合心力衰竭的患者。②运动强度：由反复的低强度、短时间运动开始，逐渐（通常 1 周左右）增加强度和时间。运动初期从非常低的强度开始，如平地步行 50 m/min，踏车 0~20 W（肌力明显下降者可借助电动自行车）；如果可行的话，可进行上述的运动负荷试验确定运动强度。③运动持续时间和频率：初期由低强度持续时间 5~10 min 开始，逐渐延长持续时间。每次 20~30 min。每日 2 次共计 40~60 min 为目标。频率重症患者为每周 3 次，轻症患者为每周 5 次。

过去认为以显著升高血压的等长运动为主的抗阻运动会增加心脏负荷，对心脏病患者是禁忌。然而，近年的研究表明，对于肌力明显下降的患者，仅依赖有氧运动的效果并不显著，因此提倡结合低强度的肌力训练。具体实施时，可运用弹力带和轻哑铃（1~2 kg），以能够重复 10 次以上的运动强度（10 RM）为目标，对全身肌群进行 8~15 次的训练，每组重复 1~3 次，每周 2~3 次。务必注意监测血压变化，特别是重度心力衰竭患者，避免超负荷运动。

肾素 – 血管紧张素 – 醛固酮系统抑制药和 β 受体阻滞剂可明显改善患者预后，运动治疗可以与这些药物治疗并用。β 受体阻滞剂可减弱健康人最大摄氧量的升高，运动与 β 受体阻滞剂的关系尚有异议。但是，心力衰竭患者即使口服 β 受体阻滞剂，运动治疗仍然能改善运动能力和 QOL。心脏康复旨在改善预后、预防病情恶化。除了实施运动治疗外，由康复团队执行的综合康复计划同样至关重要。为深入理解心力衰竭的病理生理机制及其恶化因素，如有条件，应结合集体指导和个别指导进行营养和饮食指导。个别指导由社会工作者通过与患者交谈明确问题，以共同视角进行指导；而集体指导则旨在促进患者间的相互支持。

鉴于运动治疗可能因负荷过大而加剧心力衰竭，持续稳定的运动显得尤为关键。本病例中，尽管透析治疗顺利，但长期卧床导致的下肢失用问题，通过运动治疗得到了显著改善，患者的肌肉量有所增加，居家环境中的活动能力也明显增强。对于合并心功能不全的透析患者，为预防病情恶化，疾病管理上应要求心内科专科进行诊疗。

二、合并呼吸功能障碍病例

【病例】男性，67 岁。

【主诉】2007 年 8 月 29 日，患者因“气短、呼吸困难”于本院就诊，入院查血尿素 28.2 mmol/L、肌酐 317 μmol/L、脑尿钠肽（BNP）648 pg/mL，双侧胸腔积液。给予利尿等治疗后肾功能进一步恶化，尿量减少，肺不张加上心功能不全导致呼吸困难加重。患者于 8 月 31 日开始血液透析，透析过程中出现心包积液和肺炎等并发症，经积极治疗后并发症得到改善，目前仍维持透析。

【现病史】2007 年在外院诊断为“食管癌”，进行化疗 + 放疗后，食管癌得到完全缓解。之后由于继发放射性肺炎和胸膜炎导致左侧胸腔积液。1993 年 2 月查血肌酐 124 mmol/L、血清总蛋白 37 g/L、血清白蛋白 22 g/L、尿蛋白 6 g/d，诊断为“肾功能不全及肾病综合征”。随后进行了肾活检，诊断为“膜性肾病”，给予激素等治疗，将尿蛋白控制在 1 g/d，通过胸腔引流及胸膜固定术去除左侧胸腔积液，尝试复张左肺，但效果不理想，肾功能持续恶化。

【诊断】肺不张，心功能不全，肾功能不全及肾病综合征

【评估】表 16-7-2 显示了患者肺功能和身体一般状况的评定结果。虽然在安静时患者没有呼吸困难，但在活动时还是有呼吸困难的症状。持续在床上静养 2 周后，患者全身肌力下降，体重由原来的 48.5 kg 减少至 43.5 kg。自主步行非常困难，需要持续鼻导管吸氧 2 L/min。虽然胸腔积液消失，但 BNP 仍维持在 594 pg/mL，伴有贫血、白蛋白低，在进行康复治疗时需要注意心脏负荷。

【治疗】根据患者的病情严重程度，从低负荷的全身耐力、肌力训练开始进行重症病例的呼吸训练和以 ADL 为中心的低负荷耐力以及肌力训练。在透析处方方面，通过给予促红细胞生成素与铁剂改善贫血，选择蛋白漏出较少的透析器，设定对血压影响较小的缓和排水及透析时间。透析后由于疲劳感增加，所以要缩短训练时间，或者在透析前进行训练等。透析患者一般对钠、钾、蛋白质等食物限制较多，所以增加了营养师的营养介入指导，以改善患者的身体状态。

经过 3 个月左右的康复后效果显著。12 个月 Barthel 指数达到 100，$SpO_2$96%~97%，日常轻度活动没有呼吸困难，可以自己步行去办理出院手续。出院后定期去医院进行透析。但是从患者体重改变来看，在肾病综合征不完全缓解期，其体重为 50.5 kg。准备透析前的体重为 48.5 kg，病情稳定转为慢性透析办理出院前的体重为 44 kg，肌力大幅度减退，恢复较为困难。

【总结】慢性阻塞性肺疾病（COPD），作为慢性呼吸系统疾病的主要代表，在 40 岁以上居民中的患病率为 8.5%，其中 60~69 岁年龄段为 12.2%，而 70 岁以上则攀升至 17.4%。吸烟，作为 COPD 的主要危险因素，同样与 CKD 的发生存在密切关联。在 CKD 患者群体中，尤其是接受透析治疗的患者，并发慢性呼吸系统疾病的情况相当普遍。COPD 是一种包含慢性支气管炎、肺气肿等不可逆性气道阻塞性疾病的总称。90% 以上的 COPD 患者有吸烟史，其主要症状包括咳嗽、咳痰和呼吸

表 16-7-2　患者评定情况

WBC 8850 /μL RBC 285 × 10^4 /μL Hb 9.6 g/dL Hct 30.2% PLT 15.3 × 10^4 /μL TP 57 g/L Alb 28 g/L BUN 18.6 mmol/L Cr 408 mmol/L Na 136 mmol/L K 3.6 mmol/L Cl 101 mmol/L Ca 3.8 mmol/L P 1.42 mmol/L BNP 594 pg/dL	蛋白尿 1.5 g/d 尿量 300 mL/d	身高 162.6 cm, 体重 43.5 kg, 血压 102/75 mmHg
	心电图：窦性心律 心率 94 /min	Barthel 指数：30 可以翻身，无法自己坐起，大小便需辅助
	UCG EF：67% LAD 30 mm LVDd 37 mm	ROM：两侧足背屈轻度受限，其他尚可
		上肢 MMT：左右差 <3 下肢 MMT：左右差 <2~3

困难等。治疗手段涵盖了戒烟、药物及吸氧疗法等，然而尚无根治方法。

肺康复治疗旨在缓解患者的呼吸困难，提升运动耐力，并改善与健康相关的生活质量（QOL）及日常生活活动能力（ADL）。肺康复治疗包含多种措施，不仅能改善呼吸功能障碍患者的运动耐力，而且在改善患者 QOL 方面的效果远优于药物治疗。其有效性在欧美 ACCP/AACVPR、BTS、GOLD 等权威指南中得到了广泛认可和推广。这些指南虽然主要针对的是 COPD 患者，但对其他慢性呼吸系统疾病同样适用。

在制订运动处方前，需全面评估患者的身体及功能状态。值得注意的是，CKD 患者特别是透析患者，常因缺血性心脏病导致心功能减退，心功能不全在透析患者死因中占比高达 27.5%。此外，心血管疾病患者中疑似 COPD 的比例也相当高，男性为 33.7%，女性为 24.2%，提示合并慢性呼吸系统疾病的 CKD 患者，其心血管疾病风险显著增加。对于心功能不全患者，运动治疗需限制强度，因此需额外进行超声心动图、外周血中脑尿钠肽（BNP）等检查。心功能减退及透析患者还需评估干体重（DW），并监测贫血、营养状态及血清蛋白水平。已有研究表明，血清蛋白水平与透析及 COPD 患者的生存及预后密切相关，而贫血则直接影响患者的运动耐力和疲劳感。肾性贫血作为 CKD 的常见并发症，治疗中需补充促红细胞生成素与铁剂。

在广义的肺康复治疗中，运动治疗是基础，涵盖呼吸训练、ADL 训练及全身耐力、肌力训练三部分。重症患者初期应增加呼吸训练和 ADL 训练的比重，全身耐力、肌肉力量训练则从低负荷开始。训练过程中需定时监测 SpO_2、血压、心率和呼吸，并留意胸痛、头晕等症状。呼吸训练涉及腹式呼吸、缩唇呼吸、辅助呼吸及胸廓放松训练等，旨在改善呼吸运动异常，提高肌肉关节柔韧性，从而提升运动效率。ADL 训练针对疾病导致的 ADL 下降，帮助患者恢复日常生活的基本动作。全身耐力训练以有氧运动为主，推荐步行等下肢运动训练。肌力训练则针对 COPD 等患者常见的骨骼肌力量减退，包括等张性、等速性及等长性运动，可利用自身重力、弹力带或哑铃进行。

家庭氧气疗法适用于 $PaO_2 < 55mmHg$ 的呼吸功能不全患者，或 $PaO_2 < 60mmHg$ 但睡眠或运动时显著缺氧的患者。运动过程中为维持 SpO_2 不低于 90%，也需进行氧气疗法。此外，COPD 患者的药物治疗选择广泛，包括长效抗胆碱能药物、长效 β_2 受体激动剂、吸入长效 β_2 受体激动剂 / 类固醇激素联合药、祛痰药、茶碱及大环内酯类抗生素等。

运动治疗在不影响肺功能和血气分析结果的前提下，能有效改善患者的症状和运动耐力。此法适用于接受药物及氧疗的患者。鉴于透析患者因长时间治疗而容易疲劳，且透析后血压下降，导致透析日运动量减少，其下肢肌力通常较非透析患者差。因此，在反复评估及制订运动处方的基础上，应坚持并强化运动治疗。

按照 3~5 期的营养指导，CKD 主要是控制盐分和低蛋白饮食。有显著营养不良的 COPD 等呼吸系统疾病的患者，需要的是高能量和高蛋白饮食。因此，合并呼吸系统疾病的 CKD 患者需要根据个体情况进行营养评估与饮食指导。CKD 和慢性呼吸系统疾病的患者，从理论上讲必须戒烟。另外，因为相对容易感染而导致 CKD 及慢性呼吸系统疾病患者死亡或发生并发症的风险增高，通常推荐接种流感疫苗和肺炎球菌疫苗。全面完善的肺康复治疗因涵盖的内容较多，所以需要获得多学科、多专业的支持和协作。

三、慢性肾功能不全透析患者合并脑卒中的康复治疗

【病例】78 岁，男性。

【诊断】出血性脑梗死。

【障碍诊断】左侧偏瘫。

【既往史】糖尿病，高血压。2010 年 1 月由于糖尿病并发慢性肾功能不全，就近在医院进行每周 3 次的透析治疗。

【现病史和治疗经过】2017 年 1 月 6 日开始出现起立困难，小便失禁，言语不利。1 月 11 日的 CT、MRI 示大脑中动脉供血区梗死（左侧基底节－放射冠一部分出血），收入该院。

【康复治疗】1 月 14 日康复科医生诊查患者后开始进行康复治疗（PT 和 OT）。康复初诊时，患者存在轻度左侧偏瘫和感觉障碍，Brunnstrom 分级上肢、手和下肢均为 5 级。1 月 25 日出现意识水平下降，左侧偏瘫加重，CT 示出血范围扩大。几天后再次开始康复时，Brunnstrom 分级已下降为上肢 2 级、手 2 级、下肢 3 级，Barthel 指数 10 分。之后，考虑患者发生肺炎反复发热，加上透析日及透析时间等原因，该患者只是在很短的时间内进行了很不充分的床旁康复治疗。随后出现了非瘫痪侧肢体的失用、体力下降及欲望下降。3 月 16 日并发肺栓塞，开始使用华法林。4 月时病情趋于稳定，恢复每日的康复训练。对于存在的吞咽障碍，在言语治疗师的介入干预下，患者不进食全流食或将食物打碎，无呛咳，能够正常进食。由于患者回家的愿望很强烈，所以不考虑转院。对家属进行移乘动作的指导，与社会工作者一起调整制订回家计划。患者于 5 月 19 日出院回家。出院时，患者瘫痪程度没有变化，ADL 除饮食以外均需要介护，Barthel 指数 35 分。出院后在有专门接送的透析机构进行透析。

【出院后经过】出院后由于吸入性肺炎在其他医院住院治疗 2 次。因为在家护理困难，2020 年 3 月入住疗养型医院。

【总结】长期透析的患者发生脑血管病后引起并发症的风险很高。此病例由于卧床导致的失用及透析后的疲劳等原因，未能进行充分的康复治疗。

脑卒中不仅仅会出现运动功能障碍，还表现有认知、交流及吞咽障碍等多方面的问题；包括作为功能障碍的偏瘫、感觉障碍、失语、吞咽障碍等，作为能力障碍的步行障碍、ADL 障碍等，作为社会不利因素的回归家庭障碍、复职障碍等。虽然作为运动功能障碍的偏瘫出现最多，也会出现单肢瘫和四肢瘫，也有以运动失调为主要症状的病例。脑卒中发作后约 30% 恢复，20% 死亡，残留偏瘫等功能障碍的约 50%。对于脑卒中引起的运动功能障碍，发病后 3 个月内恢复比较明显，之后逐渐变得缓慢。6 个月至 1 年几乎达到顶峰。

康复的目的包括防止失用综合征、恢复瘫痪肢体的功能、尝试对不能恢复功能的代偿等。急性期和恢复期的康复如下。

1. 急性期的康复：急性期康复的目的是防止失用综合征。如果可以尽早下床，应维持健侧的功能，恢复瘫痪侧的功能。急性期的康复影响着以后功能的恢复，因此是非常重要的时期。在患者意识有些恢复、能够进行最简单的交流时即可以开始进行康复。有很多病例，在发病次日即可开始进行床旁康复。床旁康复包括以保护患肢为目的的良肢位摆放，防止产生压疮和坠积性肺炎的体位转换，预防关节挛缩的被动关节活动度训练，以及坐位训练等。对于全身状态较好的患者，也可以开始后背无支撑的坐位训练，也就是床边坐位训练。

血压下降是意识消失和产生跌倒的原因，应十分注意。对于直立性低血压，可以采用下肢弹力袜或延长起立床直立倾斜试验的时间增

加耐受性。关于营养摄入问题，必须补充蛋白质和能量，基本上每日每千克体重应给予1.2~1.5 g蛋白质和35~40 kcal的热量。如果经口进食困难，可以鼻饲或行胃造口经造口管输入营养。注意避免过多的水分摄入。

2. 恢复期的康复：如果能够耐受轮椅坐位30 min的话，就可以开始在训练室康复。这一时期应在适当功能评定的基础上制订康复计划。对于瘫痪程度的评价多数采用Brunnstrom分期，ADL评定采用Barthel指数，FIM等。物理治疗包括ROM训练、垫上的基本动作训练、转移训练（床和轮椅之间等）、起立训练、步行训练、肌肉力量训练、瘫痪侧的促通训练。步行训练从平衡杠内开始，使用下肢支具或手杖（四点或T字杖）进行步行训练。下肢支具多使用踝足矫形器（AFO）、塑料支具（鞋拔型等）或配有金属支柱的支具。

透析患者主诉骨、关节疼痛的比较多。对于运动器官引起的疼痛可以通过使用支具等消除，至于肌力训练（维持）一般使用等张或等长训练。对于耐力低下者，可以将一次康复训练的时间缩短，变为上、下午分别进行。对于透析后感到疲劳的患者可以在透析前进行训练。根据患者的状态在透析日更改训练内容也是有必要的。作业治疗（OT）是对吃饭、清洁、穿脱衣、排泄等动作实行的ADL训练。功能性的OT是进行上肢的肌力训练、促通训练和精细动作训练等。不仅仅是针对瘫痪侧，最好选择双手共同参与的一些OT。对于瘫痪侧恢复较差的患者，可进行单手动作训练、双手交换训练等。OT对于脑的高级中枢受损出现的失认、失用障碍也可以进行评价和治疗。虽然急性期肩关节半脱位比较常见，但随着病情恢复多数患者能够改善。急性期可以使用肩托等进行预防，但因容易产生内旋内收挛缩，应避免长时间使用。

为了保护透析管，应注意避免留置透析管侧的肘关节用力屈曲和长时间的压迫。如果患者存在感觉障碍、意识障碍、注意障碍等，透析管放置在瘫痪侧时，因患者对透析管的自我管理不够，应更加注意。另外，进行康复训练时应对透析管有保护意识。在正确的管理下，争取对透析管侧也进行康复训练以改善功能。康复训练实施后应确认透析管的情况正常，检查是否有外伤。

并发脑卒中的CKD透析患者，由于并发症或转院困难等原因，使急性期入院时间有逐渐延长的倾向。对于透析患者应施行适当的康复训练以改善功能或ADL。应该在全身管理的基础上进行积极的康复治疗。

四、横纹肌溶解引起的肌红蛋白尿性急性肾衰竭

【病例】男，20岁，大学生。

【既往史】既往身体健康，否认高血压、冠心病、糖尿病、肾病病史。

【现病史和诊断】8月份天气炎热时参加马拉松比赛，3公里后出现厌食、恶心、呕吐、腰痛伴乏力、腹胀、尿道口疼痛，无呕血、腹泻，无尿色改变，无肉眼血尿、泡沫尿、尿量减少，无周身水肿，无发热、咳嗽、咳痰、痰中带血，无胸闷、气短，无皮疹、光过敏、口腔溃疡、脱发、关节肌肉疼痛，无特殊药物应用史，未引起重视，未就诊。次日症状加重，伴发热，体温最高38.7℃。实验室检查：谷丙转氨酶（ALT）285 U/L；谷草转氨酶（AST）1357 U/L；BUN16.8 mmol/L，Cr852 μmol/L，CK709 U/L，肌酸激酶同工酶（CK-MB）8.9 U/L。查血常规：白细胞（WBC）23.38 × 10^9/L，红细胞（RBC）4.91 × 10^{12}/L，血红蛋白（Hb）137 g/L，血小板（PLT）155 × 10^9/L，中性粒细胞94.4%。查尿常规：颜色酱油色，pH5.5，蛋白2+，潜

血 -。泌尿系统超声：双肾弥漫性病变，双肾大小正常。心电图大致正常。患者为青少年，高温环境下剧烈运动后出现恶心、呕吐、腰痛、伴发热，无特殊用药史，无皮疹，血嗜酸性粒细胞正常，无贫血及钙磷代谢异常，双肾未见缩小，可除外急性间质性肾炎、梗阻性肾病所致的急性肾损伤，考虑为横纹肌溶解、急性肾小管坏死所导致的非少尿性急性肾损伤。

【治疗】嘱患者绝对卧床休息，予适当营养支持治疗，多饮水、碱化尿液，并做好各项护理。患者经 3 次连续肾脏替代疗法（continuous renal replacement therapy，CRRT）后，体温恢复正常，恶心、呕吐、腰痛症状缓解，肾区无叩痛，无乏力和腹胀，尿道口疼痛消失，复查肾功能、CK、CK-MB、MYO 逐渐下降，入院 8 天后肾功能恢复正常，尿蛋白较前减少，尿量恢复正常，血气分析未见明显异常，好转出院。患者出院后 6 个月随访未见异常。

【总结】横纹肌溶解可由多种原因引起。肌肉过度负荷运动可以导致横纹肌溶解。横纹肌溶解引起急性肾衰竭的发病机制包括：①循环血浆量低下，肾血管收缩引起的肾缺血；②肌红蛋白管型堵塞肾小管；③铁离子等毒性物质对近端肾小管的损害等。运动引起的横纹肌溶解引发肌肉肿胀、自发痛和压痛。此外还表现为细胞受损膨大，导致组织内压上升，引起包括神经在内的周围组织受损的骨筋膜室综合征。

易引起横纹肌溶解的运动是长时间过激的使用肌肉，如登山、马拉松等。此外，发病的诱因有：①平常不运动者突然急性运动；②在高温潮湿的环境中运动；③低钙血症患者运动等。横纹肌溶解时，在血中释放出肌红蛋白，肌红蛋白血症合并脱水时易引起急性肾衰竭。

临床急性肾衰竭伴有肌肉痛、少尿、褐色尿时可诊断。检查肌酸磷酸激酶（CPK）会比基础值上升 10~20 倍以上，其中 MM 型（骨骼肌）基本都有。血肌红蛋白值也显著升高，达到 1500~3000 μg/L 以上时尿中也可检出。横纹肌溶解时除了肌肉内的肌红蛋白外，肌酐、磷、钾、尿素在血中的浓度与其他原因引起同程度的急性肾衰竭相比数值均升高。此外，血钙在受损肌肉内沉积而血中出现低值。同时，肾缺血引起弥漫性肾肿大。肾活检呈现急性肾小管坏死。

急性肾衰竭之前，初期治疗重要的是纠正脱水及酸中毒。应尽早大量补液和给予碳酸氢钠，并且给予甘露醇利尿治疗。急性肾衰竭时，根据全身状态、急性肾衰竭的程度、有无尿少、有无高钾血症来判断是否进行血液透析治疗。无论有无氮质血症，血液透析对于高钾血症、酸中毒及体液过剩的纠正都是适宜的措施。可选择间断性血液透析及持续性血液透析。无多器官衰竭时，预后一般良好。

为了避免横纹肌溶解引起急性肾衰竭及预防再发病，要避免容易引起横纹肌溶解的运动。运动时要充分补充水以避免脱水是重要的措施，同时也必须注意其他的诱发因素。

（郭　琪，于　幸，开绍江）

第十七章

骨骼肌衰弱

第一节 概 述

一、定义

危重症长期的并发症是机体的去适应，入院时的低肌肉质量是死亡的原因之一。重症患者在进入ICU后因炎症、长期制动、药物的使用等易导致躯体功能活动障碍，形成骨骼肌衰弱。骨骼肌衰弱是ICU患者常见的功能障碍，形成的原因包括吉兰－巴雷综合征、重症肌无力、脊髓损伤和ICU获得性衰弱（intensive care unit-acquired weakness，ICU-AW）等。本章讨论的骨骼肌衰弱仅指危重症状态引起的机体去适应骨骼肌衰弱，主要是ICU-AW，不包含任何由明确结构性或器质性损伤引起的骨骼肌问题（如脊髓损伤、神经肌肉接头疾病等）。ICU-AW是指重症患者因严重疾病或重症环境而发展为神经肌肉功能障碍性疾病。

二、发病机制

ICU-AW的发病机制是复杂且多因素的，目前尚未完全阐明，但已有一些研究提出了可能的解释和相关因素。

1. 炎症导致的肌肉萎缩、结构和功能障碍：脓毒血症、急性呼吸窘迫综合征（ARDS）等危重症疾病导致的SIRS，均可能因毛细血管阻塞、动脉血流减慢、血小板聚集等原因导致微循环障碍，从而造成细胞缺氧缺血性损伤；炎性因子的释放导致血管通透性增加、高血糖、低蛋白血症等，均可以引起局部组织水肿，阻碍神经肌肉组织的氧供和营养代谢，从而导致能量耗竭。此外，在炎性因子作用下，血脑屏障破坏可导致细胞因子等神经毒素进入神经系统、肌肉组织而影响线粒体功能，使线粒体三磷酸腺苷产生减少，抑制线粒体呼吸，进而导致神经肌肉细胞凋亡，从而发生脓毒症相关性脑病和ICU-AW。

2. 长期制动：肌肉通过运动和收缩来维持正常功能活动，而制动状态则会由于肌蛋白合成减少使蛋白质平衡变为负平衡，导致肌肉失用性萎缩。在ICU治疗过程中，镇痛镇静广泛应用于机械通气的患者，以降低氧耗和应激损伤；而由此产生的长时间制动是导致骨骼肌衰弱的常见病因。重症患者的营养状态差，肌球蛋白丢失，肌球蛋白/肌动蛋白的比值下降，肌丝受到破坏，肌力下降。另一方面炎症反应则可使分解代谢增加，患者更易出现肌无力及骨骼肌的失用性萎缩。

3. 药物的使用：重症患者 ICU-AW 的发生也与多种治疗药物相关，例如神经肌肉阻滞剂可抑制神经肌肉接头的运动诱发电位产生，而氨基糖苷类、多黏菌素等抗菌药物都具有神经毒性作用，导致神经损伤，引起神经肌肉功能障碍。

三、诊断及鉴别诊断

（一）诊断

ICU-AW 分为危重病性多发性神经病（critical illness polyneuropathy，CIP）、危重病性肌病（critical illness myopathy，CIM）和危重病性多发性神经肌肉病（critical illness polyneuromyopathy，CIPNM）等，在 ICU 患者中发病率高达 80%。CIP 主要累及周围神经和膈神经，由于神经传导速度下降，使肌肉的自主活动功能减退，从而引起骨骼肌衰弱。CIM 的发生主要累及四肢肌肉，由肌电活动异常使肌肉兴奋性、耐力下降，多见失用性萎缩肌病。CIPNM 则多见神经与肌肉的混合性损伤，引起肌肉无力。

（二）鉴别诊断

1. 排除其他原因：排除电解质紊乱、代谢异常、药物副作用、内分泌疾病等可能导致的肌无力。

2. 区分 CIP 和 CIM：通过电生理检查区分是神经源性损害还是肌源性损害。

3. 评估肌肉失用性萎缩：考虑长期卧床和缺乏活动导致的肌肉萎缩。

4. 考虑其他神经肌肉疾病：如吉兰－巴雷综合征、肌营养不良症等，通过病史、症状和检查进行鉴别。

5. 评估中枢神经系统疾病：排除脑卒中、脑炎等可能导致的肌肉无力。

四、预后

CIM 和/或 CIP 的发生会延长患者的机械通气时间和住院时长，使住院死亡率升高；还可导致长期的功能障碍，近 1/3 的 CIM 和/或 CIP 患者无法恢复独立行走或自主呼吸能力。CIP 是 ICU 患者辅助通气时间延长、呼吸机脱离困难的独立危险因素，也是导致患者长期功能障碍的主要原因。在 CIM 的各亚型中，急性坏死性肌病预后不良，横纹肌溶解、恶病质性肌病和粗肌丝肌球蛋白缺失则预后较好。

第二节　临床路径

一、工作流程

ICU-AW 的早期活动流程见图 17-2-1。

二、禁忌证

1. 大量输血。
2. 开放性胸/腹部伤口。
3. 血流动力学不稳定。
4. 不稳定性心律失常。
5. 急性进展性神经系统事件（CVA、SAH、ICH 等）。
6. 颅内压（ICP）升高≥ 15 mmHg。
7. 吸氧分数（FiO_2）≥ 0.8。
8. 俯卧位。
9. 不稳定的骨折。
10. 呼气末正压（PEEP）≥ 14 cmH_2O。

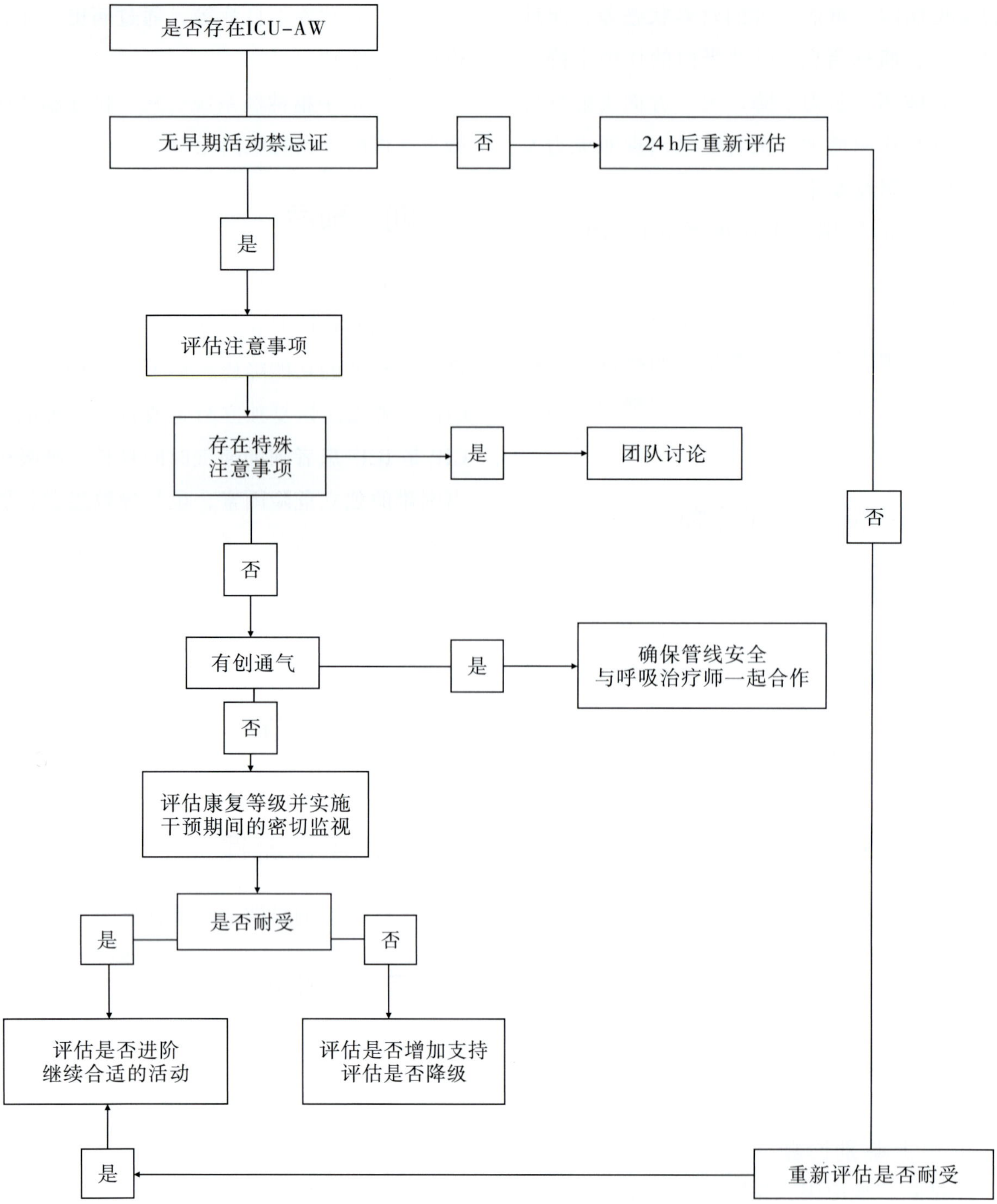

图 17-2-1　ICU-AW 早期活动流程图

三、注意事项

1. 深静脉血栓（DVT）。

2. 稳定性骨折。

3. 静息时，SBP<80 mmHg，MAP < 65 mmHg，HR < 50 /min 或 > 120 /min。

4. 静息时，ICP 10~15 mmHg。

5. 持续性透析。

6. 骨折术后。

7. ECMO。

四、不耐受的迹象（在5~10min内无法解决）

1. 呼吸频率（RR）> 36 /min。

2. 氧饱和度 < 88%。

3. 平均动脉压（MAP）≤ 60 mmHg 或 ≥ 110 mmHg。

4. 心率（HR）增加 > 20% 基线水平。

5. 禁忌证进展。

6. 自诉疲劳等级（RPE）≥ 6/10。

7. 疼痛评分（NPRS）≥ 6/10。

第三节　康复评估

一、临床评估

1. 病史收集：记录患者的基础疾病、手术史、药物使用、机械通气时间等。

2. 临床表现：检查患者是否有对称性四肢无力、腱反射减弱等症状。

3. 电生理学检查: 神经传导研究和肌电图，区分 CIP 和 CIM。

4. 影像学检查：超声、CT、MRI 用来评估肌肉结构和排除其他病变。

5. 活检分析：在必要时进行神经活检和肌肉活检，为 ICU-AW 的诊断提供进一步证据。

二、康复评估康复

评估应在进入 ICU 24h 便开始进行，评估内容包括意识和合作能力、四肢肌肌力和活动能力等。

（一）意识和合作能力评估

意识的评估对于疾病的诊断和预后以及病情随访很重要，能够及时发现患者意识的变化并给予积极治疗。GCS（表 17-3-1）用于评估和监测颅脑损伤患者的意识水平。GCS 总分

表 17-3-1　GCS

日期		评分	患者
E= 睁眼反射	自发睁眼	4	
	能通过语言指示睁眼	3	
	通过疼痛刺激睁眼	2	
	不能睁眼	1	
	无法确定	C	
M= 最佳运动耐力	按指示运动	6	
	对疼痛刺激产生定位反应	5	
	对疼痛刺激产生屈曲反应	4	
	异常屈曲	3	
	异常伸展	2	
	反应	1	
	P= 瘫痪	P	
V= 最佳语言能力	正常交谈	5	
	胡言乱语	4	
	只能说出单词	3	
	只能发音	2	
	不能发音	1	
	T= 气管切开	T	
总分			

低于8分表示严重颅脑损伤，患者昏迷；总分9~12分表示中度脑损伤；总分13~15分表示轻微颅脑损伤。记录时将分数划分为3个小组的表示更为清晰，如E3V3M5。

患者的合作能力决定了治疗手段是采用主动、辅助或是被动措施，通常选用标准化5个问题（standardized five questions，S5Q）进行评估（表17-3-2）。

表17-3-2 标准化5个问题（S5Q）

睁开并闭上你的眼睛
看着我
张开嘴巴，伸出舌头
摇头（患者有气管插管或者气管切开时，可以用握手代替）
在我数过5之后扬起眉毛

注：每个单项可正确反应或执行得1分；完整配合并完成得5分

（二）四肢肌肌力评估

肌力测试选择英国医学研究委员会（medical research council，MRC）测试（表17-3-3）。在进行测试前，假定患者完全合作（S5Q问卷得分为5/5）。来自S5Q的命令可以重复2次。

1. 重点

（1）患者系统准备。如果进行对抗重力测试，躯干与水平面成45°；进行非抵抗重力测试，躯干与身体水平成10°。

（2）头部用枕头支撑，以便患者可以看到需要进行测试的肢体。

（3）在进行测试前，必要时进行气管内吸痰，然后待患者进行短暂的恢复后开始测试。

（4）任何腕带和固定体位的约束性保护都要被移除，降低床档，导管等材料不能干扰要进行的测试。

（5）在进行测试之前，向患者进行恰当的解释。

（6）检查者在开始前需要进行示范性的被动活动，以便患者知道自己接下来将要做哪个动作。然后要求患者独立重复该运动。所有6个动作都会被测试，包括左右两侧的动作。

（7）每个测试都从右侧开始。完成右侧和左侧的第一个测试，然后转到下一个测试。

（8）首先测试3级（躯干与水平成45°）运动，然后根据结果进行4级或2级运动的进一步测试。

（9）为了全面评估患者的肌力，可使用MRC测试评分，并为此添加手臂和腿部的肌力测试。

（10）如果由于特殊情况（截瘫、偏瘫、受伤等）无法检查一个或多个肢体，则需推测其他肢体的情况并进行评分，最后统计MRC测试的评分。需要进行推测的原因必须在测量时被确定。对于手臂受伤，另一只手臂的得分是可以进行推测的；对于腿部受伤是相同的，但截瘫除外。同样，手臂的情况可以推测下肢情况（同侧肢体）。需要注意的是，如果超过2个肢体需要推测评分，则不使用MRC测试的评分。

（11）肌力测试必须始终以相同的顺序进行。

（12）在整个测试过程中，不断鼓励患者勇敢地完成。

2. 分级

（1）0级：没有可见收缩感。

（2）1级：感觉到或可见收缩，但没有肢体运动。

（3）2级：在非重力情况下可以移动。

（4）3级：运动可对抗重力。

（5）4级：运动可对抗重力并能够对抗测试员的中等阻力。

（6）5级：运动可对抗大阻力。

表 17-3-3　MRC 测试评分

	右侧（0~5 分）	左侧（0~5 分）
肩外展		
屈肘		
伸腕		
屈髋		
伸膝		
踝背屈		
MRC 测试评分	0~30	0~30

3. 肌力测试

（1）肩外展（图 17-3-2）

①体位准备：一般选择 45° 仰卧位或 10° 仰卧位（图 17-3-1）。

②命令（如）：A. 移动你的肘部；B. 移动你的手臂向外伸展；C. 平伸上臂，外展肩关节（如果是 3 级）。

（2）屈肘

①体位：见图 17-3-3。

②命令：A. 屈曲你的手臂；B. 手臂向同侧肩关节靠拢。

（3）伸腕

①体位：见图 17-3-4。

②命令：A. 把你的手放平；B. 取中立位，把你的手掌在水平面进行移动（2 级）；C. 将你的手从床垫上抬起（3 级）；D. 将手掌（包括手指）向上抬举（3 级）；E. 确保患者伸腕而不仅仅是伸直手指。

（4）屈髋

①体位：见图 17-3-5。

②命令：A. 抬起你的腿；B. 把膝关节屈曲，并放在空中；C. 把你的膝盖靠向胸前。

（5）伸膝

①体位：见图 17-3-6。

②命令：A. 伸展你的腿；B. 将脚从床垫上抬起；C. 把脚放在空中。

（6）踝背屈

①体位：见图 17-3-7。

②命令：A. 抬起你的脚趾；B. 屈曲你的脚背。

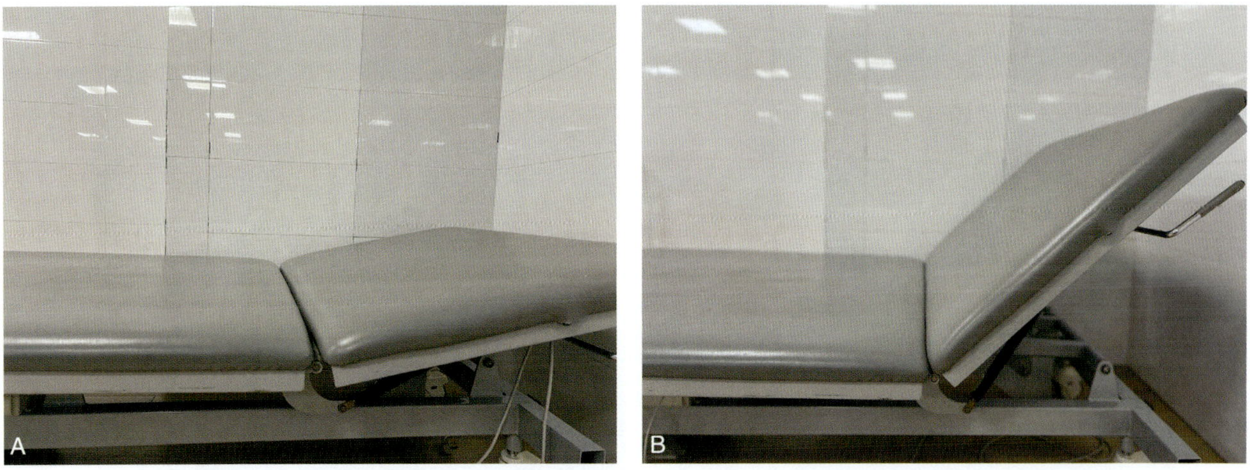

图 17-3-1　A. 10° 初始体位；B. 45° 初始体位

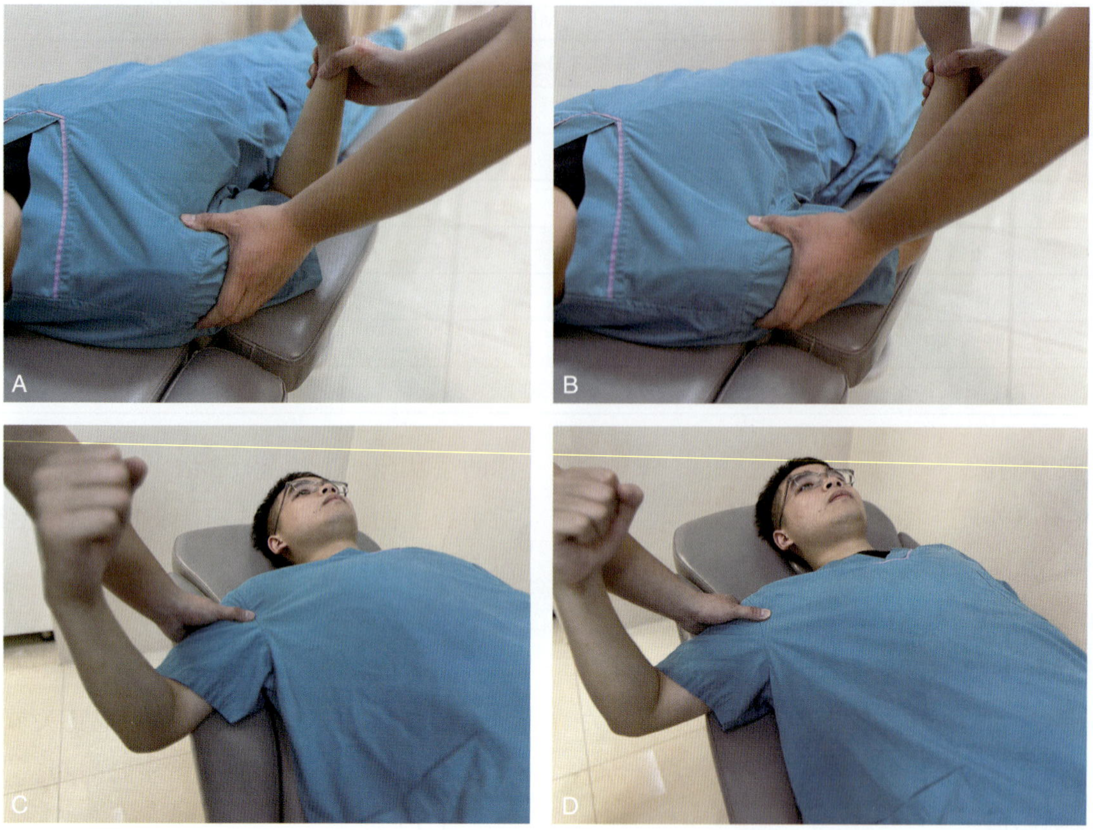

图 17-3-2　肩外展 A. 1 级；B. 2 级；C. 3 级；D. 4~5 级

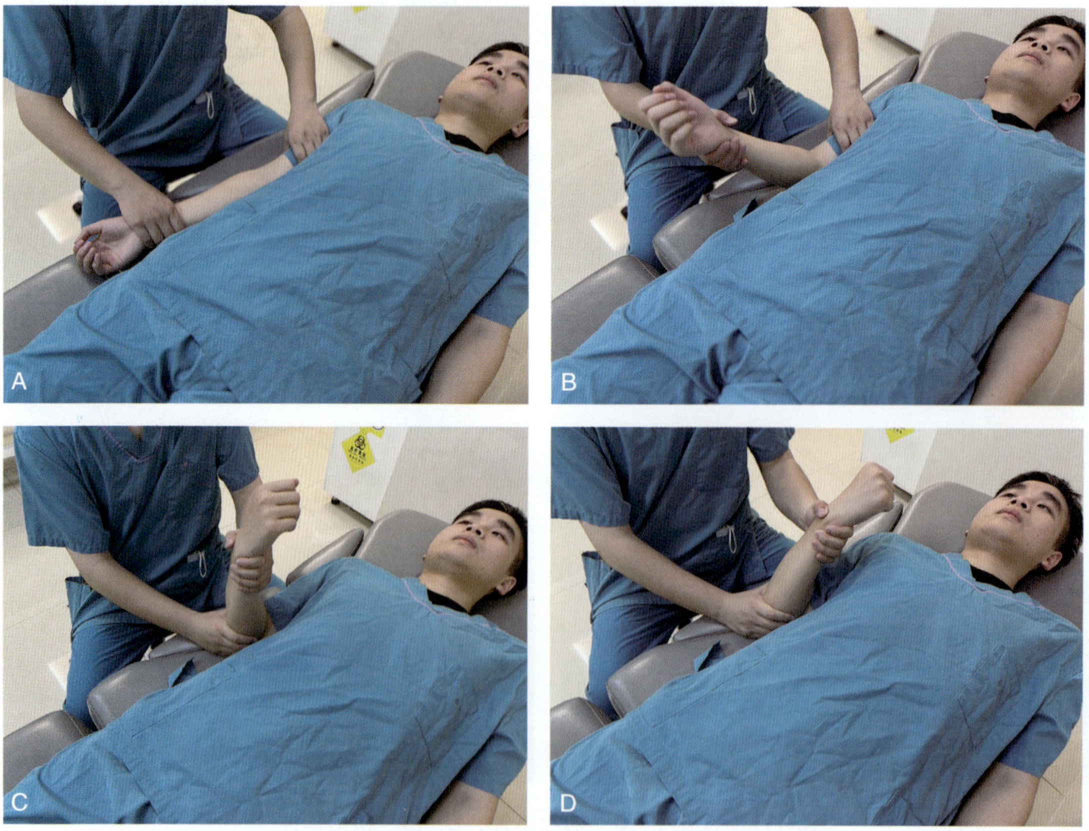

图 17-3-3　屈肘 A. 1 级；B. 2 级；C. 3 级；D. 4~5 级

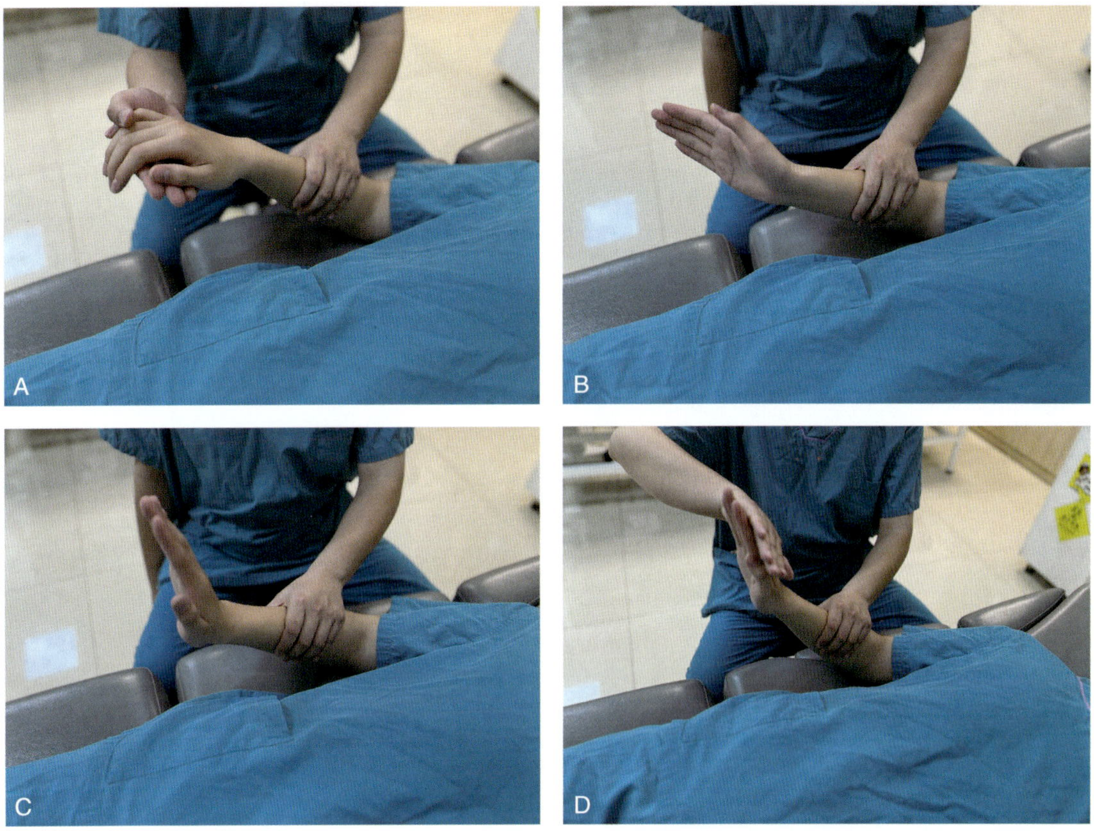

图 17-3-4　伸腕 A. 1 级；B. 2 级；C. 3 级；D. 4~5 级

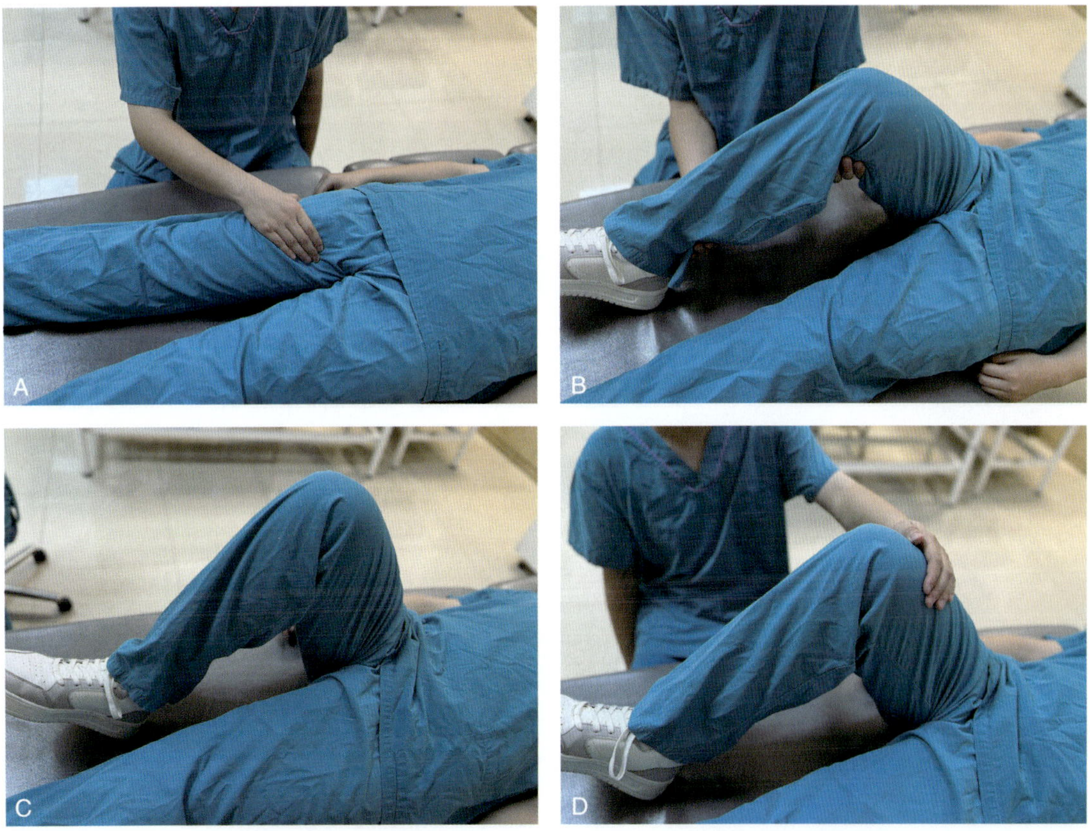

图 17-3-5　屈髋 A. 1 级；B. 2 级；C. 3 级；D. 4~5 级

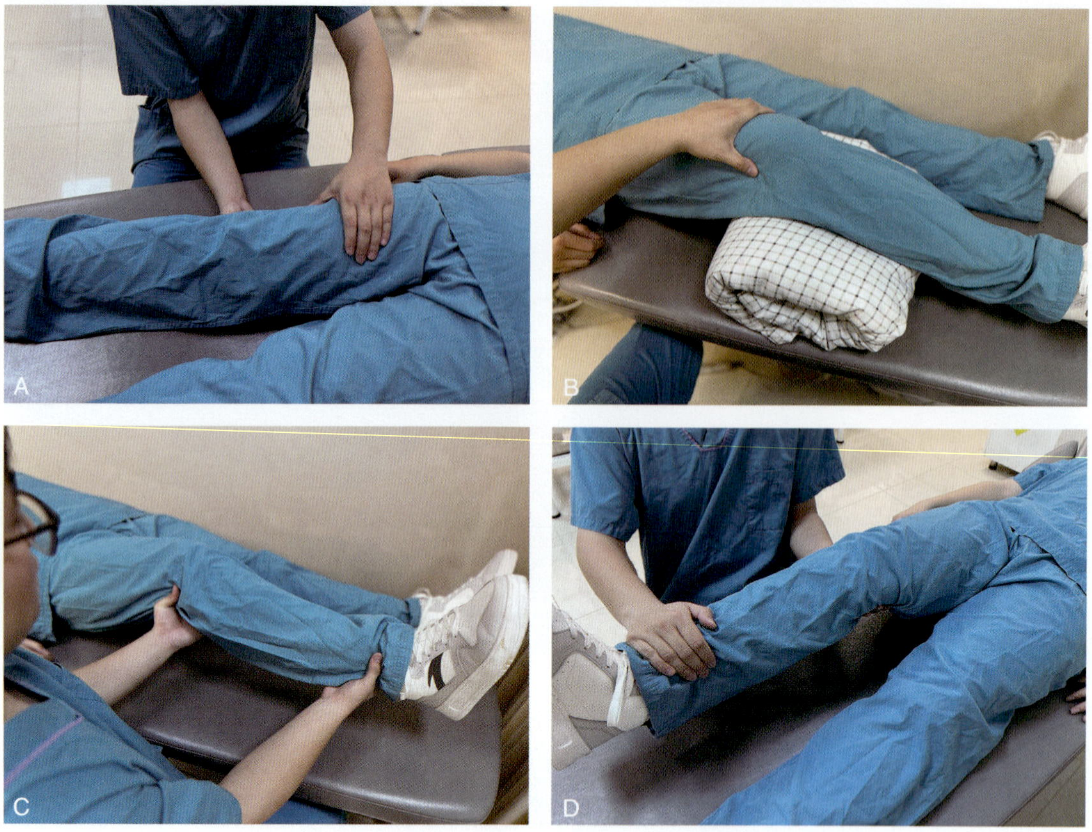

图 17-3-6　伸膝 A. 1 级；B. 2 级；C. 3 级；D. 4~5 级

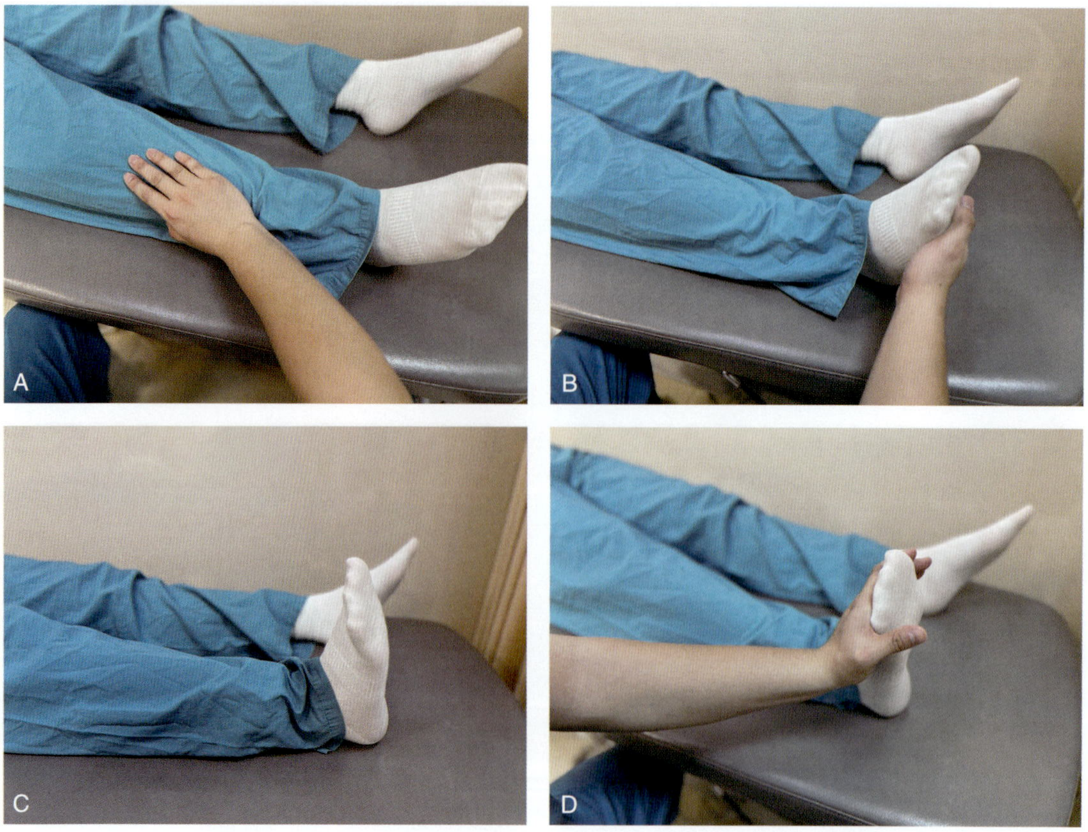

图 17-3-7　踝背屈 A. 1 级；B. 2 级；C. 3 级；D. 4~5 级

（三）活动能力评估

骨骼肌衰弱与ICU长期卧床，自主运动减少具有显著相关性。因此，对于重症患者功能状态和活动能力的评估尤为重要。评估身体功能可采用切尔西物理功能评估工具（Chelsea critical care physical assessment tool，CPAx）、ICU功能状态量表（functional status score for the ICU，FSS-ICU）、ICU身体功能量表（physical function in ICU，PFIT-s）或ICU移动性量表（ICU mobility scale，IMS）。IMS主要进行活动能力的评估，CPAx、PFIT-s可进行肌力与活动能力的评估，FSS-ICU、PFIT-s可进行详细的身体功能评估。评估至少每周进行1次和/或患者离开ICU时进行。

CPAx是为针对ICU-AW患者研制的特质量表，通过数值与绘画相结合进行评估，主要包括呼吸功能、咳嗽反射、床上翻滚活动、床边仰卧位至坐立的转换、动态坐立（坐立于床边/无支持的坐立）、站立平衡、坐位到站起的改变（开始位置为髋关节弯曲≤90°）、从床上到床边椅的转移、步行、握力等10个维度。每个维度满分为5分，总分为50分；0分代表完全依赖，50分代表完全独立。各维度绘制在类似雷达样的表格中，以便突出问题所在的区域。

FSS-ICU主要包括旋转、仰卧到坐起的变换、无支持的行走、坐位至站起的位置改变、步行等5个维度。各维度评分0~7分，评分最高分为35分。评估较为简单，单次评估完成时间约为2 min。

PFIT包括协助程度（由坐位到站起的位置改变）、步行速度（步/分钟）、肩部活动度（屈曲力量）、膝关节（伸展力）、双肩升高（高度/分钟）等5个项目。主要用于评估长期气切患者物理功能强度的变化情况。修订后的PFIT-s删除了双肩高度（高度/分钟），倾向于评估肌肉强度、耐力和运动能力等功能指标；但没有体现认知、反应性和平衡能力等功能指标的变化。PFIT评估较为简单，此量表在临床上较为常用。

IMS包括床上平躺（被动翻身或训练，无主动参与），床上坐位或床上训练（床上主动或助力训练包括翻身、桥式及其他训练，但没有离开床或坐在床边），被动转移到椅子上（升降机或其他方式被动转移到椅子上，无床边坐位或站立），床边坐位（可以辅助下进行床边坐位，必须要有主动躯干控制），站立（辅助或不辅助的情况下进行下肢负重站立，可以在站立升降设备下辅助完成），床椅转移（患者能通过迈步或者拖步转移到椅子上，还包括患者能主动将重心从一侧腿转移至另一侧腿），床边抬脚（患者能在床边交替抬脚4次，伴或不伴辅助），2人或多人辅助下步行（2人或多人辅助下离床至少5 m），1人辅助步行（1人辅助下离床至少5 m），辅助器下独立步行（辅助器具下独立步行至少5 m，如果患者使用轮椅，则独立推行至少5 m），独立步行（无辅助器、无他人帮助下独立步行至少5 m）等10个项目。对应分值分别为0~10分，在临床上较为常用。

第四节　底线康复治疗技术

一、治疗原则

在完善相关康复评估的基础上，开展全面早期的康复训练。总的原则是早期干预，个体化治疗，全面康复。

二、康复时机

通常认为符合以下情况可考虑行康复治疗：

①对刺激保持反应；具有一定的认知能力；能听懂一定的指令，如能睁闭眼睛、看人、张嘴伸舌、点头、皱眉等；②吸入氧浓度（FiO_2）≤ 60%，呼气末正压 ≤ 10 cmH_2O 和 / 或准备撤机；③无直立性低血压或无须泵入血管活性药物。

患者如果出现以下任一症状：心率 > 130 /min，或在活动前心率的基础上增快≥ 20%；出现新的心律失常；呼吸 > 35 /min，或在活动前呼吸频率的基础上增加 ≥ 20%；SpO_2 < 88% 且时间 > 1 min；收缩压 < 90 mmHg 或 > 180 mmHg；情绪激动、大汗；患者不能耐受，病情变化等，应立即停止活动。

三、早期康复治疗技术

1. 神经肌肉电刺激（NMES）有助于改善危重患者的肌力，减少 ICU-AW 的发生。对机械通气昏迷或镇静后不能自主活动的患者进行四肢被动活动时，可配合 NMES 治疗。

2. 根据患者的运动能力评估，进行不同层级的功能锻炼，能有效延缓肌肉萎缩，提高肌力。

（1）第一级为患者无意识，采用患侧肺部在上的侧卧位或持续侧位旋转疗法减少肺不张，提供更好的通气 / 血流比值，减少周围神经压迫和压疮。直立床可用于增加肺容量并进一步改善气体交换，但需要谨慎，防止对心血管系统的不利影响。治疗师对患者进行四肢关节被动活动，尤其是手指、脚踝的关节活动，避免挛缩。也可以使用持续被动运动装置（continuous passive motion，CPM）完成。此外，严重烧伤、创伤和中枢神经损伤的患者有软组织挛缩的风险，可使用额外的矫形器如踝足矫形器，防止关节挛缩。

（2）第二级为患者意识恢复，可指导患者配合治疗师进行关节活动，鼓励主动参与，协助患者坐起并保持。此阶段应增加患者的主动参与，尝试从被动运动转为主动运动。床边踏车可用于患者的下肢肌力训练。当患者意识恢复后，踏车由被动模式转为主动辅助和主动模式，可以改善患者转出 ICU 后的运动能力。

（3）第三级为患者意识清晰，可以抗重力举起手臂。在第二级的基础上，帮助患者进一步抗阻训练和床边坐位下活动。运动训练遵循循序渐进的原则。如坐位训练，从床上有依托坐位到床上无依托坐位，床边有依靠椅上坐位至床边无依靠椅上坐位。

（4）第四级为患者意识很清晰，可以抗重力抬腿。在第三级的基础上，协助患者离床站立、行走等。注意循序渐进，步行速度由慢至快，时间由短到长，应考虑患者的耐受能力。在站立和行走阶段，还应注意防止监护导线、导管或尿袋等脱落。

3. 呼吸肌训练：呼吸肌训练包括针对改善吸气肌功能的吸气肌训练和针对改善呼气肌功能的呼气肌训练。对于吸气肌功能显著减退的个体，在全身性运动训练的基础上，增加吸气肌训练可能更有效，特别是能改善吸气肌功能障碍患者的症状。当患者因为呼气流速和流量减少影响其咳嗽效力时，可进行呼气肌训练。

吸气肌训练通常借助训练设备进行，可以通过评估最大吸气压（maximal inspiratory pressur，MIP）来量化训练方案。如果无法获得最大吸气压，最大重复次数（repetition maximum，RM）原则上也可以用来设置训练负荷。通常低负荷相当于 50~100 RM（MIP 的 20%~40%）；中等负荷相当于 20~40 RM（MIP 的 50%~60%）；高等负荷相当于 5~10 RM（MIP 的 60%~80%）。开始训练的负荷相当于 MIP 的 30%~40%，重复 30 次；一旦可以耐受 30%~40% 的起始负荷，负荷可以每天或每周渐进式增加，直到达到更新的 MIP 的 50%~60%。

早期康复治疗时应对运动强度严格把控和监测。一般活动时间视患者的个人情况，可设定为 10~30 min，每天 1~2 次。需密切监测患者的主观感受、血压、血氧饱和度等。主观劳累程度记分一般在 9~13 分，心率活动时比安静时增加 < 20 /min，收缩压增加 < 30 mmHg。

4. 作业治疗：作业治疗主要包括三大范畴：基于日常生活活动能力的训练和精细作业活动训练的作业治疗，基于认知训练游戏的作业治疗，以及基于心理支持技术和压力管理技术的作业治疗。

（1）基于日常生活活动和精细作业活动训练的作业治疗：重症患者大多存在日常生活活动如穿衣、梳头、使用餐具等动作技能的不佳，而此动作的执行依赖于手部精细动作的控制能力。可实施每日 2 次、每次 15~20 min 的精细作业活动训练（如串珠子、钉木钉、扣纽扣），以及按需的自我照料（如穿脱衣服、梳头）训练。这些训练可使谵妄发生率和约束率降低、镇静剂用量减少、机械通气时间和 ICU 治疗时间缩短。因手部精细动作主要运用小肌肉或小肌肉群，需要在患者感知觉、注意力、心理活动的协调下完成，对患者的要求较高，故应根据患者的耐受程度循序渐进地增加难度。

（2）基于认知训练游戏的作业治疗：认知功能会影响患者个人角色的恢复以及日常生活活动的参与。实施早期认知功能训练的作业治疗，以训练患者的记忆力、注意力、计算力、学习能力等方面，如进行卡牌、多米诺骨牌、视觉空间构建等游戏，每日 2 次，每次 40 min，并让家属积极参与。具有趣味性和挑战性的多样化认知练习方案，可提高患者在训练中的主动参与性，如“现实世界”游戏、字母数字排序等。训练难度系数可逐渐增加。

（3）基于心理支持技术和压力管理技术的作业治疗：社会和情感支持对重症患者生活质量的下降具有缓冲作用。由作业治疗师主导、ICU 护士协助进行心理支持和压力管理，从患者的生理、心理、环境角度整体出发，包括渐进式肌肉放松、轻柔运动及伸展运动、静坐冥想、感知环境等促进情绪调节的作业治疗，可以减轻患者的身心压力，并可帮助患者正确认识与缓解焦虑，重拾康复信心。

四、中后期康复治疗技术

1. 肌力训练：基于阻力原则和能量超量恢复原理，根据患者的肌力评估结果选择肌力训练的方式，包括被动运动、辅助运动、主动运动和抗阻运动等。在各类运动类型中，抗阻运动是重要的干预手段。抗阻运动能够增加肌肉蛋白质合成、优化骨骼肌质量和功能，同时还能维持或增加骨密度。建议进行中等强度的运动，每组 8~12 次，每次 3 组，每周 2~3 次。

抗阻运动的方式很多，常见的有对抗自身体重训练、固定抗阻器械训练、功能性器械抗阻训练和自制器械训练等。在做抗阻运动时应教会患者正确的动作，训练不同的肌肉群，可以采用不同的训练方法。

（1）对抗自身体重训练如仰卧起坐、背飞、提踵等，不需要器械，锻炼方便且相对安全。

（2）固定抗阻器械训练是使用固定抗阻器械进行锻炼，大部分器械将人体固定，仅允许练习的部位进行肌肉收缩，特点是阻力可调，动作易于掌握。

（3）功能性器械抗阻训练时常用的器械有弹力带、瑞士球等。弹力带携带方便，方法变化无穷，可以提高肌力、本体感觉和核心稳定性。瑞士球主要用于提供不稳定支撑平面，可以锻炼平衡性、稳定性和本体感觉。

（4）自制器械训练包括不同重量的沙袋、矿泉水瓶等，都是同样有效的抗阻训练方式，有利于患者在家庭或社区进行运动训练。

2. 肢体功能训练：根据患者的情况选择床旁坐位训练、立位训练、转移训练、步行训练和上下楼梯训练等。

3. 有氧运动：遵循运动处方制定的 FITT（frequency intensity time type）原则，同时参考运动总量和进阶因素。每个运动方案需根据患者的实际情况量身定制。有氧运动的实施包括准备活动、训练运动和整理放松 3 部分。

（1）准备活动：多采用低强度到中低强度水平有氧运动，持续 5~10 min。目的是放松和伸展肌肉、提高关节活动度和心血管适应性，预防运动诱发的心脏不良事件和运动性损伤。

（2）训练运动：包括 20~60 min 的心血管耐力和肌肉耐力练习，每周 3~5 次。运动方式中，功率自行车训练和活动平板训练是最常见的训练方式，不仅可以在室内实施，也易于在社区和家庭进行自我锻炼。爬楼梯也是常用的运动训练方法，但训练前应对患者的下肢关节尤其是膝关节功能进行评估，确定是否可能增加患者疼痛。训练强度建议通过心肺运动试验评估确定。常用的确定运动强度的方法包括最大摄氧量百分比、无氧阈法、最大心率百分比、目标心率法、心率储备法、主管用力程度分级、代谢当量等。合理的运动强度是运动后心情舒畅，精神良好。如果出现持续性疲劳、运动后当天失眠、持续性关节酸痛或感觉不适等，提示运动强度过大或运动量过大，应当重新评估运动能力，调整运动方案。

（3）整理放松活动：应进行至少 5~10 min 的低强度和中低强度水平的耐力练习。整理放松活动是有氧训练必不可少的一部分，可以减少或避免诱发心脏事件的发生。

4. 中医传统训练方法：中医传统运动治疗主要包括太极拳、易筋经、八段锦等，动作相对平缓柔和，具有动静结合、刚柔相济的特点；可以舒筋通络、调理气血，改善患者运动耐力，并缓解焦虑、抑郁情绪，从而改善症状和预后，提高生活质量。

太极拳是一项动作缓慢均匀，运动强度适中且简单易做的康复运动，适宜老年群体。在老年患者群体中，骨骼肌衰弱易使患者发生跌倒。长期的太极拳运动能够改善老年人的身体素质，增强移动能力和平衡能力，减少跌倒和骨折等意外发生。推荐太极拳的运动时间为 1 h 左右，包括热身运动和整理活动各 5~10 min，每周 3~5 次。

八段锦的动作简单，易于自我锻炼，属于低中强度有氧运动。靶心率一般设定为 40%~60% 最大心率，具有良好的安全性和有效性，一般可居家锻炼。每次运动允许患者休息，但总时长需达到 1 h，每周 3~5 次。

健身气功易筋经通过肌肉静力性收缩和动力性收缩相结合，尤其对下肢肌肉力量的增强有改善。每次 1 h，每周 3~5 次，中等运动强度，心率控制在最大心率的 60%~80%。本法通过形体活动、呼吸吐纳、心理调节相结合，具有内容充实、安全易学、效果显著的特点。

第五节　特色康复治疗技术

一、悬吊训练

悬吊训练通过“弱链”测试，对躯干核心稳定性较弱的环节进行特定强化，躯干核心肌群在悬吊运动系统特定姿势下训练，可充分利用悬吊运动由易到难的干预策略，保持、调整姿势中易化神经中枢对肌肉的控制水平，从而在训练中动态提高躯干稳定性。

悬吊训练方法举例如下。

1. 躯干前部稳定性训练：取仰卧位，将宽悬吊带置于上背部，患者双上肢交叉于胸前，双下肢由治疗师固定。嘱患者在弹力绳减重下做仰卧起坐动作，期间保持躯干无歪斜。

2. 骨盆侧抬训练：取患侧卧位，身体笔直无旋转扭曲，双脚脚踝放入同一悬吊带吊起，骨盆下放置一条腰部悬吊带，两侧挂减重弹力绳。做骨盆侧抬动作，可通过弹力绳减重程度提高难度。

3. 腰背部核心肌群稳定性训练：取仰卧位，用弹力绳将患者膝关节和髋关节用悬吊带吊起，进行双侧臀桥训练。可通过改变弹力绳的减重程度、力点的个数、力臂的大小来提高难度，以此达到提高核心稳定性的目的。

以上动作每组重复 5 次，每组间隔 20 s，共做 5 组。通过患者主动运动训练薄弱环节肌群，改善骨骼肌肉力量，尤其是提高核心肌群的控制能力。注意根据患者的耐受情况适当调整训练强度和运动量。

二、减重步行训练

重症患者往往不具备足够的行走能力，对运动强度耐受性较差；尤其是对于神经系统损伤的患者来说，恢复步行能力对提高患者的治疗效果至关重要。减重支撑系统可以使患者尽早进行步行训练，提高下肢的行走能力，改善步态。

减重步行训练是通过可调节的减重支撑系统将使用者身体的部分重量或全部重量进行分担，减少在步行时下肢关节与肌肉的自身重力负担。在使用减重步行康复训练装置时，使用者通常穿戴减重马甲或骨盆带与支撑系统相连，以此作为支撑，确保使用者获得稳定的减重力。常用的减重步行康复训练装置有以下几种类型。

1. 悬吊式减重步行训练装置：悬吊减重步行训练是最常见的减重步行训练方式，通常由使用者穿戴减重马甲与绳索或者弹力带相连接，绳索通过滑轮或其他装置悬吊在患者上方为其提供所需要的减重力；绳索另一端通过绞盘、配重块或者弹簧进行固定。具有力反馈的悬吊式减重步行康复训练装置可以自动调节减重力的大小，减重力更加精确。

2. 气囊式减重步行训练装置：气囊式减重步行训练是通过患者穿戴专用的气密短裤，使用气密拉链将短裤与设备自带的上气囊连接，患者下半身处于密封的气囊内，控制下气囊的充气与放气来调整减重力的大小，由气压传感器进行实时的反馈调节。由于通过气囊减重，减重部分与人体接触面积大且具有较高的柔性，可以保护患者不会受到二次伤害。气囊式减重支持系统与悬吊式减重支持系统相比，有着更好的减重精确度与训练舒适性，但是价格昂贵。

3. 骨盆减重步行训练装置：通过对人体腰部或骨盆处的骨盆支撑机器为使用者提供所需减重力，骨盆支撑机器与减重支架连接。通过使用电力驱动的线性执行装置和骨盆支架为患者提供主动减重支撑力。骨盆支架连接特殊设计的骨盆带，患者将其固定在腰部和骨盆区域。骨盆带连接到一个可调节的支撑系统，通过杠杆原理和重力补偿机制，实现对患者身体重量的部分减重。骨盆减重步行训练装置近年来逐渐得到了重视。其优点在于临床上弥补了悬吊式减重步行训练装置不能抵抗骨盆旋转的缺点，且保证了使用者躯干与四肢充分的自由度，主要用于提高患者的平衡能力。

三、等速肌力训练

等速肌力训练是在关节活动的整个范围内，肌肉都维持能承受最大负荷的一种运动模式。等速肌力训练的最大特点是肌肉能够产生最大力矩输出但不产生加速度，因此，能更有效地锻炼肌肉的力量、耐力和灵活性，提高了康复训练的效率。

等速肌力训练是一种角速度恒定的抗阻训练技术，兼有等张收缩和等长收缩的优点。等速运动时，肢体关节运动的速度是固定的，主观用力只会提高肌张力，而不会产生加速度；与此同时，等速设备会依据主观用力的大小反馈相应的阻力，即顺应性阻力，使肌肉产生最大的张力和力矩输出。

等速肌力训练可在提升下肢膝关节屈伸肌群肌力的基础上，使拮抗肌肌群与主动肌比值接近正常状态，从而提高膝关节的稳定性和平衡能力。等速肌力训练可以改善患者的上肢肘关节屈伸肌肌力，进而改善上肢的运动功能，提高患者的日常生活活动能力。同时，等速训练还可以通过视觉反馈调节肌肉收缩，缓解痉挛。

四、虚拟情景互动训练

虚拟情景互动训练通过人工智能技术将患者的虚拟化身呈现在计算机模拟的虚拟环境中，为患者提供虚拟空间的第一视角，让患者沉浸在虚拟环境中完成肢体训练。通过人机互动技术，将原本枯燥无趣、机械乏味的康复训练变得富有娱乐性，大大提高了患者训练的主观能动性；通过人体传感技术，实现视听触觉的多感官刺激，有助于患者更好地理解训练目标；通过生物反馈技术，进行人体功能的量化反馈，有利于治疗师根据训练反馈及时调整训练方案。

虚拟情景互动训练让患者在模拟的现实环境中进行有意义的任务性训练，提高了训练的功能性、趣味性和导向性，弥补了传统训练的不足，提高了患者肢体的运动功能和日常生活活动能力。

第六节 康复治疗技术进展

骨骼肌衰弱是危重疾病的常见并发症，以预防为主，在积极控制原发病的基础上，提倡尽量减少镇静和制动，尽早开始早期活动。早期活动已经被证明是安全的，即使是在意识水平降低的患者。积极活动和康复提高了 ICU 患者出院时的肌肉力量，也提高了患者出院时在没有帮助的情况下行走的可能性，并增加了在第 180 天之前的存活天数；尤其是在入院最初的 48~72 h 内开始早期活动，更有助于改善 ICU-AW 的预后。

1. 血流量限制结合低强度抗阻训练（low load blood flow restriction training，BFRT）：BFRT 训练时维持动脉血流量并限制训练肌肉的静脉血流出，同时进行低强度抗阻运动。研究发现，BFRT 比单纯低强度 RT 训练能更有效地改善肌肉力量，同时不明显增加心肺负荷，适合身体虚弱的患者。

传统肌力训练负荷需超过 65%~70% 最大一次重复收缩（1RM）才能增加骨骼肌的大小和力量。患者常因疼痛、肿胀、关节不稳或个人意愿等因素无法进行传统抗阻肌力训练。故在较低强度下运动，可能导致肌肉力量恢复受限制。BFRT 是限制静脉回流增加肌肉代谢压力，同时给予肢体 20%~30% 1RM 的阻力进行抗阻训练的方法。这种方法让小负荷低强度的训练也能产生与长时间高强度训练相似的生理效果：包括肌肉缺氧酸化、肌肉募集率提高（Ⅱ型肌纤维募集率提高）、神经肌肉兴奋性增加、生长激素分泌增加、1 型类胰岛素生长因子和哺乳动物雷帕霉素靶蛋白复合物 1 分泌增多、肌肉生长抑制素降低等。这种方法已经从职业体育领域扩展到了到康复医疗领域，越来越多的文献证据表明 BFRT 具有较高的安全性，在促进肌肉和力量的增长和血管系统健康方面有良好的效果。

以下肢伸膝抗阻为例，使用血流量限制训练带进行训练，训练前将训练带内空气排出，环绕于大腿根部，保证训练带紧贴皮肤且不滑脱，充气加压前无束缚感，初始压力选择 200 mmHg。训练带压力仅限制静脉回流，以 30%1RM 作为伸膝抗阻负荷，完成 4 组抗阻训练，分别是 30 次、15 次、15 次、15 次，组间休息 30s，组间休息保持训练带压力直到训练结束，每次训练时长控制小于 20 min。根据个性化血流限制压力及训练部位，在一次训练过程中不进行压力调整。每次训练后询问患者的疲劳程度，分为 4 个等级：无疲劳、轻度疲劳、疲劳、极度疲劳，下一次训练对应的压力调整分别是增加压力 50 mmHg、增加压力 25 mmHg、保持压力不变、减低压力 25 mmHg。伸膝训练每天 1 次。

也有研究比较了低负荷血流量限制训练与高负荷抗阻训练对肌肉力量及肌肉含量的影响。研究发现，两种方式在增强肌肉力量及肌肉含量方面没有显著差异。

2. 全身振动训练（whole body vibration，WBV）：WBV 是一种新型的神经肌肉训练方法，可作为运动耐受性差的患者力量训练的替代干预手段。近年来，有研究表明，WBV 可有效改善老年人下肢肌肉力量，提高运动功能和平衡功能，降低跌倒风险。

可使用全身垂直律动机进行 WBV 训练，振幅为 3 mm，频率范围 3~13 Hz；训练时保持站姿，双脚间距离为 20 cm，双手握住振动平台把手，屈膝 45°；为保证疗效和安全，采用负荷递增的原则。振幅固定为 3 mm，第 1~2 周，振频为 3 Hz；以后每 2 周振频递增 2 Hz。以上训练每次持续振动 3 min，休息 1 min，合计 4 min 为 1 组，共 5 组，每天 1 次，每周 5 d，连续训练 12 周。

WBV 采用机械振动和外在抗阻负荷刺激机体，引起肌肉振荡、影响神经系统的适应性从而改善肌肉和骨骼功能，尤其适用于无法或不愿坚持常规锻炼的老年人及虚弱状态人群，能有效提升老年患者下肢肌力，改善平衡功能及活动能力。

第七节　典型病例讨论

【基本信息】男，45 岁，右利手，建筑工人。

【主诉】由高处坠落致肢体活动不利、言语不能 4 个月。

【现病史】患者于 2022 年 3 月 30 日从高处（二楼）坠落，立即出现意识不清、呼之不应，全身多处出血，多次呕吐胃内容物，无二便失禁，无肢体抽搐。查头颅 CT 示颅骨及颅底多发骨折，颅内多发积气，左侧小脑半球、右侧额叶脑挫裂伤并颅内血肿形成，左侧额顶部硬膜下血肿，广泛蛛网膜下腔出血。胸椎及腰椎 CT 示右侧第 3、第 5~6，左侧第 3~9 肋骨骨折，T_6~T_9 和 L_1~L_4 椎体横突骨折，急行开颅血肿清除、颅后窝去骨瓣减压术。第 2 天（2022 年 4 月 2 日）患者右侧瞳孔散大，脑疝，再次行右侧额颞顶去骨瓣减压术，因病情较重、呼吸急促行气管切开术。第 5 天（2022 年 4 月 5 日）行左侧脑室外引流 + 颅内压监测探头置入术。同时予呼吸机辅助呼吸、抗感染、脱水降颅压、保护胃黏膜、稳定内环境等治疗。1 月余后（2022 年 5 月 5 日）复查头颅 CT 示脑室系统整体扩大明显，脑积水形成。于 2022 年 5 月 12 日行脑室腹腔分流术。术后复查头颅 CT 示脑室系统扩大较前无明显变化。2 月余后（2022 年 6 月 23 日）行右侧额颞顶颅骨修补术，术后经重症团队评估，介入早期康复治疗。

3 月余后（2022 年 7 月 13 日）患者出现癫痫持续状态，转入神经外科监护室给予抗癫痫、镇静、脱水降颅压、呼吸机辅助呼吸、抗感染等治疗后好转并顺利脱机，未再出现癫痫发作。病情稳定后，患者因遗留肢体功能障碍，为求进一步康复收入康复科。入科时，患者可自主睁眼，存在睡眠觉醒周期，气管切开状态，留置尿管、胃管，鼻饲饮食，右侧肢体可见主动活动，发病以来体重较前减轻 10 kg 左右。

【既往史】体健。

【手术外伤史】去骨瓣减压术后近 4 个月，下肢静脉滤器植入术后 3 个半月，脑室腹腔分流术后 2 个半月，颅骨修补术后 1 月余。肋骨骨折、脊椎骨折近 4 个月，金属静脉滤器、分流泵、钛网植入。

【临床诊断】重型颅脑损伤，右侧额颞顶部血肿清除术后，去骨瓣减压术后，气管切开术后，颅骨修补术后，癫痫，多发肋骨骨折，多发椎体横突骨折，左侧额顶部硬膜下血肿，蛛网膜下腔出血，脑室腹腔分流术后，下肢静脉滤器植入术后。

【康复诊断】颅脑损伤恢复期；双侧肢体运动功能障碍；认知障碍；构音障碍；吞咽障碍；ADL 功能障碍；社会参与能力下降。

【鉴别诊断】患者发病原因明确，为高处坠落至重型颅脑损伤，合并多发伤，无特殊鉴别诊断。

【相关检查】头颅 CT 示颅骨及颅底多发骨折，颅内多发积气，左侧小脑半球、右侧额叶脑挫裂伤并颅内血肿形成，左侧额顶部硬膜下血肿，广泛蛛网膜下腔出血。脑室腹腔分流术后复查头颅 CT 示脑室系统扩大较前无明显变化。

胸椎及腰椎 CT 示右侧第 3、第 5~6 肋骨，左侧第 3~9 肋骨骨折，T_6~T_9 和 L_1~L_4 椎体横突骨折。四肢静脉超声提示左下肢静脉血栓形成，于 2022 年 4 月 18 日行下腔静脉滤器植入术，左侧股总静脉下段、股浅静脉、股深静脉及左侧腘静脉形成。

【临床评估和康复评估】

1. 临床评估（专科查体）：血压 120/80 mmHg，神志清，言语不能，认知查体不配合，听音理解大部分不能完成，指令动作大部分不能完成。双眼活动自如，双侧瞳孔等大等圆，直径 3 mm，对光反射存在。双侧额纹对称，左侧鼻唇沟浅，口角向右偏斜，伸舌略左偏，咽反射迟钝。左侧耸肩不能，余脑神经检查不能配合。左侧肢体关节活动无明显受限。Brunnstrom 分期：左侧上肢 / 手 / 下肢为 1/1/1 期，右侧上肢 / 手 / 下肢为 3/3/3 期。双上肢屈肌张力高，双下肢伸肌张力高。改良 Ashworth 分级为 1 级。双下肢腱反射阳性，双下肢病理征阳性。双侧深浅感觉减退，共济检查不能完成，脑膜刺激征阴性。坐位平衡一级，无立位平衡能力，目前不能完成翻身、起坐等动态动作。

2. 康复评估：康复医学科首次康复评定时间为 2022 年 7 月 23 日。

（1）认知和言语功能评定：尝试使用 MMSE 评估，但无法配合完成。患者气切，对言语有不同程度的影响。

（2）运动功能评定：Brunnstrom 分期左侧上肢 / 手 / 下肢为 1/1/1 期；右侧上肢 / 手 / 下肢为 3/3/3 期。

（3）肌张力评定：双上肢屈肌张力高，双下肢伸肌张力高，改良 Ashworth 分级为 1 级。

（4）肌力及关节活动度：MRC 评分左侧为 10 分，右侧为 0 分；徒手肌力评定（MMT）右侧上肢为 3- 级，下肢为 3- 级；左侧为 0 级，无主动活动能力。双侧手指关节与踝关节屈曲挛缩，其余关节被动活动度正常。

（5）感觉评定：双侧浅感觉和深感觉均减退。

（6）平衡协调：坐位平衡一级，协调功

能重度障碍。

（7）格拉斯哥评分 9T 分，E4VTM5，不能执行简单命令，属于中度意识障碍。

（8）ADL 评定：Barthel 指数一级坐位平衡为 5 分，日常生活活动能力完全依赖。

3. 国际功能、残疾和健康分类（ICF）结构框架分析见表 17-7-1。

认知障碍是中重症颅脑损伤患者最常见的症状之一。大多患者可能存在认知障碍甚至精神心理障碍，而且两者常常合并存在，有时甚至难以区分。在病程的不同阶段，两者的表现有所不同。急性期往往以精神心理症状为主，在意识恢复过程中可出现谵妄、幻觉、兴奋、躁狂、易激惹、攻击行为等，但经过治疗后，随着病情好转可在短期内恢复。恢复期则以认知障碍为主，可表现为反应能力下降、主动性减少、对周围事物漠不关心、记忆障碍等。

大多数的运动功能评定对患者的意识水平和认知配合能力有一定的要求。患者入科时 GCS 评分 9T 分，处于中度意识障碍，有睁眼反应，言语不能，认知查体不配合，对听的理解大部分不能完成，指令动作大部分不能完成。这些会影响患者对康复训练的认识、理解以及对重点指令和信息的提取，将干扰和影响患者的运动再学习，进而影响康复疗效。所以在后续的康复治疗中要考虑到这一点。

此外，评定的结果也需要结合每个患者的病情及治疗情况去解读。例如，患者肌力的下降可能是 ICU-AW 的表现，也可能是受镇静剂或肌松药的影响，还可能是外周神经损伤或横纹肌溶解等导致的肢体无力；而不同原因引起的肌力下降对应的干预策略是不一样的。在康复评估的时候需要充分了解患者病情，并对相似的病症进行鉴别诊断。

肌张力较高本不应该进行肌力评定，因为肌张力增高会影响肌肉的正常放松和收缩，进而影响肌力的评定。在这种情况下，如果强行进行肌力评定，可能无法准确评估肌肉的实际力量。该患者的 MRC 得分为 10 分，总分范围在 0~60，总分 <48 可诊断为 ICU-AW。

当 ICU-AW 存在时，由于长时间的卧床和活动受限，呼吸肌可能逐渐失去力量和耐力，这通常会导致呼吸功能下降。患者可能会出现呼吸困难、呼吸频率增加、呼吸浅表等，这会导致患者撤机延迟、拔出气管套管困难、住院时间延长等问题。这种情况需要医疗团队的密切监测，并可能需要采取额外的措施来支持呼吸功能，如机械通气或物理治疗。

【治疗】康复治疗总的目标是通过以功能训练为主的综合措施。基于康复诊断，确定康复治疗目标，包括近期目标和远期目标，该患者的康复治疗目标如下。

1. 近期目标：促醒治疗，患者格拉斯哥昏迷评分进一步提高。改善患者认知障碍；通过床边康复，逐渐改善患者全范围关节活动；恢复肌力，诱发左侧上下肢的主动运动，继续改

表 17-7-1 首次康复评估 ICF 结构框架分析

ICF 层面	评定结果
功能与结构	脑外伤恢复期；双侧肢体运动功能障碍（左侧肌力 0 级，右侧肌力 3- 级；肌张力改良 Ashworth 分级为 1 级）；平衡协调障碍（坐位平衡一级，协调功能重度障碍），认知障碍；构音障碍（气切未拔套管）；吞咽障碍（鼻饲进食）；感觉障碍
活动	ADL 功能障碍，Barthel 指数 5 分，日常生活完全依赖
参与	社会参与能力丧失，患者住院，不能外出参与社会活动。职业为建筑工人，完全受限
个人因素	患者 45 岁，既往体健，无基础病。目前认知精神障碍不利于康复
环境因素	患者家属全力支持康复治疗

善右侧上下肢主动活动；促进平衡和ADL能力恢复，坐位平衡达到二级；保证营养，防治各种并发症而引起的继发性损害，同时为下一步的功能训练做准备。

2. 远期目标：经过系统的康复治疗，试行气管切开处堵管、拔出气管套管，进一步促进患者认知、言语和吞咽功能改善，争取达到即使不能说话也能够实现眼神的交流；争取达到坐位平衡三级和ADL大部分自理，部分回归社会。

针对存在问题，基于康复目标，制定第一阶段康复治疗方案如下。

1. 一般治疗：监测血压及其他生命体征，保持二便通畅，给予营养神经、改善循环、抗血小板聚集、改善脑代谢、改善认知、抗抑郁等药物治疗。注意防治并发症，如压疮、深静脉血栓形成、呼吸道和泌尿道感染、关节挛缩变形、营养不良等。

2. 床边运动康复：针对患者卧床时间较长，各系统功能水平较低的情况，给予加强期床边康复。

（1）良肢位的摆放：利用各种软性靠垫将患者置于舒适的抗痉挛体位，一般每2 h体位转换1次，检查患者易受压部位臀部、肩胛、双肘、腘窝、脚踝等皮肤有无发红及破溃，预防压疮形成。保持正确的姿势可以达到促进身体及精神状态改善的作用。

（2）床上翻身及体位转移：训练的原则应该按照完全被动、辅助和完全主动的顺序进行。转移的实施应当由治疗师、患者、家属、护士和其他陪护人员共同参与。在身体条件允许的前提下，应尽早离床。早期可在运动间歇摇高床头30°~40°，患者意识清醒时，鼓励患者维持坐姿10 min；之后根据患者病情及体力情况，进行90°长坐位训练，刺激患者的核心肌群收缩。

（3）关节活动度和肌力训练：对于完全不能活动的肢体，可以通过被动牵伸挤压关节腔，摩擦患者远端皮肤给予感觉输入。随着患者意识逐渐恢复，通过口语指令和手指对肌肉肌腹的刺激，诱发患者主动发力，进行主动助力肢体功能训练，可以过渡到辅助运动和完全主动的方式。关节活动度训练有助于维持关节正常的活动范围，有效防止关节挛缩和肌肉失用性萎缩的发生，促进血液循环。

（4）呼吸训练：包括使用腹式呼吸训练、辅助咳嗽训练、气道廓清训练、呼吸肌训练等多种方法和技术去重建呼吸模式。长期卧床患者肺循环不畅，支气管及喉内的分泌物不易排出，很容易发生上呼吸道感染，引起肺炎。有规律地协助患者翻身、变化体位、叩背，还可通过被动牵引增加胸壁和双上肢的运动幅度，鼓励患者咳嗽咳痰，防止分泌物在气道滞留。通过床上双桥运动，患者腹肌、臀肌包括膈肌等呼吸肌参与发力和训练，提高患者的呼吸能力。对痰液较多难以排出的患者，可应用糜蛋白酶雾化吸入，或将吸痰管插入气管内进行吸痰，并进行体位引流。

（5）电动起立床训练：帮助患者进行体位训练，以改善或预防直立性低血压。通过逐渐增加站立的时间和倾斜角度，使患者的身体逐渐适应站立状态，从而减少直立性低血压的发生。可以帮助患者增强腿部和核心肌群的力量，从而更好地支持身体的重量。

（6）床旁踏车训练：帮助患者进行下肢肌力锻炼，提高患者的心肺功能和下肢肌力。初期可以从低强度、短时间开始，随着患者身体状况的改善，逐渐增加训练的强度和时间。

3. 吞咽治疗：包括舌肌、唇、下颌等吞咽相关肌群的功能训练，如吹气、鼓腮、缩唇、微笑、吸吮等动作。根据吞咽功能的恢复情况进行摄食训练，可随吞咽功能恢复逐渐改变食物质地以及进食的量和速度。物理因子治疗，如对咽部、软腭等部位冷刺激法、针刺疗法、外周吞咽电刺激治疗等。这些物理因子治疗能促进气切患者吞咽功能相关脑网络的神经兴奋性，降低患者出现误吸的风险；同时提高咽部肌肉的力量，防止咽部肌肉萎缩，改善吞咽功能，为后期顺利拔除气管套管奠定基础。

4. 认知训练：认知功能包括记忆、注意力、执行功能、语言和视空间能力等多个方面。通过多种感知觉输入、身体部位的指认、颜色的辨认、时间空间知觉训练、注意力训练等促进认知功能恢复。针对患者配合度不佳的情况，首先选用患者感兴趣的项目进行训练，如看图识卡片、扑克牌、拼图、棋类等患者感兴趣并可参与的游戏。认知训练的过程中应根据患者认知障碍的特点及严重程度，在安静的训练环境里，对患者实施个体化训练。按照由易到难、循序渐进的原则进行训练治疗；也可以将认知训练融入日常生活中，从而促进认知功能的康复及日常生活活动同步进行。

5. 物理因子治疗

（1）功能电刺激治疗：通过电刺激来激活肌肉，使其产生收缩，从而增强肌肉力量。这有助于预防失用性肌萎缩，恢复肌力，从而提升生活质量。对患者咽部和左侧肱三头肌、腕伸肌、股四头肌、胫前肌等肌群施加微弱的电流，刺激肌肉收缩以增强其功能。

（2）蜡疗：利用石蜡持久的温热效应对肌张力较高和挛缩的部位进行蜡疗，使局部皮肤毛细血管扩张，促进肢体的血液循环，松解粘连，使挛缩的肌腱和筋膜软化松解。

（3）rTMS：研究表明，rTMS 可以帮助改善脑外伤后的认知、情绪和运动功能障碍。通常从 5% 的最大运动阈值开始，并根据患者的耐受性和反应逐渐增加。对受损的大脑区域进行刺激，每次治疗通常持续 20 min，每周进行 3~5 次。

（4）间歇充气加压（气压）治疗：可预防水肿和深静脉血栓形成，鉴于患者左下肢深静脉血栓形成并植入下腔静脉滤器，暂时只给予双上肢和右侧下肢的气压治疗，每天 2 次，每次 30 min。与此同时，应对患者和陪护人员加强健康教育。急性期应停止所有功能训练及肢体气压治疗、肌电生物反馈，禁止按摩有血栓的肢体。可用湿热敷，以缓解痉挛，减轻疼痛，协助侧支循环，改善局部症状。

6. 作业治疗：日常生活能力训练是作业治疗中重要的一部分，综合运用多种训练方法进行进食、如厕、穿脱衣服、洗漱、转移等日常生活活动训练。如利用木套筒、套圈、拿球等进行手功能训练；滚筒、滑车辅助分别刺激肱二头肌、肱三头肌以诱发肘关节屈曲和伸展；运用游戏及生物反馈技术，诱发左侧上肢主动运动和运动控制能力；通过手眼协调、手口协调、手的抓放等进行进食、穿衣、修饰等训练；通过平衡、坐站转移、大小便控制、手眼协调等进行如厕、洗澡等日常生活活动能力的训练。

7. 心理康复：ICU 侵入性治疗措施、与亲人分离、周围嘈杂的环境，使患者承受了巨大的精神压力。有临床心理治疗师以及受过培训的医护人员指导，早期评估患者的精神心理状态，制定心理疏导措施，积极与患者沟通病情，可疏解宽慰患者对疾病治疗的顾虑。

患者经过积极治疗后，认知精神障碍得到有效改善，可以进行认知功能评定，并配合吞咽、认知、感觉等康复训练。治疗 4 周后（2022 年 8 月 24 日）行中期康复评定，功能评定和变化进展如下。

1. 认知功能评定：简明精神状态检查（MMSE）为 18 分 /30 分（注意力轻度障碍，记忆力中度障碍，时间、地点定向障碍、思维中度障碍）。

2. 吞咽功能：可安全经口进食半流食质地的食物，考虑拔出胃管，洼田饮水试验 3 级。反复唾液吞咽实验 30 s 为 4 次。张口呼吸，最长呼气时间为 4.3 s。

3. 运动功能评定：Brunnstrom 分期左侧为上肢 / 手 / 下肢 2/2/2 期，右侧为上肢 / 手 / 下肢 4/3/4 期。

4. 肌张力：正常。

5. 肌力及关节活动度：MRC 左侧为 21 分，右侧为 15 分；右侧上肢肌力 4 级，下肢 4 级，左侧上肢肌力 2 级，下肢 2 级；双侧肢体主被动活动度正常。

6. 感觉评定：双侧浅感觉正常，深感觉减退。

7. 平衡协调：坐位平衡二级，协调功能轻度障碍。

8. ADL 评定: Barthel 指数 20 分(大便 5 分、小便 5 分、进食 5 分、床椅转移 5 分），日常生活重度依赖。可完成翻身、坐起、轮椅转移动作，其余日常生活动作需大量帮助。

9. ICF 结构框架分析见表 17-7-2。

康复治疗过程中，医疗团队通过电子纤维支气管镜进行镜下精准评估气道情况。患者适合拔出气管套管，但考虑到患者存在认知功能障碍、长期卧床等情况，拔管对于这种患者来说可能会因再次肺部感染加重而导致呼吸困难，进而因二次气管切开或危及生命。因此该患者的训练模式可在呼吸训练、堵管训练、吞咽训练、床旁肢体运动训练、体位转移训练等康复训练的基础上，予以更高强度的有氧训练，如强制步行训练。通过每天的训练，患者的血气分析、氧合情况、肺部情况等进一步改善，最终顺利拔管。

另一方面，患者的意识水平和认知功能都有了一定程度的提高，说明第一阶段的康复策略有效；下一阶段治疗可针对患者的认知和言语功能，分别进行记忆力训练、思维分析训练、构音障碍训练、发声训练、辨音训练等功能训练。良肢位摆放、牵拉和肢体运动功能等康复训练使患者肌张力恢复正常，手指关节和踝关节的挛缩得到明显改善。肌力也从右侧肢体 3- 级提升到 4 级，左侧肌力从 0 级提升到 2 级。肌力的提高是一个非常重要的健康指标，意味着患者 ICU-AW 的情况通过为期 4 周的康复治疗和护理得到了积极改善。这离不开早期物理治疗如体位转移训练、主被动关节活动训练、平衡训练等，这些措施减少了肌肉萎缩。同时，通过系统的吞咽训练，患者吞咽功能明显提高，拔除胃管可经口进食，可保证患者的营养摄入，特别是蛋白质的摄入，帮助肌肉修复和增长。

接下来的康复治疗继续进行认知训练、吞咽训练、呼吸训练、平衡协调训练、辅助予以物理因子治疗等治疗手段，并积极予以物理治疗改善患者 ICU-AW 的情况，促进神经和骨

表 17-7-2 中期康复 ICF 结构框架分析

ICF 层面	评定结果
功能与结构	脑外伤恢复期；双侧肢体运动功能障碍（左侧肌力 2 级，右侧肌力 4 级）；平衡协调障碍（坐位平衡二级，协调轻度障碍），认知障碍（MMSE18 分，中度障碍）；构音障碍（气切已拔套管）；吞咽障碍（经口进食有呛咳）；感觉障碍
活动	ADL 功能障碍，Barthel 指数 20 分（大便 5 分、小便 5 分、进食 5 分、床椅转移 5 分）日常生活重度依赖
参与	社会参与能力丧失，患者住院，不能外出参与社会活动
个人因素	认知精神障碍得到一些改善，较入院时有助于康复
环境因素	患者家属全力支持康复治疗

骼肌的功能恢复。在第一阶段的基础上，肢体运动功能训练可以开展下肢抗阻训练、核心肌群训练，桥式运动适当给予腹部加压，增加难度。平衡训练由床上长坐位改为床旁坐位训练，配合重心转移训练、坐位动态平衡训练和坐位重心转移训练等。床旁踏车可改为下肢功率自行车或增加下肢的等速肌力训练，按情况逐渐增加训练时间和阻力强度。

2022 年 9 月 20 日进行了出院前康复评定。

1. 认知功能评定：MMSE：22 分 /30 分（注意力，记忆力轻度障碍，时间、空间定向障碍，思维中度障碍）。

2. 吞咽功能：洼田饮水试验 1 级。

3. Brunnstrom 分期：左侧上肢 / 手 / 下肢为 3/3/3 期，右侧上肢 / 手 / 下肢为 4/4/4 期。

4. 肌力 MRC：左侧为 21 分，右侧为 15 分；右侧上肢肌力 4 级，下肢 4 级，左侧上肢肌力 3 级，下肢 3 级。

5. 感觉评定：双侧浅感觉、深感觉正常。

6. 平衡协调：坐位平衡三级，立位平衡一级，一人协助下可短距离步行 20 米，协调功能轻度障碍。

7. ADL 评定：Barthel 指数 50 分（大便 10 分、小便 10 分、修饰 5 分、进食 5 分、床椅转移 10 分、穿衣 5 分、转移 5 分），中度功能障碍。

8. ICF 结构框架分析见表 17-7-3。

通过康复治疗，患者立位动态平衡改善，负重能力提高，现在可独自站立，可在一人扶持下缓慢短距离行走。上肢可完成粗大运动，精细运动稍差，患者 ADL 较入科时有明显改善，但仍需要极大的帮助方能完成日常生活活动。患者主要遗留记忆力和定向力障碍，家属需加强看护，防止患者走失。

患者出院后继续按照治疗师指导内容进行康复训练，结合自身情况，循序渐进地调整运动难度和强度，加强日常生活实用性训练，减少 ICU-AW 对预后的不良影响。

1. 上肢功能、手精细功能训练，如拧毛巾、拧瓶盖、系鞋带、扣扣子、写字等。每次 15 min，每天 2 次。

2. 下肢主动、抗阻运动训练，如抗阻伸膝、仰卧位腿置于床边做屈髋抬腿练习。每组 20 次，每天 3 组。

3. 踏车、辅助下室内步行、迈步练习等，加强主动运动，提高本体感觉和平衡能力。每次 20~30 min，每周 3~5 次。

4. 呼吸训练，如腹式呼吸、缩唇呼吸、吹气笛，吹、吸纸片等，增强呼吸肌力量。每次 5 min，每天 2 次。

5. 下颌、唇、舌抗阻训练和言语训练，进一步改善言语功能，提高言语清晰度。

6. 家人陪伴患者进行记忆游戏、拼图游戏、阅读、计算等训练，每次 20 min，每天 2 次。

表 17-7-3　出院前康复 ICF 结构框架分析

ICF 层面	评定结果
功能与结构	脑外伤恢复期；双侧肢体运动功能障碍（左侧肌力 3 级，右侧肌力 4 级）；平衡协调障碍（立位平衡一级，协调轻度障碍），认知障碍（MMSE22 分，轻度障碍）；构音障碍（吐字发声不清）
活动	ADL 功能障碍，Barthel 指数 50 分（大便 10 分、小便 10 分、修饰 5 分、进食 5 分、床椅转移 10 分、穿衣 5 分、转移 5 分），日常生活中度依赖
参与	社会参与能力丧失，患者住院，不能外出参与社会活动
个人因素	认知障碍得到明显改善，康复治疗配合度高
环境因素	患者家属全力支持在院康复治疗和后期居家康复。家住 5 楼，无电梯，缺少无障碍设施

患者出院后需定期去康复门诊复诊，定期复查头颅 CT 监测癫痫、脑积水的转归情况，指导家庭康复，必要时进行各项功能评定及生活质量评定。此外，患者出院后需对生活环境进行“无障碍”改造。比如，改住一楼或电梯房，楼道、走廊、厕所、洗澡间的墙壁上安装扶手，门宽要利于轮椅通过，地面注意防滑等。

由于脑外伤的发病高峰为中青年，处于学习或生活的重要阶段，是家庭和社会的主要劳动力。职业康复的介入至关重要。患者病前为建筑工人，外伤后遗留认知功能障碍和运动功能障碍，不可再从事此工作。要根据患者的就业意愿与患者及家属一同选择与现存能力相适合的就业目标。同时嘱患者家属继续加强对患者的鼓励和心理支持。

【总结】本病例通过对一例脑外伤术后患者采取的康复治疗方案进行详细分析，特别是针对骨骼肌衰弱这一问题，从入康复科到出院指导的全过程，展现了跨专业团队合作的康复治疗模式，以及早期介入和对患者进行个体化的康复训练计划。通过早期康复介入，以及综合应用物理治疗、言语吞咽治疗、作业治疗、物理因子治疗等方式，患者的各项功能得到了明显改善。这不仅体现了康复医学的特色，也为类似的临床病例提供了宝贵的经验。但是应该认识到，治疗方案仍存在不足之处，骨骼肌衰弱的康复是一个长期而复杂的过程，需要患者良好的依从性和耐心。同时，对于康复治疗的个体化调整也是一大挑战。需进一步精细干预的强度和各方面参数，以实现个体化康复治疗。

本章所指的骨骼肌衰弱仅指危重症状态引起的机体去适应骨骼肌衰弱，主要是 ICU-AW；通常受年龄、疾病、营养不良、缺乏运动、药物副作用等多种因素影响。在 ICU 治疗过程中，镇痛镇静广泛应用于机械通气患者，以降低氧耗和应激损伤；而由此产生的长时间制动是导致 ICU-AW 的常见病因。该病例患者受原发创伤、手术介入、ICU 长期卧床等多方面打击，神经系统、心肺系统、运动系统均存在不同程度的功能障碍，自发病以来长期卧床，肌肉无法通过收缩来维持正常功能活动。制动状态会由于肌蛋白合成减少导致肌肉失用性萎缩无力。此外，患者长期留置胃管、鼻饲饮食，容易出现营养不良、肌球蛋白丢失、肌丝受到破坏，从而使得肌肉质量和重量都会下降。炎症反应也可使分解代谢增加，患者更易出现肌无力及骨骼肌的失用性萎缩。另一方面，重症患者 ICU-AW 的发生也与多种治疗药物相关。例如，神经肌肉阻滞剂可抑制神经肌肉接头的运动诱发电位产生，而氨基糖苷类、多黏菌素等抗菌药物都具有神经毒性作用，导致神经损伤，引起神经肌肉功能障碍。

值得注意的是，目前对 ICU-AW 尚无有效的治疗方法，关键在于早期预防。早期识别和干预能够改善患者的肌力，降低 ICU-AW 的发生风险，缩短机械通气时间，减少住院天数，并提高患者的活动能力，改善身体功能状态。因此，在临床工作中，应提高医务人员对 ICU-AW 的关注，及时采取积极有效的措施预防 ICU-AW 的发生。

早期进行物理治疗，以减少制动时间，在 ICU 重症康复中被证明是安全可行的，并可有效改善预后。早期康复治疗师予以床旁四肢关节主动被动活动，减轻失用性骨骼肌衰弱，并逐渐增加运动量和强度，有助于避免受伤和过度使用肌肉。在此基础上，可以逐渐增加重复次数和组数，刺激肌肉生长和力量增长。物理治疗师可以通过各种技术来帮助改善肌肉功能。例如，使用热敷、冷敷、按摩、牵引和电刺激等物理因子治疗来减轻疼痛、增加关节灵活性和促进肌力恢复。也可以使用悬吊、减重支持系统、下肢机器人等器械提供稳定的支撑，减轻患者身体负担，使患者在安全的环境中进行各种运动训练。这种器械特别适用于那些因为疾病或手术而导致肌肉无力或关节僵硬的患者，通过器械的辅助，可以逐渐增加肌肉力量和关节灵活性。其次，床旁踏车或下肢功率自行车是一种常用于早期康复的设备，可以帮助患者进行有氧耐力训练。其通常具有可调节的阻力和速度，可以根据患者的身体状况和康复需求进行调整，有助于提高患者心肺功能，增强下肢肌肉力量，降低肌肉萎缩和血栓形成的风险。

锻炼只是改善骨骼肌衰弱的一种方法。保持适当的营养摄入同样重要，特别是要确保摄入足够的蛋白质；它提供了身体所需的氨基酸，这些氨基酸是构建和维护肌肉组织所必需的，以支持骨骼肌的生长和修复。对于长期留置胃管的患者，一旦发现存在营养不良的迹象，应该立即采取治疗措施，包括增加营养补充剂的摄入量，如蛋白粉、维生素和矿物质补充剂等。除了营养补充，还应该关注患者的饮食习惯和偏好。有些患者可能对某些食物过敏或不耐受，因此需要根据个体情况进行调整。在预防营养不良方面，对患者和家属进行关于鼻饲管的使用和营养饮食的宣教非常重要。应帮助患者和家属制定合理的饮食计划，并监测其执行情况，确保患者获得足够的营养，提高生活质量。

本章通过探讨骨骼肌衰弱的诊疗过程及病例分析，强调了康复医学在此类疾病治疗中的重要角色。虽然目前在处理这类病例时仍面临着一些挑战，但通过不断的研究和技术创新，有信心能够为骨骼肌衰弱患者提供更有效的康复治疗方案，帮助他们尽快回归家庭，回归社会，重获生活的希望和勇气。随着科学技术的进步，未来在骨骼肌衰弱的治疗方面，可以预见出现更多的创新康复治疗方法和技术，如干细胞治疗、生物工程和更精细的康复设备等。此外，信息技术的发展也将有助于远程康复医疗的实施。这些进步将极大提高骨骼肌衰弱患者的康复效率和生活质量。

（张艳明，姚　威，李　磊）

第十八章

呼吸肌衰弱

第一节 概 述

呼吸肌包括了主要负责吸气的肌肉——膈肌和辅助吸气肌（肋间外肌、斜方肌、胸锁乳突肌、斜角肌等），也包括了主要负责呼气的肌肉——腹肌和辅助呼气肌（肋间内肌、腰方肌等）。呼吸肌作为呼吸运动的原动力，对机体完成运动、呼吸、气道廓清和说话等功能起着至关重要的作用。正常情况下，吸气是主动运动，通过主动收缩膈肌和肋间外肌，使胸廓增大，胸腔负压升高，肺扩张，空气经上呼吸道进入肺内。而呼气则为被动运动，膈肌和肋间肌舒张，胸廓缩小，肺弹力回缩，胸膜腔内负压降低，肺内空气体随之呼出。呼气肌仅在用力呼气或咳嗽时收缩。

呼吸肌衰弱被定义为MIP低于预测值的70%，同时伴有相关的临床表现，如呼吸困难、咳嗽、端坐呼吸等。呼吸肌衰弱会导致通气功能的下降和气道廓清能力的下降，可能会增加患者的致残率、致死率、再住院率和住院费用等。呼吸肌衰弱可能由神经系统疾病如脑卒中、帕金森综合征、多发性硬化等疾病引起，也可能由心血管系统疾病（如冠心病、心力衰竭、先天性和瓣膜性心脏病、外周动脉疾病和脑血管疾病）引起，还可能由败血症、创伤、全身炎症或机械通气引起。临床上，呼吸肌衰弱多见于重症患者。

导致呼吸肌衰弱的病理生理学途径在针对膈肌的研究中得到了广泛的证实。在肌肉水平，呼吸肌的收缩功能障碍与两个主要机制有关：一是肌肉质量损失（萎缩），这是蛋白质合成和降解之间不平衡的结果；二是收缩性蛋白质功能障碍。大多数研究通过测量MEP来检查呼气肌功能，发现撤机失败患者的MEP值低于健康受试者。也有人使用超声来量化腹部肌肉的萎缩情况。在一项对77名患者进行的腹部肌肉超声连续研究中，22%的患者出现腹部肌肉萎缩，而12%的患者发现膈肌厚度增加。呼气肌厚度的变化与膈肌厚度的变化无关，表明呼吸泵的不同肌肉可能对机械通气和致病疾病有不同的反应。目前尚不清楚呼气肌无力是否与膈肌无力具有相同的危险因素，需要进一步研究才能阐明这一问题。

无论是入院时还是后期出现呼吸肌衰弱，

都是疾病严重程度和预后不良的标志。在危重疾病的早期阶段，呼吸肌衰弱类似其他形式的器官功能障碍，其存在与更高的死亡率相关。呼吸肌衰弱在多大程度上会导致预后不良尚不清楚。重要的是，患者在接受机械通气的情况下，仍可改善呼吸肌衰弱的情况。与可逆性脓毒症心肌病类似，入院时观察到的脓毒症相关呼吸肌无力可能很容易逆转。然而，病程时间和恢复的决定因素需要在进一步的研究中阐明。在机械通气几天后检测到的呼吸肌衰弱与撤机失败密切相关。呼吸肌衰弱意味着在面对新的肺部损伤时生理储备有限。单独来看，它通常不足以引发呼吸衰竭；但如果存在高通气需求或呼吸力学恶化的情况，它可能迅速导致撤机或拔管失败。呼吸肌衰弱实际上也可能出现在成功脱离通气的患者身上。一些研究结果已经表明，如果 ICU 慢性呼吸衰竭患者出院后 7 d 内出现呼吸肌衰弱，再次入院的风险很高。还有研究报告患者 1 年后的死亡率增加。因此有必要进一步研究呼吸肌衰弱对长期生存、运动耐受性和生活质量的影响。

因此，康复治疗的意义则在于通过恰当评估治疗和管理模式，尽可能地改善呼吸肌衰弱对患者功能、活动和参与的影响。本章将详细介绍有关呼吸肌衰弱的康复治疗内容。

第二节 临床路径

呼吸肌衰弱管理的临床路径详见图 18-2-1。

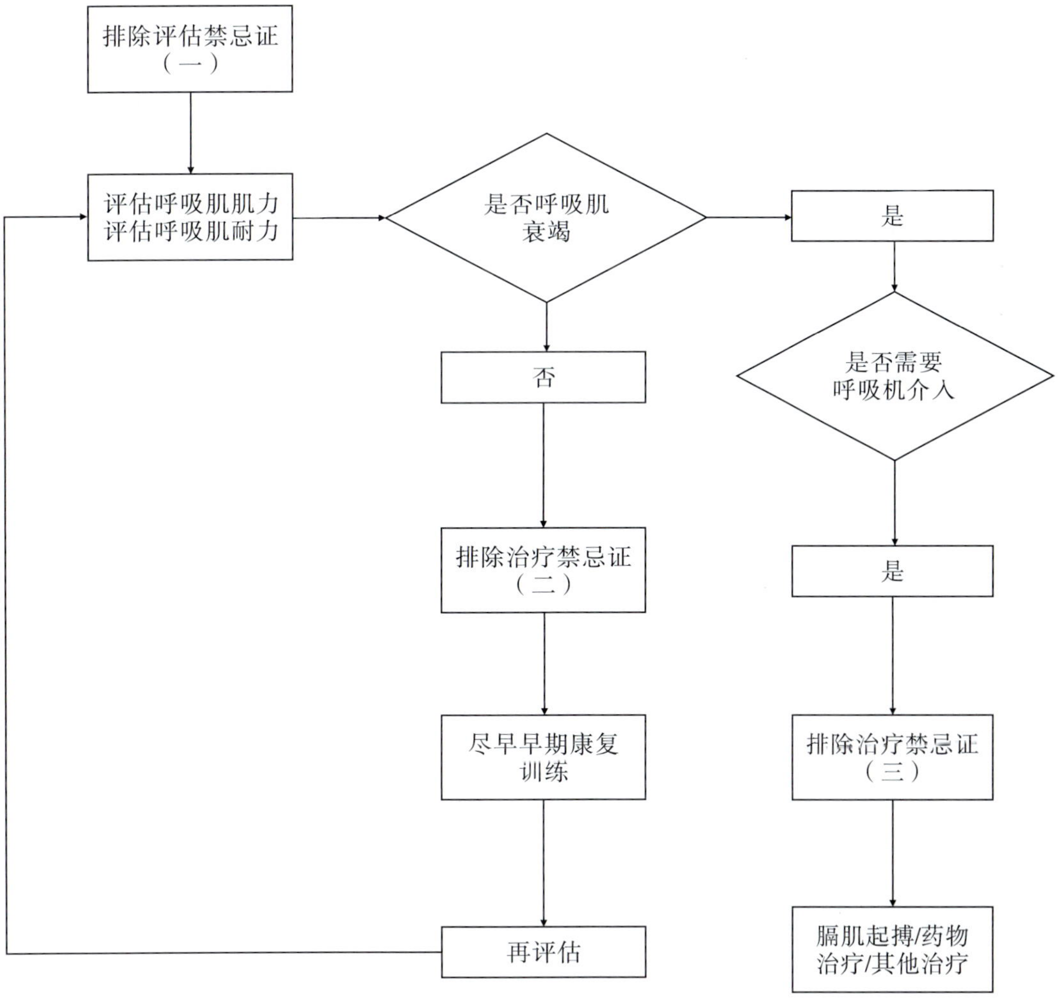

图 18-2-1 呼吸肌衰弱管理的临床路径

第三节 康复评估

呼吸肌衰弱的评估包括呼吸肌肌力评估和呼吸肌耐力评估。呼吸肌衰弱的评估通常需要医－技－护密切配合；可分为临床评估和康复评估。临床评估中医生常用的呼吸肌衰弱评估方法包括：膈肌肌电图、最大鼻吸压、跨膈压、膈肌 X 线、CT 成像技术等。护理上常用的呼吸肌衰弱筛查方法是胸廓扩张度评估。康复评估常用的呼吸肌衰弱评估方法包括最大口腔吸气压、最大口腔呼气压、膈肌超声、肺功能检查、咳嗽峰流速等；呼吸肌耐力常用评估方法包括增量负荷测试和恒定负荷测试。

一、呼吸肌肌力评估

（一）最大口腔吸气压和最大口腔呼气压

MIP 或 MEP 评估总体呼吸肌肌力。评估需要患者充分配合。佩戴鼻夹以确保患者仅通过训练设备呼吸。评估采用 XEEK 呼吸肌耐力训练仪。测试前让患者静坐 5 min。测量时，患者采取直立坐位或半直立位（45°），夹鼻夹、口含咬嘴，口角勿漏气。重复操作 3 次，取最大值。

1. 最大口腔吸气压：MIP 体现吸气肌的综合吸气力量。先向患者解释操作过程。让患者做几次自然呼吸，然后呼气至功能残气位。嘱患者做最大努力吸气，持续 3s。MIP < 预计值的 60% 提示膈肌无力。男性 MIP ≥ 80 cmH_2O，女性 MIP ≥ 70 cmH_2O，提示不存在显著的吸气肌无力。

2. 最大口腔呼气压：MEP 体现呼气肌的综合呼气力量。评先向患者解释操作过程。患者吸气至肺总量位，嘱患者做最大努力呼气，持续 5 s。

MIP、MEP 评估结果解释应结合整体临床情况。最大口腔呼吸压力评估同样适用于 6~8 岁以上的合作儿童和 ICU 患者。

（二）膈肌超声

随着床旁超声的日益普及，膈肌超声具有非侵入性、快速、便携、价格低且适于危重患者床边检测等优点。

1. 膈肌超声（图 18-3-1）：测量指标包括膈肌厚度、膈肌增厚分数、膈肌移动度等。

（1）膈肌厚度、膈肌增厚分数评估：患者取平卧位，在 B 超下用高频线性探头置于右侧腋前线第 8~9 肋间。在超声下可见 3 层平行排列的高信号，中间与下层之间高回声区的区域为膈肌厚度（不包含两条高回声本身的厚度；图 18-3-2）。随着患者的呼吸运动（平静呼气位、最大吸气位），在患者深吸气末关闭声门维持肺容积下，测得吸气末膈肌厚度；在平静呼气末关闭声门维持肺容积下，测得呼气末膈肌厚度；测量 3 次，取平均值进行分析，膈肌增厚分数 =（吸气末厚度 － 呼气末厚度）/ 呼气末厚度 ×100%。健康人膈肌厚度正常下限值为 0.15 cm。

（2）膈肌移动度评估：患者取平卧位，将低频凸阵探头置于右侧腋前线与锁骨中线之间的低位胸腔边缘，选择 M 型模式下垂直于膈肌的测量线，吸气时膈肌向下，凸面超声探头向下靠近膈肌；呼气时膈肌上移，探头远离膈肌。由此形成曲线的最高平面和最低平面之间的垂直距离是膈肌移动的程度（图 18-2-3）。在患者平静呼气位、最大吸气位时进行取样及测量，测量至少 3 个呼吸周期的膈肌位移，计算平均位移。最大吸气位时女性右侧膈肌移动度正常下限值为 3.6 cm，男性为 4.7 cm。

（三）膈肌肌电图

1. 膈肌同心圆针肌电图评估：将针电极沿着肋弓下缘后方紧贴胸壁后面慢慢平行进针穿

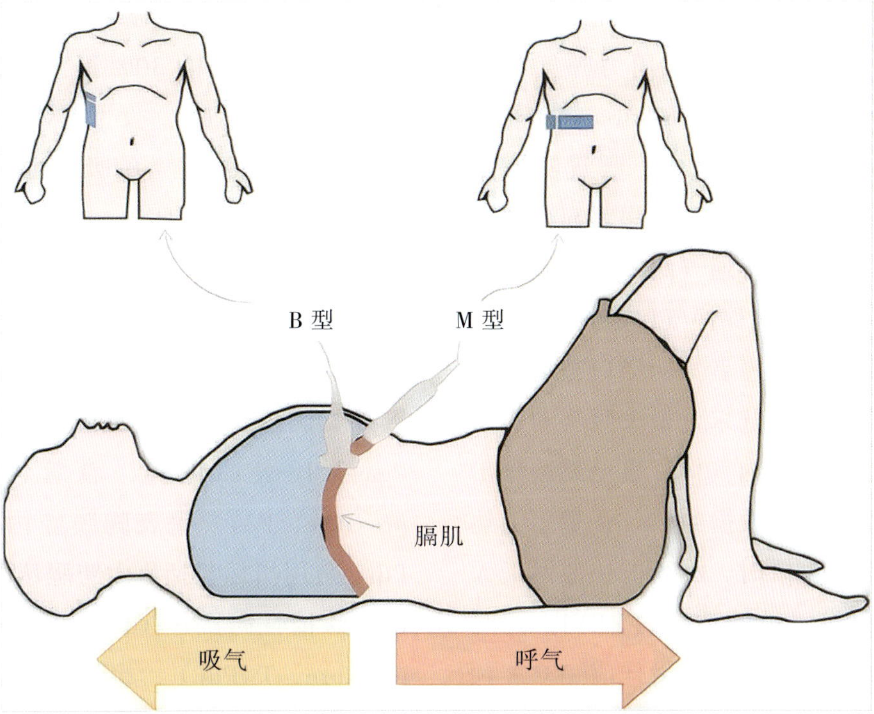

图 18-3-1　B 超放置于右侧腋前线第 8~9 肋间处，M 型超声放置于右侧腋前线与锁骨中线之间的胸腔边缘

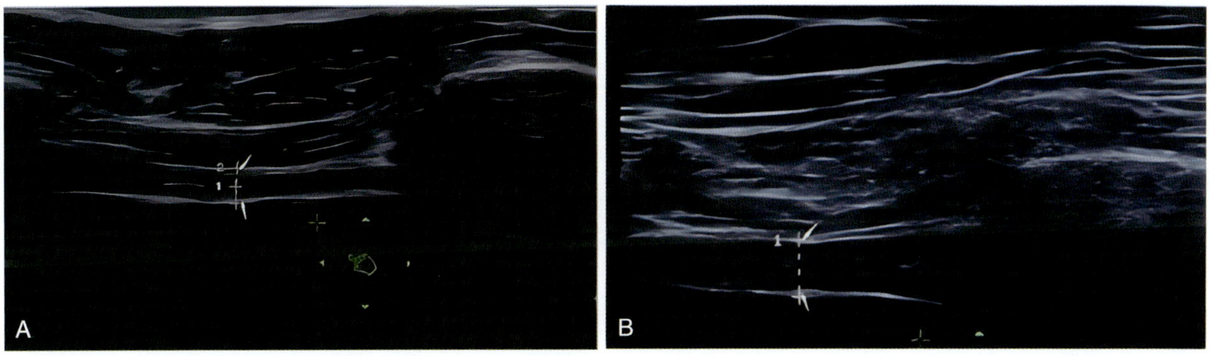

图 18-3-2　A. 白色箭头之间的距离表示平静呼气位时的膈肌厚度；B. 白色箭头之间的距离表示膈肌最大吸气位时的膈肌厚度

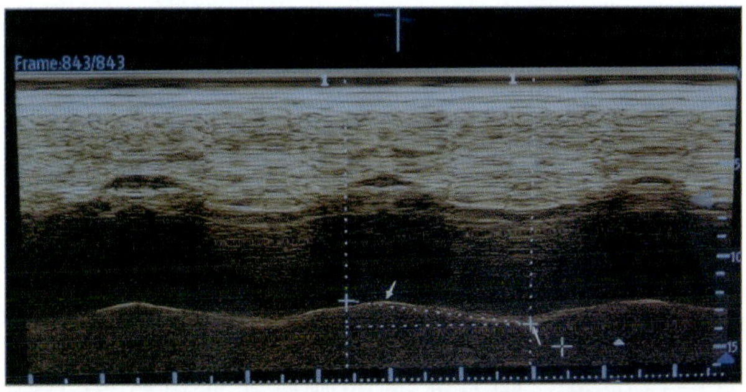

图 18-3-3　通过 M 型模式对膈肌进行超声成像。白色箭头表示曲线的最高平面和最低平面之间的垂直距离是膈肌移动度

过腹壁，进针深度约 3cm~3.5cm。或将针电极于腋前线及锁骨中线之间肋间隙处沿着肋缘上方插入。评估指标为自发电位、运动单位电位和募集电位等。

2. 膈肌表面肌电图评估：采用表面电极及食管电极来记录。表面电极置于锁骨中线第 6~7 肋间隙，两电极相距≤ 2 cm，并注意与肌纤维方向一致。食管电极位置位于食管与贲门的交界处。评价指标主要采用反映膈肌疲劳程度的中位频率。

（四）肺功能检查

临床上常用肺功能指标评估心肺功能，包括肺活量（vital capacity，VC）、用力肺活量

（forced vital capacity，FVC）、肺总量（total lung capacity，TLC）、第一秒用力呼气容积（forced expiratory volume in the first second，FEV1）、一秒率（FEV1/FVC）、呼气峰流量（peak expiratory flow，PEF）。患者充分休息后取舒适坐位，健侧手持通气阀门将其放入口中，用嘴唇完全含住，确保换气口通畅无阻塞，另一只手捏住鼻子，使患者只能经口呼吸。患者先平静潮式呼吸，呼气末做最大吸气动作，随后尽可能多地呼出肺内气体，直至无法呼出气体为止，此时记录的数据为 FVC；重复上述动作，患者最大吸气末时，尽可能快地做最大呼气动作，记录第 1 秒的数据为 FEV1；同时记录PEF值。重复测试3次，取最佳值。VC < 预计值的 75%，通常提示单侧膈肌无力。严重的双侧膈肌无力时，VC 通常为预测的 50%，仰卧时可进一步下降 30% 或更多。TLC 占预测值的 70%~79% 提示呼吸肌轻度虚弱，TLC 占预测值的 30%~50% 提示呼吸肌中度至重度虚弱。

（五）咳嗽峰流速

咳嗽峰流速（cough peak expiratory flow，PCF）可评估神经肌肉疾病中黏液清除和呼气肌的功能。患者坐位，将口鼻面罩 / 咬嘴连接到气动描记仪或峰值流量计。患者在完全吸气后进行最大程度的咳嗽。重复 3~6 次操作，取最佳值。PCF < 270 L/min，神经肌肉疾病肺部并发症发病率更高；PCF < 160 L/min，神经肌肉疾病撤机拔管失败率更高。

（六）最大鼻吸气压力

最大鼻吸气压力（sniff nasal inspiratory pressure，SNIP）是通过与放置在鼻孔中的导管相连的压力传感器记录的。在功能残气位进行快而深的经鼻吸气。SNIP 已在健康个体和 COPD 患者中得到验证，并且对年龄大于 2 岁的儿童也非常有用。急性和亚急性卒中患者的 MIP、MEP 和 SNIP 显示出良好的重测信度。SNIP < 预计值的 30% 提示膈肌无力。男性 SNIP ≥ 70 cmH_2O、女性 SNIP ≥ 60 cmH_2O 提示临床上不存在显著的吸气肌无力。

（七）跨膈压

腹内压与胸膜腔内压差值即为跨膈压（transdiaphragmatic pressure，Pdi）。可直接反映膈肌肌力。检查方法是在胃内和食管放置气囊测压，使用胃内压（gastric pressure，Pgas）代表腹内压，食管内压（esophagus pressure，Pes）代表胸膜腔内压，差值代表 Pdi。常用指标包括最大跨膈压、最大吸鼻跨膈压、颤搐性跨膈压（twitch transdiaphragmatic pressure，TwPdi），检测时均在功能残气位，分别在用力吸气时、经鼻用力吸气时、膈神经电或磁刺激时测出。膈肌主要受膈神经支配，通过刺激膈神经产生的 TwPdi 被认为是评价膈肌功能的金标准。男性经鼻跨膈压或最大跨膈压≥ 80 cmH_2O，女性经鼻跨膈压或最大跨膈压≥ 70 cmH_2O，提示临床上不存在显著的吸气肌无力。单侧膈神经刺激时 TwPdi > 10 cmH_2O 或双侧膈神经刺激时 TwPdi > 20 cmH_2O 提示无显著的膈肌无力。

（八）胸廓扩张度

膈肌的移动、胸壁肌肉的肌张力及肋椎关节的活动度都影响着肺部扩张与收缩，胸廓扩张度可作为呼吸动力学的相关指标。站立位手臂自然下垂，用布卷尺分别在腋窝、第 4 肋间、剑突水平 3 个解剖标志处进行测量，测量深吸气末和深呼气末下的胸围，胸廓扩张度 = 深吸气末胸围 – 深呼气末胸围。测量 3 次后取平均值进行记录。腋窝水平的胸廓扩张度代表上胸壁的活动度，第 4 肋间水平的胸廓扩张度代表中胸壁的活动度，剑突水平的胸廓扩张度代表下胸壁的活动度。

（九）膈肌 X 线

膈肌 X 线评估包括 X 线平片和透视。

1. 膈肌 X 线平片：胸部 X 线平片能看到膈肌位置、形态和抬高。有助于评估单侧膈肌功能障碍，表现为一侧膈肌抬高，正常人右侧膈肌略高于左侧。当胸片上右侧膈肌比左侧高 4 cm 或左右膈肌一样高时，即为单侧膈肌麻痹。

2. 膈肌 X 线透视：膈肌 X 线透视可实时、连续观察整个呼吸周期中膈肌的运动变化。评估指标为膈肌长度指数（diaphragm length index，DLI），DLI= 膈肌长度 / 身高。

（十）CT 成像

CT 成像在早期时主要用于膈肌三维重建，评估膈肌长度、面积、曲率、形状、肺容积等。

二、呼吸肌耐力评估

（一）增量负荷测试

1. 阻力 / 阈值测试：患者在阻力 / 阈值或锥形流量阻力负荷下呼吸，定期增加负荷。在测试前测量患者的 MIP。然后在负荷为 30%~40%MIP 的情况下吸气。每 1~2min 负荷增加 5%~10%MIP，直到无法承受为止。

2. 增量负荷呼吸过度测试：先评估最大自主通气量（maximal voluntary ventilation，MVV）。患者以最大可能的速度和深度呼吸，通常为 12 s，然后以 L/min 为单位给出 MVV 的值。患者被要求以 20%MVV 呼吸 3 min，然后每 3 min 将通气量增加 10%MVV，直至可维持 3 min 的最高 %MVV。

（二）恒定负荷测试

1. 阻力 / 阈值测试：患者在次最大负荷下呼吸，直到测试失败终止。负荷应使患者在 5~10 min 内测试失败终止，这样干预后试验持续时间可限制在 15~20 min，而不会产生重要的天花板效应。评估指标是测试失败终止所需时间。

2. 恒定负荷呼吸过度测试：在呼吸过度测试中，患者在恒定通气（40%~70%MVV）下呼吸，以在 8~12 min 内完成测试或终止测试为目标。

第四节　底线康复治疗技术

呼吸肌衰弱可引起患者呼吸困难，增加拔管失败的风险，延长呼吸机依赖时间，甚至影响住院死亡率。影响呼吸功能的原因有很多，呼吸肌无力是其中最重要的因素之一，该问题可通过针对性的训练得到改善。呼吸肌训练包括吸气肌力量训练，呼气肌力量训练，或两者的组合。一方面可通过减少呼吸泵负荷，如提高气体交换、减少通气需求、降低呼吸功并避免延迟脱机引起的呼吸肌萎缩等改善呼吸肌效能。另一方面可增加呼吸肌负荷来增加呼吸泵容量，如在 SBT 期间尽量避免长时间呼吸肌“过少参与”、通过体位调整和早期活动、膈肌起搏器治疗、吸气肌训练等方式增加呼吸肌负荷。

一、底线康复治疗技术

（一）呼吸机参数调整

机械通气会导致膈肌功能障碍，研究证实在通气 18~69h 的脑死亡患者中发现膈肌萎缩。超声观察到膈肌厚度随着时间逐渐变小，且随着机械通气时间的增加降幅更大。膈肌萎缩的严重程度似乎与吸气的水平有关，呼吸努力越低，呼吸肌萎缩越严重。这些发现鼓励在机械通气下的患者保持一个“适当”的膈肌活动水平。因此，呼吸治疗师需要根据患者情况设置合理的呼吸机参数，即降低压力触发灵敏度，使患者必须努力呼吸以增加其触发。

（二）体位调整 – 早期活动

体位调整和早期活动可提高肺通气和改善通气 / 灌注不匹配，从而改善氧供。在机械通

气患者坐位 >30° 时，胸廓活动度会增加，分钟通气量、呼吸频率、潮气量及吸气流速等均会增加，进而改善功能残气量和氧合，减少呼吸做功。早期活动可改善患者的呼吸类型，提高呼吸效率，改善肺通气和肺换气功能，增强呼吸肌肌力和耐力。同时，活动可帮助患者排出痰液，促进肺部感染的控制，降低患者呼吸机相关性肺炎，避免呼吸肌萎缩。另外有研究表明，早期活动可降低患者的气道阻力，改善肺动态顺应性，逐渐降低内源性呼气末正压通气，缩短机械通气时间，改善患者呼吸功能。

根据渐进性活动方案，机械通气患者体位及早期活动流程可分解为：①患者无意识或意识差时，进行床上翻身或四肢被动活动。②患者意识清醒，可配合医护人员指令后，增加肢体主动活动；若可独立完成肢体主动活动，则辅助其进行床上端坐位（图 18-4-1）。③上肢可抵抗阻力后，协助患者坐于床沿。④下肢可抵抗阻力后，协助患者离开床沿进行床旁坐位（图 18-4-2）；同时，在此基础上携带监护设备或呼吸机训练离床站立和行走，最初可利用辅助器具如助行器、站立床进行训练（图 18-4-3）。⑤从床上逐渐过渡到坐位、站立位进行有氧呼吸操训练、利用弹力带进行肢体抗阻训练（图 18-4-4）。

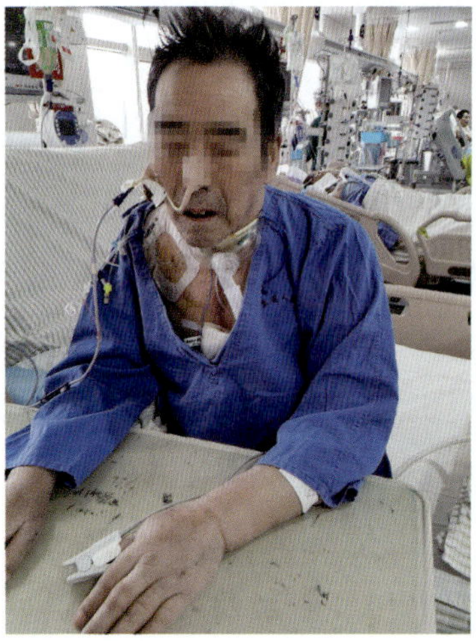

图 18-4-1　辅助下床上端坐位

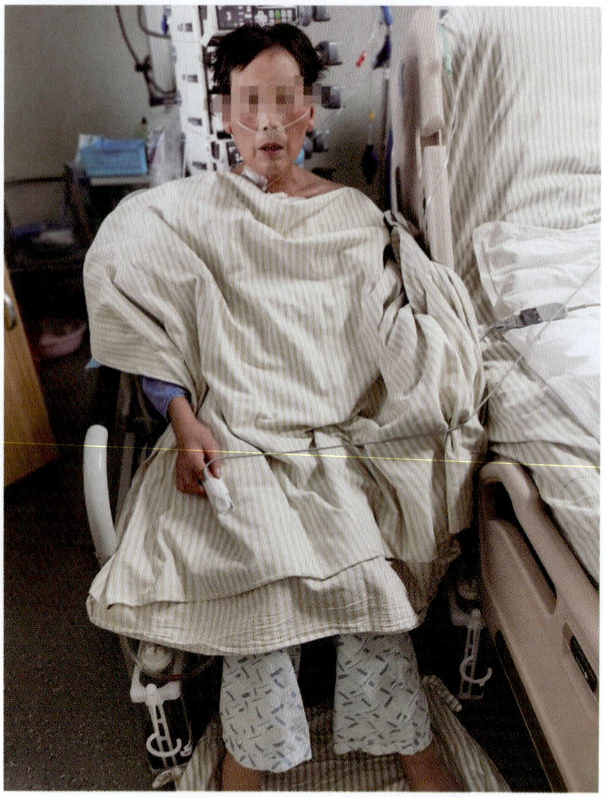

图 18-4-2　床旁坐位

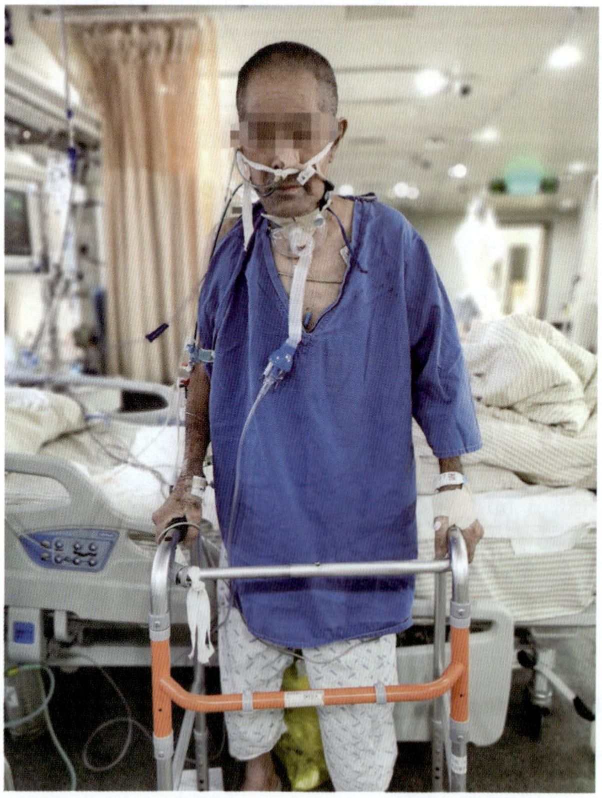

图 18-4-3　床边站立位

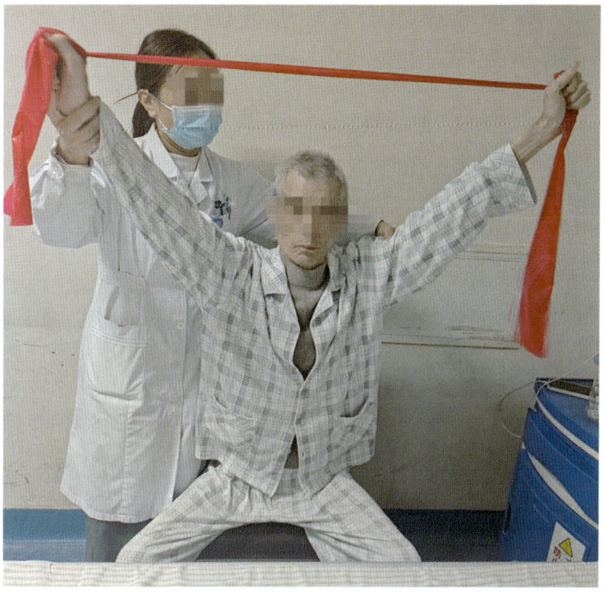

图 18-4-4 弹力带肢体抗阻训练

需要注意的是，早期活动是渐进性、目标导向性的，每次活动都是从床上被动活动开始，每级活动在上一级基础上增加活动内容；若达到活动终止的标准，则当日活动结束，第二天活动同样以该方式进行。对于那些不能站着（至少在训练开始时）进行呼吸肌训练的患者，坐起也是非常好的。当坐着时，坐位也可以通过前倾来消除吸气肌的体位控制作用，如靠在桌子上或把手放在膝盖上。然而，应鼓励患者尽快进行直立位训练，因为这代表着功能的进步。对于卧床的患者，呼吸肌训练也是可能的；但这些患者只能忍受较低的训练负荷，这可能限制了进展的速度和幅度。此外，由于训练目的是让患者恢复正常功能，因此在患者能够耐受时，呼吸肌训练进展到无支撑的直立位是很重要的。

（三）呼吸模式训练 – 腹式呼吸

腹式呼吸的主要参与肌群是膈肌和腹直肌。腹式呼吸主要强调吸气过程中腹部向外鼓起，呼气时腹部向内收缩。对于改善通气、建立有效呼吸模式等方面有明显疗效。腹式呼吸可以扩大肺活量，改善心肺功能，使胸廓能得到最大限度的扩张，使肺下部的肺泡得以伸缩，让更多的氧气进入肺部，改善心肺功能。

具体操作过程包括：①一只手放于胸前（确认有吸气，而不是为了鼓腹而闭气），另一只手放于上腹部，要求患者吸气时隆起上腹部，并感受气流将手推起。②然后屏气 1~2 s。③呼气时缩唇将气流缓慢呼出，腹部尽量回收；同时手向上向内轻轻按压，帮助膈肌上升，做深长呼气。呼气时长有助于排出残气和分泌物，一般在进行呼吸时吸气呼气时间比为 1∶3~1∶2。④训练强度为每组呼吸 8~12 个，每次 3 组，每天 2 次。

进行腹式呼吸训练时应注意：思想集中，全身放松，先呼后吸，吸鼓呼瘪，呼时经口，吸时经鼻，细呼深吸，不可用力。患者可以通过口诀理解腹式呼吸的要点，利于掌握。

（四）呼吸肌训练

目前临床采用的呼吸肌训练方式大致可分为吸气肌训练、呼气肌训练及吸气肌 – 呼气肌联合训练。吸气肌训练主要增强以膈肌为主的吸气肌群肌力和耐力，呼气训练主要改善肺通气功能、腹肌力量以及咳嗽功能。训练强度是吸气肌训练时最大吸气压力的百分比和呼气肌训练的最大呼气压力百分比。常用的呼吸肌训练装置分为两类，包括外部泵给予阈值负荷的设备和使用带有锥形流阻负荷的设备。阈值负荷吸气肌训练（threshold inspiratory muscle training， TIMT）是患者克服呼吸机产生的阻力，自主完成吸气或呼气动作的训练方法（图 18-4-5）。阈值压力负荷装置是一种非流量依赖的线性负荷调节装置，利用加压阀门提供固定的压力负荷值，因其可控性及稳定性，目前是临床、科研中使用较为广泛的一种装置。

锥形流阻吸气肌训练（tapered flow resistive loading，TFRL）是一种流量依赖的非线性负荷调节装置，压力随着吸气的努力逐渐减少（图 18-4-6）。由于吸气肌的最大负荷在吸气过程中逐渐减少，吸气能够继续达到更大的潮气量；因负荷受到流速影响，所以阻力不稳定性较少用于科研。但它的优势在于患者和治疗师可从训练屏幕上获得训练情况，患者可从训练信息中得到视觉代偿，激励自己努力，治疗师也可实时了解患者每次的训练情况；同时，该装置具有成本低廉、操作简便等优点，目前在基层医院及家庭康复训练中得到了广泛应用。由于吸气肌与四肢肌同属于骨骼肌，肌力训练需要满足负荷原则，使得深呼吸、控制性膈肌呼吸、激励式肺量计等非抗阻训练方法的选用仍存在争议。

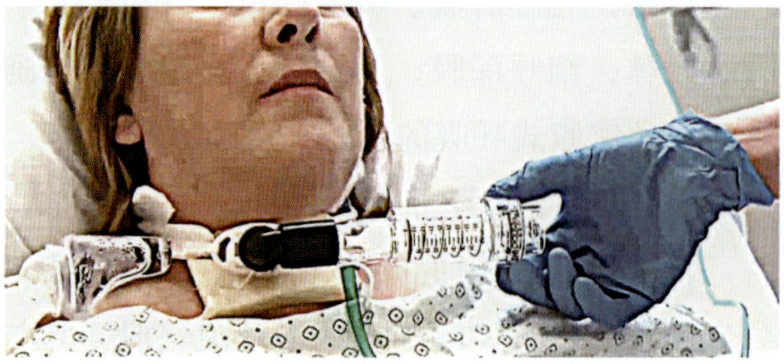

图 18-4-5　阈值负荷吸气肌训练

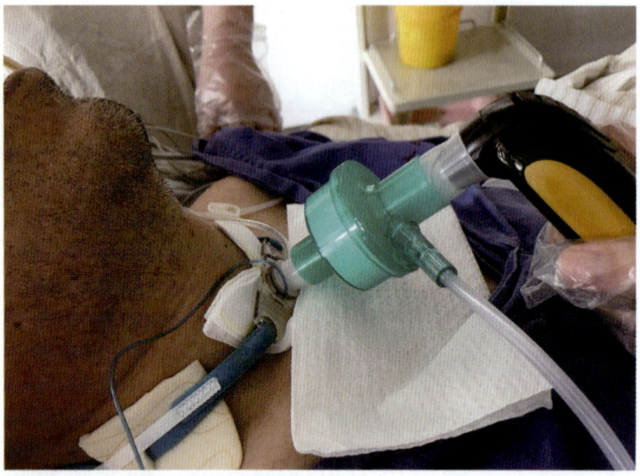

图 18-4-6　锥形流阻吸气肌训练

呼吸训练时阻力设置为患者 MIP 或 MEP 的 30%~50%，鼓励患者进行快速、有力的深吸气，每周根据最新评估数据重新调整阻力参数。通常每天训练 2 次，每次 10 个循环，每个循环 10~20 次呼吸，循环间隔 1~5 min，持续 4~8 周。

在训练过程中要让患者在一定负荷下做强有力的吸气，训练结束后重新进行原有的呼吸支持，如普通吸氧、气切套管吸氧、连接呼吸肌或脱机等。训练结束后，询问患者相关症状情况，比如呼吸困难程度、疲劳度、是否产生不适等。

（五）神经肌肉电刺激

呼吸肌无力并不局限于膈肌萎缩和膈肌功能障碍，其中膈外吸气肌和呼气肌也起着重要作用。神经肌肉电刺激对防止肌力减弱有正面效果。大量研究证实神经肌肉电刺激可有效改善或延迟 ICU-AW，在肋间隙进行 1~2 组调制低中频电刺激训练，每次每部位 20 min，可增加肋间肌肌力。

神经肌肉电刺激尤其适合于不完全性脊髓损伤（spinal cord injury，SCI）的患者，但胸式呼吸活跃的患者需慎重使用。

二、适应证与禁忌证

（一）适应证

1. 慢性肺病，如 COPD、囊性纤维化、哮喘、间质性肺疾病等。

2. 神经肌肉功能障碍，如运动神经元病、多发性硬化、吉兰 - 巴雷综合征、肌萎缩性脊髓侧索硬化、肌病等。

3. 结缔组织病，如系统性红斑狼疮等。

4. 心血管病，如心脏缺血（急性心肌梗死）、充血性心力衰竭、未代偿性心力衰竭等。

5. 胸廓异常。

6. 机械通气的患者。

7. SCI。

8. 亚急性期脑卒中。

9. 帕金森病。

10. 营养不良。

（二）禁忌证

1. 自发性气胸，创伤性损伤未完全愈合导致的气胸。

2. 鼓膜破裂未完全愈合。

3. 不稳定的哮喘。

4. 对呼吸困难感知觉异常低的哮喘亚组患者。

5. 血流动力学不稳定（心律失常、失代偿性心力衰竭、急性冠脉综合征等）。

6. 咯血。

7. 任何损害胸壁运动的骨骼病变，如严重的脊柱后凸、先天性畸形或挛缩。

第五节　特色康复治疗技术

一、膈肌起搏

膈肌起搏是通过电刺激膈神经诱发膈肌收缩，模拟正常的膈肌自主运动，达到预防膈肌萎缩和改善膈肌功能的目的。根据电极安放位置的不同，膈肌起搏器可分为植入式膈肌起搏器（implanted diaphragm pacer，IDP；图 18-5-1）和体外式膈肌起搏器（external diaphragm pacer，EDP；图 18-5-2）。IDP 需要手术植入电极片，经颈部或胸部入路将电极放置于膈神经束下，或通过腹腔镜将电极直接置于膈肌内。体内电极接收来自体外的无线信号发射器发出的脉冲电流信号，从而产生刺激电流引起膈神经的收缩。IDP 通过手术能将电极精准定位于膈神经，位于体内的电极不影响患者的日常生活；但手术为有创操作，术后并发症如膈神经损伤、电极脱落或移位的风险高。手术适应证的评估尤为重要，国内应用较少。

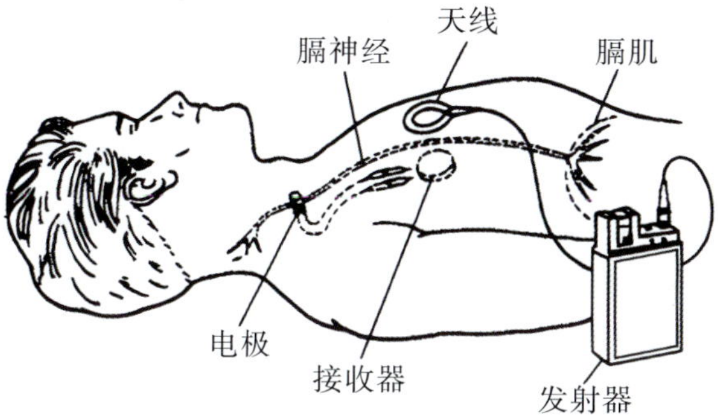

图 18-5-1　植入式膈肌起搏器

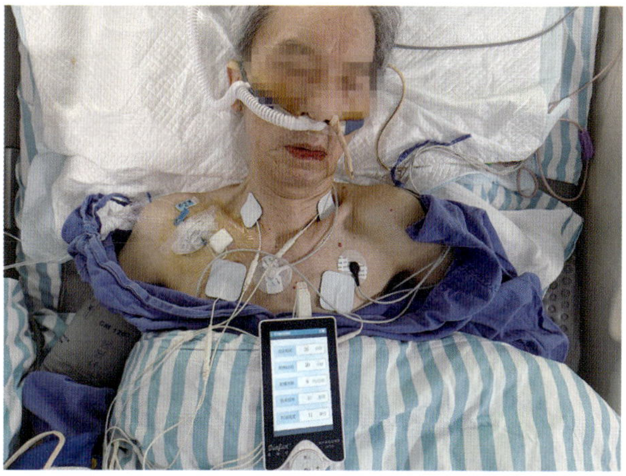

图 18-5-2　体外式膈肌起搏器

EDP 直接将电极贴于膈神经最表浅、最准确的体表定位点，电流信号直接通过与信号发射器相连的电线传递。EDP 有操作方便、无创伤的优势，国内应用广泛。但膈神经的位置可随体位变化，体表难以准确定位膈神经走行，且患者皮肤受电流刺激会产生明显的不适。无论是 IDP 还是 EDP，都存在电刺激脉冲与患者呼吸不同步、刺激强度或频率过大的问题，易引起膈肌疲劳，不利于膈肌功能重建。目前膈肌起搏治疗主要应用于改善高位 SCI、慢性阻塞性肺病、脑卒中患者的呼吸功能。

EDP 具体方法如下：①患者仰卧位，针对贴片位置应用酒精脱脂，待风干后贴片。②刺激电极置于双侧胸锁乳突肌外缘中、下 1/3 交界处（平环状软骨水平），此处为膈神经走行最为表浅处。③循环电极一般置于第 2 肋间隙与锁骨中线的连接点。刺激、循环电极由导线连接至主机。④参数调节脉冲频率为 30~50 Hz，脉冲宽度为 0.2 ms，起搏次数为 9~15 /min，刺激脉冲幅度 < 30 V，强度为 0~

30单位，1单位为0.9 V，1.8 mA。⑤治疗时间每次20 min，每日1~2次。

需要注意的是，首次训练时应在超声引导下进行膈肌起搏治疗，以确定有效刺激的贴片位置和刺激参数。有效性的标准为膈肌移动度、膈肌增厚分数的增加。由于电流适应效应、维持训练效果，在治疗1周后再次评估，根据患者情况调整刺激强度。

二、功能性磁刺激技术

功能性磁刺激（functional magnetic stimulation，FMS）已发展成为一种无创的脊髓神经刺激技术。磁刺激已被应用于刺激膈神经、胸脊神经以辅助呼吸肌收缩，并被用于刺激大脑皮质以评估呼吸系统的神经传导速度。通过FMS刺激支配呼气肌的脊髓区域，用以改善呼气肌功能和咳嗽的电刺激方法包括在下背部放置刺激线圈，通过磁力刺激腹肌；和直接在腹壁表面放置电极片，以刺激腹肌以及胸髓损伤平面以下的电刺激。下背部放置刺激线圈通过磁力刺激腹肌的方法可以提高食管压和呼气流速，提高的程度比引起气道压缩所要求的还高，可促进肺功能恢复（图18-5-3）。一些研究表明，神经最可能激活的部位是椎间孔。FMS使用方便、无创，不需要大量准备，并且FMS对感觉完整或部分完整的患者具有良好的耐受性。

有研究将磁刺激作用于SCI动物和患者的不同位置，发现刺激C_3~C_5、C_4~C_7、T_1~T_6能够增加呼气容量，刺激T_6~L_2能够增加吸气容量。颈部磁刺激可以调节膈肌运动输出的兴奋性，并通过诱导膈肌运动诱发电位影响神经可塑性。有研究对9.2 cm、13.7 cm和20 cm的螺旋线圈进行了对比评价，计算机模型和实验测量均表明，20 cm螺旋线圈不仅可以刺激更多的呼气脊髓神经，而且可以更均匀、更温和地刺激它们。此外，直径较大的线圈比直径较小的线圈具有更好的穿透性。通过在受试者胸椎下部放置一个磁性线圈来调节呼气肌肉，与基线相比，为期4周的调节方案显著改善了自主呼气压力、容积和流量。

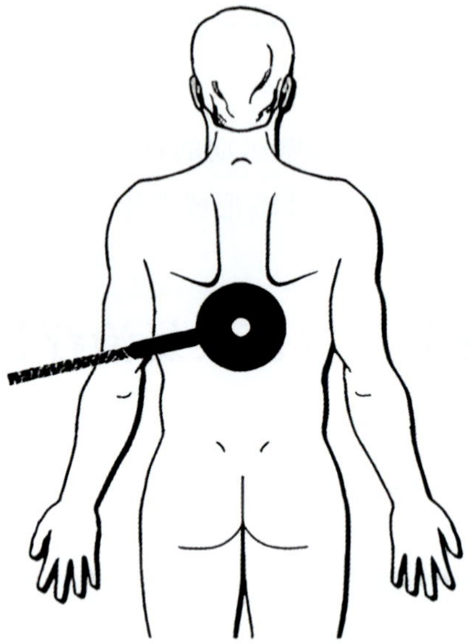

图18-5-3　FMS刺激脊髓区域

FMS治疗结束2周后，自主呼气功能可能急剧下降至基线水平。因此，为了使SCI患者受益于FMS技术，需要持续的刺激。

三、反馈式呼吸电刺激训练

反馈式呼吸电刺激训练（respiratory electrical stimulation training with biofeedback，RESTB）是指结合腹式呼吸、呼吸反馈（深慢呼吸）和神经肌肉电刺的呼吸训练方法，通过诱导深慢呼吸方式、调整胸腹不协调活动，提高呼吸肌活动能力和改善呼吸功能，降低慢阻肺患者氧耗量、增加潮气量和改善通气效率（图18-5-4）。

操作方法为：①膈肌治疗电极贴在胸锁乳突肌下端外缘1/3处（平环状软骨水平），辅助电极置于锁骨中线第2肋间；②腹肌电极包括腹直肌和腹外斜肌，分别置于肋骨下缘中间的腹肌区域和腹直肌两侧外缘与脐齐（图 18-5-5）；③呼吸频率设置为 12~18 /min 或根据患者呼吸频率调节；④刺激频率为 40 Hz；⑤刺激强度在患者能耐受的情况下尽可能增加治疗强度，常规约为 10~15 mA；⑥每日 1~2 次，每次 30~40 min。

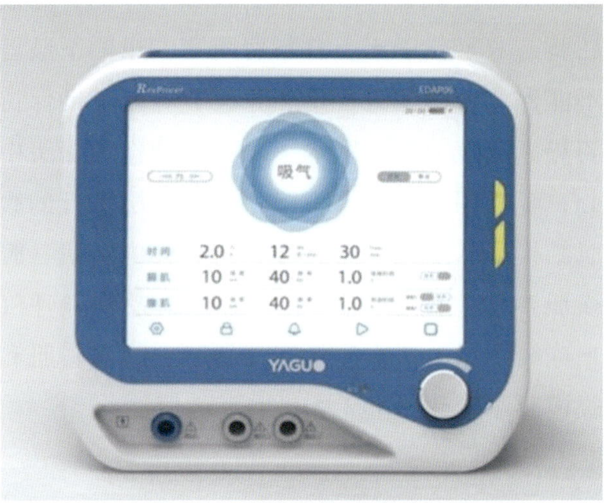

图 18-5-4　反馈式呼吸电刺激训练

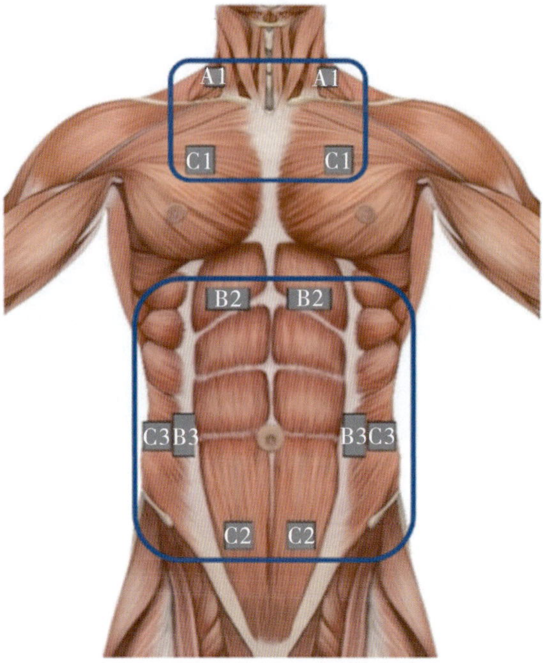

图 18-5-5　A1、B2、B3 为刺激电极，接红色接头导线；C1、C2、C3 为参考电极，接白色接头导线

需要注意的是，如果有以下情况时禁用：①体内植入心脏起搏器；②胸、腹部外科手术后伤口尚未愈合；③未有效控制的心律失常；④巨大型肺大泡；⑤气胸未处理前；⑥体表电极过敏；⑦孕妇（妊娠试验阳性）及哺乳期妇女。

四、舌咽式呼吸

舌咽式呼吸（glossopharyngeal breathing，GPB）是一项对呼吸肌无力或瘫痪引起肺活量减少的患者进行有效气道廓清的技术。它类似于青蛙在呼吸时将空气吞入肺内的方法，因此也叫“蛙式呼吸”（frog breathing）。GPB 是由患者将空气气团通过吞咽动作将口腔的空气压入肺内的一种正压通气方式。GPB 可以提高四肢瘫患者的肺容积和清除气道内的分泌物，产生更有效的咳嗽，维持或改善肺和胸壁的顺应性。

GPB 的 3 个阶段是扩大喉腔、保持喉部开放－闭唇和当空气泵入喉以后让口底上升到正常位置。具体步骤和方法见表 18-5-1。

表 18-5-1　GPB 的步骤和具体方法

第 1 阶段：扩大喉腔
（a）扩大喉腔，压低软骨，将舌放平，让腭垂可见
（b）保持此开放姿势 3~5s
（c）进而以闭嘴开始－同时张开嘴巴、下颌和喉腔－保持开放
（d）保持深呼吸－保持张开嘴巴、下颌和喉腔
第 2 阶段：保持喉部开放－闭唇
（a）开放喉咙－关闭嘴唇使空气陷入喉咙
（b）检查舌头的位置－当张唇和闭唇时保持喉咙的开放－不要将下颌抬高
第 3 阶段：当空气泵入喉以后让口底上升到正常位置
开放喉咙后（第 1 阶段）和通过嘴唇使空气下陷后（第 2 阶段）：当通过喉使空气泵入时让口腔、舌和软骨抬高到正常位置

注意：此方法针对呼吸肌无力或瘫痪引起的肺活量减少问题，呼吸道阻塞性疾病和心力衰竭的患者禁用

第六节 康复治疗技术进展

本章前面介绍了常用的呼吸肌评估方法和康复治疗技术。本节分享近年来呼吸肌评估和治疗技术的研究进展。康复评估技术包括肋间肌和腹肌超声、膈肌剪切波弹性成像技术、膈肌和腹横肌表面肌电、膈神经传导、光电体积描记术、结构光体积描记术、膈肌 MRI 等。康复治疗技术包括针灸、中药、水疗、高强度间歇训练、高频脊髓电刺激、膈肌肌内效贴技术等。

一、康复评估技术进展

（一）肋间肌超声

1. 肋间肌厚度、肋间肌增厚分数评估：患者仰卧，将探头置于右侧胸壁第 2~3 肋间、距胸骨右侧约 2~4cm 处，垂直于胸壁获取肋间肌切面（图 18-6-1），分别测量吸气末肋间肌厚度、呼气末肋间肌厚度，肋间肌增厚分数 =（吸气末肋间肌厚度 - 呼气末肋间肌厚度）/ 呼气末肋间肌厚度 ×100%。

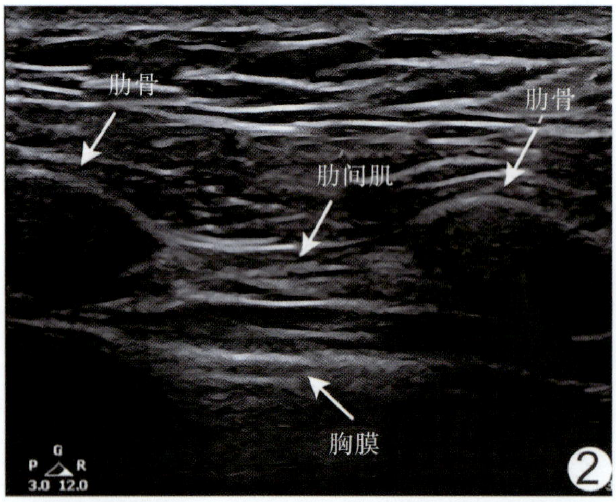

图 18-6-1 右侧第 2~3 肋间肌超声图

2. 肋间肌弹性评估：采用 ACUSON Sequoia 数字化超声仪，用线阵探头评估肋间肌弹性。嘱患者呼气后屏气，启动剪切波弹性成像（shear wave elastography，SWE）程序，设置圆形取样框为 3 mm × 3 mm，系统自动测得肋间肌弹性。

（二）腹肌超声

1. 腹肌厚度评估：采用 GE healthcare 超声诊断仪测量双侧腹外斜肌、腹内斜肌和腹横肌厚度。受试者仰卧，双上肢置于体侧，屈髋屈膝，双足位于床上且与肩同宽。患侧下肢若不能保持，由他人在足、膝关节等处辅助保持姿势。取腋前线与脐水平线交叉处作为探头中心，轻调探头至屏幕中清晰显示 3 层平行的腹肌结构，从上至下为腹外斜肌、腹内斜肌、腹横肌声像（图 18-6-2）。在受试者平静呼气末冻结图像，依次测量腹外斜肌、腹内斜肌和腹横肌厚度。测量 3 次，取平均值。

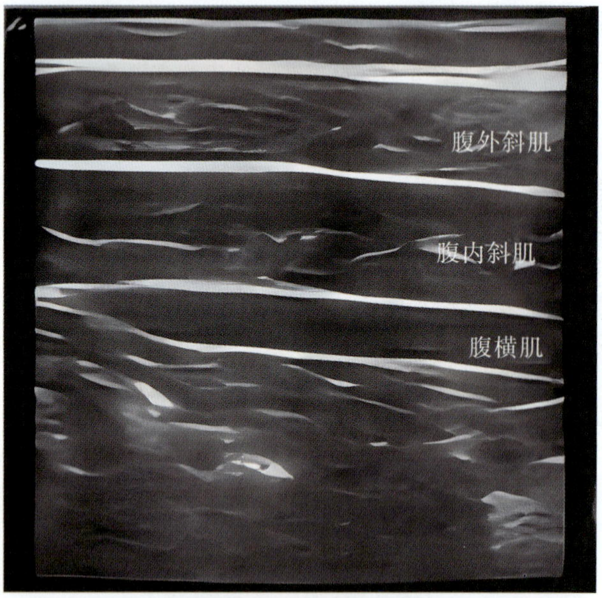

图 18-6-2 腹肌超声

2. 腹直肌和腹外斜肌张力评估：取患侧脐中线外侧 2 cm 作为腹直肌的标记点，腹外斜肌标记点位于肋骨肋缘最下端与髂前上棘之间的中点；将 Myoton-3 肌肉检测仪测试探头垂直放置于肌肉测量标记点上方，在肌肉放松状态下对其施加短暂的机械冲击力，然后迅速释放。根据肌肉本身的弹力特性，肌肉测量点与探头一起做阻尼振动，其产生的阻尼振动频率F值代表肌张力。

（三）剪切波弹性成像技术评估膈肌弹性

二维膈肌超声反映了膈肌的收缩功能。当肌肉发生炎症、水肿病变时，可影响灰阶图像质量，降低二维超声测量的准确性。实时SWE技术通过测量膈肌弹性值可定量评估肌肉弹性，其敏感度和准确度高于二维超声，可弥补二维超声的不足。

超声评估依赖于操作者的水平，且测量时间点、测量条件、测量体位不同，结果会有差异。实时剪切波弹性成像技术可评估正常人的膈肌功能，但尚无正常人膈肌剪切波弹性的统一标准。

（四）膈肌、腹横肌表面肌电电压的均方根评估

1. 膈肌表面肌电电压的均方根：膈肌表面肌电电压的均方根（root mean square，RMS）与单位时间内募集肌肉数量和兴奋性相关，在一定程度上可反映呼吸肌肌力、呼吸努力程度和疲劳程度。采用FlexComp10018型肌电图仪进行评估，表面电极分别置于腋前线第6、8肋间，参考电极置于胸前壁。连续采集5次呼吸周期，计算膈肌的平均峰值RMS。

2. 腹横肌表面肌电电压的均方根：方法同膈肌表面肌电电压的均方根。腹横肌表面电极分别置于腹直肌外侧缘、腋前线和脐水平的交点，参考电极置于剑突下。呼吸肌表面肌电图是较好的反映呼吸肌功能的指标，但是除检测不易外，信号还受心电图信号、臂丛神经电信号的干扰。

（五）膈神经传导

膈神经传导是指利用电或磁刺激激发膈肌皮质运动区或膈神经，向下传导引起膈肌兴奋性收缩，产生复合肌肉动作电位。基本参数是波幅和潜伏期。刺激膈神经产生的潜伏期又称膈神经传导时间，是开始刺激到开始产生动作电位的时间值，主要反映了膈神经传导速度，还能反映神经肌肉接头传导速度。

（六）其他评估方法

1. 光电体积描记术：光电体积描记术测量胸壁及分区随呼吸的容量变化。在胸腔和腹部的选定解剖参考点中，多个反光标记被定位在被观察者的身体上。放置在被观察者附近的一组相机和专用的立体摄影测量技术可以测量标记的位置（三维坐标）和运动。通过连接点和胸腹面及不同部分可推算所包围的体积，总胸壁容积是这3个分区的容积之和。

2. 结构光体积描记术：结构光体积描记术是另一种新兴的成像工具。是一种非接触性、非侵入性的呼吸模式评估方法。这项技术是基于对胸壁和腹部投影的黑白格子图案与呼吸相关变化的立体分析。Nierat等报道结构光体积描记术可检测出COPD患者呼吸模式异常。

3. MRI技术：可以非侵入性、无电离辐射地在患者呼吸运动过程中进行动态成像，直观地观察及测定呼吸泵的联合作用，定量分析疾病状态下呼吸肌及肺组织的呼吸力学特征。

（1）二维动态MRI：最大优势是观察肺和胸壁在一个以上呼吸周期内的运动变化，即在自由呼吸或呼吸指令的状态下对不同平面（轴位、矢状位、冠状位等）进行动态成像，测量吸气末和呼气末时径线的长度，探究膈肌及胸壁在生理及病理状态下的运动功能变化。

（2）三维动态MRI：显著优势是可以观察多个呼吸周期内肺和胸壁的运动，并且可以通过自由选择成像平面，实时记录主动和被动的呼吸运动。MRI可定量显示膈肌，特别是在对膈肌进行三维重建时，测定膈肌形态、面积、长度、位移距离等，在膈肌形态功能学研究上具有优势。MRI能做到具体视化呼吸肌形态变

化、量化提供呼吸的呼吸肌具体的做功，能更加准确反映呼吸肌的能力和特征。尽管目前临床应用研究较少，但 MRI 或许可以成为一种新的可量化的技术，用于研究疾病的发病机制，辅助评估呼吸系统疾病的严重程度、进展及治疗反应等。

二、康复治疗技术进展

（一）吸气肌训练

欧洲呼吸学会早在 2013 年就声明关于 IMT 的强度、频率、周期还存在较多争议，尚无统一标准，且差异较大。IMT 遵循肌力训练超负荷原则，如果吸气阈值 < 30%MIP，即低强度训练，对吸气肌力量和耐力改善是不充分的。IMT 的中等强度为 30%~60%MIP，是较为安全、有效的负荷。训练持续时间越长，带来的效果越好，就需要考虑在较长的训练周期中如何设计治疗强度的进阶，目前相关报道还较少。

（二）不同患者群的呼吸肌训练

1. 慢性阻塞性肺疾病

（1）针灸：针灸能明显缓解慢性阻塞性肺疾病急性加重期（acute exacerbation chronic obstructive pulmonary disease，AECOPD）患者呼吸肌的疲劳症状，改善肺功能，提高呼吸肌能力。取双侧天枢、大横、带脉、定喘、膻中、气海、关元、足三里、三阴交，痰多黏稠者辅以肺俞、丰隆；直刺进针，只捻转不提插，得气后轻度捻转、慢频率操作 3 min，之后留针 30 min，每 2 天 1 次。

（2）中药：麻杏饮能缓解 AECOPD 患者的呼吸肌疲劳，改善患者肺功能。麻杏饮组成为：炙麻黄 6 g、炒杏仁 10 g、紫菀 10 g、款冬花 10 g、五味子 10 g、炙百部 10 g、地龙 10 g、炙黄芪 15 g、太子参 15 g、桃仁 10 g、丹参 15 g、淫羊藿 15 g。每日 1 剂，分早、晚 2 次鼻饲或口服，共治疗 2 周。

（3）水疗：水疗可增强 COPD 患者的呼吸肌肌力，改善呼吸困难，提高运动耐量。水池水温为 30~34 ℃，空气相对湿度为 40%~50%，室温为 24 ℃ ~26 ℃。水疗池中的肺康复训练包括上肢活动、下肢活动和呼吸肌训练。

（4）本体感觉神经肌肉促进技术（proprioceptive neuromuscular facilitation，PNF）有序呼吸肌拉伸训练：COPD 患者应用 PNF 有序呼吸肌拉伸训练可有效改善肺功能，提高运动耐力。

2. 脑卒中

（1）膈肌肌内效贴技术：是将肌内效贴分别贴扎到前膈与后膈处（图 18-6-3），来抑制膈肌的异常模式。Wang 等报道膈肌肌内效贴技术能立即增加脑卒中患者呼吸肌的张力与僵硬度。

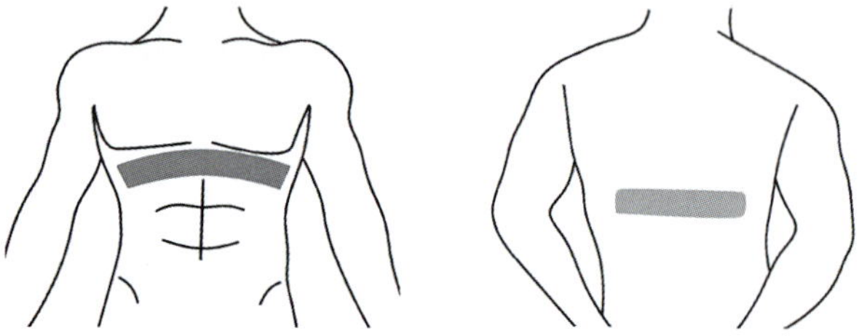

图 18-6-3　肌内效贴的用法

（2）高强度间歇性呼吸肌训练：高强度间歇性呼吸肌训练（high-intensity interval training，HIIT）是将短时间爆发式相对高强度训练与低强度训练或休息相结合，轮流反复进行训练。HIIT 可有效改善脑卒中患者的肺功能及活动能力。HIIT 呼吸肌训练起始强度为 50%MIP/MEP，每日进行 30 次吸气肌训练和 30 次呼气肌训练，每训练 6 次休息 1~2 min。如无不适，每 1~2 日增加 1~2 cmH_2O 的阻力进阶，每周训练 5 天，连续训练 2 周。

（3）水中平板步行训练：水中平板步行

训练可改善脑卒中患者患侧腹外斜肌和腹内斜肌的厚度。起始速度为每分钟 6 米，患者适应后逐渐增大到自适步行速度。每天进行 20 min，每周训练 5 天。

（4）针灸：朱明月等在“醒脑开窍”针刺法基础上电针刺激 C3~C5 夹脊穴，发现可以有效提高脑卒中后气管切开患者的膈肌移动度。古剑珂等报道针刺配合呼吸肌训练能提高患者的膈肌运动度，改善呼吸功能。针灸联合中医导引术及呼吸训练可有效改善脑卒中患者的呼吸肌功能。

3. 脊髓损伤

（1）功能性磁刺激：颈部磁刺激可以调节膈肌运动输出的兴奋性，并通过诱导膈肌运动诱发电位影响神经可塑性。Zhang 等在四肢瘫患者的 C7~T1 和 T9~T10 棘突处施加磁刺激仪最大强度的 40%~90% 刺激，可改善患者的吸气肌和呼气肌力量。

（2）高频脊髓电刺激：Kowalski 等报道高频脊髓电刺激是一种激活吸气肌的新技术，通过电刺激脊髓通路能同时激活膈肌和吸气肋间肌。

4. 重症机械通气患者

（1）电针：殷梦云等报道早期对鱼际、太渊、曲池、足三里行电针疗法能改善脓毒症机械通气患者的 ICU 获得性肌无力。

（2）电针联合体外膈肌起搏可提高患者的膈肌增厚分数和膈肌移动度。电针和体外膈肌起搏原理相通点均是利用脉冲电流刺激膈神经，但前者针对性强，副作用小，弥补了体外膈肌起搏电极定位不准的缺点。但目前相关的联合研究还尚少，对体外膈肌起搏器的起搏频次、刺激频率、持续时间、治疗次数以及针刺穴位、低频脉冲电针刺激强度和时间的选择还需要进一步的研究。

（3）左西孟旦：是一种新型钙离子增敏剂，可改善呼吸肌无力，提高危重患者的潮气量和分钟通气量，缩短呼吸机的使用时间，提高脱机成功率。

5. 围手术期患者

（1）冠状动脉旁路移植术患者：André 等报道基于无氧阈值的吸气肌训练最大限度地减少了吸气肌力量的损失。吸气肌训练处方为基于无氧阈值时的吸气肌强度，每次 15 个，每组为 3 次，每天进行 2 组。每 4 天重复测量一次无氧阈值时的吸气肌强度。

（2）肾移植术后患者：Raquel 等报道短期家庭吸气肌训练可增加呼吸肌力量。吸气肌训练运动强度为 40%MIP，每天 20 min，每周 7 天，持续 6 周。运动强度每 2 周调整 1 次。

（3）造血干细胞移植患者：Leonardo 等报道接受造血干细胞移植的住院患者，吸气肌训练可改善吸气肌力。吸气肌训练运动强度为 40% MIP，每分钟 12~16 次，每天 10~20 min，每周 5 天。

（4）肺癌术后患者：陆晓等的研究显示，基于肺康复的加速康复外科方案，降低了术后 14 天内肺部并发症的发生率。

（5）胆囊切除术患者：术前进行呼吸训练器辅助预康复措施可有效改善肥胖患者腹腔镜下胆囊切除的肺部状况，提高术后运动耐力，降低低氧血症的发生率。

（6）上腹部手术患者：IMT 降低了上腹部手术患者 PPCs 的发生率。

（7）肺移植手术患者：IMT 可以进一步提高肺移植术后患者的膈肌功能。

（8）食管癌患者：IMT 可改善食管癌患者术后的 MIP、MEP 和肺功能。

6. 慢性心力衰竭：Aline 等报道吸气肌训练可改善心力衰竭患者吸气肌力量，增加步行距离，提高生活质量。吸气肌训练运动强度为 30%~100%MIP，4~12 周不等。

7. 哮喘：Chung 等报道中度至重度哮喘患者进行强度为 50%~60% 的 MIP，每组 30 次，每天 2 组，每周 5 天，持续 12 周的吸气肌训练，可以增加吸气肌力量。

8. 其他疾病

（1）脑瘫：Magdalena 等报道各种形式的物理治疗都有可能对脑瘫儿童的 MIP、MEP 和峰值呼气流量产生积极影响。无法推荐最佳的物理治疗方法和持续时间；但是建议包括吸气肌训练的物理治疗应至少持续 4 周。

（2）帕金森病：华玲等发现阈值压力负荷吸气肌训练能有效提高帕金森患者的吸气肌力量，改善患者的肺功能。

（3）阻塞性睡眠呼吸暂停综合征：呼吸肌训练可有效改善阻塞性睡眠呼吸暂停综合征患者的呼吸暂停症状、肺功能及睡眠质量。

（4）肺尘埃沉着病：呼吸训练康复护理模式联合有氧运动干预，可改善肺尘埃沉着病患者的肺功能，提高其运动能力和生活质量。

（5）结核性胸膜炎：肺康复训练可通过呼吸、肢体活动等锻炼方式，有效改善结核性胸膜炎患者的呼吸肌功能、耐力及协调性，增加肺活量和吸氧量，促进肺功能恢复，改善患者的呼吸相关症状。

呼吸肌衰弱可发生在各种疾病中，并与临床重要的症状（如呼吸困难、咳嗽障碍、脱机失败）具有相关性。呼吸肌训练是一种安全、有效的呼吸肌衰弱的治疗方法。然而，确定评估和训练类型的具体标准、训练强度和潜在的副作用还需要进一步高质量的研究。

第七节　典型病例讨论

【基本情况】王某，男性，61 岁，主诉为高空坠落导致 SCI1 月余，四肢瘫痪。

【现病史】患者 2023 年 8 月 11 日不慎从约 1.7 米高处脚手架上摔下，后颈部着地，当即感颈部疼痛，双下肢运动感觉丧失。被送至当地医院，急诊查颈部 CT 示 C_4 椎体脱位，颈椎骨折。当地医院建议转院，遂转至无锡市人民医院，于 2023 年 8 月 14 日行“颅骨牵引＋颈椎前路脱位复位减压融合内固定术”，予补液、抗炎、高压氧舱治疗。住院期间血气分析提示Ⅱ型呼衰，当即予以气管插管呼吸机辅助呼吸、抗感染等治疗。2023 年 8 月 23 日拔除气管插管，当晚即出现室颤、心搏骤停、意识丧失，立即心肺复苏、呼吸机辅助呼吸，后因急性呼吸衰竭、重症肺炎转入 ICU 治疗。于 2023 年 9 月 5 日脱机，2023 年 9 月 15 日再次呼吸机辅助呼吸，为进一步诊治转入我院 ICU。

【既往史】平素身体一般，2022 年 12 月因新型冠状病毒感染康复后多次测量血压较高，未正规就诊，自行服用“苯磺酸左氨氯地平片”降压。无肝炎、结核或其他传染病等病史及密切接触史。无血制品输注史，无食物、药物过敏史，预防接种史按计划进行。

【个人史】出生原籍，无地方病或传染病流行区居住史，无毒物、粉尘及放射性物质接触史，生活较规律，无吸烟史。无饮酒史。无冶游史。

【用药史】目前行化痰、抗炎、抗病毒及提高免疫力治疗，用药包括乙酰半胱氨酸、盐酸氨溴索、替加环素、比阿培南、胸腺五肽等。

【辅助检查】

1. 脊柱 MRI 检查：C_4 节段脊髓内可见混杂高低不匀的信号。

2. 胸部 CT 平扫：气管插管后改变；两肺多发斑片影，局部实变，考虑感染性病变。双侧胸腔积液伴双下肺叶膨胀不全，右侧为著。右肺上叶支气管局部闭塞，内见斑片影；肺主动脉干增粗，直径 31 mm，心包积液，主动脉钙化（图 18-7-1）。

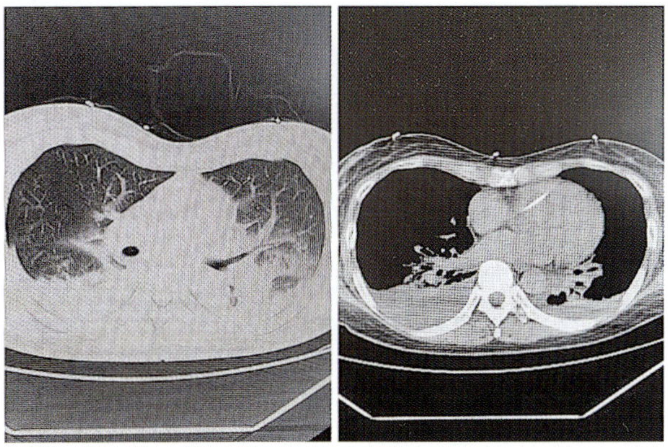

图 18-7-1　胸部 CT

【入院后临床评估】

1. 生命体征：体温 36.5℃，脉搏 120 /min，呼吸 20 /min，血压 100/65 mmHg。

2. 意识状态：意识清楚，RASS 评分 0 分。

3. 基本呼吸情况：SIMV 模式气切下呼吸机辅助呼吸（压力控制模式，FiO_2 40%，PEEP 5 cmH_2O，呼吸频率 15 /min）；SPO_2 99%。

4. 血常规：基本正常。

5. 血气分析：pH 7.54；$PO_2$134 mmHg；PCO_2 28.4 mmHg；HCO_3^- 28.6 mmol/L；BE 4.8 mmol/L。

【入院后康复评估】

1. 视、触、听情况

（1）视：上胸式呼吸模式，下胸段起伏减弱，呼吸频率为 15 /min。

（2）触：深呼吸下胸廓活动度上胸为 1 cm，下胸为 0.5 cm，膈肌上抬固定，不能下移。

（3）听：双肺上胸段少量湿啰音，下胸段呼吸音减弱，右侧为著。

2. 分泌物清除能力

咳嗽效力等级：1 级；痰液性状等级：P2；痰液颜色：黄色；排痰主要方式：气道抽吸；支气管镜示：右支气管中间段、基底段、背段较多白色黏稠分泌物。患者主动咳嗽少，咳嗽力量弱。

3. 肢体功能评估

（1）关节活动度：双侧踝关节被动背屈 0~10°，其余关节被动活动度正常。

（2）肌张力评估：四肢肌张力正常。

（3）肌力评估：左侧肱二头肌肌力 3 级，腕背伸肌肌力 1 级，肱三头肌肌力 1 级，其余肌力为 0 级；右侧肱二头肌肌力 3 级，腕背伸肌肌力 2 级，肱三头肌肌力 1 级，其余肌力为 0 级。

（4）感觉评估：左侧 C7 以下感觉功能完全丧失，右侧 C8 以下感觉功能完全丧失。

（5）平衡功能：坐位平衡未建立。

（6）反射评估：巴宾斯基征、奥本海姆征阳性。

（7）生活自理能力评估：患者目前完全依赖他人进行日常生活活动，ADL 0 分。

【诊断与鉴别诊断】

1. 诊断：①颈椎 SCI，损伤平面 C_4，ASIA 分级 C 级。②肺部感染。

2. 鉴别诊断

（1）进行性肌营养不良、多发性肌炎等肌肉病变：这些疾病多因肌肉无力导致下肢瘫痪，但患者肢体的感觉及反射正常，与 SCI 有所区别。

（2）脑出血、脑梗死等颅脑病变：这些疾病可导致肌力下降、感觉减退、瘫痪等症状，但多为一侧肢体的感觉、运动异常改变，与 SCI 损伤平面以下肢体感觉运动异常有所不同。

（3）脊柱肿瘤、椎管内肿物：这些疾病可以刺激或压迫脊髓，出现 SCI 的表现，但在影像学检查上可以发现脊柱明显肿大的异物。

（4）脊髓出血性疾患：包括脊髓内出血、蛛网膜下腔出血等，多有血管畸形、动脉硬化、血液病病史，与 SCI 的临床表现有所不同。

（5）脑外伤：有头部外伤史，伴随意识

障碍和颅内压升高的表现，与SCI不同。

（6）癔症性瘫痪：其特征是正常生理反射存在，病理反射阴性，需要在排除其他器质性病变的前提下慎重诊断。

【思考问题】

1. SCI患者入院需要完善哪些评估？

本案例为SCI患者，对于这类患者康复评估策略是一个系统、科学的过程，旨在全面了解患者的功能障碍性质与程度，以便为其制定个性化的康复计划。

以下是一个详细的SCI康复评估策略。

首先需要详细了解损伤的时间、原因、事发时的情况。询问既往病史、手术史、用药史等。体格检查方面评估生命体征，包括呼吸、心率、血压、体温等。检查意识状态、皮肤颜色、温度、湿度。其次是判断是否已经经过了脊髓休克期，如果已经经过则评估患者的神经功能。使用美国SCI协会（ASIA）损伤分级，判断SCI的程度和类型，这可以帮助判断患者的预后情况。另外要评估二便功能，包括排便、排尿、如厕动作等，以了解患者的日常生活自理能力。关节活动度的评估可了解患者关节的活动范围，以判断是否存在关节僵硬或活动受限。肌力、肌张力、平衡、协调等的评估，可为将来康复训练提供依据。另外还需要评估焦虑、抑郁等情绪状态，必要时进行心理干预。最后进行社会适应能力的评估，如评估职业康复和社交能力，为患者提供必要的支持。

呼吸功能评估应进行以下几个方面的评估。

（1）气道评估，评估患者气道的通畅性和稳定性。

（2）咳嗽能力评估，包括咳嗽功能评分和最大咳嗽峰流速，以了解患者的排痰能力。

（3）呼吸肌活动度、肌力评估，如超声评估膈肌移动度、厚度、增厚分数、最大吸气压及最大呼气压，以评估呼吸肌的力量。

（4）肺功能评估，通过测量用力肺活量、最大自主通气量、残气量、肺总量、弥散功能等指标，全面评估患者的肺功能状态。

（5）呼吸模式评估，观察患者的呼吸模式，如胸腹式呼吸、是否有辅助呼吸肌参与等。

（6）吞咽功能评估，评估患者的吞咽功能，预防吸入性肺炎等并发症。

（7）呼吸睡眠暂停评估，了解患者是否存在呼吸睡眠暂停的情况。

（8）有条件的话应进行心肺运动功能评估，通过心肺运动测试，评估患者的心肺功能储备和运动能力。

考虑到脊髓损伤可能对自主神经系统产生影响，从而间接影响心脏功能，因此建议进行心脏功能的评估。如对患者的心率、心律、血压等指标进行监测和评估。

综上所述，SCI康复评估策略是一个系统、科学的过程，需要综合运用多种评估方法和手段，全面了解患者的功能障碍情况，以便为其制定个性化的康复计划。同时，在康复过程中需要定期评估治疗效果，以便及时调整治疗方案，促进患者的康复进程。

2. 患者的心肺康复问题有哪些？

根据患者的评估，心肺康复问题有以下几个方面。

（1）呼吸肌衰弱，脱机困难。

（2）肺功能较差。

（3）气道廓清障碍，肺部感染。

（4）心肺耐力较差。

3. 该患者肺康复治疗计划是什么，需要注意哪些可能问题？

结合本案例中患者的评估结果，为患者制定的心肺目标为1周内脱机10 h以上，2周内成功脱机。

实施治疗计划应根据阶段循序渐进：第1阶段措施主要为调节呼吸机模式，对患者实施保护性肺通气策略，可改善氧合，防止呼吸机相关肺损伤，预防和减少呼吸系统并发症和肺部感染（图 18–7–2）。早期营养支持可增强机体的代谢能力，防止呼吸衰竭。第 2 阶段措施是在此基础上，根据患者呼吸频率调节呼吸机参数，进行循序渐进的呼吸肌锻炼，防止呼吸肌疲劳，提高潮气量，延长肺复张时间，使肺功能最大限度的恢复（图 18–7–3）。第 3 阶段措施主要为鼓励患者自主咳痰、变化体位，有利于引流，减少痰液在肺下叶的沉积。患者在不能自主咳痰时需要及时吸痰，使用纤支镜排痰，以减少肺部感染（图 18–7–4）。采用间断脱机方式直至完全脱机。详见表 18–7–1。

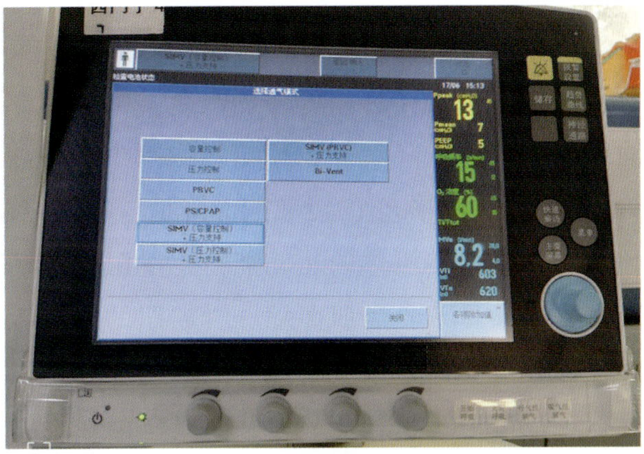

图 18–7–2 呼吸机模式调整

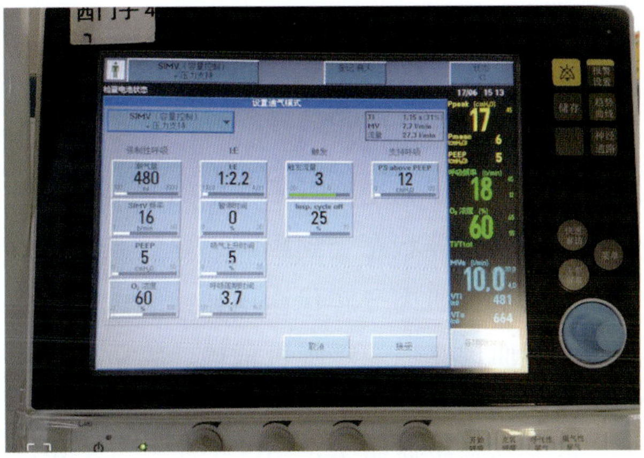

图 18–7–3 呼吸参数调整

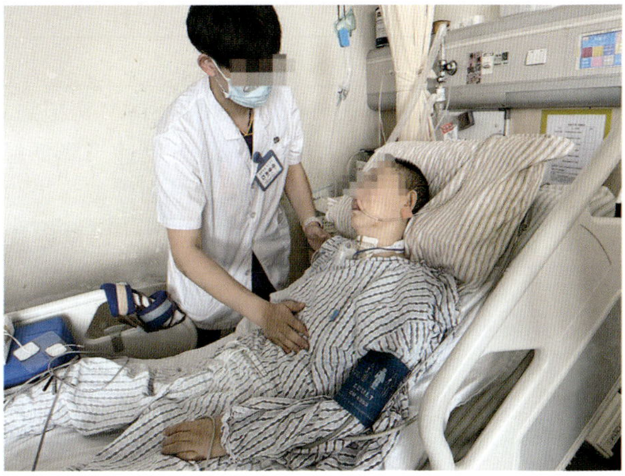

图 18–7–4 辅助咳嗽

4. 治疗时的注意事项有哪些？

（1）生命体征监测：高位颈髓损伤者大多病情危重，变化快，应加强监测，保证训练的安全进行。实施康复计划时如出现病情变化，如生命体征波动较大，症状加重等，应立刻停止治疗并重新启动评估，明确原因。

（2）训练手法、节律、频率、深度选择：应根据患者的呼吸节律确定施压时机，不可盲目迎合操作者的节律，改变自身呼吸频率而失去呼吸训练的意义。急性期颈髓损伤的患者，应由第二位操作者为其做双上肢的被动前屈、侧屈、回旋等动作训练；恢复期的患者在上肢肌力 0~I 级时也宜采用被动训练，肌力Ⅲ ~ Ⅳ级时，在增大压力的同时嘱其进行主动上肢运动。

（3）效果反馈：呼吸功能训练过程单调枯燥，见效慢，应及时向患者和家属做好评估效果反馈，使之积极配合。现有研究中吸气肌训练的评估指标主要有吸气肌功能和撤机结局（撤机时间、撤机成功率）两个方面；因此，治疗前后应对比最大吸气压、胸廓活动度、呼吸困难程度、是否脱机成功、机械通气时间等，必要时行超声评估确认。

（4）颈椎制动：高位颈髓损伤的早期强调避免脊髓继发性损伤，训练的同时应做好颈

表 18-7-1 患者康复目标及计划

康复目标	康复计划
提高呼吸肌肌力、改善肺功能	①呼吸机模式从 SIMV 调整到 PSV。②调节呼吸机参数，如果患者触发呼吸的能力增强，可以适当降低触发灵敏度，以减少呼吸机的辅助力度；根据患者的氧合情况和需要，设定合适的氧浓度，在满足患者需要的情况下，尽可能降低氧浓度，以避免氧中毒；PEEP 用于维持气道通畅，随着患者好转，肺功能改善，可以适当降低 PEEP 水平。但应注意避免突然大幅度降低 PEEP，以免导致患者不适或病情反复。③渐进式活动训练，通过安全评估后应尽快启动渐进式离床训练（床头抬高、体位转移、肢体活动等），这是优先级最高的物理治疗。建议每日进行 1~2 次，时长根据耐受调整，强度符合进阶原则。④呼吸样式调整（腹式呼吸）。⑤物理因子治疗（神经肌肉电刺激、EDP、FMS）。⑥吸气肌训练（阈值负荷、锥形流阻训练）。⑦反馈式呼吸电刺激训练。⑧舌咽式呼吸。⑨胸廓扩张训练（双侧上肢上举式呼吸→双侧上肢上举外展式呼吸→双侧屈肘扩胸式呼吸）
气道廓清	吸痰、辅助咳嗽、ACBT、手动过度通气
提高有氧运动能力	骨骼肌肌力、耐力训练

椎制动，维持颈髓充分有效的血液灌注等。

（5）重视其他系统的康复：如排便、肢体肌力、关节活动度、营养支持等，最大限度地挽救生命和提高生存质量，为呼吸训练创造基本条件。

【经验与反思】以上内容为真实病例分享，SCI 的呼吸功能障碍是影响其康复的重要因素之一。呼吸功能障碍的程度与神经损伤的位置与程度有关，其中以颈部和上胸部的高位损伤发生心肺并发症的风险最高。由于高位 SCI 会导致不同程度的呼吸肌失神经支配，引起呼吸肌功能减退或丧失，呼吸肌无力不能产生有效咳嗽而导致肺和气道分泌物积聚、肺不张、肺炎等呼吸系统并发症，症状严重者甚至导致死亡。有研究发现颈部 SCI 各项肺功能指标的下降幅度较显著，肺功能仅为正常的 60% 左右；呼吸系统受到很大影响，不仅通气功能差，以呼吸肌为主的咳嗽力量也显著降低，难以清除气道分泌物，需及时吸痰、排痰或者行纤支镜吸痰，依靠手法辅助咳嗽及其他气道管理方法，这也是呼吸道感染和肺膨胀不全的主要原因。

高位 SCI 后出现的呼吸系统并发症不仅是患者死亡的首要原因，亦是患者再入院的主要原因。可以把机体想象成一辆汽车，肺相当于油箱。肺功能下降就好比油箱容量减少。当油箱容量减少时，汽车的续航能力降低。同样的，肺功能下降时，机体的运动能力也受限。运动能力受限又导致骨骼肌萎缩、骨骼肌的摄氧能力下降、线粒体氧浓度下降，从而引起肺通气量不足，进一步引起低氧血症及高碳酸血症，使患者的摄氧需求大大增加，而出现恶性循环。呼吸肌的功能障碍使患者心功能下降、体能虚弱、易产生焦虑，进一步降低了患者的生存质量。

重症患者常因机械通气、镇静镇痛药物使用等原因处于完全或近乎完全的制动状态，生理功能及营养状态受到影响，导致肌肉蛋白质合成减少，肌肉分解代谢增加，肌肉萎缩，更易出现肌肉衰弱。呼吸机依赖、膈肌萎缩和膈神经损伤是长期机械通气患者较常见的并发症。患者的呼吸肌肌力也因此下降，进而影响患者的自主呼吸、咳嗽能力，增加呼吸系统感染的风险，延长机械通气的时间。甚至最终导致撤机困难，难以拔除人工气道。

早期识别和干预能够改善患者的肌力状况，降低ICU-AW的发生风险，缩短机械通气时间，减少住院天数，并提高患者的活动能力，改善独立功能状态。ICU-AW对患者出院后的影响可能会持续很长时间，增加后续长期护理成本，降低生活质量，严重影响工作及生活回归，并出现一系列的相关并发症。因此，改善患者的呼吸功能是SCI后康复治疗的重点。高位SCI后对残存呼吸肌功能的保护和增强是呼吸肌训练的重要内容。建议临床稳定的早期患者尽早进行相应呼吸功能训练，如胸部振动、体位引流、腹式呼吸、物理因子治疗及膈肌抗阻练习等。

四肢瘫和高位截瘫的患者主要是限制性通气功能障碍。主要原因是神经肌肉力量减弱，表现为VC、FEV1、MMEF、PEF、TLC、MVV、ERV、IC减少，RV明显增加，FRC变化不明显。与其他神经肌肉疾病不同的是，四肢瘫的患者吸气肌的功能保留较好，主要是膈肌，而呼气肌的功能则相对受损，主要是由于肋间肌和腹肌功能受损所致。这就导致与肺总量相比，FVC不成比例的下降，ERV的显著下降也说明了呼气肌功能下降的程度。急性损伤后，VC与FEV1、IC、ERV、FRC、RV、TLC、RV、TLC的相关性很好，说明这个时期VC可以全面反应患者的肺功能特点。与脊髓完全损伤者相比，不全损伤者FVC下降的程度要小。损伤平面越高，肺功能越差。除此之外，ERV、FRC、RV、TLC的影响因素还有BMI、吸烟指数、最大吸气压和COPD病史等。此外，肺功能的影响因素还有胸部外伤史、年龄、损伤时间和打鼾等。

高位四肢瘫和截瘫患者的咳嗽作用减弱，原因是呼气肌肉群功能丧失，包括前外侧腹肌、肋间内肌、三角肌群等。颈髓第5、6、7段发出的神经纤维支配由ERV代表的残余呼气肌功能，即支配胸大肌锁骨段的活动及背阔肌的活动。四肢瘫痪者的咳嗽由胸大肌的锁骨部分完成，是一个主动的过程。咳嗽导致的腹部矛盾运动是由于胸大肌的收缩而不是膈肌的活动。咳嗽减弱和呼气压下降常常导致黏液栓和肺不张，也是导致SCI患者发生并发症和死亡的两个重要原因。这种情况在中后期尤为突出，主要与患者副交感神经过度活动导致大量的黏稠的分泌物产生有关。

进行SCI心肺康复时可以采用以下策略减少临床工作失误，有效提高工作有效性。首先需要制定个性化的康复计划。针对患者的具体情况，制定个性化的康复计划，包括康复目标、康复方法、康复时间和康复强度等。确保康复计划符合患者的实际需求和身体状况。其次引入先进的康复技术。积极引入先进的康复技术，如膈肌电刺激、呼吸训练器等，以提高康复效果。然后关注新技术的发展趋势，不断更新和完善康复手段。同时要加强患者的心理支持和健康教育。加强对患者的心理支持和健康教育，提高患者对康复训练的认知和配合度。同时，关注患者的心理变化，及时给予心理干预和支持。最后应建立多学科协作团队。建立由呼吸科、康复科、心理科等多学科专家组成的协作团队，共同为患者提供全方位的康复服务。确保患者在康复过程中得到全面、专业的指导和支持。

SCI患者的呼吸康复是一个复杂而漫长的过程，需要患者、家属和医护人员的共同努力。通过制定个性化的康复计划、引入先进的康复技术、加强患者心理支持和健康教育以及建立多学科协作团队等措施，可以有效提高患者的呼吸功能和生活质量。同时，也需要不断反思和总结康复过程中的问题和挑战，为未来的康复工作提供有益的借鉴和参考。

（王文丽，戚新雪，韩 亮）

第十九章

关节挛缩

第一节　概　述

一、定义

关节挛缩是指全范围关节活动度的缺失，伴随变形、失用、疼痛等，关节囊或关节周围软组织纤维化和短缩，延展性受限或者刚度增加；是神经系统疾病与骨关节创伤后的常见并发症，主要症状包括局部关节活动明显受限、疼痛、僵硬、肿大以及肌肉成紧缩状态等。如果得不到及时有效的治疗，症状逐渐加剧，会影响患者的肢体功能和日常生活。关节挛缩根据有无神经损伤分为神经源性与非神经源性；根据挛缩部位分为关节内源性与关节外源性挛缩（肌肉源性挛缩）；根据有无创伤分为创伤性与非创伤性挛缩、混合性挛缩等。

二、病理机制

1. 神经源性关节挛缩：神经源性关节挛缩的主要病理改变是关节僵硬及软骨退变。肌肉痉挛导致肌肉僵硬、关节周围软组织短缩和纤维化。神经系统疾病导致关节挛缩的主要机制是关节缺乏活动，肌肉、肌腱短缩，关节周围软组织纤维化等。

2. 创伤后关节挛缩：创伤性关节挛缩中，关节囊增厚纤维化被认为是关节发生挛缩的主要因素。病理改变主要为成纤维细胞及肌成纤维细胞过度增殖，细胞外基质沉积，胶原纤维含量增多、密度增大、纤维直径减小、出现异常纤维形态及排列紊乱，部分研究显示存在淋巴细胞浸润。创伤后制动导致的关节挛缩时，胶原纤维表达增加，但是增加的胶原纤维类型却不尽相同。

三、诊断

根据病史，以及下面几点关节挛缩的典型表现：①关节活动受限；②肌肉紧张或挛缩以及局部疼痛和不适；③活动时出现肌肉过度紧张和僵硬感；④关节红肿和压痛；⑤神经症状：部分患者可出现与关节挛缩相关的神经症状，如疼痛、麻木或刺痛等，同时结合 X 线片、血常规等检查，可明确诊断。

四、鉴别诊断

1. 相关症状鉴别

（1）掌腱膜挛缩：可见挛缩束带所累及手指出现相应畸形。

（2）前壁缺血性肌挛缩：主要是由于供血不足引起前壁肌肉变性坏死，继而形成肢体功能障碍；是肢体创伤后可能发生的严重合并症之一，主要是因为肌肉供血不足造成。

2. 病因鉴别：有明确的病因，如神经源性或创伤病史、先天性桡骨缺如、嗜酸性筋膜炎、慢性血源性骨髓炎和烧伤等。

五、治疗及预后

关节挛缩的治疗重在预防。挛缩的形成主要是因为制动或关节活动减少，对关节挛缩的预防要提早重视。不同原因引起的关节挛缩治疗方法不同，主要包括关节松动术、物理因子（牵伸、脉冲超声、超短波、体外冲击波疗法、激光等）肉毒毒素注射、针刀及手术松解等结合运动治疗的综合治疗。

确诊关节挛缩后越早治疗，其效果越好。早发现、早治疗，可以最大限度地恢复关节功能。

第二节　临床路径

关节挛缩的临床路径见图 19-2-1。首先要判断患者是否存在关节挛缩。存在关节挛缩，

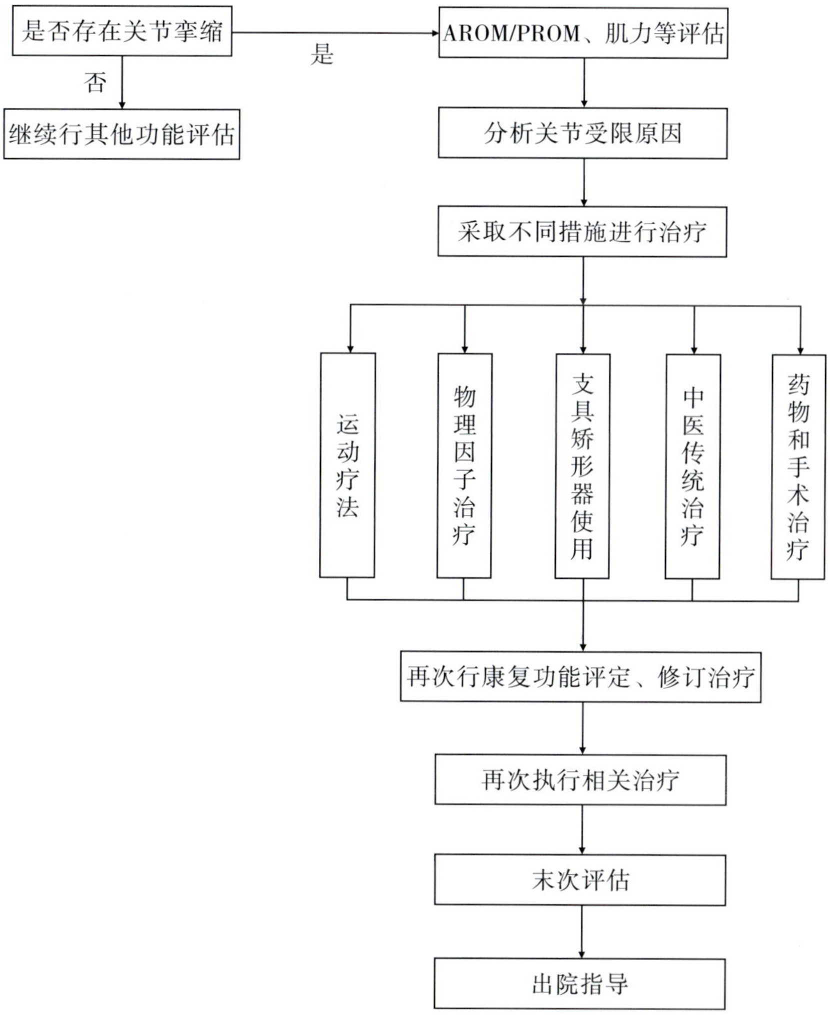

图 19-2-1　关节挛缩的临床路径

则进行相关康复功能评定，如进行形态学评估（肌肉围度评估），运动功能评估（关节活动度评估、肌张力肌力、感觉）等。通过评估分析患者存在关节挛缩的原因及严重程度，针对不同原因导致的关节挛缩采取不同的措施进行治疗。如进行运动治疗（关节活动技术、肌肉牵伸技术、关节松动技术）等。也可进行物理因子治疗（直流电、低中频脉冲、高频电治疗、红外线、冲击波、超声波、传导热、磁疗、冷疗）等。还可以进行作业治疗，如日常生活活动训练、作业性活动及矫形器的使用等。中国传统康复治疗技术如针灸、推拿手法、中药熏蒸等，也有一定疗效。在使用以上康复治疗的基础上，可同时进行药物治疗或注射类治疗。如以上治疗效果不佳，则可考虑手术治疗。

应用以上治疗一段时间后，可对患者进行再次评估，修订康复治疗方案。出院前，对患者进行终期评定，对患者进行相关宣教及出院指导，并告知自我训练时的注意事项。

第三节 康复评估

针对关节挛缩造成的损害，可进行形态学评估、运动功能评估、肌张力及肌力评估、感觉功能评估等。

针对肌肉挛缩造成的肌肉萎缩，可用肌肉围度改变进行评估。肌肉围度一般需用软尺来测量，测量方法如下。

1. 上臂围度：患者上肢在体侧自然下垂，肘关节伸展（或屈曲），在上臂中部、肱二头肌最膨隆处进行测量所得数据即为上臂伸展（或屈曲）围度。

2. 前臂围度：患者前臂自然下垂，在前臂近端最膨隆处测量前臂最大围度，在前臂远端最细处测量前臂最小围度。

3. 大腿维度：患者下肢稍外展，膝关节伸展，从髌骨上缘起向大腿中段每隔 6 cm、8 cm、10 cm、12 cm 处测量围度。

4. 小腿维度：患者下肢稍外展，膝关节伸展，分别在小腿最粗处测得最大维度和小腿内外踝最细处测得最小围度。

针对肌肉挛缩造成的关节活动受限，用关节活动度评估方法来进行评估。临床常用圆盘或半圆式量角器进行测量。先用简单易懂的话语向患者解释测量目的和方法，征得患者同意。将患者摆至舒适体位，暴露要测量的关节。触诊患者关节检查有无异常，然后使关节处于起始位，量角器轴心对准关节轴，固定臂与构成关节的近端平行，移动臂与构成关节的远端骨平行。先测量主动关节活动度，如果主动关节活动度能达到正常角度，再进行被动关节活动度测量。读取关节活动度数值，移走量角器并记录主动和被动关节活动度。常用关节正常关节活动度如表 19-3-1 所示。

针对关节挛缩造成的肌肉收缩性、弹性及延展性受限，可进行肌张力评定。肌张力评定有临床检查、手法评定、功能评定、生物力学评定及电生理评定。临床检查包括采集病史、视触诊、反射检查等；手法检查包括被动运动评定、摆动检查、肌肉僵硬检查及肌肉伸展性检查；功能评定可评定张力增高肌群对坐站及移动功能影响的综合评判；Brunnstrom 评定法、Fugl-Meyer 评定量表、FIM 等量化评定系统可间接提供痉挛和其他肌张力异常改变的评定方法；生物力学评定包括摆钟试验、屈曲持续试验、便携式测力计及等速装置评定等；电生理评定包括表面电极肌电图、H 反射、F 波反应、紧张性震动反射、屈肌反射、腰骶激发电位及中枢传导等。康复治疗中常用的手法评定以徒手检查为主。评定时先要向患者及家属讲解评定目的、步骤、方法和感受，取得患者同意。

表 19-3-1　常用关节正常关节活动度

关节	活动度（°）	关节	活动度（°）	关节	活动度（°）
肩关节		腕关节		踝关节	
前屈	0~170	背伸	0~70	背伸	0~20
后伸	0~60	掌屈	0~80	跖屈	0~50
外展	0~170	桡偏	0~20	内翻	0~35
外旋	0~90	尺偏	0~30	外翻	0~20
内旋	0~70	髋关节		颈部	
水平内收	0~135	前屈	0~90/0~120（屈膝）	前屈	0~45
水平外展	0~30	后伸	0~30	后伸	0~45
肘关节		外展	0~40	旋转	0~60
屈曲	0~135/150	内收	0~35	侧屈	0~45
过伸	0~5	外旋	0~45	胸腰部	
前臂		内旋	0~35	前屈	0~80
旋前	0~80/90	膝关节		后伸	0~30
旋后	0~80/90	屈曲	0~135	旋转	0~45
		伸展	0	侧屈	0~40

评定时患者处于舒适性体位，充分暴露检查部位并完全放松。在进行被动运动时，评定人员用力应适中，注意避免意外。常用量表为改良版 Ashworth，如表 19-3-2 所示。

对于关节挛缩造成的肌力下降的情况，可用肌力评定进行。详见第十八章相关内容。

关节挛缩会造成关节活动性疼痛，活动性疼痛与关节活动范围大小及牵拉用力程度息息相关。可做症状描述性评定，描述关节运动角度时某一部位出现何种形式或性质的疼痛。如当肘关节屈曲 30° 时，肘关节后外侧出现牵拉痛。

第四节　底线康复治疗技术

根据关节挛缩的原因和康复评估的结果有针对性地采用不同的康复治疗方法。关节活动障碍的早期康复治疗，往往推荐序贯策略，即根据患者的实际情况，由低级到高级，由简单到复杂，循序渐进地进行康复训练。常用的底

表 19-3-2　改良版 Ashworth

级别	痉挛程度
0 级	无肌张力的增加
Ⅰ级	肌张力轻度增加：受累部分被动屈伸时，在持续被动运动 ROM 之末时呈现最小的阻力或出现突然卡住或释放
Ⅱ + 级	肌张力轻度增加：表现为被动屈伸时，在 ROM 后 50% 范围内出现突然卡住，或呈现最小的阻力
Ⅱ级	肌张力较明显的增加：在通过 ROM 的大部分范围内，肌张力较明显的增加，但受累部分仍较易被移动
Ⅲ级	肌张力严重增高：全 PROM 被动运动困难
Ⅳ级	僵直：受累部分被动屈伸时呈现僵直状态而不能活动

线康复技术包括运动治疗、物理因子治疗、作业治疗、康复工程及传统治疗为主。以下就对各项技术进行详细介绍。

一、运动治疗

运动治疗一般以增加关节活动度为目的，同时可以配合使用肌力、耐力和功能性训练。临床上根据患者的具体情况采用一项或者多项治疗。一般性的关节可以做主动运动、主动助力运动、被动运动、抗阻力运动。可通过关节松动技术配合关节牵伸技术牵伸关节周围的软组织，增加其伸展性，改善关节的活动范围。关节松动技术是目前康复医学领域常用的治疗技术之一，它通过推动、旋转、牵拉等手法促进关节液流动，缓解疼痛，松解组织粘连，增加本体反馈、运动觉、位置觉等，从而促进关节活动功能的恢复。

（一）关节活动技术

1. 概念：关节活动技术是指利用各种方法来维持和恢复因组织粘连或肌肉痉挛等多种因素所导致的关节功能障碍的运动治疗技术。

2. 适应证：①当患者处于昏迷、麻痹、完全卧床、存在炎症反应、主动关节活动存在疼痛或困难等而不能主动进行活动时，可由治疗人员辅助进行被动关节活动度练习。②患者意识清楚可自主收缩肌肉，但活动肌力≤ 3 级，可采用主动 - 辅助关节活动度练习。③身体的某一个部分处于制动阶段，为保持其上下部位的关节功能，同时为新功能做准备，为避免循环不良、骨质疏松和心肺功能降低等情况者，如骨折，特别是关节内或干骺端骨折、切开复位内固定术后，关节成形术、人工关节置换术、关节韧带重建术、滑膜切除术后，关节挛缩粘连松解术后，关节软骨损伤、自体骨膜或软骨膜移植修复术后者，可进行关节活动训练。

3. 禁忌证：运动破坏愈合过程或造成该部位新的损伤，运动导致疼痛、炎症等症状加重，骨折未完全愈合，关节急性炎症反应，关节脱位未复位，骨关节结核和肿瘤等。

4. 操作方法与步骤

（1）根据患者情况选择相应体位如卧位、坐位、跪位、站立位或悬吊位，进行单关节或多关节、单方向或多方向的运动。

（2）在治疗师指导下由患者主动进行所需的关节活动，必要时治疗师可予以相应的辅助。

（3）主动运动时动作要平稳缓慢、尽可能达到最大幅度，用力至引起轻微疼痛为最大限度。

（4）关节的各方向依次进行。

（5）每个动作重复 10~30 次，每天进行 2~3 次。

5. 注意事项

（1）训练前应向患者解释治疗的目的及动作要领，以获得患者的配合。

（2）对于骨折未愈合的患者应充分支持和保护相关关节。

（3）主动活动时应尽量达到最大关节活动范围，用力至引起轻微疼痛为最大限度，必要时结合肌肉抗阻练习。

（4）训练过程中动作应平缓、柔和、有节律的重复数次，尽可能达最大关节活动范围后维持数秒。

（5）对神经系统疾病的患者进行主动运动时，早期以闭链运动为主，恢复期后可进行开链运动和闭链运动结合。

（二）肌肉牵伸技术

1. 概念：牵伸技术是指运用外力（人工、机械或电动设备）牵伸短缩或挛缩组织并使其延长，做轻微超过组织阻力和关节活动范围内的运动。其目的是重新获得关节周围软组织的伸展性，降低肌张力，改善或恢复关节的活动范围。其作用是增加关节活动度、防止组织发生不可逆性挛缩、调节肌张力、阻断恶性循环、缓解疼痛及提高肌肉的兴奋性。

2. 适应证：适用于各种原因导致的软组织挛缩、粘连或瘢痕形成，继发引起患者关节活动度降低和日常生活活动能力受损。牵伸技术可预防由于各种制动、内外固定和失用等造成的肌力减弱以及相应组织短缩的发生。

3. 禁忌证：关节内外组织有感染、结核和肿瘤等，特别是各种炎症急性期，新发生的骨折和软组织损伤，严重的骨质疏松，神经损伤或神经吻合术后 1 月内，关节活动或肌肉拉长时出现剧烈疼痛，骨性因素造成的关节活动受限，挛缩或软组织短缩已造成关节僵硬，形成不可逆的挛缩等。

4. 操作方法和步骤

（1）康复评估。

（2）选择牵伸方法。

（3）向患者解释牵伸目的和步骤。

（4）牵伸技术参数设置及其调节如下。①患者体位：一般选择卧位、坐位和站立位（根据不同牵伸方法选择）；②治疗师位置和规范术语：根据牵伸部位需要及时调整牵伸方向；③牵伸力量的方向应与肌肉紧张或挛缩的方向相反；④牵伸强度：低强度长时间的持续牵伸效果优于高强度短时间的牵伸；⑤牵伸时间：被动牵伸持续时间为每次 10~15 s，也可达 30~60 s，两次之间要休息 30 s 左右，机械性牵伸每次 15~20 min；⑥牵伸疗程：10 次为一个疗程，一般 3~5 个疗程；⑦治疗反应：在康复过程中需对患者进行定期评估，根据具体情况和个体差异制定合理的参数。

5. 注意事项

（1）牵伸前必须先进行康复评估，明确牵伸和限制的肌肉和关节，充分固定好近端，牵伸动作宜缓慢可控制。

（2）积极介绍病情，取得患者的理解及配合。使患者被牵伸和限制的部位放松。治疗后密切关注患者的反应，一般肌肉酸痛不能持续 24 h 以上，否则需要调整牵伸参数。避免过度牵伸。

（3）避免牵伸水肿组织，避免过度牵伸肌力较弱的肌肉，避免牵伸中挤压关节。

（三）关节松动技术

1. 概念：关节松动手法 / 技术（joint mobilization）是治疗者在关节活动允许范围内完成的一种手法操作技术，属于被动运动范畴，利用关节的生理运动和附属运动来治疗关节功能障碍，如疼痛、活动受限或僵硬等，具有针对性强、见效快、实用、有效、患者容易接受等特点。关节松动技术的手法分为四级：Ⅰ级为治疗师在关节活动允许范围内的起始端以小范围、节律性来回推动关节；Ⅱ级为治疗师在关节活动允许范围内的起始端以大范围、节律性来回推动关节，但不接触关节活动的起始端和终末端；Ⅲ级为治疗师在关节活动允许范围内的起始端以大范围、节律性来回推动关节，但每次均接触关节活动的终末端；并能感受到关节周围软组织的紧张；Ⅳ级为治疗师在关节活动允许范围内的终末端以小范围、节律性来回推动关节，但每次均接触关节活动的终末端，并能感受到关节周围软组织的紧张。其主要作用是缓解疼痛、改善关节活动度、增强本体反馈。

2. 适应证：各种力学因素引起的关节功能障碍如关节疼痛、肌肉紧张及痉挛、可逆性关节活动降低等，进行性关节活动受限、功能性关节制动等。

3. 禁忌证：关节活动已经过度、外伤或感染等引起的关节渗出增加、感染性炎症（急性期）、恶性疾病以及未愈合的关节内骨折等。

4. 操作及手法：患者处于舒适、放松、

无痛体位，常为卧位或坐位，尽量暴露所治关节并使其放松，以便达到关节最大范围的被松动。治疗者靠近所治疗的关节，治疗前评估，分清具体的关节，找出存在的问题及其疼痛、僵硬的程度；根据问题的主次，选择有针对性的手法。当疼痛和僵硬同时存在时，先用小级别手法（Ⅰ、Ⅱ级）缓解疼痛，再用大级别手法（Ⅲ、Ⅳ级）改善活动；治疗中要不断询问患者的感觉，根据患者的反馈来调节手法强度。治疗疼痛时，手法应达到痛点，但不超过痛点（to pain）。治疗僵硬时，手法应超过僵硬点（through stiffness）。操作中，手法要平稳、有节奏，不同松动速度产生的效应不同；小范围、快速度可抑制疼痛，大范围、慢速度可缓解紧张或挛缩。治疗时每种手法可以重复 3~4 次，每次治疗的总时间在 15~20 min，可以每天或隔 1~2 d 治疗 1 次。治疗过程中有轻微的疼痛多为正常的治疗反应，通常在 4~6 h 后应消失。如第 2 天仍未消失或较前加重，提示手法强度太大，应调整强度或暂停治疗 1 天。如果经 3~5 次的正规治疗，症状仍无缓解或反而加重，应重新评估，调整治疗方案。

5. 注意事项：应密切关注患者被松动部位的肌肉挛缩及骨质情况，避免使用暴力，治疗结束后，可对施术部位进行冷敷等处理。

二、物理因子治疗

物理因子治疗是目前关节挛缩的主要治疗方法之一，常与运动治疗同时进行促进患者关节功能的恢复。目前，临床上可以采用直流电、中频电、蜡疗、光疗、超声波、超短波、微波、冰敷等物理因子治疗手段，缓解关节的紧张性，改善局部血液循环，增加关节周围组织和皮肤的弹性，软化瘢痕等，对关节的功能恢复有明显的作用。

（一）直流电治疗

1. 概念：在导体中，电荷流动方向不随时间而改变的电流叫直流电，用此种方法作用于人体来治疗疾病的方法叫直流电治疗（Galvanization）。其特点是低电压（30~80 V）、小强度（小于 50 mA）。直流电阴极有促进伤口肉芽生长、软化瘢痕、松解粘连和促进消散等作用。

2. 适应证：神经科疾病如偏头痛、三叉神经痛等，内科疾病如慢性胃炎、胃肠痉挛、高血压等，妇产科疾病如闭经、功能性子宫出血等，五官科疾病如角膜炎、结膜炎、鼻炎等，皮肤科疾病如皮肤溃疡、硬皮病等。

3. 禁忌证：恶性血液系统的疾病、恶性肿瘤、急性湿疹以及对电流不能耐受者、对皮肤感觉障碍的患者，治疗时要慎重，避免烧伤。

4. 操作方法及注意事项：治疗前去除治疗部位及附近的金属物。治疗时两极不能接触，以防短路。电极的放置可选择对置法或并置法。治疗剂量成人为 0.05 mA/cm^2~0.1 mA/cm^2，最高可达 0.5 mA/cm^2；小儿一般为 0.02 mA/cm^2~0.03 mA/cm^2；老年人治疗时电流密度酌减。一般每次治疗 15~30 min，每日或隔日 1 次，10~20 次为 1 个疗程。

（二）中频电治疗

1. 概念：应用频率为 1000~100 000 Hz 的脉冲电流治疗疾病的方法，称为中频电治疗（medium fre-quency electrotherapy，MFE）。其具有软化瘢痕、松解粘连的作用。

2. 适应证：瘢痕疙瘩（对蟹足肿无效）、纤维结缔组织增生、肥厚、粘连、挛缩，关节纤维性强直，肌肉、韧带、关节劳损，颈肩背腰腿痛，狭窄性腱鞘炎、风湿性肌炎、关节炎，周围神经病损（神经炎、神经痛等），外伤后或术后皮下浸润粘连、血肿机化，注射后浸润、浅静脉炎后残留硬索状肿块，声带肥厚、乳腺小叶增生，外伤后或术后肠粘连、内脏粘连、腔道内粘连狭窄等，慢性炎症（如慢性盆腔炎、附件炎、前列腺炎、腹腔盆腔感染后残留炎性包块等），平滑肌张力低下疾病与尿路结石等。

3. 禁忌证：急性感染性疾病、肿瘤、出血性疾病、严重心力衰竭、肝肾功能不全、局部有金属异物、心区、孕妇腰腹部、带有心脏起搏器者。

4. 操作及程序

（1）根据病变部位选择电极板及衬垫，衬垫用生理盐水或热水浸湿，然后将电极板装入衬垫套内。

（2）患者采取舒适体位，暴露治疗部位，并检查皮肤是否破损，将电极置于治疗部位，用沙袋或绷带固定。

（3）检查仪器旋钮是否处在“零”位，接通电源，调节输出量。

（4）告诉患者治疗时正常感觉为麻感，如局部有烧灼感，应立即检查处理。

（5）患者治疗时不能移动身体、触摸仪器和接地金属物（如水管、暖气）。

（6）治疗完毕，将输出钮缓慢调至“零”位，关闭电源，取下电极，检查皮肤的反应。然后将衬垫用清水洗净，煮沸消毒，晾干备用。

5. 注意事项

（1）中频电疗机特别是微电脑控制的治疗机应与高频电疗机分开，分设于两室；至少应将两者的电路分开，以免中频电疗机的工作受高频电磁波的干扰影响。

（2）使用治疗机前应检查治疗功能否工作正常，电极、导线等是否完好，导线插头、导线夹等是否牢固，不得将有故障、破损、接触不良的治疗机或附件用于治疗。

（3）治疗时不要接触机器，不可随便活动；中频电治疗时，患者治疗部位的金属物品（如手表、发夹、首饰等）应予除去，体内有金属异物（如骨科金属固定物、金属碎片、金属节育环等）的部位，应严格掌握电流强度。电流强度 $< 0.3\ mA/cm^2$ 方可避免组织损伤。

（4）选择适合治疗部位的电极、衬垫放置于治疗部位上，尽量使病灶位于两电极中间；电极和夹子不可接触皮肤，以免电击灼伤；电极质地应柔软可塑，其弯度应与治疗部位的轮廓相一致，务必使电极、衬垫与皮肤接触均匀。

（5）电极不能在心前区及其附近并置和对置治疗；有心脏病患者，电流不宜过强，并注意观察患者反映，如有不良反应立即停止治疗；孕妇忌用于下腹部、腰骶部及邻近部位治疗；佩戴心脏起搏器者不得进行中频电治疗。

（6）治疗电流量的调节应根据治疗的要求和患者的感觉，一般以感觉阈或运动阈为准。瘢痕部位、浅感觉或血液循环不佳的部位治疗时，电流强度的调节不应以患者的感觉为准。

（7）治疗期间注意观察有无副作用，如有头晕、头痛、胸闷、嗜睡等症状发生，应及时调节电流强度或停止治疗。

（8）治疗时电极板要充分和皮肤接触，使电极下电流均匀分布。中频电流虽没有电解作用，但在治疗时电极、导线夹等直接接触皮肤或电极不平而使电流密集某处，可能造成皮肤损伤。

（三）高频电治疗

1. 概念：应用频率为 100 kHz~300000 MHz，波长为 3000 m~1 mm 的高频电流或其所形成的电场、磁场或电磁场治疗疾病的方法称为高频电疗法（high frequency electro therapy）。因其温热效应明显，具有降低神经兴奋性、缓解肌肉痉挛、降低肌肉张力的作用。

2. 适应证：短波疗法主要适用于亚急性、慢性炎症与疾病，妇科疾病，神经痛、周围神经损伤、神经根炎、脊髓炎、多发性硬化等。短波高热疗法配合放疗、化疗可用于较深部肿瘤的治疗。

3. 禁忌证：恶性肿瘤（一般剂量时）、出血倾向、结核病、妊娠、严重心肺功能不全、局部金属异物、植入心脏起搏器者。电极与治疗部位皮肤之间距离 1~2 cm，可为空气距离，亦可垫以隔垫物。

4. 操作方法与程序

（1）患者取卧位或坐位，不必裸露治疗部位。

（2）将电缆或电极的插头插入治疗机的输出插孔内，接通电源，预热 3min 后接通高压，调节调谐钮；同时询问患者的感觉，使之符合治疗需要。

（3）调节定时器。

（4）治疗结束时，将上述顺序逆转，依次关闭输出、高压及电源。取下患者身上的电缆或电极和衬垫物。

5. 注意事项：

（1）治疗部位必须保持干燥。

（2）治疗头面部时，避开眼部。

（3）治疗时应去除患者身上所有的金属物，禁止在有金属异物的部位进行治疗。

（4）两电极及电缆不能接触交叉或打卷，以防止短路。

（5）治疗期间患者不能触摸仪器及其他物品，并询问患者感觉，以免烫伤。

（四）红外线治疗

1. 概念：红外线是不可见光，是光谱中光波波长最长的部分，位于红光之外，故称为红外线。红外线辐射人体组织后产生温热效应，故又有热射线之称。应用红外线治疗疾病的方法称为红外线疗法（infrared therapy），有缓解肌肉痉挛的作用。

2. 适应证：各种慢性损伤，如肌肉劳损、牵拉伤、挫伤、扭伤等；各种慢性无菌性炎症，如腱鞘炎、滑囊炎、术后粘连、瘢痕挛缩、肌痉挛、神经炎等；各种慢性、亚急性感染性组织炎症，如蜂窝织炎、丹毒、疖、痈等。

3. 禁忌证：恶性肿瘤局部、有出血倾向、高热、活动性肺结核；急性损伤、急性感染早期；闭塞性脉管炎、中度动脉硬化；局部皮肤感觉障碍，认知障碍等。

4. 操作及流程

（1）开灯前应检查灯泡、灯罩是否固定良好，支架是否稳固，接通电源后，应预热 5~10 min。

（2）患者应选择舒适体位，裸露病变部位皮肤，将灯头移至治疗部位上方或侧方，注意灯泡与治疗部位的距离。

（3）治疗中以患者舒适的温热感为宜，照射温度一般不超过 45 ℃，每次照射 20~30 min，每日 1~2 次，15~20 次为一疗程。

（4）治疗结束后，将灯关闭，移开灯头，检查皮肤，擦去照射部位汗水，患者休息数分钟后再离开。

5. 注意事项

（1）应避免直接照射眼部，如需照射头部难以避开，可戴深色防护眼镜或使用纸巾覆盖眼部。

（2）检查患者皮肤的温度觉是否正常，有障碍者一般不予照射。

（3）肢体动脉栓塞性疾病，不宜在病灶远端进行照射。

（4）治疗过程中，应不断询问患者的感觉，注意观察。

（5）夏季天气热，治疗后应适量饮水，以免中暑或脱水。

（五）超声波治疗

1. 概念：超声波是指频率在 20 kHz（千赫兹）以上，不能引起正常人听觉反应的机械振动波。超声波治疗（ultrasound therapy）是应用超声波作用于人体以达到治疗疾病目的的一种物理治疗方法，一般常用频率为800 kHz~1000 kHz。

2. 适应证：神经性疼痛如三叉神经痛，软组织损伤如瘢痕组织，骨关节病如颈椎病，泌尿生殖系统疾病如尿路结石，眼科疾病如睑板腺囊肿，心脑血管系统疾病及其他等。

3. 禁忌证：活动性肺结核、严重支气管扩张、出血倾向、消化道大面积溃疡、心绞痛、心力衰竭、安装心脏起搏器和心脏支架者、严重心脏病的心区和交感神经节及迷走神经部位、多发性血管硬化、血栓性静脉炎、化脓性炎症、急性败血症、持续性高热、恶性肿瘤（超声治癌技术除外），孕妇下腹部、小儿骨骺部、高度近视患者眼部及临近部位禁用，放射线或同位素治疗期间及治疗后半年内禁用。

4. 操作方法及流程：常选用移动法或固定法进行治疗。

（1）移动法操作方法：①涂耦合剂，将声头轻压治疗部位。②接通电源、调节剂量，移动声头，速度为2 cm/s~3 cm/s。③剂量0.5~2.5 W/cm^2。头、眼部采用脉冲超声，强度宜小。④治疗时间为5~10 min，可酌情延长。⑤治疗结束时，将输出调回“0”位，关闭电源，取出声头。⑥做6~10次为一疗程，可酌情调整。

（2）固定法操作方法：①涂耦合剂，将声头轻压治疗部位。②常用剂量为0.1~0.5 W/cm^2，最大量约为1/3移动法。③每次治疗时间为3~5 min。④开通、关闭电源顺序及治疗疗程与移动法相同。⑤治疗时注意观察，避免过热。

5. 注意事项

（1）熟悉仪器性能，定期测定超声治疗仪输出强度，确保超声治疗的剂量准确。

（2）治疗时首先将声头接触治疗部位或浸入水中，方能调节输出，切忌声头空载与碰撞，以防晶体过热损坏或破裂。

（3）治疗时声头应贴紧皮肤，不得留有任何细微空隙；移动法治疗时勿停止不动，以免引起疼痛反应；

（4）治疗过程中紧密观察患者反应以及仪器的工作状态，如治疗部位过热或疼痛，应暂停治疗，找出原因，予以处理。

（5）采用水袋法与水下法治疗时，应用温开水缓慢灌入，水中及皮肤上不得有气泡。

（6）进行胃肠治疗时，治疗前患者应饮温开水300 mL左右，在坐位进行治疗。

（7）治疗过程中不得卷曲或扭转仪器导线，注意仪器和声头的散热。

（8）治疗结束时，将超声输出调回“0”位，关闭电源后方可将声头移开。

（9）应注意不能用增大强度来缩短治疗时间，也不能用延长时间来降低治疗强度。

（六）传导热治疗

1. 概念：传导热治疗是以各种热源为介体，将热直接传导给机体而达到治疗疾病的一种治疗方法。传导热可用石蜡、地蜡、泥、热气流、酒、醋、水等。其有改善局部血液循环，促进水肿、炎症消散，促进上皮组织生长，软化松解瘢痕组织及肌腱挛缩，修复创面及松解粘连等作用。

2. 适应证：软组织损伤、腱鞘炎；术后、烧伤、冻伤后软组织粘连、瘢痕及关节挛缩、关节纤维化强直；颈椎病、腰椎间盘突出；周围神经损伤、神经炎；慢性肝炎等。

3. 禁忌证：高热、急性化脓性炎症、厌氧菌感染、妊娠、肿瘤、结核病、出血倾向、心功能不全、肾衰竭、温热感觉障碍及1岁以下的婴儿等。

4. 操作及流程

（1）将热传导介质加热至适宜温度。

（2）检查患者感觉及皮肤情况。

（3）对患者进行传导热治疗，不同的介

质可采用不同的方法，治疗过程中应不断询问患者的反应及感受，注意观察。

（4）治疗结束后注意观察患者的皮肤病情。

5. 注意事项

（1）治疗前注意检查患者皮肤及感觉状况，严格把控适应证及禁忌证。

（2）治疗中随时观察、询问患者反应，如有心慌头晕、恶心等不适，应立即停止治疗。

（3）治疗后应观察患者的皮肤情况，稍作休息补充水分，注意保暖等。

（七）冷疗法

1. 概念：应用比人体温度低的物理因子（冷水、冰等）刺激皮肤或黏膜以治疗疾病的一种物理治疗方法。长时间冷刺激，可降低肌张力，降低肌肉收缩、松弛速度和兴奋性，缓解肌肉痉挛。

2. 适应证：疼痛和痉挛性疾病、软组织损伤、内脏出血、烧伤烫伤的急救治疗、早期蛇咬伤的辅助治疗等

3. 禁忌证：血栓闭塞性脉管炎，雷诺病，严重高血压病，心、肺、肾功能不全，动脉硬化；冷变态反应者，对冷过度敏感者，冷性血红蛋白尿患者；局部血液循环障碍，皮肤感觉障碍，言语、认知功能障碍者慎用。

4. 操作及流程：

（1）评估患者情况，如患者感觉及是否有治疗的适应证，排除禁忌证等。

（2）向患者讲明治疗作用、方式方法及治疗感受。

（3）对治疗部位进行治疗，并不断询问患者的反应及感受。

（4）治疗结束后，观察患者治疗部位的皮肤情况及反应，如有特殊情况需及时处理。

5. 注意事项：治疗前需对患者说明治疗的正常感觉和可能出现的不良反应；在采用冷治疗时，应防止过冷引起冻伤；在进行治疗时要注意非治疗部位的保暖，防止患者受凉感冒；喷射法禁用于头面部，以免造成眼、鼻、呼吸道的损伤；对疑有冷过敏的患者，治疗前应先进行过敏试验。

三、作业治疗

作业治疗对于关节挛缩患者主要是进行日常生活活动训练及作业性活动训练，日常生活活动及作业性活动主要在于诱发挛缩关节残存的功能并使之强化，如将日常生活活动进行分解，利用患者残存的功能进行逐步练习并加以强化，直至可以完成相关的日常生活活动或作业性活动。如果残存功能较少，可考虑进行代偿训练。

四、康复工程

矫形器是在人体生物力学的基础上，作用于人体四肢或躯干，以保护、稳定肢体，预防、矫正肢体畸形，治疗骨、关节、神经和肌肉疾病及功能代偿的体外装置。根据患者的情况，装配合适的支具或夹板，可以防止挛缩进展，保证关节治疗的效果。使用矫形器治疗关节挛缩、增加关节活动度的原理是将关节固定于或接近于关节活动范围的终末位置，治疗性张应力作用于短缩的关节周围结缔组织和肌肉；经过一段时间，张应力引导这些组织重新塑形，其长度增加，关节活动度改善。关节挛缩患者需长时间佩戴具有牵伸、牵拉功能的矫形器，达到牵引、维持关节活动度的作用；但要注意避免压疮、牵拉损伤等问题。五、传统康复治疗技术对于关节挛缩，可使用传统康复治疗技术，如进行中药熏蒸治疗、推拿等。

1. 中药熏蒸治疗：对于慢性肌肉劳损、慢性关节炎及关节功能障碍的患者，可用八仙逍遥散，艾叶 12 g、川柳 15 g、细辛 15 g、灸川草乌 15 g、桂枝 30 g、伸筋草 15 g、透骨草 15 g、

威灵仙 15 g、茜草 15 g，熏蒸 2 周左右。

2. 推拿治疗：对于关节挛缩的患者，可针对挛缩的关节进行推拿治疗。面对不同的关节，可选用推法、拿法、按法、摩法、捏法、揉法、点法、拍法、滚法等对其施以治疗，以达到放松肌肉、缓解疼痛、松解粘连的作用。

第五节 特色康复治疗技术

一、体外冲击波

体外冲击波是一种兼具声、光、力学特性的不连续的机械波，通过治疗头的震动撞击将外界的物理刺激转化为生物学效应，通过反射体传递物理能量，逐层到达机体的不同组织。冲击波对不同组织可产生不同的机械效应（主要包括拉应力及压应力）和空化效应。通过其拉应力可以引起组织间的松解，加速毛细血管微循环；通过其压应力能够使细胞弹性变形，增加细胞氧的摄入，从而改善炎症反应。参考关节挛缩的发病机制可知，体外冲击波治疗可以有效改善关节挛缩。当前体外冲击波在关节挛缩中的应用以及机制研究主要集中在膝关节和肩关节。

应用体外冲击波治疗膝关节挛缩，靶点可选择股中间肌、股四头肌腱以及髌上囊部位；根据患者对冲击波压力大小的耐受程度调整其压力，频率选择为 10 Hz、每个区域 300~500 次，每周 2 次。

二、针刀

针刀是在继承传统九针的基础上，借鉴微创手术刀的切割粘连优势发展而来的，是一种新型的中医医疗器械，具有针刺与微创手术刀的双重功能，是现代中西医结合的良好典范。针刀治疗既可发挥针刺作用，又具有切割效果，通过皮下软组织松解，能够解除机械压迫，松解局部组织粘连，降低病灶周围的肌肉紧张度，促进疏通局部气血。

三、筋膜手法

筋膜手法（fascial manipulation，FM）是由意大利物理治疗师 Luigi Stecco 创立的。FM 系统包括了病史、运动检查、触诊检查、治疗和评估。FM 的主要目的是平衡身体以使其无痛地发挥功能。FM 的适应证是疼痛、压痛、紧张，或者日常任务和运动中表现出的问题。运动表现下降可能是由协调问题、力量减弱或者耐力减弱引起。大部分的肌肉骨骼问题都是 FM 的适应证。目前尚无 FM 在 ICU 关节挛缩患者中应用的相关研究。ICU 患者的病情复杂多变，使用抗凝药等其他多种处方用药，FM 在 ICU 关节挛缩患者的有效性、安全性、舒适性等还需要进一步通过研究验证。

四、肌肉能量技术

肌肉能量技术（muscle energy technology，MET）是一种骨科手法诊断和治疗的方法。MET 的作用有使高张力肌肉恢复正常张力、强化无力的肌肉、使肌肉为随后的拉伸做好准备、增加关节的活动度、促进局部血液循环、增强骨骼肌的功能等。MET 可能会预防及改善关节挛缩。然而，目前尚无 MET 在 ICU 关节挛缩患者中应用的相关研究。MET 在 ICU 关节挛缩患者的有效性、安全性、舒适性等还需要进一步通过研究验证。

MET 主要适用于处在伤后早期恢复阶段的患者，处在软组织损伤的慢性期、急性期和亚急性期患者；评估有无力或疼痛，放松紧张的肌肉及增强目标肌肉，预防肌肉和关节的运动性损伤，改善关节错位、活动受限等功能紊乱，改善孕期和产后骨盆疼痛。MET 的禁忌证暂未查到相关文献，可以参考肌肉力量训练、牵伸的禁忌证。

第六节　康复治疗技术进展

国内尚无ICU内患者关节挛缩的相关报道。国外文献报道ICU患者的关节挛缩与较高的死亡率相关。在ICU住院2周或更长时间并出现关节挛缩的患者，在出院后3.3年会出现更多的活动困难；关节挛缩可能造成不可逆转的残疾。在ICU中识别和治疗关节挛缩的策略可以防止患者长期的功能受限，因此在ICU的关节挛缩康复治疗具有重要意义。相关研究涉及的康复治疗技术主要有物理治疗（牵伸、被动、主动辅助ROM训练）、作业治疗、足踝保护器、适用于烧伤患者的肩部楔形夹板、适用于危重新生儿的3D打印夹板等。Meyers等的研究表明，与使用枕头定位脚跟相比，保持足部处于中立位置的足跟保护器能更有效地预防足跟挛缩和医院获得性足跟压力损伤。随着3D打印技术的发展，3D打印已经被应用于制造定制的、经济高效的、轻量级的矫形器（先天性颈部畸形颈部夹板、手部畸形手部夹板等）。3D打印在ICU中更广泛的应用需要进一步的研究来评估其效果。根据关节挛缩的不同分型，康复治疗方式主要包括关节松动术、物理因子治疗、肉毒毒素注射、针刀及手术松解等结合运动治疗的综合治疗。然而针对ICU关节挛缩康复治疗的相关文献较少，未针对不同关节挛缩分型进行探究，涉及的相关康复治疗类别较为局限。关节松动术、物理因子治疗、肉毒毒素注射、针刀及手术松解等治疗方式在治疗ICU患者关节挛缩的可行性、有效性、安全性、满意度等均尚无相关研究循证，可能与ICU患者病情复杂多变、身上管道多、体位变化受限、治疗手段多等有关。

当前关于ICU患者关节挛缩的康复治疗技术的研究具有局限性。建议未来针对不同康复治疗技术进行评估全面的大样本量多中心研究，以进一步验证相关康复治疗技术应用于ICU患者关节挛缩的有效性、安全性和舒适性。

第七节　典型病例讨论

【病史】患者，男性，37岁，汉族，农民。因全身多处疼痛伴活动受限5天于2024年3月23日入院。入院诊断：①股骨粗隆下骨折（右侧）；②腰椎压缩性骨折（L_2）；③骨盆骨折（右侧髋臼及耻骨下支）；④肋骨骨折；⑤肺部感染。

现病史：患者自诉3月18日因高空作业时坠落后致肋胁部、腰部、右髋部、大腿疼痛，行走困难，出现一过性昏迷，无头痛、恶心等。当地医院影像学检查示右股骨粗隆间粉碎性骨折、肋骨骨折等多发骨折，伤后5天转诊至我院创伤骨二科。

【辅助检查】2024年3月23日我院影像学检查见：①右肺及左肺下叶多发渗出，部分实变，考虑感染；②右侧第5、6肋，左侧第6~9肋不全骨折；③L_2椎体压缩性骨折，椎管变形；④L_5~S_1椎间盘膨出并后突、椎管变形；⑤右股骨粗隆间粉碎性骨折，周围软组织肿胀；⑥右侧髋臼及耻骨下支骨折；⑦右侧股骨颈滑膜疝。彩超及心电图均未见异常。

【专科情况】头面五官、双上肢、左下肢外观无异常，无压痛；肋胁部、腰部、右髋部、右大腿压痛，局部瘀青、肿胀，右下肢呈屈曲外旋畸形，无明显开放性伤口，胸部挤压试验（–），腰2处压痛、叩击痛；骨盆挤压试验（–），分离试验（–）；右下肢纵轴叩击痛（+）；踝关节活动基本正常；肌张力正常；病理征（+）；足背动脉可扪及，感觉正常；余关节未见明显异常。

【鉴别诊断】

1. 中医鉴别诊断：本病应与筋伤病相鉴别。两者均有疼痛，活动受限。然而骨折病位在骨，通常有明确外伤时骨折部位畸形肿胀、疼痛剧烈，骨擦感明显；后者病位在筋，疼痛较轻，无明显畸形、肿胀，影像学检查无明显骨折现象。

2. 西医鉴别诊断：本病可与软组织损伤鉴别。两者均有外伤时，症见疼痛，活动受限；但前者X线有骨折现象，后者X线无骨折现象，可以鉴别。

【治疗经过】入院后积极给予肺部抗感染治疗，提高呼吸功能、消肿止痛。

入院10天后行股骨髁上牵引手术。16天后在全麻下行右股骨骨折切开复位内固定术。术后早期康复介入，对患者及家属进行康复宣教、注意事项告知等。以术侧下肢无痛范围内主被动运动、踝泵、良肢位摆放、股四头肌静力性收缩等运动为主。

胸腰复查MRI显示：① L_2椎体压缩性骨折并骨髓水肿，同层面椎管变形。② L_5~S_1椎间盘变性、膨出。③腰椎骨质增生。④腰背部软组织渗出。给予脊柱外固定保守治疗及中医特色治疗等。

右股骨骨折切开复位内固定术后10天出院。术后33天因右下肢髋膝关节僵硬伴屈伸活动受限、肌肉萎缩就诊于康复医学科。

一、入院时功能情况（康复评价）

1. 康复评估

（1）多发骨折术后33天。

（2）髋关节：AROM屈曲L/R为120/10，外展L/R为30/10。PROM屈曲L/R为120/NT，外展L/R为30/NT。膝关节：AROM屈曲L/R为140/20，伸展AROmL/R为0/-20。PROM屈曲L/R为140/30，伸展AROmL/R为0/0。

（3）下肢MMT：髋关节屈曲L/R为4/1，外展L/R为4/1；膝关节屈曲L/R为4/2，伸展L/R为4/1。

（4）心肺功能：Borg呼吸困难量表平分为3分，运动中呼吸困难适中。

（5）ADL能力：改良巴氏指数为46分，生活需要帮助。

（6）疼痛：腰椎疼痛VAS3/10，膝关节疼痛VAS5/10。

（7）右下肢手术切口瘢痕：温哥华瘢痕量表为8分（色泽较深、厚度适中、红肿、质地较硬）。

（8）右侧下肢肌肉萎缩明显，臀肌塌陷。

（9）右侧下肢大腿外侧及前侧股四头肌肌张力高，肌弹性差。

（10）坐起转移能力：床椅转移依赖家属辅助，室内外转移依赖轮椅。

2. 近期目标（2~3周）

（1）右侧ROM：髋关节AROM屈曲至50°~70°左右，外展达20°左右；膝关节AROM屈曲达90°左右，伸展达-10°左右。

（2）右侧MMT：髋关节屈曲3，外展3；膝关节屈曲4，伸展3。

（3）疼痛：腰椎疼痛不明显，膝关节疼痛VAS3/10。

（4）瘢痕：瘢痕质地变软，可移动。

（5）转移：室内可自主双拐转移。

3. 远期目标（1~2月）

（1）右侧膝关节活动度和肌力正常，髋关节可在无痛范围内完成全范围关节活动。

（2）患者室外转移可扶双拐完成。

（3）ADL基本自理。

4. 康复训练计划

（1）右侧下肢、肌肉体位松弛术、筋膜松解术等放松软组织张力和恢复弹性的治疗。

（2）右下肢、髋关节屈曲活动度训练（主动屈伸运动、MET技术增加主动活动度）。

（3）右侧下肢、膝关节关节松动训练（2~3级手法，扩大被动关节活动度）。

（4）右侧下肢、膝关节屈伸训练（增强膝关节肌力）。

（5）右膝关节短波治疗（每次 15 min，每日 1 次，微热量）。

（6）右下肢手术区域瘢痕超声波治疗（每次 15 min/ 次，每日 1 次）。

（7）呼吸训练（腹式呼吸、咳嗽训练、三球呼吸训练）。

（8）臀桥训练（腰背部核心肌肉及臀肌强化）。

（9）腰背部疼痛部位干扰电治疗（每次 20 min，每日 1 次）。

二、经过 3 周康复治疗训练，患者目前功能改善如下

1. 康复评估

（1）ROM：髋关节 AROM 屈曲 70°，外展 20°；膝关节 AROM 屈伸 90/-10，PROM 屈伸 110/0。

（2）MMT：髋关节屈曲 3+ 外展 3+ 膝关节屈曲 4+ 伸展 3 级。

（3）髋关节伤口处瘢痕质软，无增生，颜色正常。术区软组织肌张力正常。

（4）疼痛：腰背部疼痛减轻 2/10，膝关节疼痛 2/10。

（5）ADL 大部分自理（仅步行、上下楼梯、洗澡活动依赖）。

（6）呼吸功能改善（Borg 呼吸困难量表 1 分）。

（7）右侧大腿肌张力降低，肌肉延展性增强。

【康复重点及难点】

1. 因创伤骨折、床上制动约 1 月余，右下肢髋膝关节明显挛缩，活动受限。

2. 腰椎压缩性骨折、髋臼骨折及耻骨下肢骨折在康复治疗中需评估转移、坐起等运动时的风险。治疗师需把握转移角度、治疗体位及负重下地时间等。

3. 术区伤口疼痛干预、臀肌肌力的训练及术后髋关节屈曲外展角度的把握。

4. 术后因肺部感染严重、肋骨骨折、长期卧床，心肺功能恢复训练应作为康复重点之一。

【总结与思考】

1. 长期卧床造成的关节挛缩早期应如何干预？

病例因术前、术后制动 7 周余，出现了明显的右髋膝关节挛缩，活动受限。因各种原因制动 2 周以上，关节活动减少会导致细胞外基质沉积，成纤维细胞过度增殖，胶原纤维含量增多、密度增大以及纤维形态排列紊乱等一系列病理结构变化。关节囊增厚、纤维化进而造成了关节挛缩。

2. 手术过程、内固定选取和固定方式和患者的功能评估是制定精准康复处方的依据。术后应积极早期介入康复并做好宣教。康复治疗应遵循渐进原则、多学科联合模式指导，在保证骨折稳定和内固定安全的前提下进行术区伤口疼痛的干预、臀肌肌力的训练、渐进负重、髋关节屈曲外展角度的把握，重点恢复右侧髋膝关节活动度、双下肢肌肉力量和其他肢体功能。

3. 此病例因膝关节挛缩，活动受限而严重影响患者的下肢功能和 ADL。临床治疗中采用了针刀松解配合关节松动技术、主动运动、牵伸、MTT、理疗等中西医结合方法。

4. 该病例因肋骨腰椎骨折、卧床制动，早期肺部感染严重，心肺功能都有不同程度的下降，围手术期在积极抗感染治疗的同时，应尽早介入心肺功能康复训练。

（寄　婧，黄富表，黎耀峰）

第二十章 急性多发伤

第一节 概 述

急性多发伤（acute multiple injury）是指在同一伤因的作用下，人体同时或相继有两个或两个以上解剖部位的组织或器官受到创伤，其中之一即使单独存在创伤也可能危及生命。尽管目前国内外尚无统一的标准，但有下列情况的两项或两项以上者可确定为多发伤。

1. 头颅伤：颅骨骨折合并颅脑损伤（如颅内血肿、脑干挫裂伤等）。

2. 颈部伤：颈椎部如颈椎损伤、大血管损伤等。

3. 胸部伤：可危及生命的损伤如多发性多段肋骨骨折、心包损伤、血气胸、肺挫裂伤、大血管损伤、气管损伤、膈肌破裂等。

4. 腹部伤：腹腔大出血或内脏器官破裂（如肝破裂、脾破裂、肾破裂等）。

5. 骨盆等多处骨折：由于骨折可能导致大出血而危及生命，如骨盆骨折伴休克、四肢骨折伴休克、椎体骨折伴神经系统损伤等。

6. 软组织伤：四肢或全身广泛撕裂伤。

一般来说，对生命不构成严重威胁的伤情如单纯的四肢骨折不伴休克或单纯的椎体压缩性骨折等不属多发伤范畴。

交通事故、高处坠落、撞击伤、砸伤等均可发生，人体受到的损伤既可以是直接性暴力伤，也可以是间接性暴力伤，混合性暴力损伤也常见。多部位和多样性伤情是其主要特征。不同损伤的部位本身反映出不同的严重程度，同一损伤部位的表现也可受其他部位伤的影响。多发伤合并颅脑损伤的发生率在60%以上，其死亡率高达35%~40%；伴有颅脑损伤的多发伤，其休克发生率高达26%~68%。

许多急性多发伤早期就存在康复问题，其中颅脑损伤、脊髓损伤、骨关节伤、手外伤、周围神经损伤、烧伤等尤为突出。其中，颅脑损伤、骨折及脊髓损伤需长期卧床的患者，可能出现肺部感染、压疮、血栓性静脉炎、深静脉血栓形成、尿路感染及关节挛缩等多种并发症，严重者还可危及生命。早期进行康复介入、全面康复、综合康复对患者至关重要。

第二节　临床路径

一、康复流程

一般由临床医生评估是否有多发伤，再评估多发伤的严重程度，筛选出需进行康复治疗的患者，评估其损伤部位的功能障碍，最后根据功能障碍进行相对应的康复治疗（图 20-2-1）。

二、安全标准

安全标准详见表 20-2-1。

三、禁忌证

1. 活动性出血。
2. 开放性胸 / 腹部伤口。
3. 胃瘘或肠瘘。
4. 不稳定的骨盆骨折或肋骨骨折。

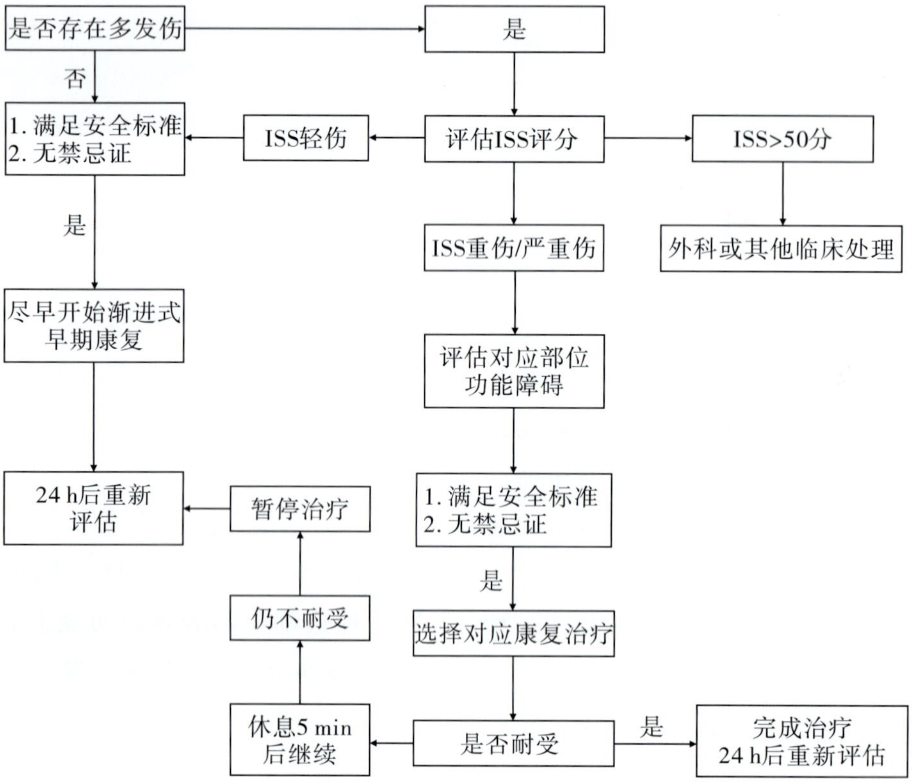

图 20-2-1　多发伤康复流程

表 20-2-1　安全标准

循环系统	心率 60~140 /min
	收缩压 90~160 mmHg，平均动脉压 60~100 mmHg
	最近 2h 无血管活性药物急剧增加
	无活动性出血
呼吸系统	呼吸频率 8~36 /min
	吸氧浓度 < 80%
	氧饱和度 ≥ 88%
	PEEP < 14 cmH_2O

5. 颅内压≥ 15 mmHg。

6. 不稳定性心律失常。

7. 特重型或濒死型颅脑损伤。

四、多发伤严重程度评分

创伤严重度评分（injury severity score，ISS）详见本章第三节相关内容。

五、不耐受的迹象

1. 心率增加超过基线的 20%。

2. 氧饱和度下降超过 5% 或低于 88%。

3. 疼痛加剧≥ 6/10 分。

4. 患者有其他症状，如恶心、呕吐等。

第三节　康复评估

对于急性多发伤的患者，在入院生命体征稳定后即可进行伤情和功能障碍评估，以便早期康复介入。在康复治疗中也应该定期进行康复评定，根据评定结果实时制定、修改、调整康复治疗计划，以便更有针对性地进行康复治疗。

一、CRAMS 评分

CRAMS 是由循环（circulation）、呼吸（respiration）、腹部（abdomen）包括胸部、运动（motor）及言语（speech）5 个单词的第 1 个英文字母组成。每项指标计 0、1、2 分不等，最后把 5 项指标的评分相加，即为 CRAMS 总分（表 20-3-1）。总分≥ 9 分定为轻伤；< 8 分定为重伤；≤ 6 分定为极重伤。通常把 8 分以下的患者送至创伤中心。伤情愈重分值愈低。

二、医院前指数

医院前指数（prehospital index，PHI）是一种简便易行的院前分类方法，以收缩压、脉搏、呼吸和意识 4 项生理指标为依据，每项指标分别记 0~5 分，总分最高为 20 分，伤情愈重分值愈高（表 20-3-2）。0~3 分定为轻伤，4~20 分为重伤。如果患者合并胸部或腹部穿透伤时，总分加 4。

三、简明创伤分级

简明创伤分级（abbreviated injury scale，AIS）通过头颈部、面部、胸部、腹部和盆腔、四肢和骨盆、体表六个维度评估创伤严重程度，将严重程度分为 6 个等级，即 AIS 1~6。AIS 1 定为轻度伤，AIS 2 为中度伤，AIS3 为较严重伤，AIS4 为严重伤，AIS5 为危重伤，AIS6 为最严重伤（表 20-3-3）。AIS 9 是指创伤已发生，但不知是哪个器官或部位的创伤。例如，闭合

表 20-3-1　CRAMS 评分

项目	分值		
	2	1	0
循环			
毛细血管充盈	正常	迟缓	不充盈
收缩压	≥ 100 mmHg	85~99 mmHg	< 85 mmHg
呼吸	正常	> 35 /min，费力、浅	无自主呼吸
胸腹	无触痛	胸或腹有压痛	腹肌紧张、连枷胸，深部穿透伤
运动	正常	对疼痛刺激有反应	无反应或去大脑强直
言语	正常	语无伦次	发音听不清或不能发音

表 20-3-2 医院前指数

项目	分值				
	0	1	2	3	4
收缩压	> 100 mmHg	86~100 mmHg	75~85 mmHg	–	0~74 mmHg
脉搏	50~119 /min	–	–	≥ 120 /min	≤ 50 /min
呼吸	正常	–	–	费力 / 浅	< 10 /min，需插管
意识	正常	–	–	模糊 / 烦躁	所述言语不能被理解

性腹部创伤，但不知是哪个器官，即编码为 AIS 9。AIS 9 不能用于创伤严重度评分（ISS）。

四、创伤严重度评分

通过 AIS 评级将人体分为 6 个区域，而创伤严重度评分（injury severity score，ISS）是身体 3 个最严重创伤区域的最高 AIS 值的平方和。ISS 分值范围为 1~75。75 分可见于下述两种情况：一是有 3 个 AIS 5 的创伤或至少有 1 个为 AIS 6 的创伤；二是任何 1 个创伤为 AIS 6 时，ISS 就自动确定为 75 分。对 AIS 9 的患者不能计算 ISS。假设一个有多发伤的患者，通过 AIS 评分后采用 ISS 计算，演示如表 20-3-4。

一般 ISS ≤ 16 分为轻伤，ISS16~25 分为重伤，ISS > 25 分为严重伤。ISS < 20 分时死亡率为 2.67%，而当 ISS > 20 分时死亡率急剧上升至 24.3%，ISS > 50 分时存活率很低。

当患者在 ICU 急性期康复治疗稳定后，需转入重症监护后病房继续康复。此时患者的功能有很大提升，需进一步行功能评估。可根据 ICF 的原则，在进行康复评估时，康复治疗师需明确 3 个要素：①明确患者身体结构与功能损伤受限的部位和程度；②明确患者个体活动（日常生活活动能力、家务等）受限的程度和预后；③明确患者参与能力（职业、社会参与、休闲娱乐等）受限的程度和预后。常见的康复评估及量表见表 20-3-5。

第四节 底线康复治疗技术

一、康复治疗一般目标

急性多发伤患者的并发症包括肌肉无力、多发性神经病变、深静脉血栓形成、皮肤溃疡、肠道失用性萎缩等，并会对患者及其家属产生显著的心理影响。早期物理治疗的一般目标包括以下这些方面。

1. 减少与关节僵硬和肌肉痉挛相关的疼痛。

2. 尽可能使患者功能独立性恢复到最高水平。

3. 恢复正常的活动能力、身体姿势和步态模式。

4. 提高肌肉力量。

5. 维持或恢复关节的全部活动范围和肌肉长度。

6. 利于气管插管和机械通气的患者早期脱机。

7. 改善呼吸模式，降低呼吸功。

8. 确保肺部所有区域充分通气。

9. 协助清除聚积的支气管分泌物。

10. 预防或解决肺部并发症。

二、底线康复治疗技术

由于急性多发伤涉及的脏器较多，因此康复时涵盖的底线治疗技术比较全面，主要包括

表 20-3-3 简明创伤分级

损伤部位	AIS 分级（分值）					
	轻度（1 分）	中度（2 分）	重度（3 分）	严重（4 分）	危重（5 分）	目前无法救治（6 分）
头颈部	①头部外伤后，头痛头晕 ②颈椎损伤，无骨折	①意外事故致记忆丧失 ②嗜睡、木僵、迟钝，能被语言刺激唤醒 ③昏迷 < 1 h ④单纯颅顶骨折 ⑤甲状腺挫伤 ⑥臂丛神经损伤 ⑦颈椎棘突或横突骨折或移位 ⑧颈椎轻度压缩骨折（≤ 20%）	①昏迷 1~6 h ②昏迷 < 1 h 伴神经障碍 ③颅底骨折 ④粉碎、开放或凹陷性颅顶骨折、脑挫裂伤、蛛网膜下腔出血 ⑤颈动脉内膜撕裂、血栓形成 ⑥喉、咽挫伤 ⑦颈髓挫伤 ⑧颈椎或椎板、椎弓根或关节突脱位或骨折 ⑨ > 1 个椎体的压缩骨折或前缘压缩 > 20%	①昏迷 1~6 h，伴神经障碍 ②昏迷 6~24 h ③仅对疼痛刺激有恰当反应 ④颅骨骨折性凹陷 > 2 cm ⑤脑膜破裂或组织缺失 ⑥颅内血肿 ≤ 100 mL ⑦颈髓不完全损伤 ⑧喉压轧伤 ⑨颈动脉内膜撕裂、血栓形成伴神经障碍	①昏迷伴有不适当的动作 ②昏迷 > 24 h ③脑干损伤 ④颅内血肿 > 100 mL ⑤ C_4 或以下颈髓完全损伤	①碾压骨折 ②脑干碾压撕裂 ③断头 ④ C_3 以上颈髓下轧、裂伤或完全断裂，有或无骨折
面部	①角膜擦伤 ②舌浅表裂伤 ③鼻骨或颌骨骨折△ ④牙齿折断、撕裂或脱位	①颧骨、眶骨、下颌体或下颌关节突骨折 ② LeFort Ⅰ 型骨折 ③巩膜、角膜裂伤	①视神经挫伤 ② LeFort Ⅱ 型骨折	LeFort Ⅲ 型骨折		
胸部	①肋骨骨折▲ ②胸椎扭伤 ③胸壁挫伤 ④胸骨挫伤	① 2~3 根肋骨骨折▲ ②胸骨骨折 ③胸椎脱位、棘突或横突骨折 ④胸椎轻度压缩骨折 ≤ 20%	①单叶肺挫伤、裂伤 ②单侧血胸或气胸 ③膈肌破裂 ④肋骨骨折 ≥ 4 根 ⑤锁骨下动脉或无名动脉内膜裂伤、血栓形成 ⑥轻度吸入性损伤 ⑦胸椎脱位，椎板、椎弓根或关节突骨折 ⑧椎体压缩骨折 >1 个椎骨或高度 > 20%	①多叶肺挫伤、裂伤 ②纵隔血肿或气肿 ③双侧血气胸 ④连枷胸 ⑤心肌挫伤 ⑥张力性气胸 ⑦血胸 ≥ 1000 mL ⑧气管撕裂 ⑨主动脉内膜撕裂 ⑩锁骨下动脉或无名动脉重度裂伤，脊髓不完全损伤综合征	①重度主动脉裂伤 ②心脏裂伤 ③支气管、气管破裂 ④连枷胸、吸入烧伤需机械通气 ⑤喉、气管分离 ⑥多叶肺撕裂伤伴张力性气胸纵隔积血、积气或血胸 >1000 mL ⑦脊髓裂伤或完全损伤	①主动脉完全离断 ②胸部广泛碾压

续表

损伤部位	AIS 分级（分值）					
	轻度（1 分）	中度（2 分）	重度（3 分）	严重（4 分）	危重（5 分）	目前无法救治（6 分）
腹部	①擦伤、挫伤，浅表裂伤：阴囊、阴道、阴唇、会阴 ②腰扭伤 ③血尿	①挫伤，浅表裂伤：胃、肠系膜、小肠、膀胱、输尿管、尿道 ②轻度挫伤，裂伤：胃、肝、脾、胰 ③挫伤：十二指肠、结肠 ④腰椎脱位、横突或棘突骨折 ⑤腰椎轻度压缩性（≤ 20%）骨折 ⑥神经根损伤	①浅表裂伤：十二指肠、结肠、直肠 ②穿孔：小肠、肠系膜膀胱、输尿管、尿道 ③大血管中度挫伤、轻度裂伤或血腹 > 1000 mL 的肾、肝、脾、胰损伤 ④轻度髂动、静脉裂伤后腹膜血肿 ⑤腰椎脱位或椎板、椎弓根、关节突骨折 ⑥椎体压缩性骨折 >1 个椎骨或 > 20% 前缘高度	①穿孔：胃、十二指肠、结肠、直肠 ②穿孔伴组织缺失：胃、膀胱、小肠、输尿管、尿道 ③肝裂伤（浅表性） ④严重髂动脉或静脉裂伤 ⑤不全截瘫 ⑥胎盘剥离	①重度裂伤伴组织缺失或严重污染：十二指肠、结肠、直肠 ②复杂破裂：肝、脾、肾、胰 ③完全性腰髓损伤	躯干横断
四肢	①挫伤：肘肩、腕、踝 ②骨折、脱位：指、趾 ③扭伤：肩锁、肩、肘、指、腕、髋、踝、趾	①骨折：肱、桡、尺、腓、胫、锁、肩胛、腕、掌、跟、跗、跖骨，耻骨支或骨盆单纯骨折 ②脱位：肘、手、肩、肩锁关节 ③严重肌肉、肌腱裂伤 ④内膜裂伤、轻度撕裂：腕、肱、腘动脉，腕、股、腘静脉	①骨盆粉碎性骨折 ②股骨骨折 ③脱位：腕、踝、膝、髋 ④膝下和上肢断裂 ⑤膝韧带断裂 ⑥坐骨神经撕裂 ⑦内膜撕裂、轻度撕裂伤：股动脉 ⑧重度裂伤伴或不伴血栓形成：腋、腘动脉腘、股静脉	①骨盆碾压性骨折 ②膝下外伤性离断、碾压伤 ③重度撕裂伤：股动脉或肱动脉	骨盆开放粉碎性骨折	
体表	①擦/挫伤：面/手 ≤ 25 cm，身体 ≤ 50 cm ②浅表裂伤：面/手 ≤ 5 cm，身体 ≤ 10 cm ③Ⅰ度烧伤 ≤ 100% ④Ⅱ度～Ⅲ度烧伤/脱套伤 < 10% 体表面积	①擦/挫伤：面/手 > 25 cm，身体 > 50 cm ②裂伤：面/手 > 5 cm，身体 > 10 cm ③Ⅱ度或Ⅲ度烧伤/脱套伤 10%~19% 体表面积	Ⅱ度或Ⅲ度烧伤/脱套伤达 20%~29% 体表面积	Ⅱ度或Ⅲ度烧伤/脱套伤达 30%~39% 体表面积	Ⅱ度或Ⅲ度烧伤/脱套伤达 40%~89% 体表面积	Ⅱ度或Ⅲ度烧伤/脱套伤 > 90% 体表面积
备注：△ 粉碎、移位或开放性骨折时加 1 分；▲有血、气胸或纵隔血肿时加 1 分						

表 20-3-4　多发伤的 ISS 分值计算演示

创伤	ISS 区域	AIS	
		最高值	平方值
基底动脉撕裂伤	头颈部	5	25
颈内动脉血栓形成	头颈部	–	–
视神经挫伤	面部	2	4
乳房撕脱伤	胸部	–	–
尺骨粉碎性骨折	上肢	3	9
		ISS 总分 =38 分	

表 20-3-5　常见的康复评估及量表

<table>
<tr><th colspan="2">项目</th><th>量表</th><th>适用的患者</th></tr>
<tr><td rowspan="2">心肺功能评定</td><td>心功能评定</td><td>心脏功能分级及治疗分级（美国心脏学会）
自觉用力程度分级（RPE）</td><td rowspan="2">心肺损伤</td></tr>
<tr><td>肺功能评定</td><td>呼吸功能分级评定
呼吸困难分级</td></tr>
<tr><td colspan="2">关节活动度</td><td>关节活动度测量表（ROM）</td><td>关节损伤</td></tr>
<tr><td colspan="2">肌张力</td><td>改良 Ashworth(MAS)</td><td>所有患者</td></tr>
<tr><td colspan="2">肌力</td><td>Lovett 肌力分级</td><td>所有患者</td></tr>
<tr><td colspan="2">运动功能评定</td><td>Brunnstrom 评定
Fugl-Meyer 评定
简易上肢功能评定
Carroll 上肢功能测试（UEFT）</td><td rowspan="2">颅脑或脊髓损伤</td></tr>
<tr><td colspan="2">平衡功能评定</td><td>Berg 平衡量表
Fugl-Meyer 平衡量表</td></tr>
<tr><td rowspan="3">感觉功能评定</td><td>浅感觉</td><td>脊髓节段性感觉支配及其体表检查部位</td><td>脊髓损伤</td></tr>
<tr><td>疼痛</td><td>NRS 数字疼痛评分</td><td>所有患者</td></tr>
<tr><td>脊髓损伤</td><td>ASIA 残损指数</td><td>脊髓损伤</td></tr>
<tr><td rowspan="2">认知功能评定</td><td>认知</td><td>Glasgow 昏迷量表（GOS）
简易精神状态评定（MMSE）
LOTCA 认知评定量表</td><td rowspan="2">颅脑损伤、昏迷、意识障碍、认知障碍</td></tr>
<tr><td>记忆</td><td>韦氏记忆量表
Rey-Osterrieth 复杂图形记忆测验</td></tr>
<tr><td colspan="2">情绪障碍评定</td><td>SAS 抑郁量表</td><td rowspan="3">所有患者</td></tr>
<tr><td colspan="2">日常生活活动能力（ADL）</td><td>Barthel 指数评分</td></tr>
<tr><td colspan="2">生存质量</td><td>WHO 生存质量测定量表（WHO QOL-100）</td></tr>
<tr><td colspan="2">言语功能</td><td>Frenchay 构音障碍评定法</td><td rowspan="2">颅脑损伤</td></tr>
<tr><td colspan="2">吞咽功能</td><td>洼田饮水试验</td></tr>
</table>

渐进式活动、心肺康复治疗、体位引流、体外膈肌起搏等治疗。

1. 渐进式活动：在创伤后的急性和亚急性阶段，物理治疗管理的重点是在患者病情稳定时立即开始。渐进式活动的具体实施方法在前面章节有详细介绍，本章不再赘述。

文献中没有关于急性多发伤后急性期和亚急性期的运动处方指南。表 20-4-1 提供了基于针对功能退化的成年危重患者或未经训练的个人运动处方指南。

有研究探讨了入 ICU 后病情控制转到普通病房的危重症患者，为其提供运动康复的疗效。表 20-4-2 总结了研究人员在 ICU 和普通病房的患者中使用的运动处方。根据每个患者的重新评估结果，进行进阶的有氧运动和抗阻训练。

表中总结的方法可作为急性创伤的运动处方指南，同时应根据每个患者的能力和创伤类型进行调整。针对急性危重症的创伤儿童或青少年没有正式发布的住院康复运动处方指南。临床医生可使用安全和适当的趣味活动，如坐在椅子上踢轻球，伸手抓泡泡，或在床上或椅子上玩游戏，同时仔细监测孩子的生命体征和各种反馈，在适当的时候进行适当的运动，调整运动的时间和强度。

2. 心肺康复治疗：多发伤患者可能会因遭受严重的伤害而经历较长时间的制动，使其发生肺部并发症的风险增加。在危重症患者的管理中，建议物理治疗师不再采用常规的多模式胸部物理治疗，应以患者为中心，并基于个体患者的检验、影像及功能评估和有利的风险效益比制定治疗计划。治疗频率应由根据每个患者的需求来决定，进行适当和必要的镇痛管理，以确保充分的肺通气和清除分泌物。根据国家、地方传统、人员配备水平、培训和现有的专业

表 20-4-1　创伤后急性期和亚急性期的运动处方建议

运动处方	建议
频率	从每天 1 次开始；进展到每天 2 次或更多
强度	有氧运动： · 最大心率 40%~70%* · Borg 自觉努力量表评分 11~13 分
	抗阻运动： · 从开始最大重复次数（RM）45%~50% 的低负荷，提升到 50%~70%RM · 从每组 8~12 次开始，完成 3 组训练后再增加负荷 · 休息时间为每次运动间隔 1~2min
方式	有氧运动： · 床边循环测力计 · 步行、爬山、固定自行车、在跑步机上行走或跑步
	抗阻运动： · 自身重力抗阻、自由体重抗阻、弹力带、减重抗阻 · 对躯干、上肢和下肢的向心、离心和等等长收缩训练 · 单肢和双肢运动 · 单关节和多关节运动
时间	有氧运动： 从 5~10min 开始，增加到 20min

* 最大心率 =220- 年龄。服用心脏药物如 β 受体阻滞剂的患者运动时的心率反应迟钝，临床上使用公式（最大心率 -50）× % 强度计算这类患者的目标心率

表 20-4-2　在 ICU 和病房环境中危重患者的运动处方

	ICU	普通病房
运动持续时间（有氧运动，阻力训练，功能训练，功能再训练）	15min 完成： ·原地踏步 * 或 ·原地踏步、力量训练或 ·原地踏步、力量训练和功能再训练或 ·全身床上运动	10~15min
运动频率	每天 2 次 15min，发展到每天 1 次 30min	每天 2 次 30min，发展到每天 1 次 60min
运动强度		
·有氧训练	·使用改良 Borg 量表 3~5 分（中度至重度用力）的 RPE	·耐力训练为 RPE 的 4~5 或 60%~70% 最大心率；2 周后 RPE 增加到 5~6
·抗阻训练	·直到疲劳 开始每个肢体重复 5 次，发展到每个肢体重复 10 次，3 组	·5 个 75%RM 1~2 组，每个肢体重复 12~15 次
运动类型		
·有氧训练	·在原地踏步，发展为从床边行走	·在病房行走或在跑步机上行走，发展为固定自行车
·抗阻训练	·>3 级肌力主动抗阻；<3 级患者主动辅助到主动抗阻	·使用自己的体重、哑铃或弹力带进行抗阻的肢体、骨盆和躯干运动
·功能再训练	·坐到站、滚动、仰卧到坐、躯干控制	·与 ICU 相同，发展到爬楼梯

* 原地踏步 =3 次重复 70% 初始 ICU 体能测试时间

知识水平，多发伤患者的疗效在不同的环境中可能会有所不同。

（1）局部胸部扩张：20 世纪初，MacMahon 描述了使用上肢运动、外侧肋扩张运动和局部胸廓扩张试图重新扩张肺不张区域的技术。这些技术至今仍在使用，特别是对于非机械通气的患者和能配合的患者。操作方法是患者采取仰卧位或坐位，治疗师的手放置在胸部扩张减少的区域上，提供触觉刺激、呼气末拉伸和对抗吸气肌肉的阻力。如果患者紧张，应给予口头指令和鼓励深吸气，以确保在特定区域达到最佳的胸部扩张。其禁忌证和预防措施有：①有肋骨骨折时，不应在胸部上方使用呼气末拉伸。②在因放置有腹部、胸部或肋间引流管部位周围手术切口而引起的疼痛时，需要调整呼气末拉伸的强度。

（2）主动循环呼吸技术（ACBT）：主动循环呼吸技术在前面章节有具体介绍，本章不再赘述。对清醒配合的创伤患者使用主动循环呼吸技术没有禁忌证。为避免感染，在进行主动循环呼吸技术训练时，指导患者远离物理治疗师的面部呼吸很重要。存在疼痛、全身无力和呼吸困难等情况时，这些锻炼可能只有在患者坐着有背部支撑（椅子或半卧位）时才有效。

主动循环呼吸技术在短期清除分泌物方面可与其他气道清除技术（常规胸部物理治疗和振荡呼气排痰设备）相媲美。存在胸腹损伤时，相对于患者咳嗽可能出现的疼痛，用力呼气技术可能是一种有效的清除分泌物的技术。

（3）呼吸堆叠：1980 年代末，Marini 及其同事描述了呼吸叠加，此法可作为一种促进深呼吸和增加肺活量的替代，对不合作的患者发挥类似咳嗽的效果。该法在许多医院被心肺物理治疗师选择作为治疗患者的方法。

患者取舒适的体位。将带有单向阀的呼吸面罩放在患者的口鼻部。面罩应设置为只允许吸气（关闭呼气分支），并鼓励患者在 20 s 内连续吸气；每次吸气后呼气受限，使吸气堆叠以增加肺容积。在 20 s 的周期后，打开呼气分支，让患者可以自由呼气，增加呼气流速而使痰液咳出。有人工气道的患者，在脱机状态下充盈气囊，治疗师将手消毒后，在患者吸气时打开人工气道，呼气时用手指堵上，持续 20~30 s，使肺内积累较高的肺容量，随后突然松开人工气道口，高速气流使肺内痰液咳出。

目前为止，文献中尚没有报道使用呼吸堆叠的不良反应。

有研究报道呼吸堆叠与激励性肺活量仪在上腹部手术后患者物理治疗管理中的有效性。这些作者报道了术后采用呼吸堆叠增加的肺容量优于激励式肺活量仪，接受激励式肺活量仪治疗的患者肺容量减少更明显。

（4）舌咽呼吸：舌咽呼吸是对呼吸肌瘫痪或无力的脊髓损伤患者较为有用的技术。四肢瘫痪的患者缺乏深吸气而不能完成高质量的有效咳嗽，舌咽呼吸可增加肺容积，维持或改善肺和胸壁的顺应性。

舌咽呼吸需要将空气“吞入”肺部，患者应是清醒配合的，或者使用带阀门的呼吸面罩。操作时教导患者张开嘴，让空气流入口腔和咽腔。当嘴闭上时，通过舌头和咽肌通过开放的声门（在操作过程中升高）将少量的空气压入下气道。当患者准备进行下一次呼吸时，通过关闭声门将空气锁在肺内。因此，舌咽呼吸是一种呼吸序列，当嘴张开，喉部作为阀门，防止空气从胸腔流出，为下一个“吞咽”充气，可能需连续 25 次呼吸，患者感到胸腔充满空气，直到最大的肺活量，最后允许空气突然逸出。人工辅助咳嗽可以增强呼气作用。舌咽呼吸最初是教给脊髓损伤的患者在仰卧位进行（由于直立性低血压），并逐渐发展到坐位、站位下呼吸。舌咽呼吸仪适用于认知功能良好和意识水平良好的患者，不适用于创伤后的急性期或存在急性胸部感染的患者。也可以教给患有呼吸肌麻痹或瘫痪的大龄儿童。

舌咽呼吸禁忌证和预防措施包括：①慢性阻塞性肺疾病，因正压可能会加剧肺部的空气滞留。②由于胸腔内压力的增加，可能会导致血压下降，因此不适用于心血管不稳定或心功能障碍的患者。③训练时间一开始不能太长，患者学习时可能会很累。

（5）呼吸肌肉训练：呼吸肌肉训练（respiratory muscle training，RMT）对于需多次手术的多发伤患者非常有用，术后加强患者呼吸肌肉有助于患者呼吸功能的维持和恢复，使其能耐受下次手术或缩短下次手术的间隔时间，降低死亡率。未放置胸腔闭式引流的气胸患者不能行呼吸肌肉训练。使用激励式肺活量仪进行呼吸肌肉训练，能有效促进多发伤术后患者行深吸气训练，帮助增加肺活量和促进肺基底部扩张。训练应从小容量开始，循序渐进以增加肺容量。具体操作方法见第十八章相关内容。

使用激励式肺活量仪的禁忌证和预防措施包括：①清醒、合作和自主呼吸的创伤患者中使用激励性肺量仪没有禁忌证，无须采取预防措施。②在使用期间，物理治疗师应站在患者身边或身后，以防止直接面对患者的咳嗽，避免交叉感染。③极度虚弱的创伤患者如无法吸动激励式肺活量仪，可能会变得气馁。此时，应考虑采用其他方法进行训练。

（6）手动胸部治疗技术：胸壁叩拍、振动和摇晃是患者支气管肺泡清洁中最常用的手动胸部治疗技术。这些技术通常与气溶胶给药、体位引流、呼吸锻炼、徒手膨肺和定向咳嗽一起使用。手动胸部治疗技术的目的是松动滞留在中央和外周气道的分泌物，减少气流阻力和降低支气管肺泡感染的风险。

各种形式的叩拍、振动和摇晃都非常耗费人力和时间，难以有效地执行。通常认为，这些技术与肺分泌物的触变性有关（痰在搅动时液化）。对胸壁施加冲击或振动可以通过增加胸膜内压力来增加呼气流速，同时机械能被传递到气道，气道里分泌物被松动，然后可以通过体位变化、咳嗽或用力呼气移动聚集。建议对于可以进行自主呼吸的患者，将叩拍、振动和摇晃与深呼吸穿插进行，以防止支气管痉挛、去饱和度和气道塌陷。有报道称侧卧位患者在行胸壁侧叩拍 2 min 时，动态肺顺应性下降，在停止胸廓叩拍后立即进行深呼吸时，肺顺应性恢复正常。

手动胸部治疗技术可用于治疗：①不能配合进行呼吸锻炼的婴幼儿。②患有神经肌肉无力或瘫痪的患者。③智力受损的患者。④意识水平受到抑制的患者。⑤受伤性质不能进行呼吸锻炼或需要保持静止不动的机械通气患者。⑥有分泌物残留并结合呼吸锻炼的患者。具体操作方法详见第九章。

使用手动胸部治疗技术的禁忌证和预防措施包括：①明显咯血。②过度疼痛。③颅内压失控的急性头部损伤。④多发性肋骨骨折或连枷肋骨节段。⑤对支气管扩张剂治疗无效的急性支气管痉挛。⑥未接受抗凝剂治疗的肺栓塞患者。⑦严重的凝血疾病，如血小板计数低于 50×10^9/L 和国际标准化比率大于 1.4 s。⑧对于不稳定性脊髓损伤的患者，应非常慎重地使用手动胸部治疗技术。仰卧位双侧胸壁技术比单侧技术对脊髓的损伤更小。⑨皮肤完整性丧失，如近期的烧伤或胸壁上的开放伤口。⑩皮下肺气肿，提示未引流的气胸、血胸或胸腔积液等。

（7）徒手辅助咳嗽和支撑咳嗽技术：多发伤累及呼吸功能或神经肌肉功能障碍的患者，其咳嗽效力往往会降低，并可能导致肺炎或呼吸衰竭。健康人咳嗽的呼气峰流速值范围为 240~500 L/min，最低达到 160 L/min 才能产生有效的咳嗽。因此，物理治疗师需要确保当使用辅助或支撑咳嗽技术清除分泌物时能产生最小咳嗽呼气峰流速。

1）徒手辅助咳嗽技术

颈椎或上胸椎脊髓损伤或神经肌肉无力的患者咳嗽时可观察到腹部向外的反常运动。这种反常运动的产生是由于腹肌张力丧失、呼气肌瘫痪或无力导致的，可引起用力咳嗽困难。徒手辅助咳嗽技术可以使咳嗽呼气峰流速增加 14%~100% 来提高咳嗽效力，从而增强分泌物清除率。

徒手辅助咳嗽技术是通过对患者的上腹部和 / 或下胸进行徒手按压来减少咳嗽时腹部向外的反常运动。治疗师双手置于患者双侧下胸壁，嘱患者深吸气，在吸气末时用力咳嗽；治疗师与患者咳嗽同步，双手快速向内用力按压，增加患者咳嗽时的呼气峰流速，以帮助其排出痰液（图 20-4-1）。

徒手辅助咳嗽可能对胸壁僵硬和胸廓畸形的患者无效，而对高位脊髓损伤脊柱稳定后的患者非常有用。目前有证据支持使用徒手辅助咳嗽技术，可减少呼气肌无力患者呼吸系统并发症的发生率。

徒手辅助咳嗽的禁忌证和预防措施包括：①腹部或胸部创伤或手术后的患者，应避免使用或减轻力量使用。②对于幼儿，应首选胸部压迫作为徒手辅助咳嗽的方法，避免进行腹部挤压。

2）支撑咳嗽技术

腹部或胸部外伤或手术后，患者深吸气和咳嗽时会疼痛，从而影响咳嗽效力。在咳嗽时支撑手术切口或不稳定的胸壁可以减少患者的疼痛，并减少他们在咳嗽时对伤口重新裂开的焦虑。

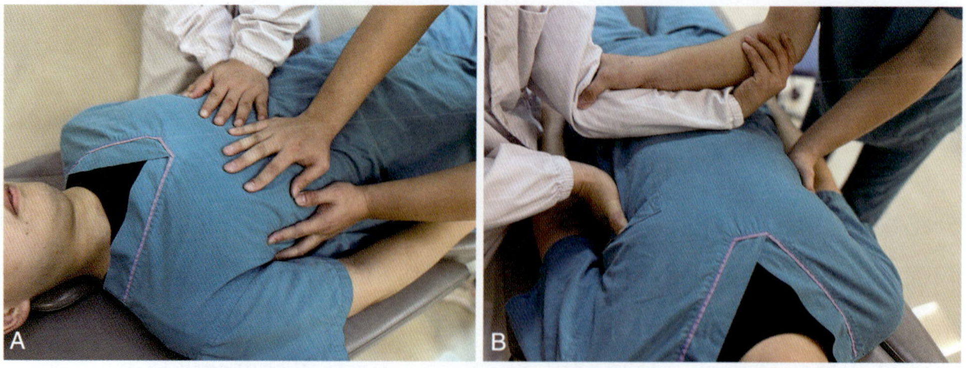

图 20-4-1　徒手辅助咳嗽技术。A. 两名物理治疗师使用双侧下胸壁压迫法；B. 两名物理治疗师使用腹部推力和下胸壁压迫法

通常建议咳嗽时物理治疗师或患者本人用手、枕头或毛巾作为手术切口（腹部或胸部）或胸腔（在肋骨骨折）额外的支撑（图 20-4-2）。

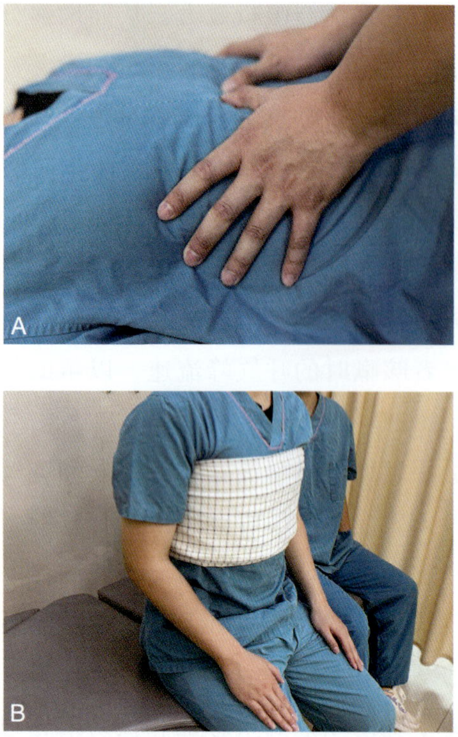

图 20-4-2　支撑咳嗽技术。A. 物理治疗师双手实施双侧胸壁支撑咳嗽；B. 使用定位于肋骨周围的毛巾独立进行支撑咳嗽

支撑咳嗽技术的禁忌证和预防事项包括：①存在肋骨骨折的情况下，支撑时不应向内压迫胸壁。②胸椎脊髓损伤未手术时禁止使用该手法。

3. 体位引流：将患者置于特定体位，所选择的位置取决于积存分泌物的特定肺节段重力引流位，以帮助清除或引流周围气道的分泌物，具体方法在第九章有详细介绍。

在多发伤患者中，体位摆放受到较大限制，一般选择容易摆放且引流效果较好的坐位、俯卧位进行。相比之下，这些体位可增加呼气流速和痰液清除率，加快肺不张消退和维持更好的氧合，且不会出现血流动力学不稳定。

体位引流的禁忌证和预防措施包括：①俯卧位颅内压升高（或可能升高）或脑动脉瘤，有腹胀、肥胖或有胃食管反流病史的，有严重高血压、充血性心力衰竭或主动脉瘤的，最近头颈部外伤或手术和明显的咯血等，均不推荐俯卧位。②对于急性损伤的患者，应谨慎使用俯卧位。③危重症多发伤患者，必须注意不要拆除管线、导尿管、导管或任何侵入性设备，并避免躺在这些管道上造成压疮。

4. 体外膈肌起搏治疗：部分多发伤急性期患者病情不稳定，需深度镇静，患者不能配合治疗类手法，或此类治疗可能对患者造成新的损伤如骨折、血气胸等。体外膈肌起搏仪（图 20-4-3）是通过体表电极对膈神经进行功能性电刺激，刺激上行和下行传导通路，使膈肌持续而有节律的收缩、膈肌移动度增加，构成近似生理模式的呼吸运动，进而增加通气量并促进 CO_2 排出。长期使用还可增加膈肌血流量、肌力和耐力，降低肺动脉压，改善肺功能和膈肌功能。

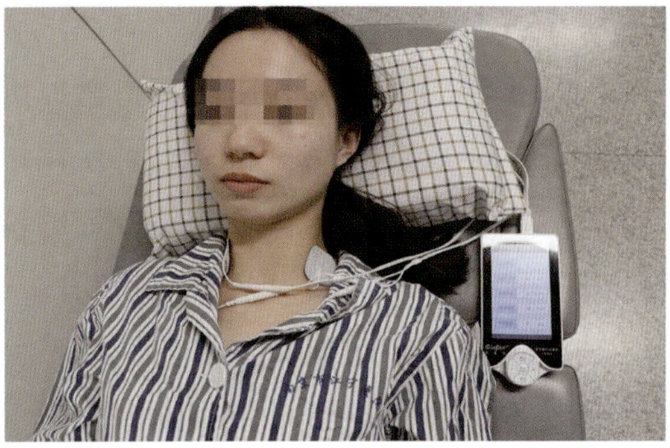

图 20-4-3　体外膈肌起搏仪

仪器连接大小两对电极，使用时让患者平视前方，转头，确定胸锁乳突肌位置；然后将头部转正，沿着胸锁乳突肌的走行，将小电极片贴于肌肉外缘下 1/3 的位置；大电极片贴于锁骨中线、第 2 肋间（第 2 肋间平胸骨角，亦可通过锁骨中点下 3 横指的方法简单定位第 2 肋间），大、小电极片之间的距离应 > 1cm（图 20-4-4）。起搏次数为每分钟 9 次，刺激频率为 40 Hz，正常贴片部位有发麻、震动感、蚁行感或压迫感。能配合的患者可在电流刺激时吸气，加大膈肌的移动度，促进膈肌功能恢复。昏迷患者或深度镇静的患者，电流刺激可通过膈神经增加大脑中枢和膈肌的联系，避免膈肌失神经或失用性肌萎缩。

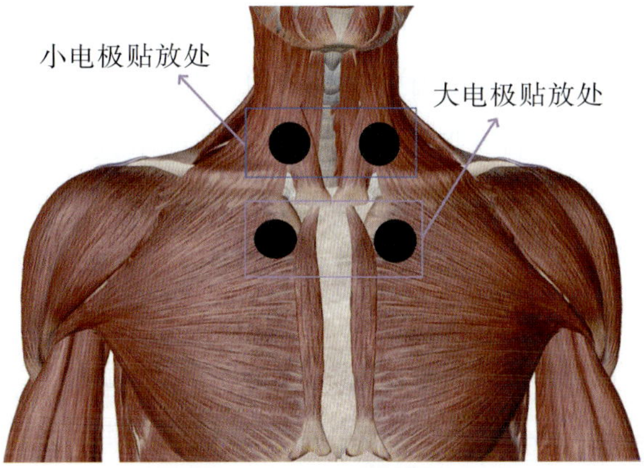

图 20-4-4　电极片贴放处

注：电极端对应大、小电极片。小电极片贴于胸锁乳突肌外缘下 1/3 的位置，大电极片贴于锁骨中线、第 2 肋间

体外膈肌起搏治疗的治疗作用有：①辅助排痰，降低发生肺不张、肺部感染等的风险；②辅助脱机、气管拔除和氧管拔除，降低呼吸机依赖的风险；③改善呼吸困难，提高运动耐量，提高生活质量；④减少 CO_2 潴留，降低 $PaCO_2$；⑤降低急性加重和再入院的风险，降低整体医疗费用。

体外膈肌起搏治疗的禁忌证和预防事项包括：植入心脏起搏器的患者应禁止使用；治疗时如出现转头或抬头动作，说明刺激了胸锁乳突肌，建议重新贴片；严禁将小电极片贴在颈动脉窦上（胸锁乳突肌内侧、甲状软骨上缘的水平）；如患者有心脏疾病，建议将左侧大电极片向腋窝方向稍外移。

以上的底线治疗技术可单独使用，也可联合使用。需要注意的是，治疗过程前后及治疗过程中仍需持续监测患者的病情变化和治疗部位的相关改变。早期的治疗一定是以预防并发症和对已有问题的治疗，一旦发现病情有较大的波动，需随时中止治疗，重新启动评估并报告管床医生。

第五节　特色康复治疗技术

在底线康复治疗技术之外，有条件的重症监护室或康复科可根据自身医院和科室特色开展一些针对机械吸 - 呼设备治疗、呼气正压技术、腹部按摩技术、体外胃肠起搏治疗等特色康复治疗技术。

1. 机械吸 - 呼设备：机械吸 - 呼设备（图 20-5-1）是通过仪器向微弱或无咳嗽患者的气道施加正负压，以增强其咳痰能力。吸气时正压传递到气道以增加肺容积，开始呼气时迅速转为负压，增加患者咳嗽时的呼气峰流速，有效压力范围为吸入 $+15\sim+40cmH_2O$，呼出 $-20\sim-45cmH_2O$；无人工气道患者可配合使用无创贴合面罩使用，有人工气道患者可采用过滤管道接人工气道排痰。具体操作详见第 9 章。

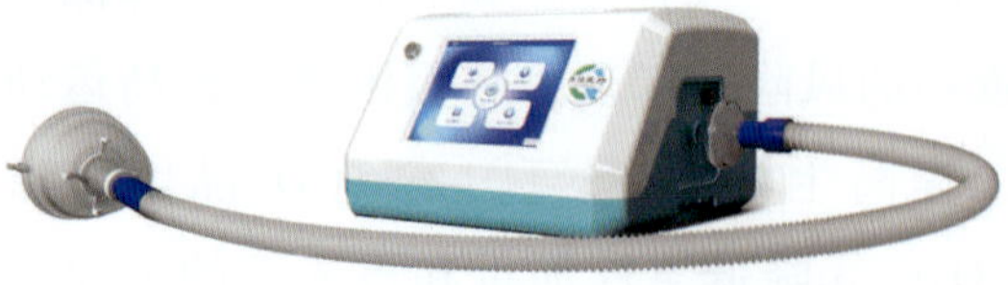

图 20-5-1　机械吸－呼设备

使用机械吸－呼设备的禁忌证和预防事项包括：①当出现不引流的气胸、血胸或胸腔积液、新鲜咯血或心血管系统不稳定时，不应使用机械吸－呼设备。②此外，治疗师应密切监测患者是否出现腹胀、胃食管反流、气胸、心律失常、平均动脉压变化等并发症的发生情况。如果出现这些并发症，应向多学科团队的其他成员寻求帮助。③活动性肺结核，因会使设备污染。④对儿童患者，应小心地将压力从最初的低水平增加，并观察和监测患者的反应，以防止压力损伤。压力应保持在能有效清除分泌物的最低水平。⑤不要在患者餐后 30min 内进行机械吸－呼设备治疗。

2. 呼气正压技术：呼气正压技术可以使气体通过肺周围的侧支通道来增加分泌物后面的气体压力，或防止呼气时气道塌陷来改善分泌物清除率。因为当部分塌陷的周围气道通过侧支通气通道被打开时，功能残气量增加，从而扩大了可用于气体交换的表面积，改善患者氧合。对于多发伤肺挫伤或因制动需长期卧床的患者，可使用该技术预防肺泡塌陷促进分泌物排出，在使用呼气正压技术时配合震荡治疗使分泌物松动效果更佳（图 20-5-2）。具体操作方法详见第 9 章。

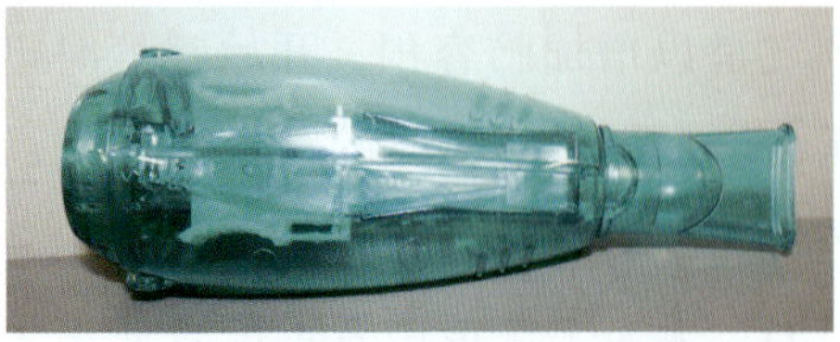

图 20-5-2　呼吸正压震荡仪

呼气正压技术的禁忌证和预防事项包括：①呼气正压技术不应用于存在不引流性气胸、血胸或胸腔积液的患者。②在确定出血原因和处理之前，不建议在出现新鲜咯血时使用该技术。③不建议在存在心血管系统不稳定的情况下使用呼气正压技术，因为增加的胸腔内压力可能会进一步阻碍心功能。④活动性结核病。⑤当使用气泡呼气正压瓶时，应告知患者不要喝气泡瓶中的水。

文献中支持在急性或术后情况下使用呼气正压技术的证据有限。但它在慢性呼吸道疾病患者的管理中应用较为广泛，急性多发伤合并慢性呼吸道疾病或多发伤恢复期的患者应及时介入。呼气正压技术常与其他呼吸锻炼和用力呼气技术联合使用。

3. 腹部按摩技术：多发创伤大多会损伤腹腔脏器，或急诊腹腔手术后可能会导致创伤性肠麻痹，出现胃轻瘫、肠积气等并发症。腹部按摩技术是通过物理治疗师的手法在患者腹部沿胃肠道走向实施顺时针方向按摩，促进胃肠蠕动，使一部分胃肠内容物经过下消化道经肛门排出，另一部分胃肠内容物经上消化道经口排出，减少患者因肠梗阻形成腹内高压、导致膈肌活动受限出现呼吸功能障碍的发生。此方法适用于因创伤可能引起胃肠蠕动减慢的高危人群，或已形成因胃肠麻痹引起的假性肠梗阻，对于因粪石、肿瘤引起的真性肠梗阻或肠扭转肠套叠引起的肠梗阻治疗不佳。

患者取卧位或半卧位，物理治疗师的食指、中指、无名指及小指并拢后在患者腹部剑突下沿胃肠道走向往下按压约 3~5 cm，触及管状硬处伴或不伴疼痛时停留做左右或上下滑动，此处可能是一部分半流质食物与空气混合物因肠蠕动减慢导致的梗阻点；当物理治疗师按摩感受到管状硬处突然蠕动后，此处压力可触及地减小或患者感觉明显舒适，这是手法促通肠道蠕动并将梗阻区域内容物运送至低位肠道的表现，可再触及下一个梗阻点继续行按摩手法。此类患者有条件可置胃管或肠梗阻导管以方便引流胃肠道内容物。如手法按摩成功施展，可从观察到大量气体及液体从导管内引流出，患者腹部压力明显下降，主观疼痛感明显减轻。

腹部按摩技术的禁忌证和预防事项包括：①有明显内脏挫裂伤或出血倾向时，应禁止使用按摩手法，待挫裂伤恢复后再行按摩治疗。②当腹内压持续升高出现腹腔室隔综合征合并多器官功能衰竭时禁止使用按摩手法，可采用外敷中药芒硝、胃肠起搏治疗等方式治疗。③腹内压较高时，在右侧肝区触及的硬块不宜大力按摩，因为可能是积液积气的小肠将肝脏压迫移位所致。

4. 生物反馈胃肠起搏治疗：生物反馈胃肠起搏治疗是采用低频电在腹部对应胃肠蠕动起搏点位置实施电刺激，从而加快胃肠蠕动，促进胃肠功能恢复（图 20-5-3）。工作原理是基于胃肠起搏点的电活动可被外加电流刺激所驱动，促使紊乱的胃肠电活动产生生物反馈跟随效应，以恢复正常节律，从而达到治疗功能性胃肠障碍的目的。生物反馈胃肠起搏治疗适用于有胃肠功能障碍高危风险患者的预防治疗，配合腹部按摩技术的辅助治疗，完全卧床、昏迷或镇静患者的预防治疗，高腹压形成腹腔间隔综合征后患者的治疗等。

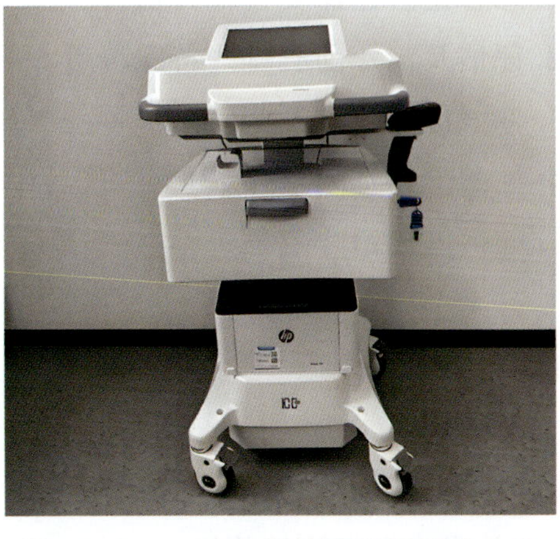

图 20-5-3　生物反馈胃肠起搏治疗仪

生物反馈胃肠起搏治疗仪分为胃起搏和肠起搏通道，分别对应胃起搏点和肠起搏点。胃起搏电极放置部位为剑突与脐连线中点右方 2~4 cm 处和中点左方 3~5 cm 再往上 1 cm 处；肠起搏电极放置部位为脐正上方 1~2 cm 处和剑突与脐连线中点向右 4~6 cm 处（图 20-5-4）。胃起搏频率为 4~6 /min，肠起搏频率为 10~15 /min；皮肤出现微弱的灼热感或轻微“针刺感”，一般强度为 200~400 uA，最大不超过 1 mA，以患者能耐受、感觉适中有肌肉收缩或蚁行感的即可，深度镇静患者的强度以物理治疗师的手放置于患者腹壁感受轻微收缩或不引起生命体征剧烈波动为佳。

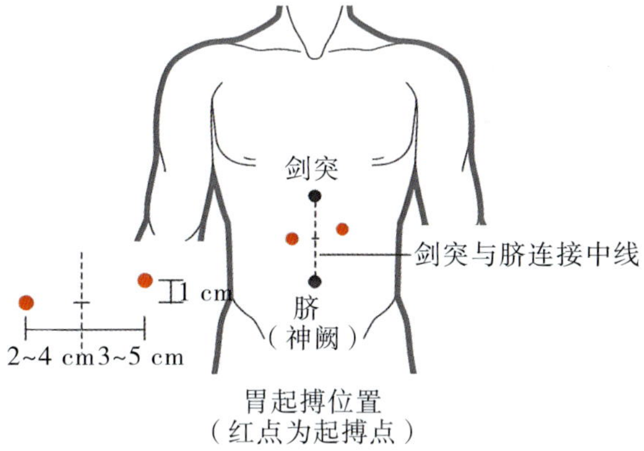

图 20-5-4　生物反馈胃肠起搏治疗电极放置部位

生物反馈胃肠起搏治疗的禁忌证和预防事项包括：①真性肠梗阻或完全性肠梗阻患者禁止使用。②皮肤过敏、孕妇、严重心脏疾病、安装心脏起搏器的患者禁止使用。③开腹手术后伤口未愈合的患者，待伤口愈合后将电极贴片避开伤口放置使用。④腹腔脏器挫裂伤，有出血倾向的患者应禁止使用，以避免引起脏器出血。

以上治疗方法可根据患者的耐受程度酌情实施。在实施过程中密切观测患者的生命体征，治疗后评估患者病情有无加重，在出现任何不适、不耐受或病情恶化时应及时停止治疗。

第六节　康复治疗技术进展

急性多发伤的康复干预在国际上报道较少，因涉及早期有急诊和择期手术，在此阶段以临床救治为主，什么时候开始康复干预，采用什么康复技术，康复干预的程度和评价指标都还没有确切的标准。

目前急性多发伤康复好进展主要是对患者康复干预时机及康复理念的转变。如在急性期不稳定骨折不属于迫切需要解决的问题，可以减少关注或不关注；针对影响生命的呼吸、腹腔等问题的并发症加强关注和干预；同时干预的手段和时间多元化和多样性，从而提高急性多发伤患者的存活率，缩短 ICU 住院时间，改善预后。

第七节　典型病例讨论

【病史】患者，男性，54 岁。因车祸外伤伴全身疼痛 1 天伴活动障碍入院，诊断为多发伤、肋骨骨折、肺挫伤、血气胸、脑挫裂伤、蛛网膜下腔出血、骨盆骨折（双侧耻骨上下支骨折）、脾挫裂伤、腰椎横突骨折、左侧尺骨骨折，行“腹腔探查、胸腔闭式引流、有创呼吸机支持”等对症处理后转入急诊重症监护室。现为病程第 3 天。

【既往史】患者既往体健，否认高血压病糖尿病及心脏病病史。

【个人史】吸烟史；饮酒史约 30 年，每周约 300 mL。

【用药史】患者未苏醒，镇静药物未停。早期药物治疗包括去甲肾上腺素、米达唑仑、地佐辛、输血。当前药物治疗包括美罗培南、米达唑仑、地佐辛及其他补液治疗。

【视诊 / 基础评估】

1. 基础信息：患者身高 170 cm，体重 70 kg。15° 半卧位，左侧前臂石膏固定，胸廓及骨盆分别用胸带及骨盆带固定，胸腔闭式引流。

2. 循环及呼吸系统：HR 75 /min，窦性；BP 120/65（MAP 83）mmHg；RR 20/min；SPO_2 100%；体温 36.9 ℃。气管切开有创呼吸机支持，呼吸模式为自主呼吸模式，FiO_2 45%，PEEP10 cmH_2O，PS15 cmH_2O，VT 420 mL。

3. 出入量：入量 1560 mL，出量 1230 mL，轻度入超（+330 mL），无排便。

4. 血气分析：PaO_2 86 mmHg，$PaCO_2$ 42 mmHg，pH 7.42，PaO_2/FiO_2 191，Lac 1.2。

5. 血液检查：Hb 96 g/L，无进行性下降；ALB 39.4 g/L；WBC 14.3×10^9/L；尿素 10.4 mmol/L；肌酐 84 μmol/L。

6. 管道：动静脉置管，中心静脉导管，尿管，肛管，胃管，胸腔闭式引流管。

【一般症状和体征】

1. 神经系统：RASS 评分 -3 分，S5Q 评分 0 分，GCS6T 分。

2. 触诊：腹部张力增高，叩击鼓音。

3. 听诊：肺部呼吸音减弱，湿啰音；肠鸣音及蠕动听诊不清。

现在你被要求会诊该患者，会诊科室要求尽可能促进患者恢复。

【思考问题】

1. 患者是否还需要其他评估？

2. 评估及治疗前有哪些特殊考量？

3. 你该优先处理哪些问题？

4. 你的治疗计划是什么？

5. 如何确定治疗效果？

【答案】

1. 其他评估

（1）回顾手术史，明确是否有胃肠道创伤、水肿或术后粘连。

（2）明确血气胸的等级。

（3）确定肋骨骨折的严重程度，是否有断端错位。

（4）床旁肺部超声明确肺挫伤的严重程度，血胸大小。

（5）床旁超声明确胃肠动力，无肠扩张、机械性肠梗阻等器质性改变。

（6）完善 ISS 评分。

2. 需要考量的因素

（1）血红蛋白、循环稳定，基本排除胸腔和盆腔活动性出血。

（2）确保评估治疗前充分镇静镇痛。

（3）呼吸功能障碍可能的影响因素有肺挫裂伤、胸腔积血、肺实变、肺顺应性差、感染、坠积性肺炎、中枢驱动差和疼痛等。

（4）胃肠道功能障碍引起的因素可能有外伤引起胃肠道黏膜水肿、胃肠麻痹，腹部探查手术导致手术创伤性肠麻痹，腰椎横突骨折导致脊髓神经休克出现胃肠蠕动减慢，缺少活动等。

（5）治疗过程中如出现病情变化，如呼吸循环波动、症状加重、患者躁动不安等，应立刻停止治疗并重新启动评估明确原因。

3. 优先处理的问题

（1）胃肠道问题：因腹部压力大出现麻痹性肠梗阻，过高的腹压使膈肌上抬更加重呼吸问题。

（2）肋骨稳定性及呼吸问题：再进行呼吸手法训练时，尽量不在胸部施加力量，以保证肋骨断面修复。

（3）肢体活动：肢体活动能维持肢体良好的血液循环，防止深静脉血栓及肌肉萎缩，避免因为并发症推迟康复介入时间，为后期恢复做准备。

（4）骨盆骨折稳定性：下肢活动会影响骨盆稳定性，更有盆腔出血的风险；骨盆骨折 3~4 周就会结痂，有一定稳定性，前期尽量减少下肢大关节范围活动。

4. 治疗计划

（1）渐进式活动训练：通过安全评估后应尽快启动渐进式活动训练（肢体活动、床上踏车、体位转移等），这是优先级最高的物理治疗，建议每日 1~2 次，时长根据耐受调整，强度符合进阶原则。

（2）胸部手法振动及肋间松解：具体手法及强度无标准方案推荐，可根据治疗师偏好及振动时有无骨摩擦音进行调整，治疗时使患者胸部充分放松，肋间松解时用手掌在肋间肌轻轻摩擦以放松肋间肌。

（3）被动腹部按摩：具体手法及强度无标准方案推荐，可根据治疗师偏好及患者主观感受进行调整；治疗体位应使腹部充分放松，不宜用大力按压其腹部，以免导致胃肠道损伤。

（4）物理因子治疗：可选胃肠体表电刺激疗法、体外膈肌起搏治疗、双下肢气压治疗等。

（5）其他可选治疗：根据医疗资源及监护室文化选用，如针刺疗法、中药敷贴、特殊手法类治疗等。

5. 疗效评估：疗效评估包括治疗前后潮气量、肺实变严重程度、肺部听诊、GSRS 评分、呼吸机上机时间和 ICU 住院天数等。

【病例补充】以上为真实病例分享。值得注意的是，该患者在 3 次综合物理治疗干预后逐渐恢复排气排便，成功完成了上肢骨折手术；15 次治疗后脱呼吸机并拔出气切套管，转急诊病房；20 次治疗后床旁坐位训练；23 次治疗后稳定转康复医院进一步治疗。

【病例讨论】在此类患者中，第一个讨论点是急性多发创伤 3 天，伤情复杂，康复是否一定需要过早介入？多发创伤早期，患者在抢救室或急诊早期完善的检查非常重要，多发创伤患者最大的风险是重要脏器损伤和出血，创伤发生时全面的影像检查格外重要。脏器破裂和出血通过急诊手术均已得到有效控制，急性恶性加重风险可控，且需择期手术部位不属于致命伤害，故在此时期康复介入风险可控。超早期介入有其一定优势，患者平时身体健康，因突然外在暴力所致创伤，恢复及代偿能力强，是传统长期卧床或消耗型重症患者所不具有的优势。患者此时如继续卧床，将会出现肌肉萎缩、心肺功能下降、下肢深静脉血栓、褥疮、延迟手术等风险增加，故死亡风险及 ICU 住院时间延长风险增加。综上考虑，此时康复介入有其必要性。值得注意的是，在多发创伤患者超早期康复介入中，康复医生、物理治疗师、专科医生及 ICU 医护人员应积极讨论协商，了解病情的复杂性及严重性，清晰知晓病情可能发展的几种走向，做好充分应对预案。治疗中要及时观察患者的耐受性，及时调整治疗方案，特别是一线物理治疗师，如果对治疗强度及病情变化把握不清晰，可以延迟介入时间。

第二个讨论点在于多发创伤患者优先考虑治疗的方向。虽然患者处于意识障碍状态，并有颅脑损伤，颅内情况相对是较稳定的状态；虽然可能因颅脑损伤遗留相应功能障碍，但不致命，故不是患者此次住院的主要矛盾；主要矛盾为胸部外伤肺损伤和胃肠道功能障碍。肺损伤易引起创伤型 ARDS，胃肠道功能障碍导致的腹内压增高引起的呼吸活动受限、多器官衰竭及脓毒症，胸、腹、盆腔脏器出血是导致患者死亡的主要原因，故需迫切解决胸腔相关的呼吸功能障碍和胃肠功能障碍的问题。胸腔问题可采用震动技术、辅助咳嗽、体外膈肌起搏治疗、呼吸正压技术等治疗；腹腔问题可采用生物反馈胃肠起搏治疗、腹部手法按摩等治疗。值得注意的是，由于患者有肋骨骨折、腹腔损伤等情况，实施治疗时应避免强度过大引起胸腹腔出血、肋骨骨折加重等情况。这很考验物理治疗师手法治疗时对力度的精准把握。因治疗仪器和环境受限制，物理治疗师不可能开启所有能治疗的项目，可根据自有现实环境和条件开展相应的治疗项目，治疗目的均按照之前讨论的问题稍做修改。如实施治疗的物理治疗师不能控制治疗强度，可考虑暂停治疗或延缓介入时间。

第三个讨论点在于开展渐进性活动方案的同时，患者由于骨折及脏器受损，活动受限制的问题。如患者存在脊柱骨折，在没有脊髓损伤的情况下，采取护具或矫形器保护后可行由弱至强的运动；有脊髓损伤的情况下，可在外科手术后 1 周左右用辅助器具固定后行翻身、坐位等训练。四肢骨折中，上下肢骨折不影响患者的床旁坐位训练；下肢骨折可采取简易固定后可行床旁坐位。骨盆骨折时，如有活动性出血倾向，不宜进行床旁坐位训练；可行呼吸训练、胸部物理治疗及全身肌力训练。加强患者的心肺功能，使其能耐受下一次择期手术，缩短 ICU 治疗时间，维持住患者心肺功能不下降。在第 3 周时，骨盆骨折相对稳定的状态下可尝试慢慢扶患者行床旁坐位训练。骨盆骨折行体位训练时，应严格监视盆腔内出血，密切观察患者的血红蛋白情况，了解是否有出血。如物理治疗师不能有效把控这些指证，可暂停治疗或延缓介入时间。

第四个讨论点在于急性、亚急性期过后，患者转入康复医院或本院康复科后如何调节患者强度。此时患者可能已经拔除气管导管，或建立人工气道短期内不能拔除，治疗周期处于骨折保守治疗愈合状态。一般从 EICU 转出的多发伤患者时间在创伤发生 3 周以上，未手术的骨折也基本形成骨痂愈合，能承受一定重量。在康复医院开展渐进式活动方案无明显禁忌证，注意观察患者疼痛及血红蛋白的变化。随着时间推移，患者骨折区域基本愈合，训练强度更大，体能更强，相对训练风险更小。

（周柯夫，谢胜锋，王一君）

第三篇

质量控制与风险处理

第二十一章

重症康复治疗疗效评估及质控

第一节　概　述

重症康复治疗作为现代康复医学领域中一个不可或缺的分支，承载着帮助重症患者重拾生活希望的重任。它不仅仅关注于患者生理功能的恢复，更致力于提升他们的生活质量，并且着眼于改善其长期预后。随着重症医学与康复医学的不断融合，重症康复治疗的临床价值日益凸显，成为医疗领域中不可或缺的重要组成部分。然而，在这一领域中，疗效评估与质量控制的标准化问题尚未得到充分解决，评估工具的选择也缺乏广泛共识，这给临床实践带来了挑战。当前，重症康复的评估体系需要兼顾急性期生命体征的稳定性与长期功能的恢复，这涉及呼吸、运动、认知等多个维度的指标。但目前不同医疗机构在评估工具的选择上存在很大差异，例如使用 FIM 量表、Barthel 指数、ICU Mobility Scale 等，这种差异性影响了数据的可比性，进而对制定循证决策造成了影响。

在构建评估指标体系的过程中，现有的研究倾向于将生理参数（如血压、心率、呼吸、血氧饱和度、肌力、肺功能）、功能独立性（如 ADL 评分）以及患者报告的结局（如 HRQoL 量表）等进行整合。但是，如何平衡这些指标的敏感性与特异性，仍然是需要进一步研究和探索的问题。例如，在对机械通气脱机患者进行康复效果评估时，将 6 分钟步行试验与呼吸肌力测试结合起来使用，可能会更加全面地反映康复效果；而对于脑损伤的患者，可能需要引入神经电生理或影像学的结果来评估。在质量控制标准的制定方面，更应该关注流程的规范化，这包括康复介入的时机选择、团队协作的模式以及并发症的防控等关键环节，以确保治疗的安全性和一致性。

展望未来，重症康复治疗的发展趋势可能会集中在几个关键领域：智能化评估工具的研发（例如可穿戴设备的动态监测），国际多中心协作以建立统一的评估标准，以及基于真实世界数据的疗效预测模型的构建。通过不断完善评估体系和质控机制，重症康复治疗有望实现从传统的经验性实践向精准化、个体化治疗模式的转变。这样的转变将有助于显著提升患者的预后，并且优化医疗资源的配置，从而为患者带来更加全面和高质量的医疗服务。在这一过程中，随着医疗科技的不断进步以及医疗团队之间更紧密的合作，医务工作者应该在重症患者康复的疗效评估和质控方面达成统一意见，并借鉴不同国家及地区的方案，在符合我国国情的基础上与国际指南达到一致性。

第二节　重症康复治疗的特殊性与评估难点

一、重症患者的病理生理特点对评估的影响

重症患者的病理生理特点显著区别于普通患者，这给康复评估带来了独特挑战。这类患者往往存在严重的全身炎症反应综合征、血流动力学不稳定、氧合功能障碍等基础问题。在评估过程中，患者的生命体征波动可能直接影响评估结果的可靠性。例如，机械通气患者由于呼吸机依赖，其呼吸功能评估需要特殊考量；而脓毒症患者由于微循环障碍，其肌肉功能评估可能受到组织灌注不足的影响。此外，重症患者常见的内环境紊乱（如酸碱失衡、电解质异常）也会干扰神经肌肉功能的客观评估。这些病理生理特点要求评估者必须充分了解重症医学知识，在患者生理状态相对稳定时进行评估，并能够区分原发疾病影响与真实功能障碍的程度。因此，评估者在进行康复评估时，需要具备高度的专业知识和临床经验，以便准确地识别和量化患者的康复潜力和限制。评估者必须密切监测患者的各项生理指标，如心率、血压、氧饱和度等，以确保评估的准确性。同时，评估者还需要考虑患者可能存在的并发症，如感染、器官衰竭等，这些因素都可能对康复评估产生影响。在评估过程中，使用恰当的评估工具和方法也至关重要，包括但不限于功能独立性测量、肌肉力量测试、活动能力评估等。评估者应根据患者的具体情况选择合适的评估工具，以获得最准确的评估结果。

二、多系统功能障碍带来的评估复杂性

重症患者面临的挑战是多方面的，他们常常同时遭受多个器官系统的功能障碍，这种多系统之间的相互作用和影响极大地增加了对他们康复状况进行评估的复杂程度。例如，一名患者可能同时存在呼吸衰竭、心脏功能不全以及 ICU 获得性衰弱；这些状况交织在一起，使得患者运动耐量显著下降。这种下降可能是由于心肺功能不足以及骨骼肌功能障碍共同作用的结果。在进行评估时，医务人员需要采取一种系统性的思维方式，利用多维度的评估工具来区分各个系统对于患者状况的具体贡献度。他们可能会使用一系列复杂的测试和检查，包括但不限于心电图、肺功能测试、肌力测试等，以确保能够全面了解患者的身体状况。

同时，由于存在多系统功能障碍，传统的单一系统评估方法的适用性受到了极大的限制，这就需要医疗人员开发出一种整合性的评估方案来应对这种复杂性。这种方案需要综合考虑患者的生理、心理以及社会因素，以提供一个全面的康复评估。药物相互作用也是在评估过程中必须考虑的重要因素。例如，镇静剂可能会掩盖神经系统功能的真实状况，而肌松剂残留则会对肌力评估产生影响。因此，医疗团队在制定治疗方案时，必须仔细权衡药物的利弊，确保药物治疗不会对康复评估产生负面影响。

这种复杂性要求康复团队必须与重症医疗团队紧密协作，全面而深入地掌握患者的医疗信息，这样才能做出准确而全面的综合功能评估。康复团队的成员可能包括医生、物理治疗

师、作业治疗师、营养师以及心理医生等，他们需要共同制定个性化的康复计划，以满足患者在身体、心理和社会层面的需求。这个过程需要高度的沟通和协调，以确保每个团队成员都能够了解患者的全面状况，并且能够为患者提供最合适的治疗和支持；进而帮助重症患者克服重重困难，逐步恢复健康，重新回归社会和家庭生活。

三、评估时机的选择与动态监测要求

在重症患者的治疗和护理过程中，选择恰当的评估时机显得尤为关键。如果评估进行得太早，患者可能因为病情尚未稳定而提供不准确或不可靠的结果。相反，如果评估进行得太晚，就可能丧失对患者进行早期干预的宝贵时机，从而错失改善患者预后的黄金时机。在临床实践中，医生和护理人员必须综合考虑疾病的阶段、治疗的进程以及患者的生理状态，以决定何时进行评估。在疾病的急性期，评估应当集中在基础功能的检查以及潜在并发症的筛查上，以确保及时发现并处理可能对患者健康造成威胁的问题。而当患者进入病情相对稳定的阶段时，可以进行更为全面和深入的功能评估，以更准确地了解患者的恢复情况和存在的问题。此外，动态监测在重症康复评估中扮演着至关重要的角色，因为重症患者的功能状态可能会在很短的时间内发生显著的变化。因此，建立一个标准化的重复评估流程是必要的，这要求使用适合重症环境的评估工具。例如，可以采用每日唤醒试验来评估患者的镇静程度，以及定期进行床旁肌力测试来监测 ICU 获得性衰弱的进展。评估的频率也需要根据患者的具体情况来进行个体化调整。对于那些病情变化迅速的患者，可能需要每天进行评估以确保及时捕捉到任何变化；而对于那些病情相对稳定的患者，则可以适当延长评估的间隔时间。这种基于患者病情变化的动态评估策略，有助于及时调整康复方案，从而最大化治疗效果，提高患者的康复质量和生存率。

在动态评估的过程中，还应注意评估的一致性和可靠性。为了确保不同评估者之间评估结果的一致性，应对评估人员进行系统的培训和考核，使他们能够熟练掌握评估工具的使用方法和评分标准。同时，采用标准化的评估流程和记录方式，可以减少评估过程中的主观性和变异性，提高评估结果的可靠性。此外，将评估结果与患者的临床信息相结合，进行综合分析和判断，可以更全面地了解患者的康复进展和问题所在，为制定和调整康复方案提供科学依据。

第三节　重症康复疗效评估工具

一、功能独立性评定量表的改良应用

功能独立性评定量表（functional independence measure，FIM）作为经典的康复评估工具，目前有不同的改良版本（表 21-3-1），在重症康复领域经历了针对性改良。针对 ICU 获得性衰弱的患者，改良后的 FIM 通过增加呼吸功能、吞咽安全等维度评分，显著提升了对气管切开患者功能状态的敏感性。日本重症医学会 2023 年的指南特别指出，结合 ICU 环境特点改良的 FIM 量表能有效识别患者从 ICU 过渡到普通病房时的康复需求差异，即 ICU 专用改良版 FIM（ICU-mFIM；表 21-3-2）。临床实践显示，改良版 FIM（mFIM）在评估 COVID-19 康复期患者时，其运动功能子量表（如床椅转移、

表 21-3-1 不同的改良版本 FIM 量表

版本	适用人群	特色模块
Neuro-mFIM	脑卒中、脑外伤患者	增加平衡功能评估（Berg 量表整合）
ICU-mFIM	机械通气、多器官衰竭患者	整合镇静评分（RASS）、呼吸参数
WeeFIM	2~18 岁儿童	游戏化任务（如积木搭建、投球）

表 21-3-2 ICU-mFIM

评估维度	具体项目	评分标准
呼吸功能	1. 自主咳嗽能力	10 分：可自主有效咳痰 5 分：需辅助咳痰（如振动排痰） 0 分：依赖气道吸引
	2. 呼吸机依赖程度	10 分：完全脱机 5 分：每日脱机 > 12 h 0 分：持续机械通气
运动功能	3. 床上坐位维持（无辅助）	10 分：> 30 min 5 分：5~30 min 0 分：无法维持
	4. 床旁坐位转移能力	10 分：独立完成 5 分：需 1 人辅助 0 分：完全依赖
自我护理	5. 口腔清洁	10 分：独立完成 5 分：需辅助工具（如电动牙刷） 0 分：完全依赖
	6. 进食能力（经口 / 管饲）	10 分：自主进食 > 50% 5 分：需部分辅助 0 分：完全依赖
括约肌控制	7. 排尿控制	10 分：自主排尿 / 无漏尿 5 分：间歇导尿 0 分：留置导尿管
	8. 排便控制	10 分：自主排便 5 分：需药物辅助 0 分：失禁
认知功能	9. 遵嘱执行简单指令	10 分：正确执行 3 步指令 5 分：执行 1~2 步 0 分：无反应（RASS ≥ −2 时评估）
	10. 定向力（时间 / 地点）	10 分：完全正确 5 分：部分错误 0 分：完全错误
评分范围：0~10 分（0= 完全依赖，10= 完全独立） 评估前条件：血流动力学稳定（MAP ≥ 65 mmHg，HR<120 /min，FiO_2<60%）		

续表

评估维度	具体项目	评分标准
特殊参数记录	参数类型	
	镇静评分（RASS） 呼吸频率（次 / 分） 血氧饱和度（SpO_2） 疼痛评分（CPOT）	
总分范围：0~100 分 功能等级： 优（80~100 分）：基本生活自理，可转普通病房 良（60~79 分）：需部分辅助，建议继续 ICU 康复 差（< 60 分）：完全依赖，需强化多学科干预		

平地行走）与患者 6 分钟步行试验结果呈显著正相关（r=0.72）。值得注意的是，该量表对认知功能的评估模块仍需完善，特别是在评估 ICU 后综合征患者的执行功能损害方面存在局限性。

此外，mFIM 还引入了更加细致的分级评分标准和维度改良（表 21-3-3），使得评估结果更加精确，有助于康复团队为患者制定更为个性化的康复计划。例如，在呼吸功能评分中，不仅考虑了患者的自主呼吸能力，还加入了呼吸机辅助通气情况的考量，从而更全面地反映了患者的呼吸状态。在吞咽安全评分方面，通过评估患者的吞咽动作、口腔清洁能力及误吸风险等因素，为患者的饮食管理提供了科学依据。这些改良措施使得 FIM 量表在重症康复领域的应用更加广泛，也为患者康复提供了有力支持。

二、重症监护环境专用评估工具开发

在医疗领域，近年来开发的 ICU 后综合评估筛查（post-ICU presentation screen, PICUPS）工具（表 21-3-4），已经成为 ICU 专用评估领域中的一项重大突破。它不仅综合了医疗护理、呼吸营养、躯体运动、认知行为这四大关键领域，通过筛查进行风险分层（表 21-3-5）；而且能够系统识别出高达 72% 的 ICU 幸存者所面临的多学科康复需求，这在以往的评估工具中是难以想象的。PICUPS 的出现，无疑为 ICU 幸存者的康复之路带来了新的希望。在英国的 26 家医院中进行的应用研究显示，PICUPS 的评分与患者实际接受的康复服务强度之间存在显著的剂量 - 效应关系，相关系数为 0.34，且存在统计学上显著差异（P<0.01），这一发现令人振奋。更值得

表 21-3-3 mFIM 的核心改良点

改良方向	具体调整内容	临床意义
评估维度扩展	新增呼吸功能（如咳嗽能力、呼吸机依赖程度）、高级认知（执行功能、工作记忆）等条目	更适用于 ICU、神经重症等复杂病例
评分细化	将 7 分制改为 10 分制，增加中间评分等级（如 5 分 = 需部分辅助且耗时 > 50% 正常时间）	减少评估主观偏倚，提高结果精确性
技术整合	结合可穿戴设备（监测运动幅度）和 AI 算法（预测康复终点）	实现动态、客观的康复评估

表 21-3-4 PICUPS

维度	评估内容	常用工具	临界值 / 风险提示
身体功能	肌肉力量、耐力、活动能力	mFIM 6MWT MRC 肌力评分	mFIM < 70 分 6MWD < 250 米 MRC 总分 < 48 分
认知功能	记忆力、注意力、执行功能	MoCA MMSE	MoCA < 26 分 MMSE < 24 分
心理健康	焦虑、抑郁、创伤后应激障碍（PTSD）	HADS PTSD 检查表（PCL-5）	HADS ≥ 11 分 PCL-5 ≥ 33 分
社会适应	重返工作、家庭角色恢复	社会功能问卷（SFQ） 工作生产力与活动障碍问卷（WPAI）	SFQ ≥ 5 分（功能受限） WPAI 工作效率损失 ≥ 30%
其他	疼痛、营养状态、睡眠障碍	数字疼痛评分（NRS） 微型营养评估（MNA） 匹兹堡睡眠质量指数（PSQI）	NRS ≥ 4 分 MNA ≤ 11 分 PSQI > 5 分

表 21-3-5 PICUPS 风险分层

风险等级	评估指标	干预措施
低风险	mFIM ≥ 80 分 MoCA ≥ 26 分 HADS < 8 分	社区康复指导，每月电话随访
中风险	mFIM 60~79 分 MoCA 20~25 分 HADS 8~10 分	门诊多学科康复（物理治疗 + 心理支持）
高风险	mFIM < 60 分 MoCA < 20 分 HADS ≥ 11 分 或存在严重疼痛（NRS ≥ 7）/ 营养不良（MNA ≤ 7）	住院康复治疗，强化营养与心理干预

注意的是，该工具在识别 COVID-19 患者与非 COVID-19 患者的康复需求方面并没有显示出显著差异（中位数评分分别为 77 和 84，P=0.144），这表明 PICUPS 具有广泛的应用价值和普适性；无论是在疫情肆虐的特殊时期，还是在日常的医疗康复中，都能发挥其独特的作用。此外，日本 J-ReCIP 2023 指南也推荐将此类工具与康复处方系统相结合，以期能够提高康复方案的个性化程度，达到提升 28% 的效果。这一推荐，无疑是对 PICUPS 工具的高度认可和肯定。

随着 PICUPS 工具的进一步推广和应用，越来越多的医疗机构开始意识到其重要性，并积极将其纳入重症监护患者的康复评估流程中。该工具不仅提高了评估的准确性和全面性，还为医护人员提供了更为具体的康复指导方向。在实际操作中，医护人员可以通过 PICUPS 的评分结果，快速识别出患者的主要康复需求，从而制定更具针对性和个性化的康复计划。

此外，随着大数据和人工智能技术的不断发展，PICUPS 工具也在不断地进行升级和优化。未来，我们可以期待该工具在智能化、自动化方面取得更大突破，为重症监护患者的康复评估提供更加便捷、高效的服务。同时，也有望看到更多类似的专用评估工具被开发出来，共同推动重症康复治疗领域的发展。

三、生物标志物在疗效评估中的应用价值

生物标志物为客观量化康复疗效提供了新视角。研究发现，血清脑源性神经营养因子（brain-derived neurotrophic factor，BDNF）水平变化与ICU患者运动功能恢复呈显著相关（ΔBDNF每增加1ng/mL，FIM运动评分提高2.3分）。在COVID-19患者的康复中，IL-6动态监测可预测虚拟康复效果，基线IL-6>15pg/mL者经8周干预后呼吸困难改善程度降低40%。Delphi的研究证实，肌酸激酶同工酶（creatine kinase-myocardial band，CK-MB）作为肌肉损伤标志物，其监测可使康复安全性事件减少62%。目前生物标志物评估仍面临标准化的难题，日本指南建议将其作为传统功能评估的补充而非替代。

这些研究成果不仅揭示了生物标志物在重症康复疗效评估中的巨大潜力，还为未来的临床实践提供了重要的参考依据。例如，通过监测血清BDNF水平的变化，医生可以更加准确地判断ICU患者的运动功能恢复情况，从而制定出更为个性化的康复计划。同样，IL-6的动态监测则可以为COVID-19患者的虚拟康复效果提供预测，帮助医生及时调整康复策略，以提高患者的康复质量和生活质量。

此外，CK-MB作为肌肉损伤标志物，其监测在保障康复安全性方面也发挥了重要作用。通过及时发现和处理肌肉损伤情况，医生可以有效降低康复过程中的安全风险，为患者提供更加安全、有效的康复治疗。

尽管生物标志物评估在重症康复疗效评估中展现出巨大的应用前景，但目前仍面临标准化的难题。因此，日本指南建议将其作为传统功能评估的补充而非替代，这意味着在未来的临床实践中，我们需要综合考虑多种评估手段，以全面、客观地反映患者的康复疗效。

第四节　重症康复治疗质量控制体系建设

一、管理组织结构

1. 三级质量控制体系建设

在重症康复质量控制中，医院－科室－班组三级管理架构构建了协同高效的质量管控网络。质量控制委员会包括医院领导和各关键部门负责人及专家，负责制定和监督重症康复的质量控制政策。该委员会定期评估并针对重大问题做出决策，同时促进跨部门合作，确保信息共享和资源整合，以保持质量控制的一致性和连贯性。

康复质控小组负责具体执行质量控制工作。以危重症康复监护病房（critical rehabilitation care unit，CRCU）为例，其病房管理模式下，康复质控小组制定详细的质控计划，涵盖患者的评估、治疗方案制定、康复训练执行等各个环节。康复质控小组成员分析质量数据，挖掘患者的康复和治疗效果信息，发现潜在问题。他们进行质量评估，量化评价康复治疗的各个方面，并提出改进措施，确保患者获得高质量的康复。科室质控小组在康复质控小组的指导下负责日常质量控制，及时解决问题，并与康复质控小组互动，形成有效的管理架构。

2. 多学科团队协作机制

重症康复团队由重症医学、康复治疗和护理人员组成核心，专业人员如呼吸治疗师和营养师也参与其中。呼吸治疗师负责患者呼吸功能的恢复，调整呼吸支持参数，并与物理治疗师合作管理气道分泌物。营养师为患者提供定制的饮食计划，以支持身体恢复。

病例讨论会与联合查房制度是团队协作的重要体现。在病例讨论会上，各专业人员分享患者的病情信息和治疗进展，共同探讨最佳的治疗方案。联合查房时，团队成员一起深入病房，对患者进行全面评估，及时调整治疗策略。

ABCDE 集束化措施案例突显了多学科团队合作的益处，涵盖唤醒、镇痛镇静、谵妄管理、早期活动康复和家庭参与等。重症医生负责诊断和治疗方案，康复治疗师负责活动训练，护士管理镇痛镇静和谵妄监测，呼吸治疗师确保呼吸功能，营养师提供营养支持，专业人员协作提升了康复效果。

二、质控目标

1. 关键疗效评价维度

在重症康复质控目标体系中，关键疗效评价维度至关重要。运动功能恢复率是核心目标之一，它反映了患者肢体运动能力的改善情况。例如，通过对 100 例重症患者康复治疗后的跟踪统计分析，有 70 例患者的肢体肌力较治疗前提升了至少一个等级，运动功能恢复率达到 70%。意识障碍改善周期同样关键，它衡量了患者从意识障碍状态恢复到清醒状态所需的时间。心肺功能可通过心率、血氧饱和度、呼吸频率等指标进行评估。重症患者的呼吸功能，除了生命体征的相关数据，有条件的情况下应评估呼吸支持情况、气道廓清能力、呼吸相关肌肉的能力等。吞咽能力则可通过洼田饮水试验进行评估，能顺利完成试验且无呛咳的患者，吞咽功能基本恢复正常。这些亦应与临床指标和临床情况相结合进行评估。APACHE Ⅱ 评分在这些评估中具有重要应用价值。该评分系统综合考虑了患者的急性生理学评分、年龄评分和慢性健康状况评分。评分越低，说明患者的病情越轻，康复的可能性和效果越好。例如，APACHE Ⅱ 评分在 10 分以下的患者，运动功能恢复率可达 80% 以上，意识障碍改善周期也相对较短。通过结合 APACHE Ⅱ 评分，可以更准确地评估患者的康复潜力和制定个性化的康复方案。

2. 安全保障核心指标

有些硬性指标是降低患者并发症和安全的关键。呼吸机相关性肺炎发生率和深静脉血栓预防率直接关系到患者的治疗效果和预后。参考表 21-5-1 的内容，能够有效降低并发症的发生，提高患者的康复质量。同时，规范的镇静镇痛评估可以避免过度镇静或镇痛不足对患者造成的不良影响。

三、质控主要指标

1. 早期介入质量控制

在重症康复中，早期介入质量控制至关重要，尤其是在患者从 ICU 转出 48 h 内。康复介入标准需综合考量患者的生命体征、意识状态、病情稳定性等因素。生命体征相对平稳，如心率、血压、呼吸频率等在相对安全范围内，

表 21-5-1　临床实践中可参考的重症康复安全保证质控指标

指标	质控文件要求
呼吸机相关性肺炎发生率	发生率应控制在 8% 以内，加强对呼吸机管路的消毒管理，定期更换呼吸回路，严格执行无菌操作
深静脉血栓预防率	预防率需达到 90% 以上，采用物理预防和药物预防相结合的方式，根据患者的具体情况制定个性化预防方案
镇静镇痛评估规范	采用标准化的评估工具，如 RASS 评分，每 2~4 h 评估一次，根据评估结果及时调整镇静镇痛药物剂量

且无严重并发症的患者，可进行早期康复介入。

2. 早期介入质量控制流程

患者转出 ICU（评估生命体征、意识状态等）→符合标准（可按 Start to move 方案）→定期评估（调整康复方案）。

四、医疗安全风险防控

呼吸机脱机和体位转移是重症康复中的高风险环节。在呼吸机脱机方面，质控要点包括严格评估患者的呼吸功能、自主呼吸能力和心肺储备功能。只有当患者满足脱机标准时，才能进行脱机操作。同时，在脱机过程中要密切监测患者的生命体征和呼吸情况，及时处理可能出现的问题。

体位转移时，要确保操作规范，避免因不当操作导致患者受伤。护理人员要掌握正确的转移方法，根据患者的病情和身体状况选择合适的转移工具。

跌倒坠床预防策略也是医疗安全的重要方面。通过改善病房环境，如增加防滑设施、安装防护栏等，降低跌倒坠床的风险。同时，加强对患者的护理和监护，对高危患者进行重点关注。

五、持续改进措施

1. PDCA 循环实践模型

PDCA 循环实践模型在重症康复质量持续改进中发挥着重要作用。以压疮预防为例，鱼骨图的应用能有效分析导致压疮发生的原因。

第一步，计划（Plan）。组织康复团队成员绘制鱼骨图，从人员、设备、环境、方法等方面查找压疮发生的潜在原因。例如，人员方面可能存在护理人员培训不足、责任心不强等问题；设备方面可能是床垫不合适、翻身设备老化等。

第二步，执行（Do）。针对鱼骨图分析出的原因，制定相应的改进措施。如加强护理人员的压疮预防培训，定期更换不合适的床垫等。同时，对康复设备利用率进行分析，可使用设备管理软件等工具，实时监测设备的使用情况。以深部炎症治疗系统为例，记录其使用时间、治疗患者数量等数据。

第三步，检查（Check）。定期对压疮预防措施的执行情况进行检查，查看是否达到预期效果。同时，分析康复设备利用率数据，评估设备是否得到充分利用。如发现深部炎症治疗系统在某些时间段闲置，需查找原因。

第四步，处理（Act）。根据检查结果，总结成功经验，将有效的措施纳入标准操作流程。对于未解决的问题，重新进入下一个 PDCA 循环，持续改进。通过这种分步骤的操作指南，不断优化压疮预防和康复设备管理工作。

2. 智能质控系统构建

智能质控系统构建是提升重症康复质量的重要手段。物联网技术在呼吸训练监测中的应用，为康复治疗提供了更精准的数据支持。

患者在进行呼吸训练时，通过佩戴智能呼吸监测设备，将呼吸频率、深度等数据实时传输到物联网平台。医护人员可以通过手机或电脑随时查看患者的训练情况，及时调整训练方案。

电子病历质控模块设计遵循准确性、完整性、规范性的原则。确保电子病历中的患者信息准确无误，记录内容完整，符合医疗规范。

第五节 疗效评估与质量控制的协同发展

一、评估结果对治疗方案的反馈调节

重症康复评估体系在优化治疗方案中起关键作用，通过多维度评估如意识障碍分级和心肺功能定量检测，为治疗策略调整提供依据。动态评估实时反映病情变化，使治疗更具针对性和有效性。例如，意识障碍分级有助于及时调整治疗手段，采用神经调控技术促进意识恢复。心肺功能定量检测则有助于制定个性化康复计划，提高心肺功能，减少并发症。

评估标准正从单一生物指标转向多模态数据融合。国际指南和国内实践都强调了综合考虑患者多方面因素的重要性。例如，结合影像学、实验室指标和临床症状，能更全面地了解病情。“评估－干预－再评估”的闭环逻辑是重症康复评估体系的核心。持续评估有助于及时发现并调整治疗问题，确保治疗方案适应病情变化，提高治疗效果并降低医疗成本。

血流动力学监测数据对优化机械通气参数至关重要。血流动力学指标波动时，如血压下降、心率异常，需调整机械通气参数以保持呼吸循环平衡。例如，血压降低时，可降低呼气末正压以减少对循环的影响。体位管理和营养状态对循环稳定有显著影响。合理体位可改善肺部通气和血流灌注，如俯卧位可提高氧合。良好的营养状态可为机体提供能量，维持心肌功能和血管张力。床旁踏车和电动起立床训练等干预措施的效果数据，可用于调节康复强度。监测心率变异率和氧合指数，可了解患者对运动的耐受程度。心率变异率降低、氧合指数下降，表明康复强度可能过大，需降低；反之，则可增加康复强度。

在实际治疗中，医疗团队会根据患者的具体情况，综合考虑血流动力学监测数据、体位管理、营养状态以及干预效果数据，动态调整呼吸支持方案和康复强度，以确保患者生命体征的稳定，促进康复进程。

谵妄筛查量表有助于医生选择合适的抗焦虑药物。轻度谵妄患者适合副作用小的药物，而重度谵妄患者则需强效药物。家庭参与式心理干预能增强患者的康复信心，营造良好的康复环境，促进患者的心理恢复。结合药物代谢监测和睡眠质量评估，可优化认知行为疗法与药物方案的协同作用。监测药物代谢可调整剂量，避免不良反应；评估睡眠质量有助于调整心理干预措施。医生可根据精神心理评估结果，动态修正综合干预方案，使药物治疗和心理干预相互配合，提高患者的精神心理健康水平，促进整体康复。

二、协同发展的必要性

重症康复领域正经历从经验医学向精准医学的转型，其核心挑战在于优化疗效评估与质量控制体系。随着老龄化和重症救治技术的进步，需要长期康复的患者数量增加，传统质量管理方法已不适应个体化需求。研究显示，早期系统化康复能显著减少 ICU 获得性衰弱和缩短机械通气时间，但不同机构间康复效果差异显著，暴露出质量控制和评估工具的系统性问题。这不仅浪费医疗资源，还可能使患者错失康复的最佳时机。目前的研究主要关注质量指标监测和疗效评估工具，缺少对二者协同作用的深入研究，临床工作的实践存在数据整合和反馈延迟的问题。系统综述显示，全球少数重症康复中心有电子化评估－质控系统，且存在数据孤岛。现有质量控制体系主要依赖流程合规性检查，忽略了对患者恢复曲线的实时响应，导致约 28% 的康复资源浪费。 数据驱动决策

和闭环管理机制则体现了疗效评估与质量控制协同发展的必要性。

数据驱动决策显示了疗效与质控的互哺关系，能够有效发现问题与分析根因。疗效评估的纵向数据（如功能恢复曲线、并发症发生率）为识别康复流程中的薄弱环节提供了客观依据。资源配置优化可以通过分析不同治疗手段的投入产出比（如康复时长与功能改善幅度的相关性），质控部门可识别低效或冗余环节，进而优化人力、设备与资金的分配。此外，资源优化需兼顾短期效益与长期可持续性，例如通过数据模拟预测资源配置调整对整体康复质量的影响，避免因局部优化引发系统性失衡。物联网技术与人工智能的融合，为疗效数据的实时监测与风险预警提供了技术支撑。通过可穿戴设备、传感器网络及电子病历系统的无缝对接，质控平台可动态追踪患者功能指标（如肌力、步态、呼吸参数）的异常波动，并自动触发预警信号。此外，机器学习算法能够从历史数据中挖掘潜在风险模式，例如特定时段或人群的并发症高发趋势，从而辅助质控部门制定前瞻性的干预策略。

闭环管理机制是构建评估 – 质控 – 再评估的动态循环。帮助反馈路径与多学科协同，当数据表明患者功能恢复未达预期（如日常生活能力评分停滞）时，需启动多学科会诊机制，从治疗方案、设备状态、人员技能及环境因素等多维度排查原因。反馈路径的设计需强调时效性与追溯性，确保问题从识别到整改的全流程可追踪、可验证。动态优化临床路径基于疗效数据的动态分析，临床路径需持续迭代以适应患者的个体化需求与技术进步。闭环管理的模式是以数据为基础、以反馈为驱动、以优化为目标的。在重症康复中，它将疗效评估与质量控制紧密结合，形成“发现问题→分析原因→改进措施→验证效果”的完整循环，确保康复过程的可控性和结果的可持续性。

数据驱动决策与闭环管理机制的协同，本质上是通过“评估 – 分析 – 干预 – 再评估”的螺旋式上升过程，将疗效数据转化为质控行动的科学依据。这一模式不仅强化了医疗服务的精准性与安全性，也为资源优化、技术迭代及标准升级提供了可持续的改进框架。未来需进一步深化数据治理能力，推动智能化工具与临床实践的深度融合，最终实现重症康复体系的高质量发展。

三、协同发展策略

1. 建立多学科协作团队

重症康复涉及多个学科，需要建立由康复医生、护士、营养师、心理治疗师等组成的多学科协作团队，共同参与疗效评估和质量控制，确保患者得到全面、系统的康复治疗。

2. 制定标准化流程和指标

制定重症康复疗效评估和质量控制的标准化流程和指标体系，明确评估内容、方法和时间节点，以及质量控制的关键环节和标准，为协同发展提供规范和依据。

3. 运用信息化手段

借助信息化技术，建立重症康复数据管理系统，实现患者信息的实时采集、共享和分析，为疗效评估和质量控制提供数据支持，同时便于对康复过程进行动态监测和管理。

4. 加强培训与教育

定期对康复团队成员进行专业培训和教育，提高其对疗效评估和质量控制重要性的认识，掌握科学的评估方法和质量控制技能，提升团队整体素质。

5. 注重患者及家属参与

在康复过程中，充分尊重患者的意愿和选择，鼓励患者及家属参与康复方案的制定和疗效评估，及时反馈意见和建议，增强患者对康复治疗的依从性。

从专家的视角来看，重症康复治疗的疗效评估和质量控制构成了临床医学领域中一个复杂且持续演进的议题。随着重症医学与康复医学的深入融合，评估体系的科学性和规范性已经成为提升治疗效果的关键所在。当前的研究成果显示，多学科协作模式（包括医生、康复治疗师、护理团队等专业人员）在优化评估工具和方法方面发挥了至关重要的作用。尽管如此，为了确保评估结果的可靠性和实用性，仍需进一步整合临床实际需求，对评估体系进行精细化调整。专家们指出，评估工具的开发和应用需要基于广泛的临床数据和实证研究，以确保其科学性和有效性。此外，评估过程中的跨学科沟通和协作机制的建立，也被认为是提高评估质量的重要因素。

在综合考量不同研究的观点和发现时，我们必须认识到重症康复治疗的异质性——患者的病情严重程度、康复需求以及预后情况存在显著的个体差异。因此，未来的研究方向应当更加注重个体化的评估方法，而不是简单地推广单一标准。例如，一些研究强调了功能独立性（如 FIM 评分）在评估中的核心地位，而其他研究则建议结合生理指标（如心肺功能、肌力恢复情况）来进行更为全面的综合评估。这种看似分歧的观点实际上反映了重症康复治疗的多维度特性。因此，在制定评估体系时，应兼顾客观指标和患者主观体验，以形成更为全面和精准的疗效评价标准。专家们还强调，评估体系的建立应充分考虑患者的文化背景、心理状态以及社会支持系统，以确保评估的全面和深度。

随着智能化评估技术的兴起，重症康复治疗领域迎来了新的发展机遇。人工智能、可穿戴设备以及大数据分析的应用，有望显著提高评估的精准度和效率，同时减少人为误差。然而，技术进步也必须与临床实践紧密结合，避免过度依赖自动化工具而忽视了个体化治疗需求的重要性。此外，标准化的质控体系仍需进一步完善，以确保不同医疗机构之间的评估结果具有可比性，从而推动重症康复治疗的规范化和均质化发展。专家们建议，未来应加强技术与临床的融合，通过持续的教育和培训，提升医护人员对新技术的掌握和应用能力，确保技术进步能够真正转化为临床效益。

综上所述，重症康复治疗的疗效评估和质量控制仍然需要在科学性和实用性之间找到恰当的平衡点。未来的发展趋势应当聚焦于智能化技术的合理应用、多学科协作的进一步深化以及个体化评估体系的建立。通过这些努力，最终目的是实现精准康复的目标，提升患者的长期生存质量和功能恢复水平，确保他们能够更好地回归社会和日常生活。专家们展望，随着评估体系的不断完善和个体化治疗方案的推广，重症康复治疗将迈向一个更加科学、高效和人性化的未来，为患者带来更加光明的康复前景。

（李　伊，喻鹏铭，潘化平）

第二十二章

常见风险及应急方案

一、发生用药错误的应急方案

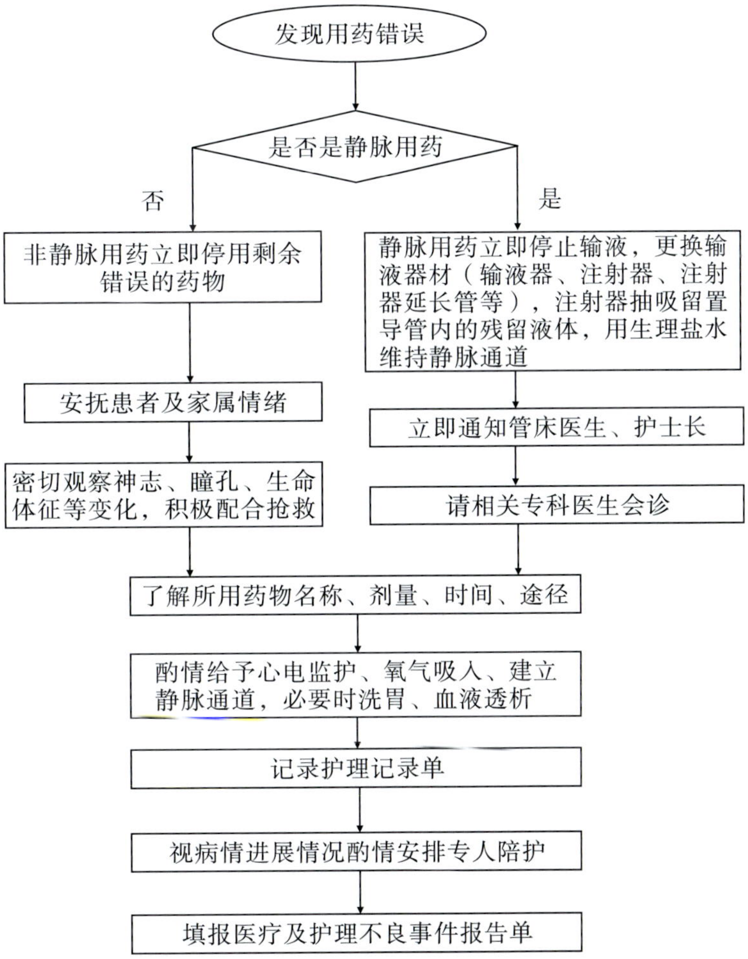

图 22-1　发生用药错误的应急方案

二、药物过敏应急方案

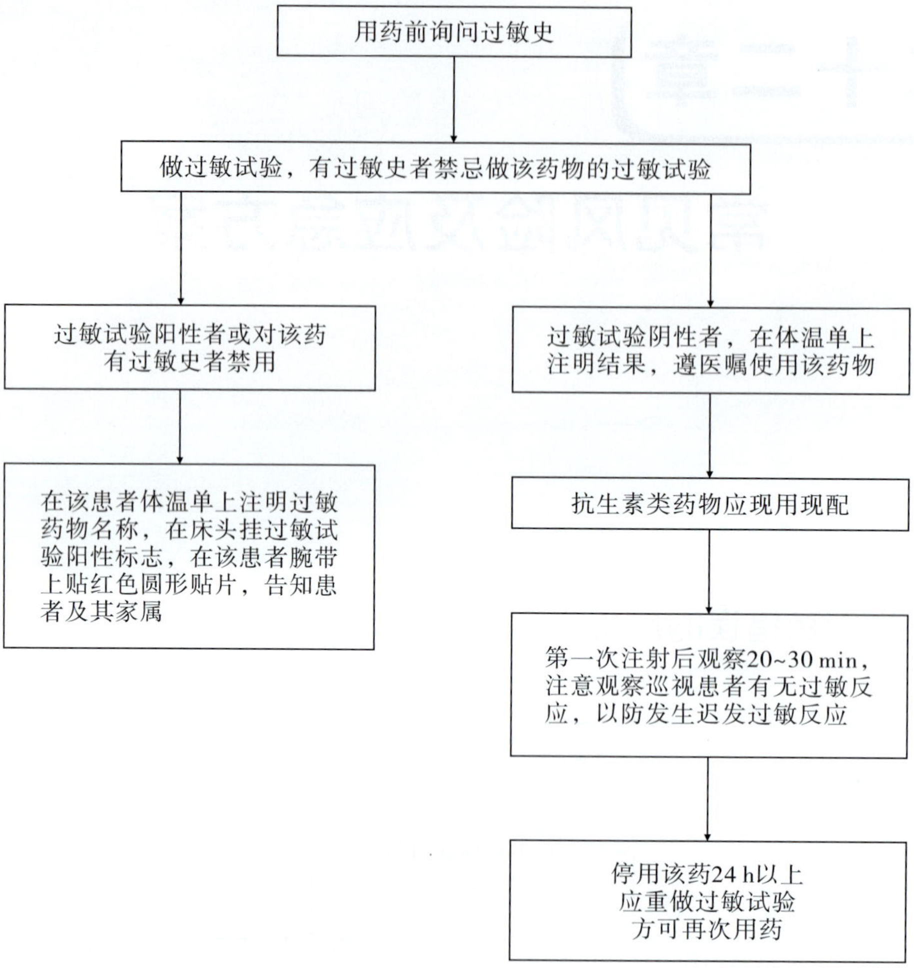

图 22-2　药物过敏应急方案

三、发生输液反应的应急方案

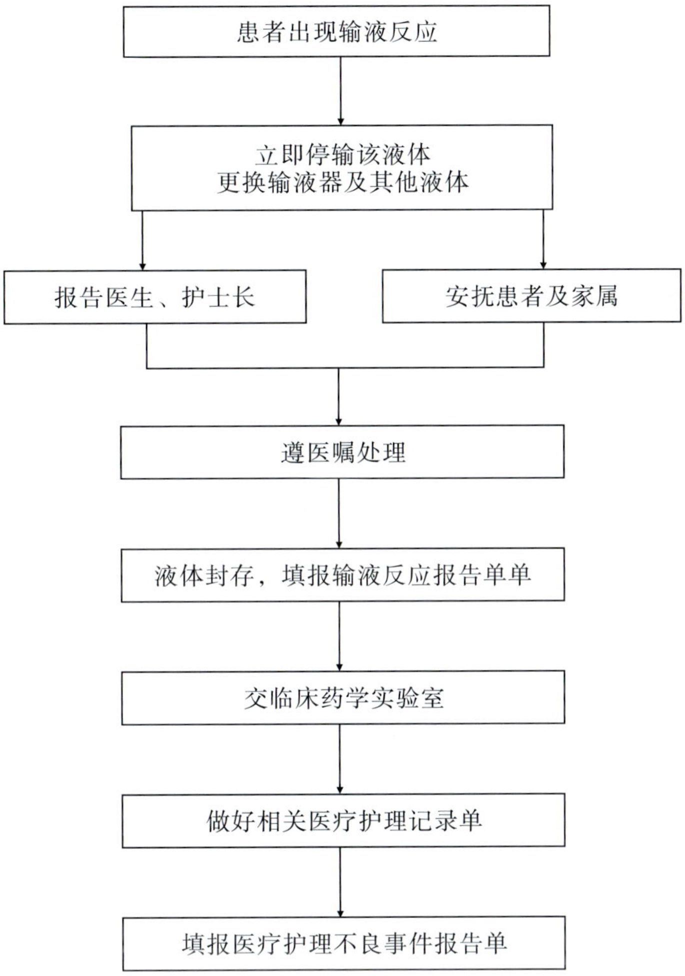

图 22-3　发生输液反应的应急方案

四、发生输血反应的应急方案

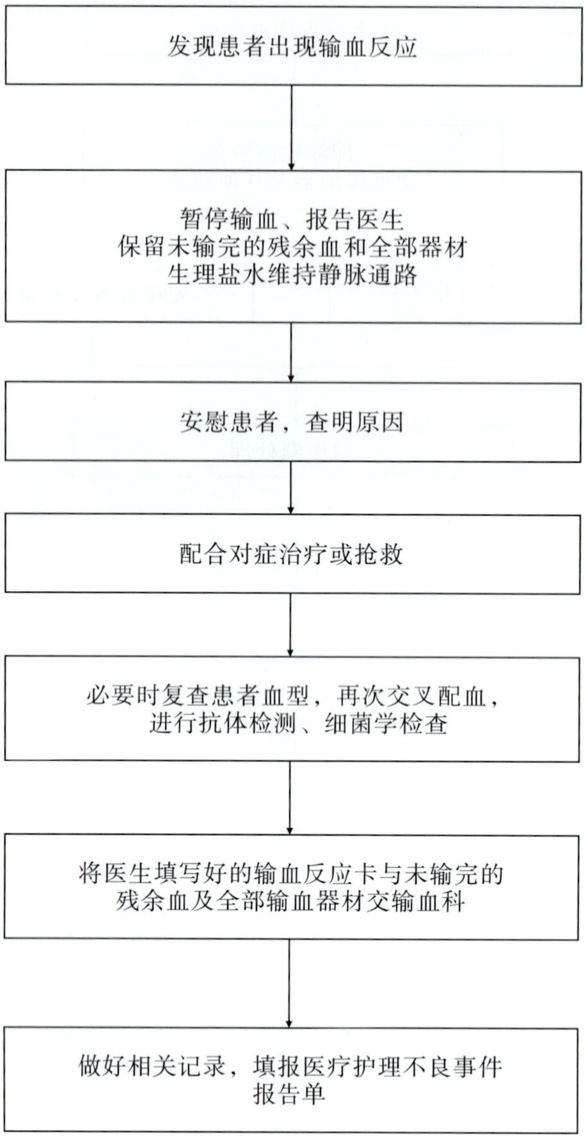

图 22-4　发生输血反应的应急方案

五、封存反应标本应急方案

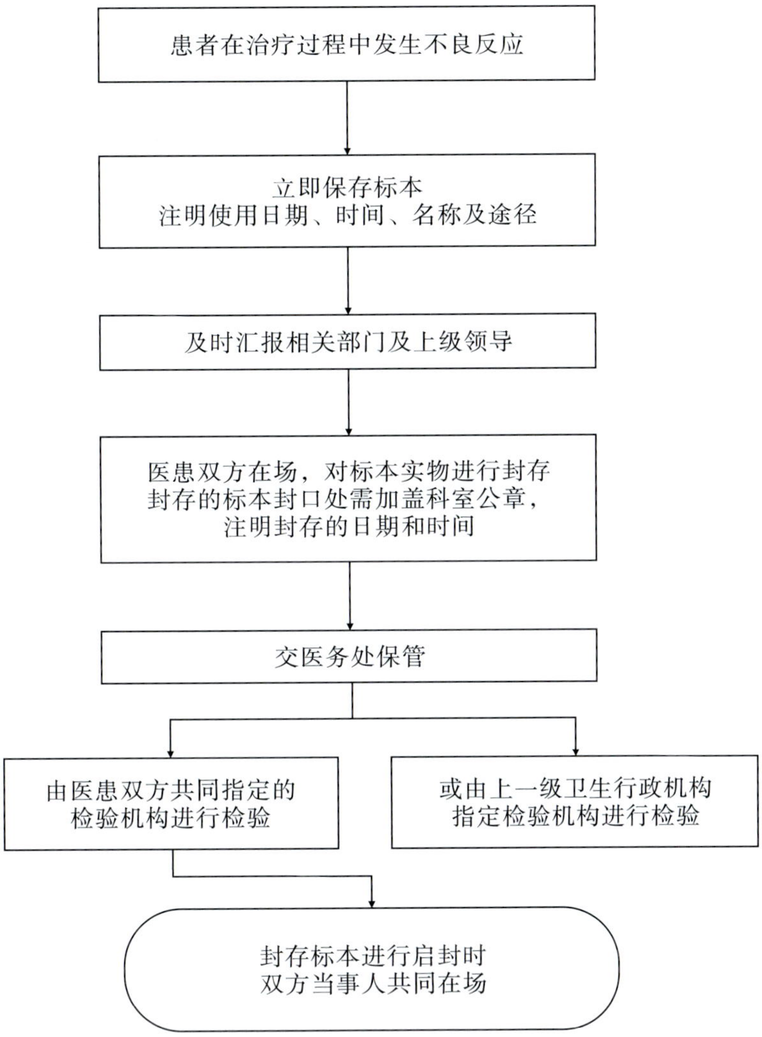

图 22-5　封存反应标本应急方案

六、锁骨下深静脉穿刺并发气胸护理应急方案

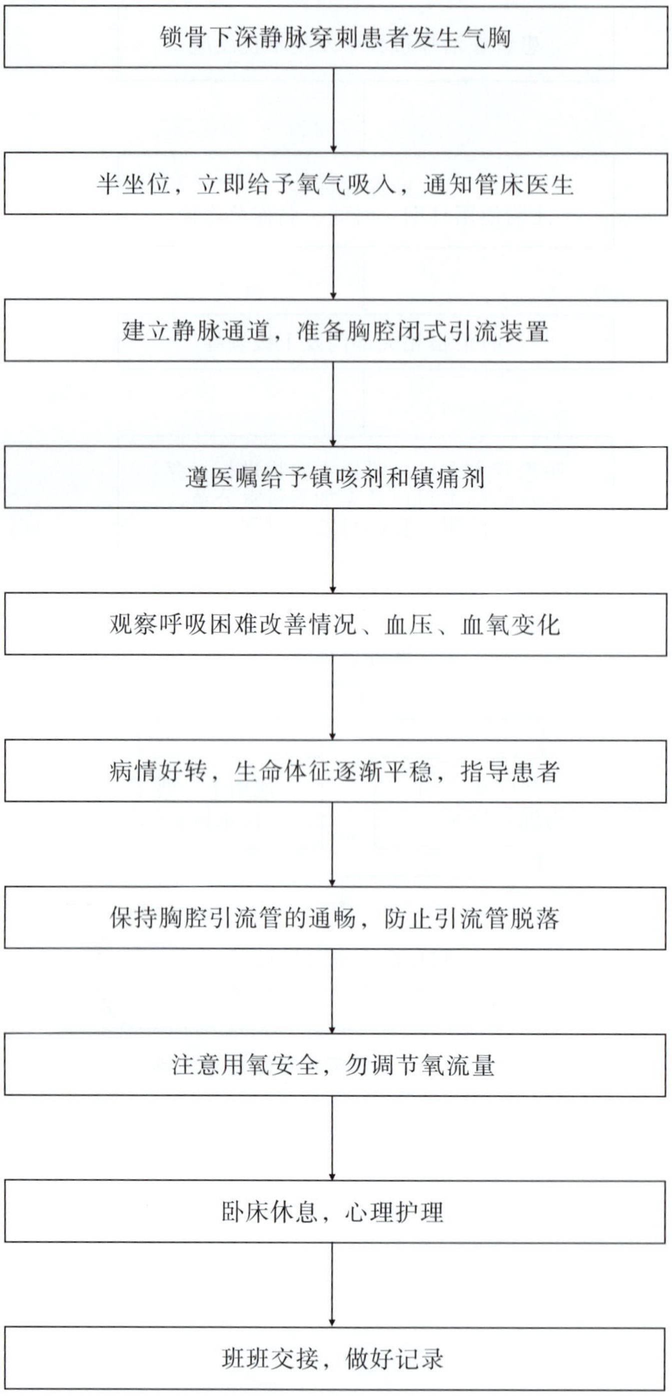

图 22-6　锁骨下深静脉穿刺并发气胸护理应急方案

七、胸管脱落护理应急方案

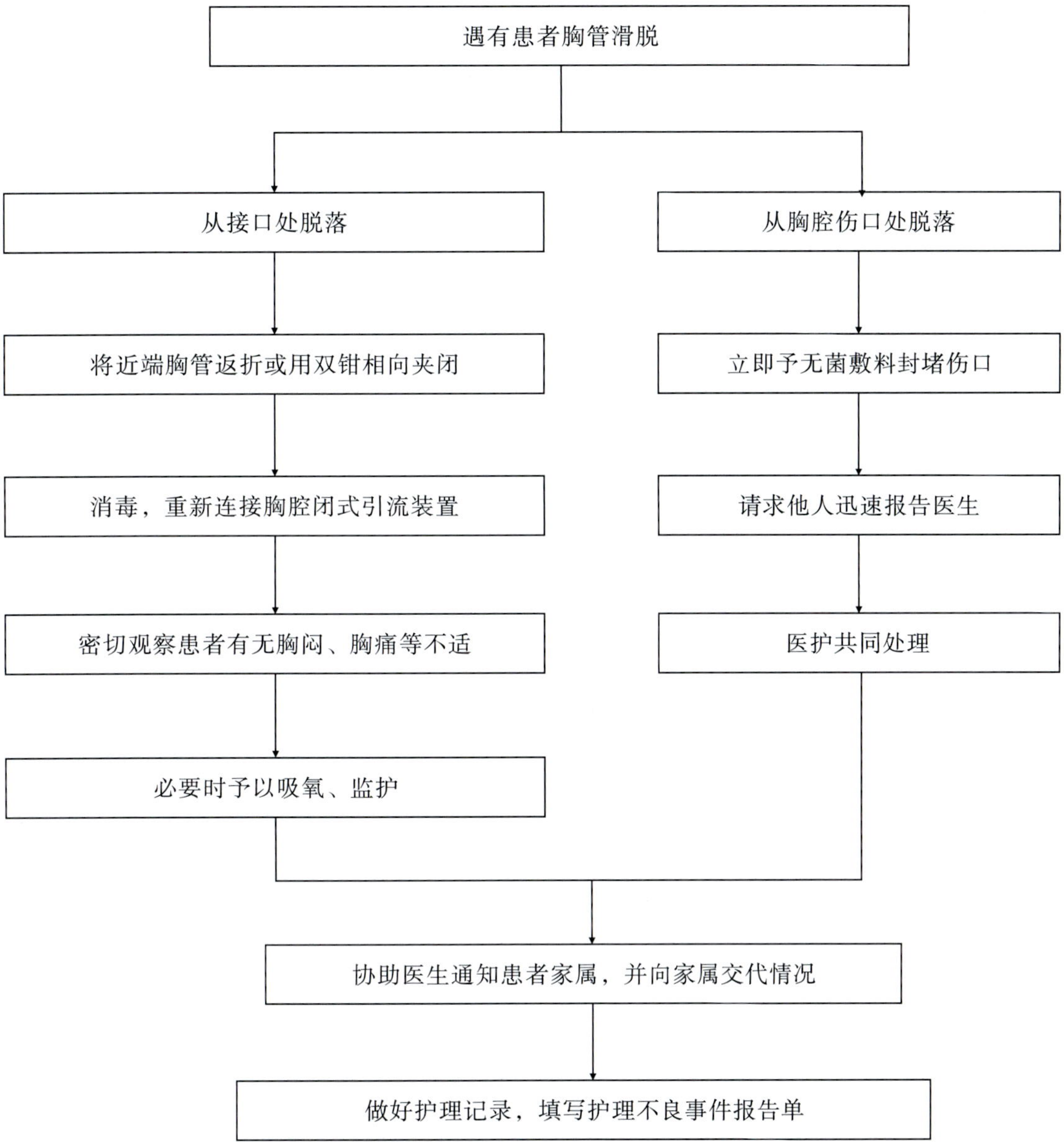

图 22-7　胸管脱落护理应急方案

八、引流管滑脱应急方案

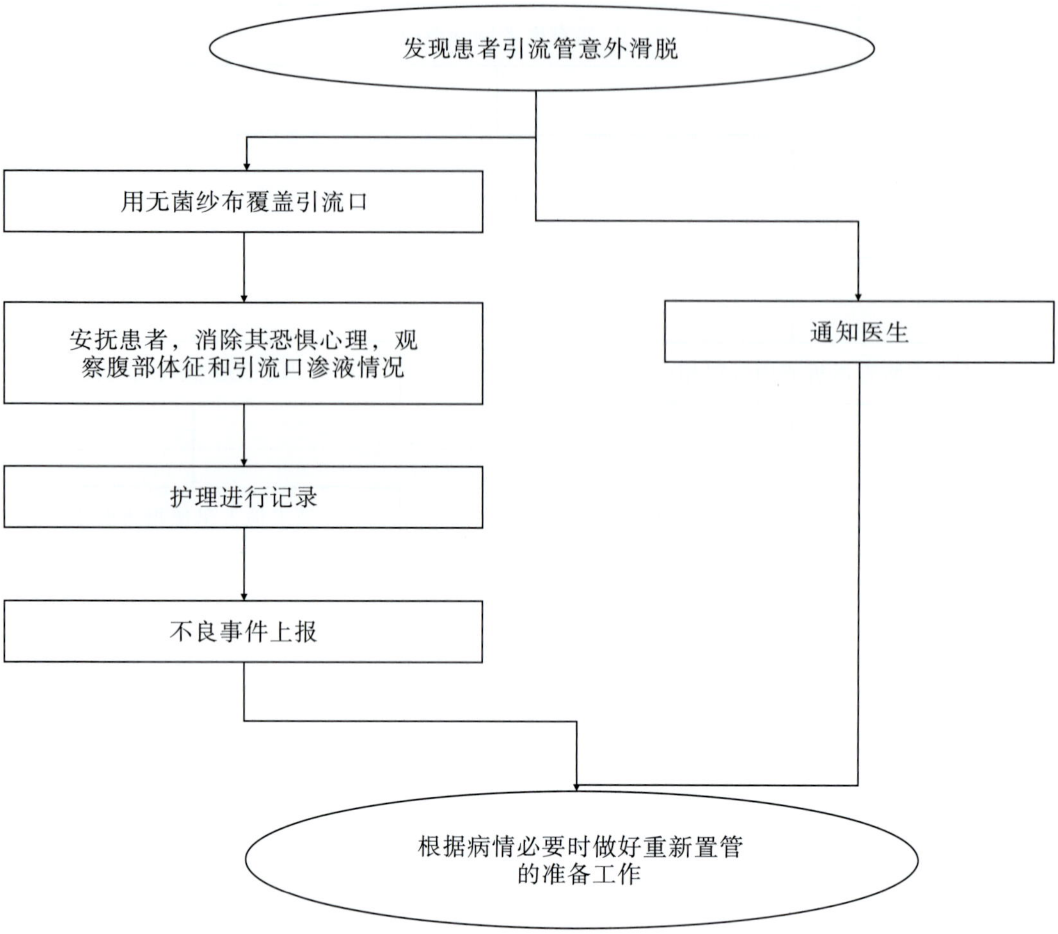

图 22-8　引流管滑脱应急方案

九、输液管路脱落应急方案

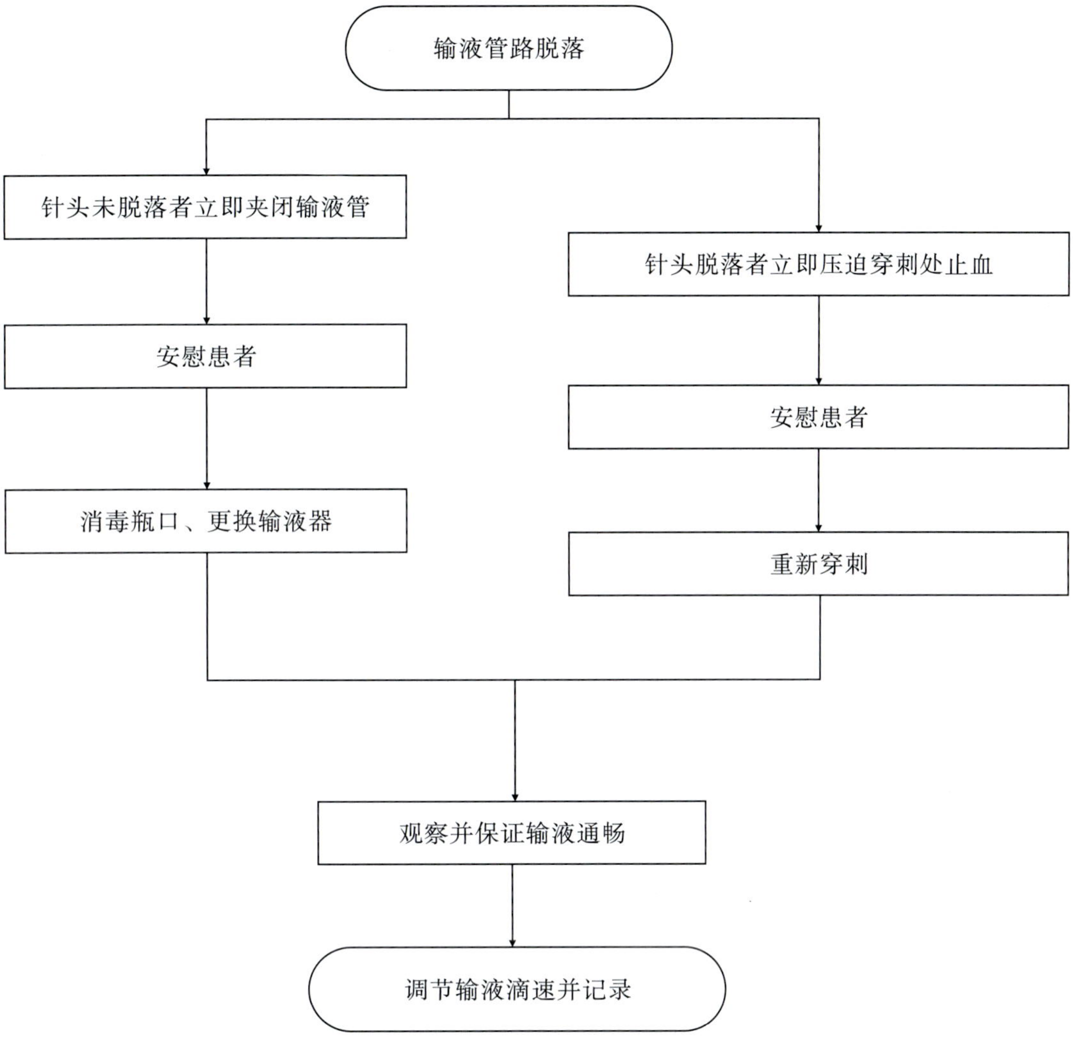

图 22-9 输液管路脱落应急方案

十、导管滑脱应急方案

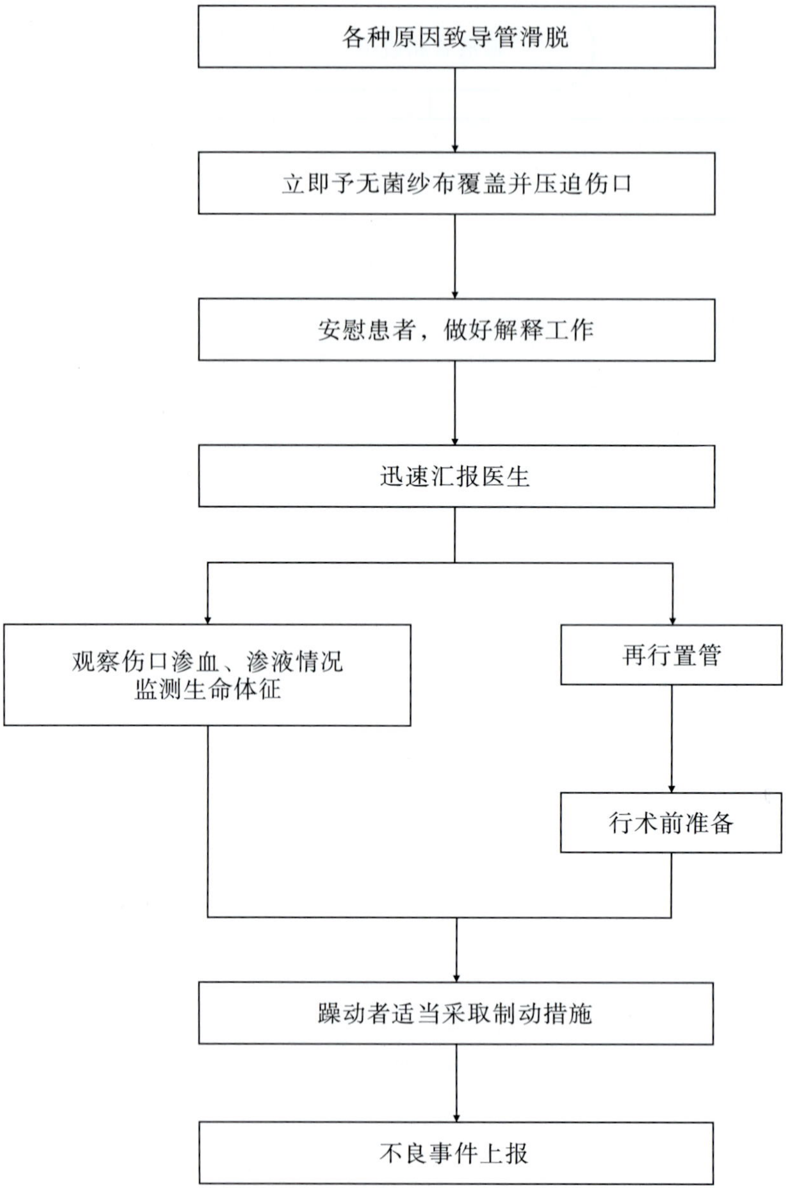

图 22-10　导管滑脱应急方案

十一、PICC 导管断裂应急方案

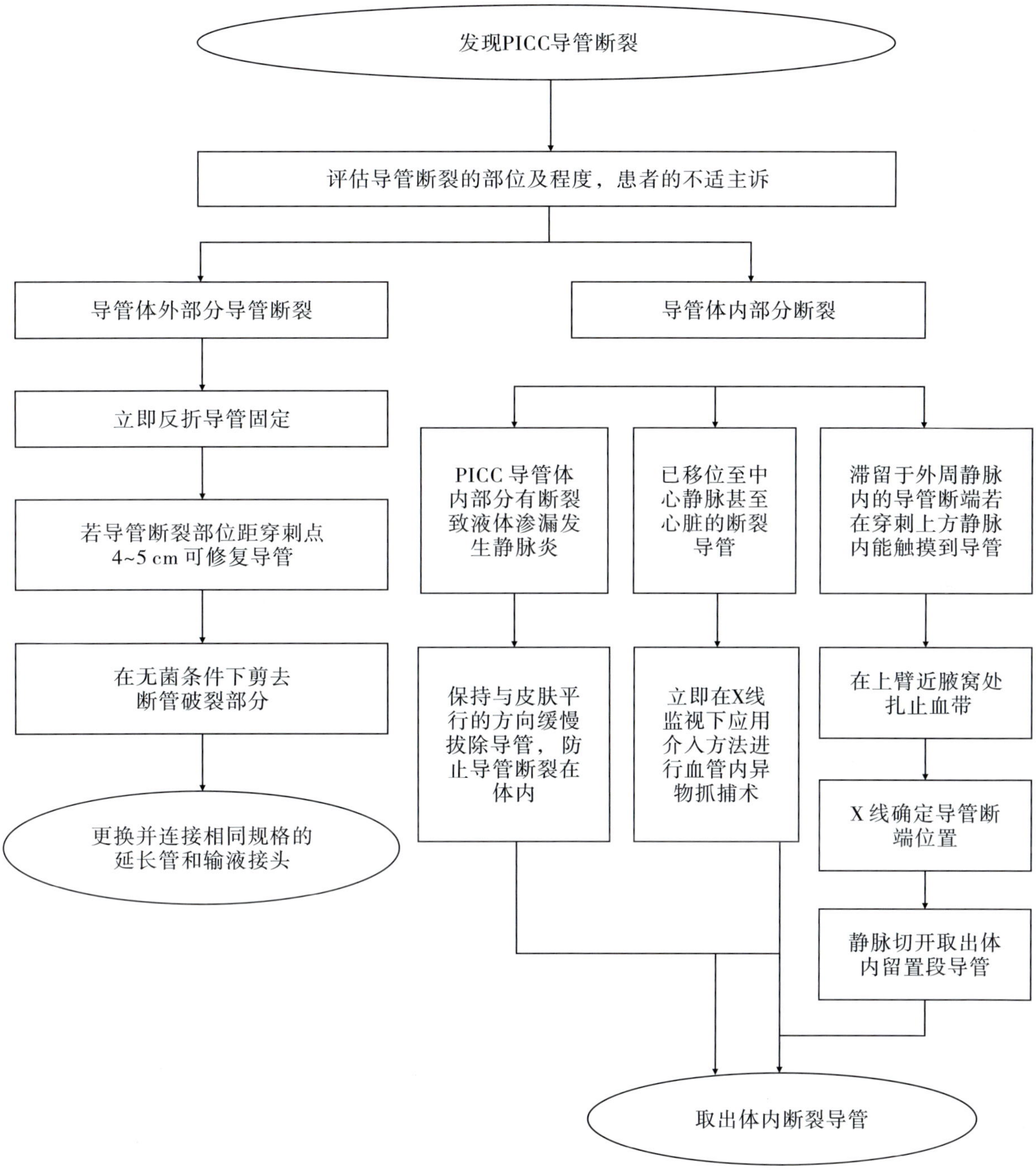

图 22-11　PICC 导管断裂应急方案

十二、中心供氧系统故障应急方案

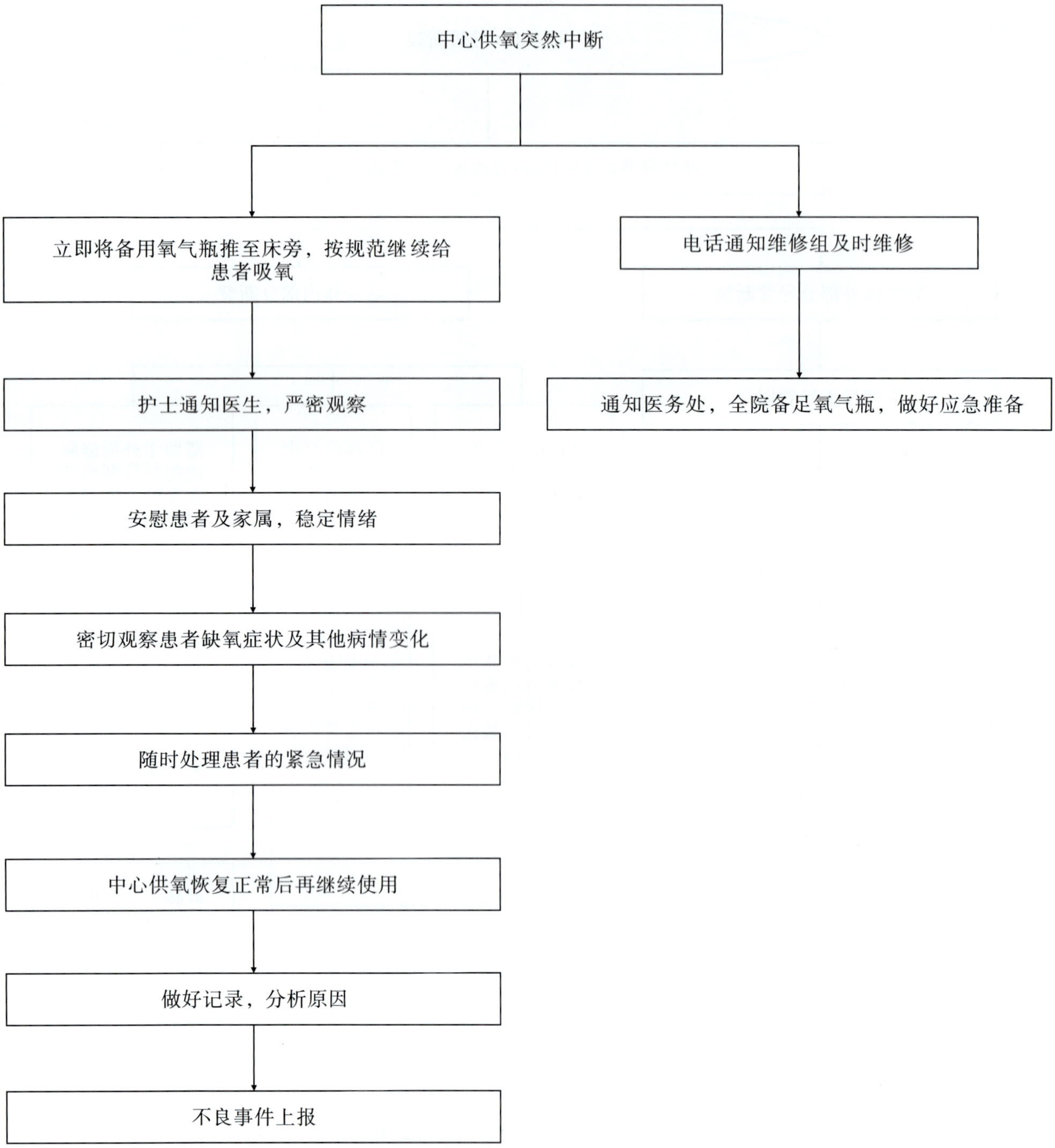

图 22-12　中心供氧系统故障应急方案

十三、中心负压吸引故障应急方案

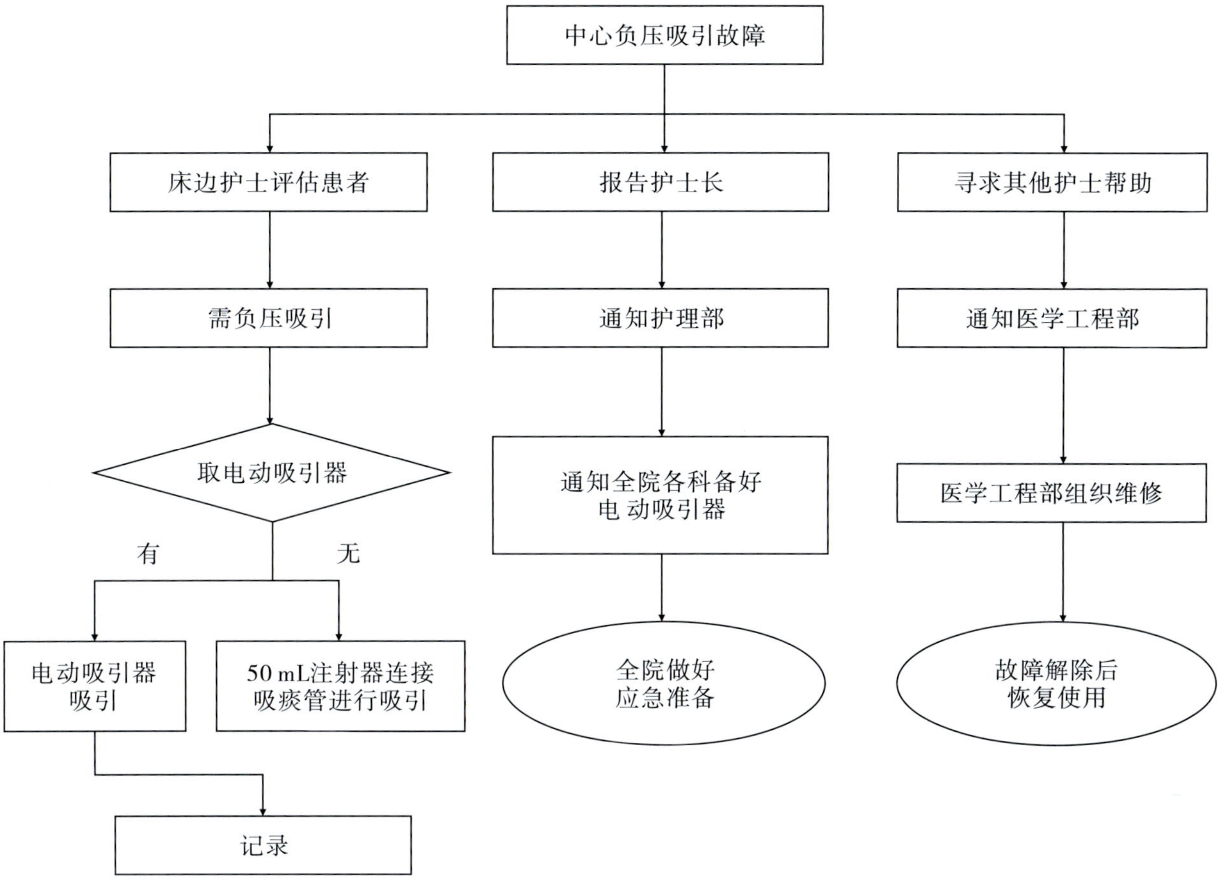

图 22-13　中心负压吸引故障应急方案

十四、电动吸引故障应急方案

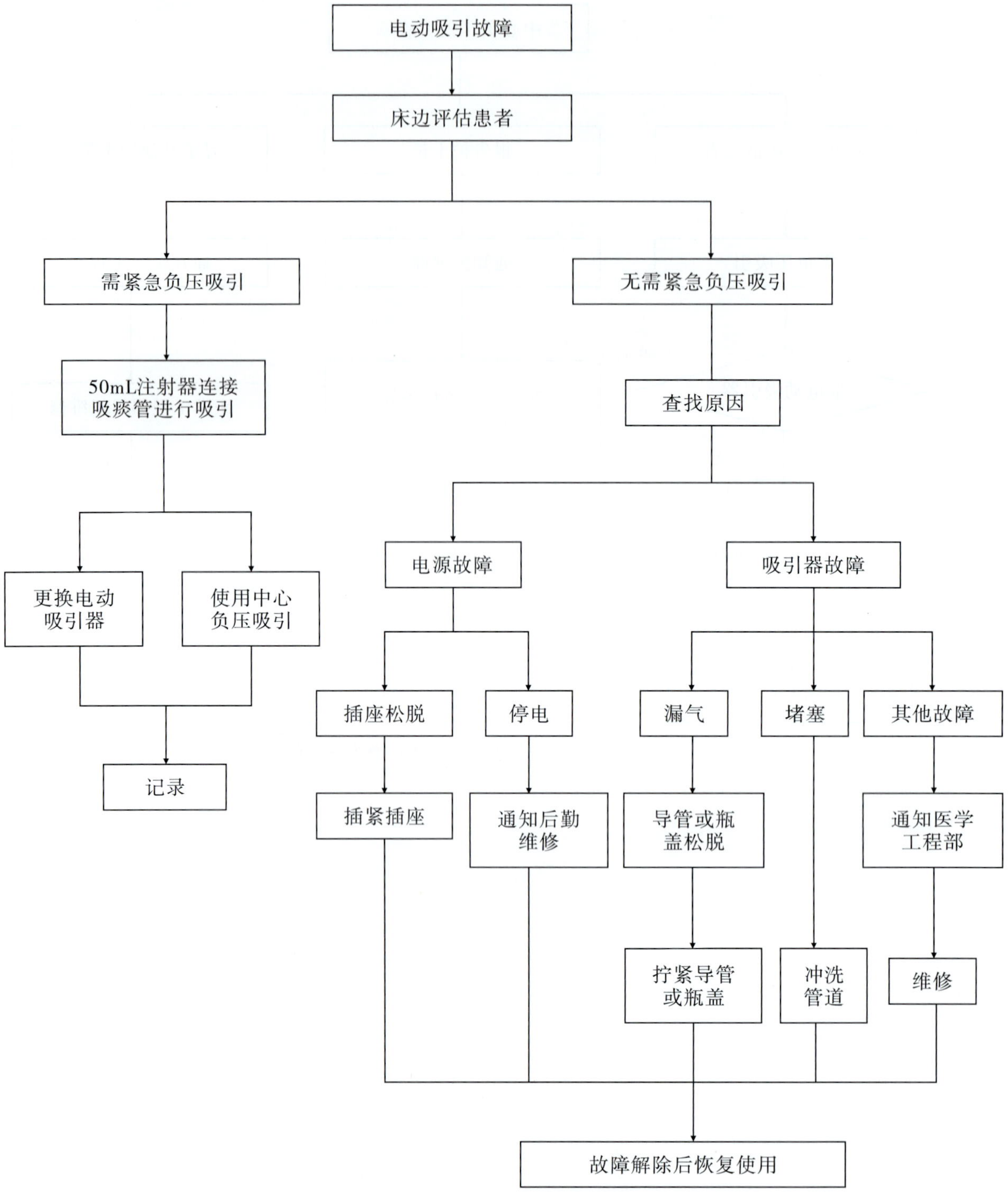

图 22-14 电动吸引故障应急方案

十五、输液泵突发故障紧急处理方案

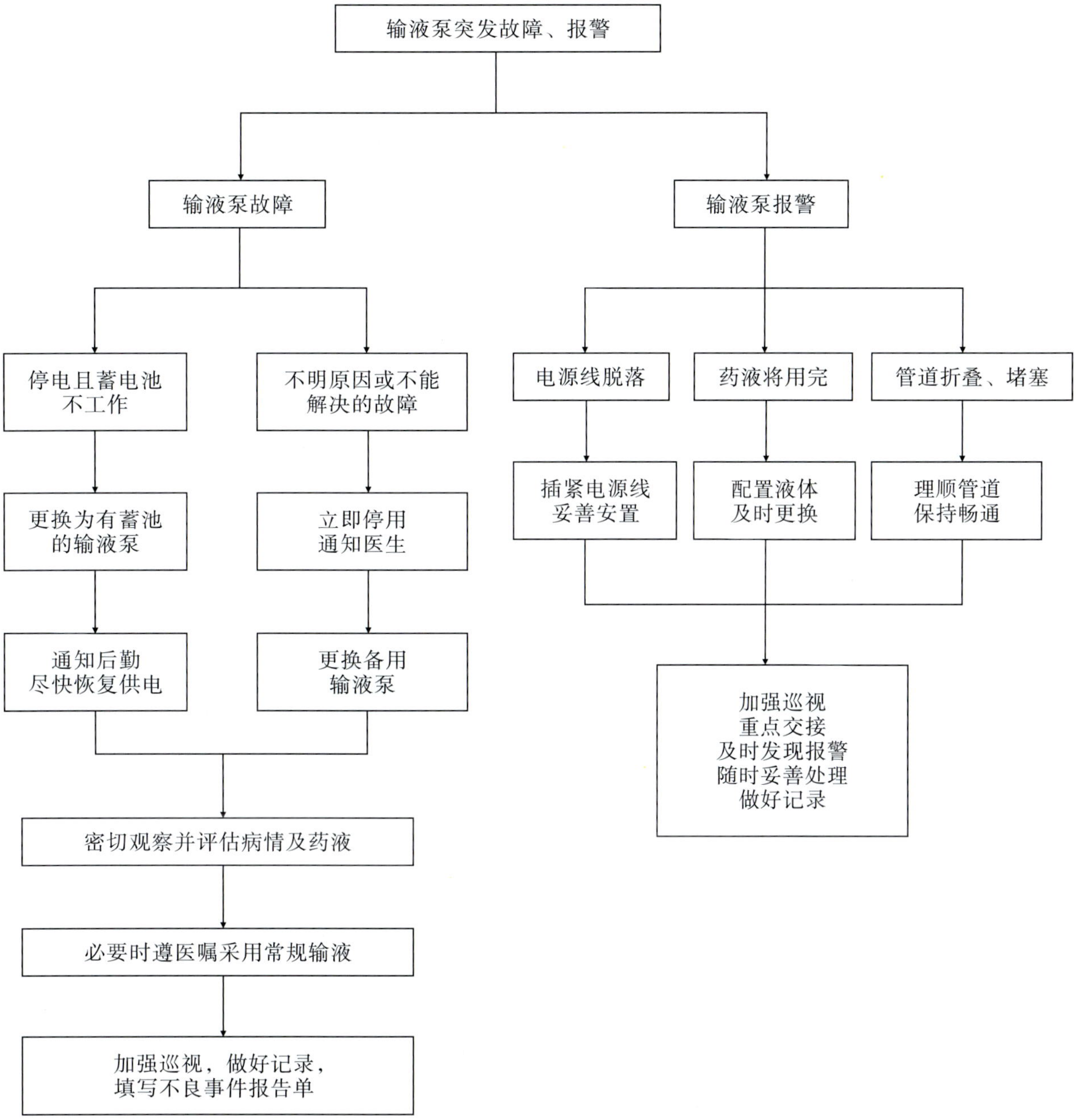

图 22-15　输液泵突发故障紧急处理方案

十六、注射泵突发故障紧急处理方案

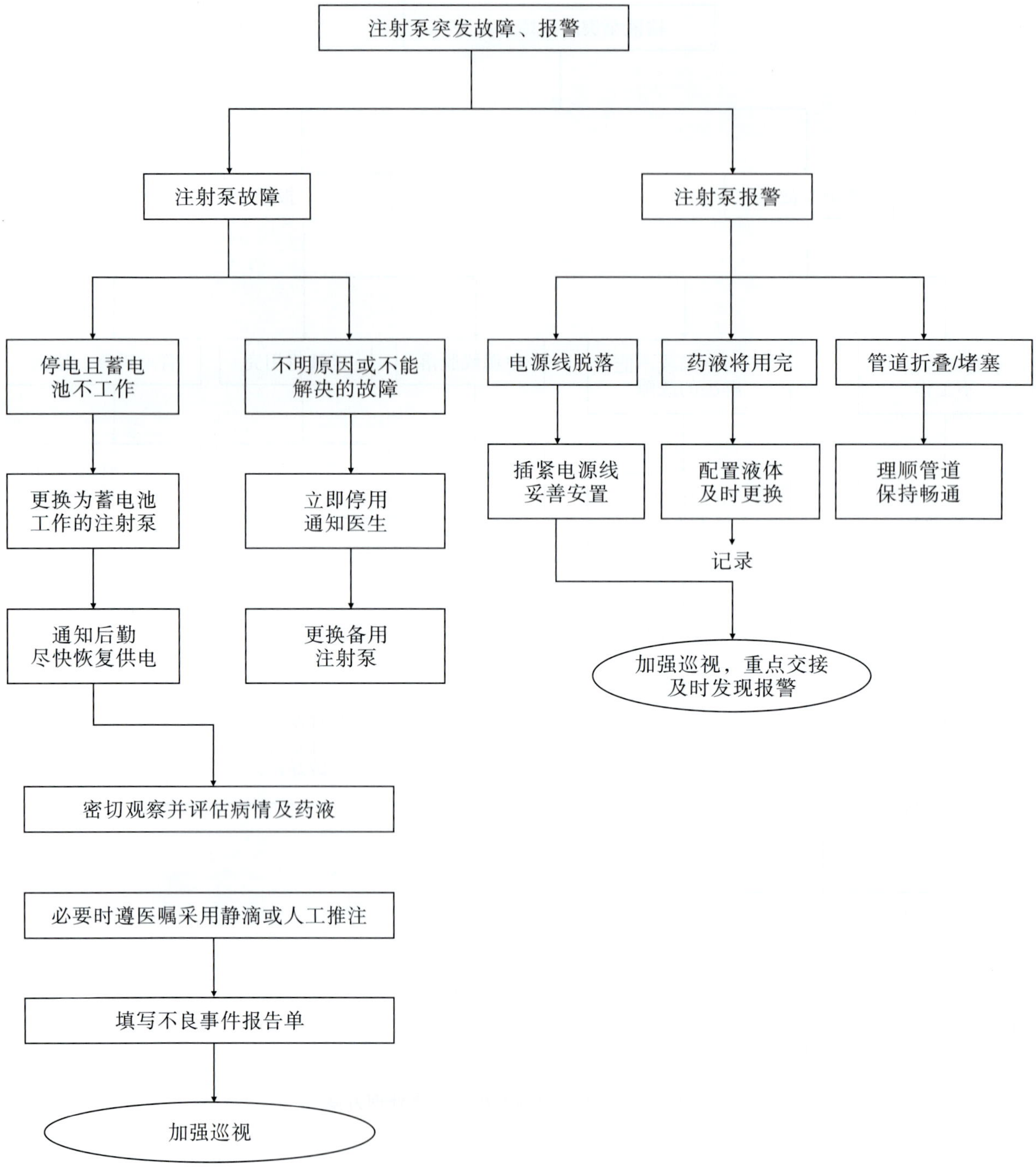

图 22-16　注射泵突发故障紧急处理方案

十七、呼吸机发生故障护理应急处理方案

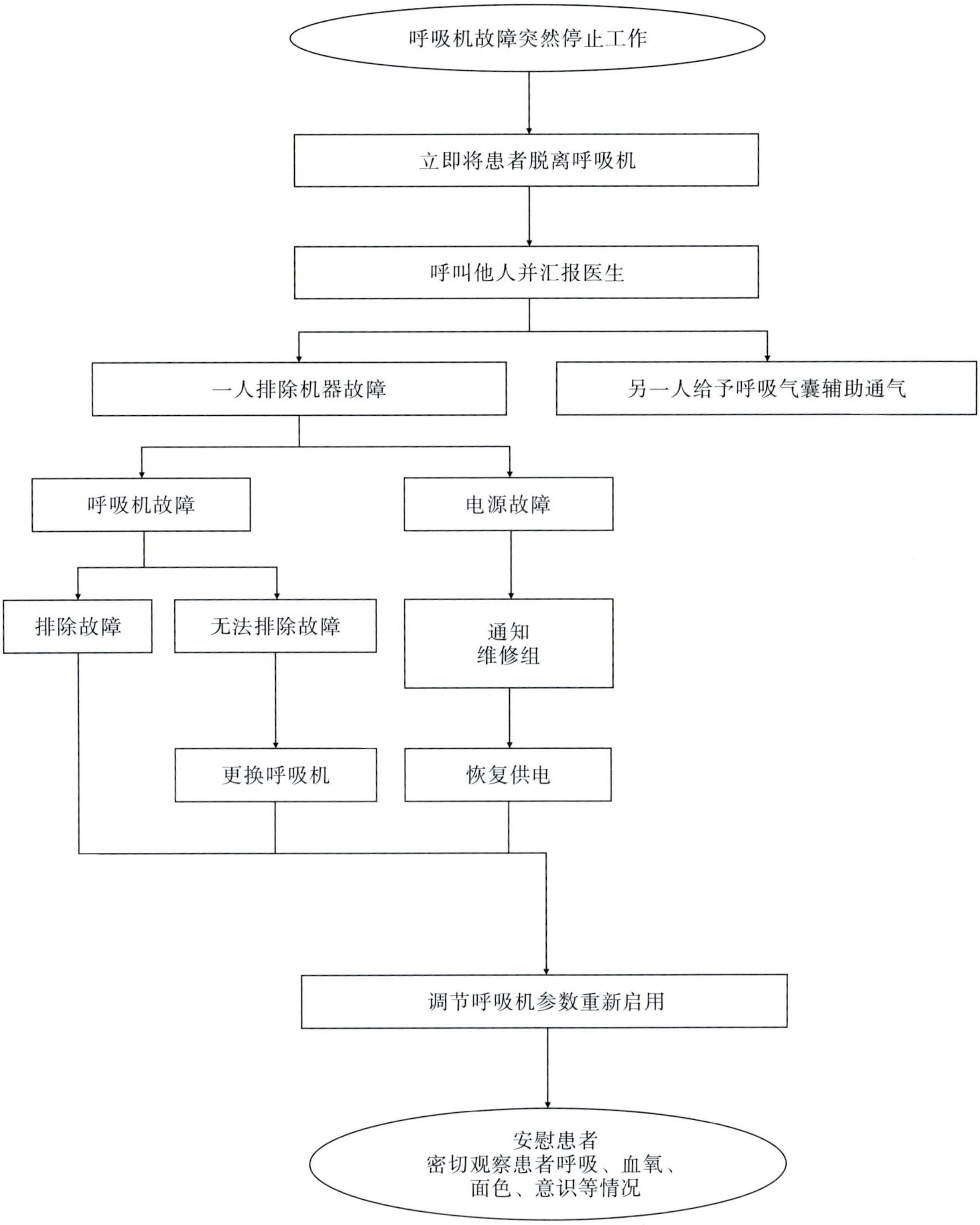

图 22-17　呼吸机发生故障护理应急处理方案

十八、心电监护仪故障应急方案

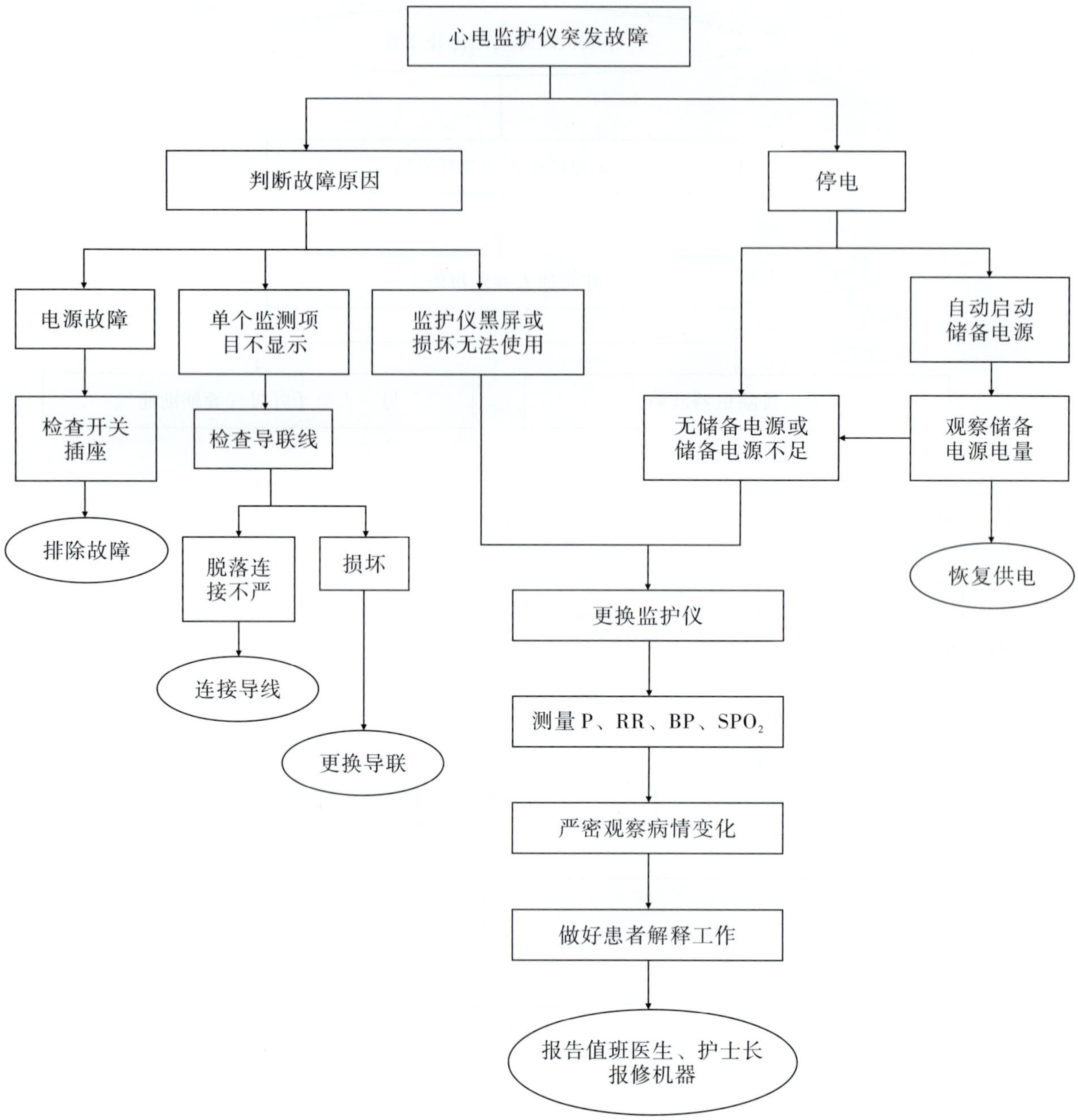

图 22-18　心电监护仪故障应急方案

十九、除颤仪突发故障紧急处理方案

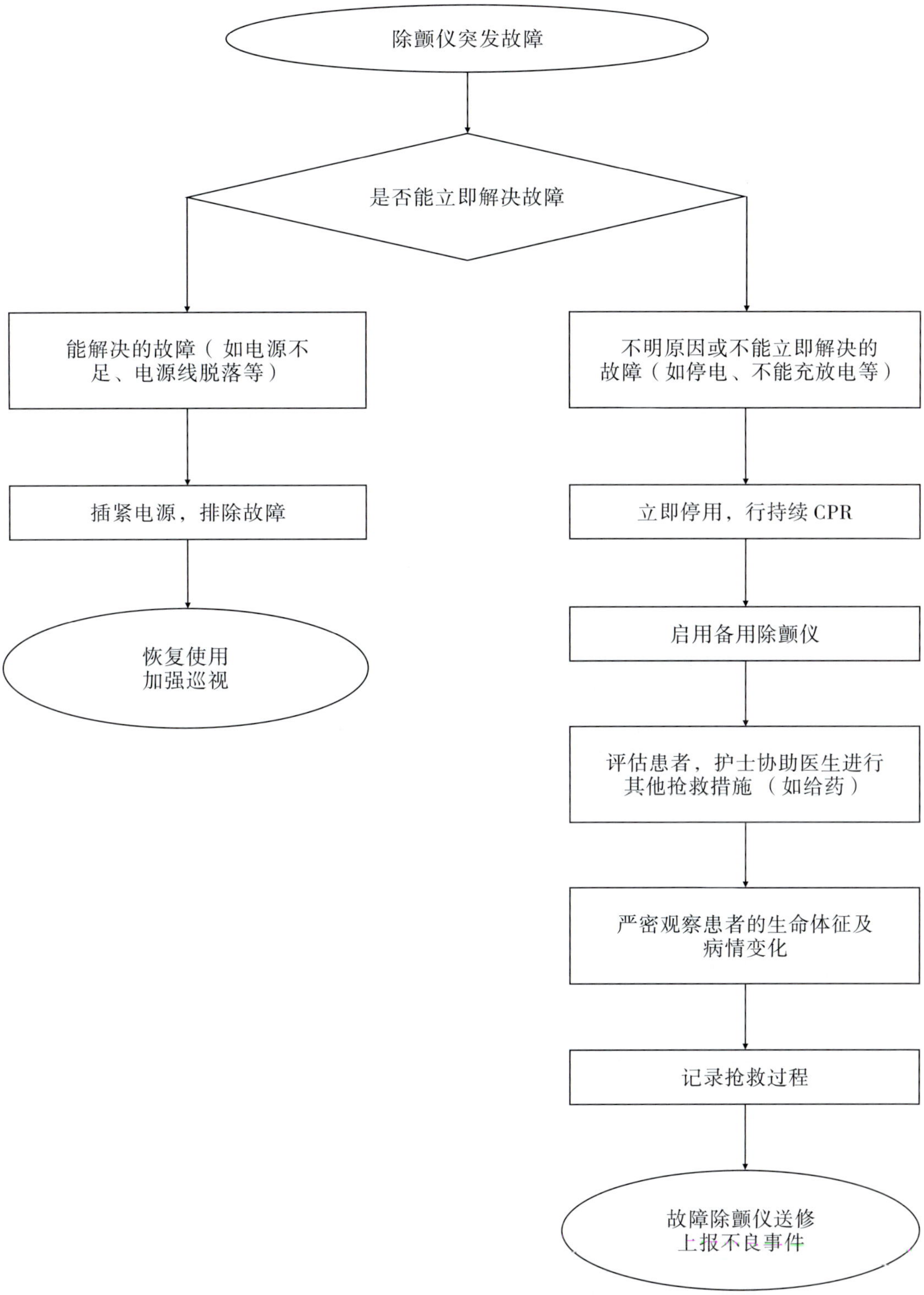

图 22-19　除颤仪突发故障紧急处理方案

二十、医院 HIS 系统故障或停电临床护理处理方案

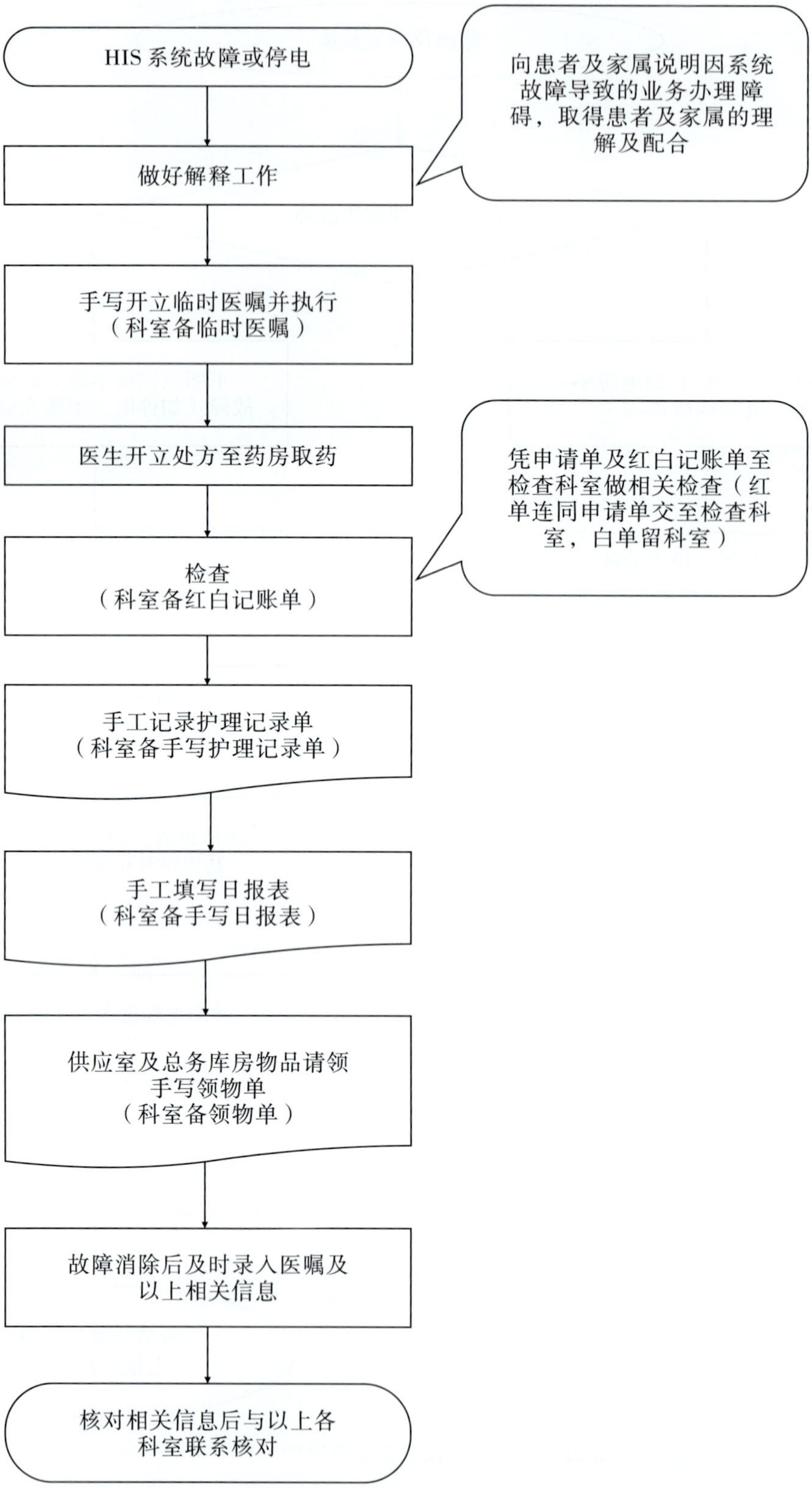

图 22-20　医院 HIS 系统故障或停电临床护理处理方案

二十一、术后躁动应急方案

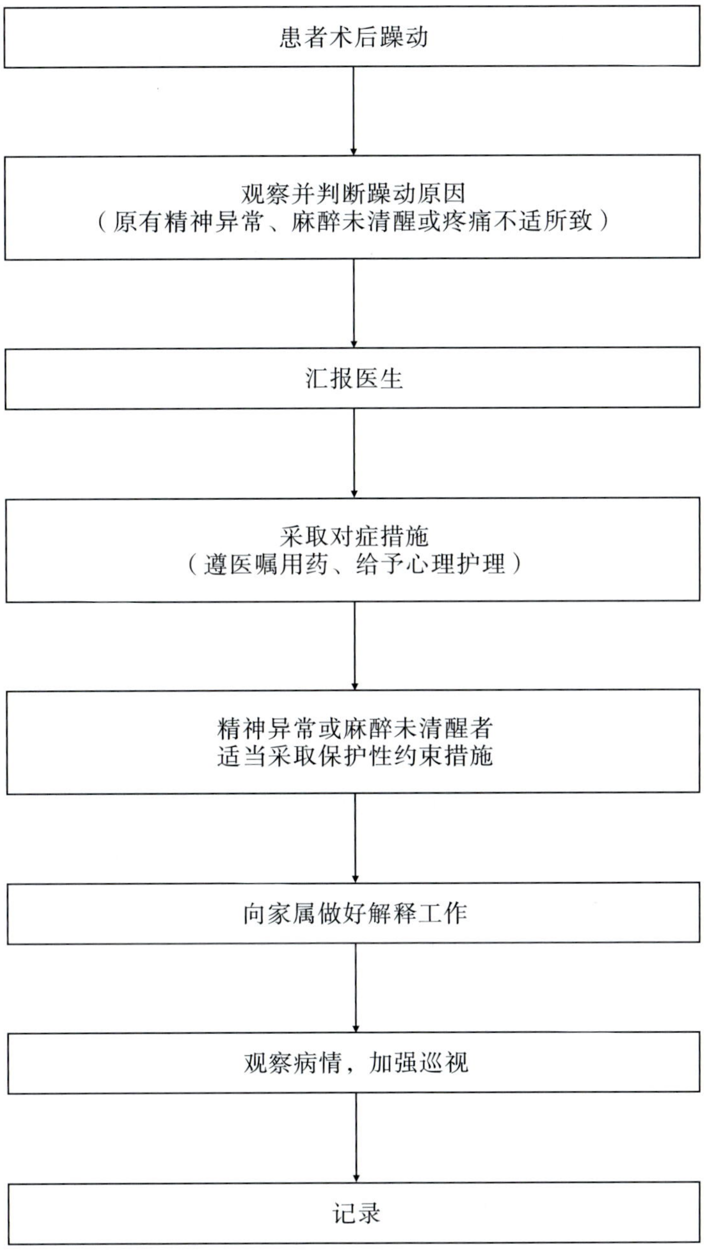

图 22-21　术后躁动应急方案

二十二、术后大量出血应急方案

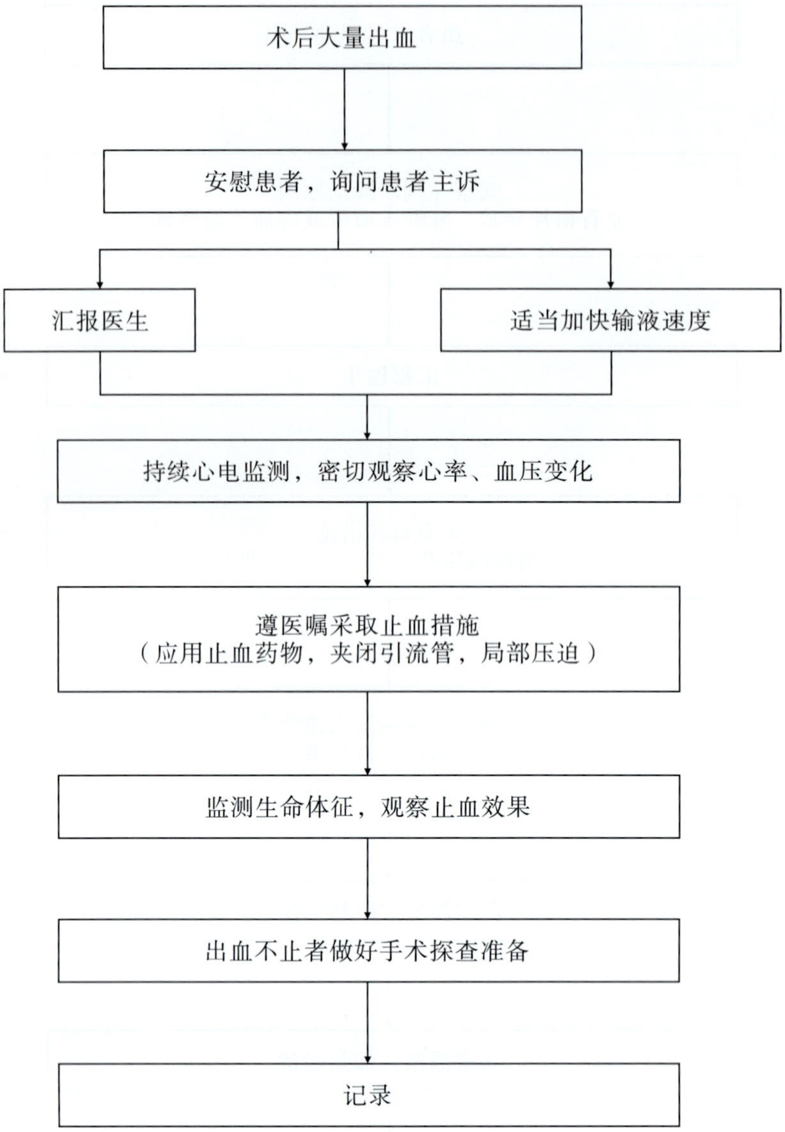

图 22-22　术后大量出血应急方案

二十三、危重患者抢救应急方案

1. 目的

保证患者抢救安全、有效。

2. 步骤

（1）汇报及时：当科室发生患者病情变化需要抢救时，知情者（医生或护士）及时汇报管床医生或值班医生，视情节逐级汇报至医生→组长→科主任；护理汇报护士长→科护士长→护理部主任。

（2）组织合理：成立抢救小组，职务或职称最高的人员为抢救小组组长，指导及协调急救工作，保证各项治疗护理措施及时、准确、到位，疏散不必要的人员，确保科室医疗工作正常进行。

（3）记录准确：抢救过程中专人负责记录所有治疗内容（如心肺复苏、电除颤、给药时间、药物名称、药物剂量、用药效果等），保留抢救过程中所有的用药安瓿，抢救后 6 h 内据实完善病历，保证医疗文件的及时性和完整性。

（4）稳定情绪：关心照顾患者情绪，适当安慰患者及家属，遇家属一时情绪不良，以抢救患者为重，忍让家属。

（5）解释规范：由科主任或管床医生负责向患者家属解释病情变化及抢救过程，避免说法不一引起不必要的纠纷。

（6）程序得当：观察者发现患者病情突变时，先实施抢救，给予必要措施如卧位、给氧、建立静脉通道，再监测生命体征，向医生和上级汇报。抢救过程中规范执行口头医嘱。如遇抢救无效、医生做出死亡诊断后，护士方可停止抢救，再依次撤除床旁用物，进行尸体料理。

二十四、住院患者突发病情变化紧急处理方案

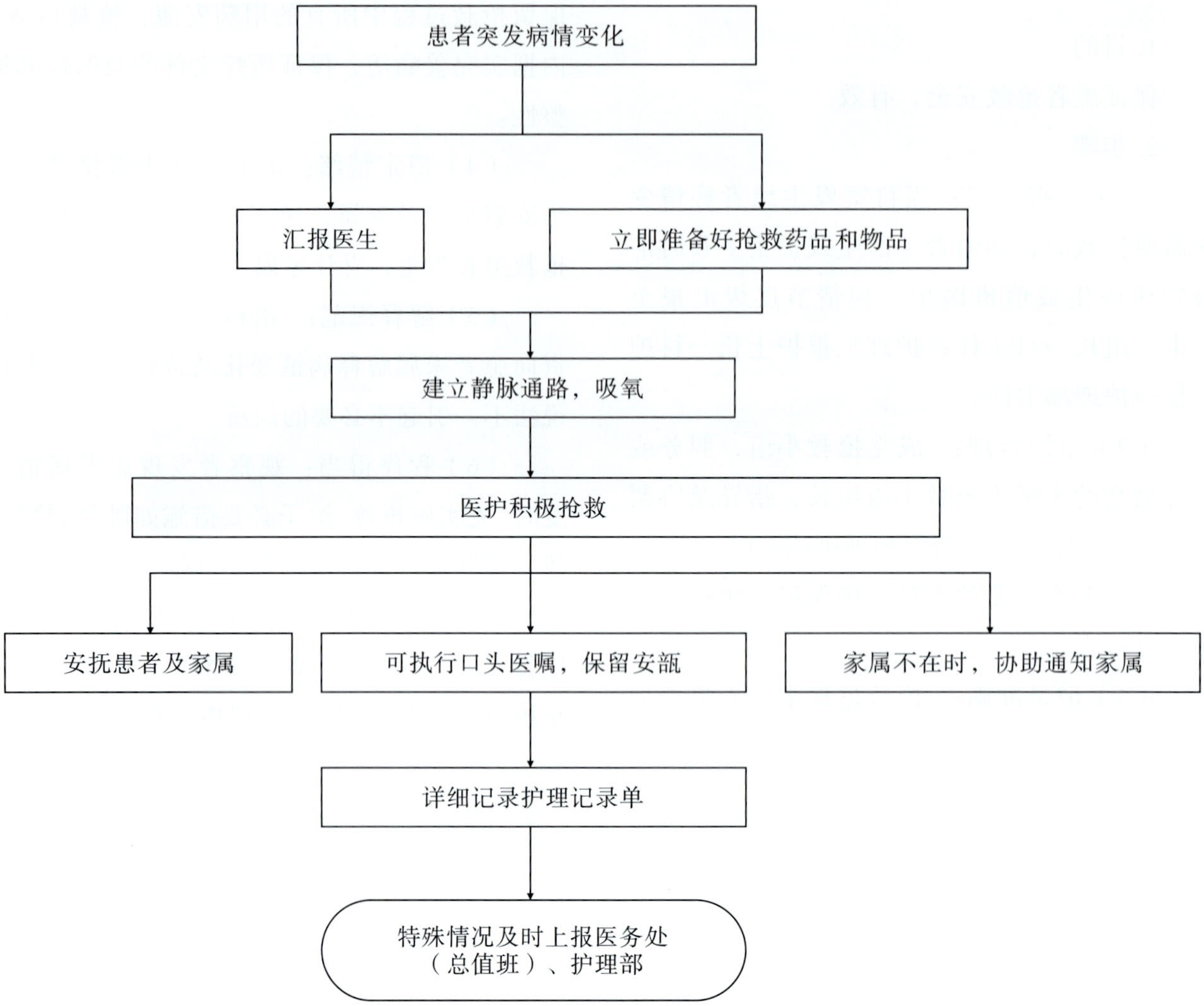

图 22-24　住院患者突发病情变化紧急处理方案

二十五、突发猝死的抢救方案

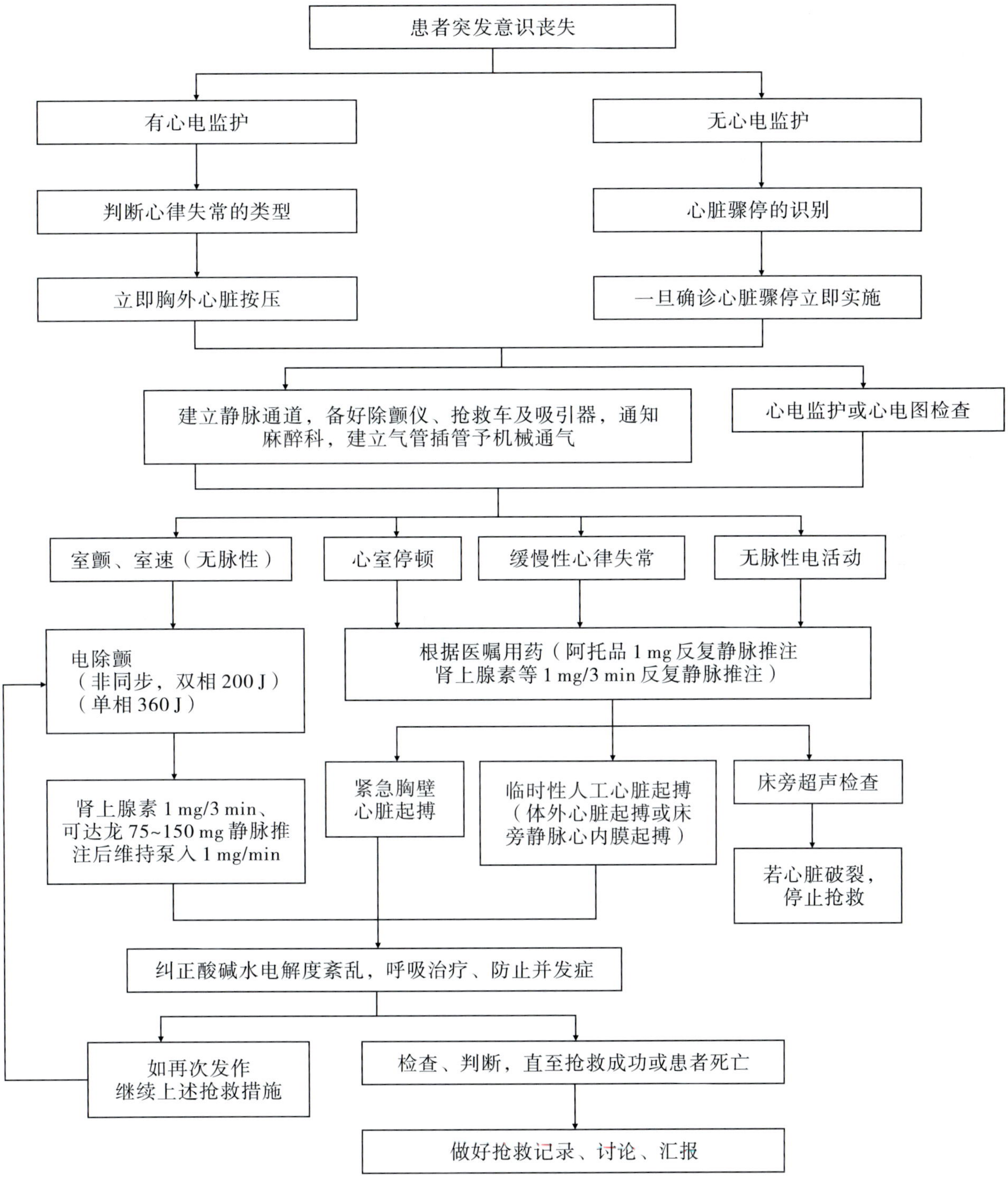

图 22-25 突发猝死的抢救方案

二十六、发生误吸的应急方案

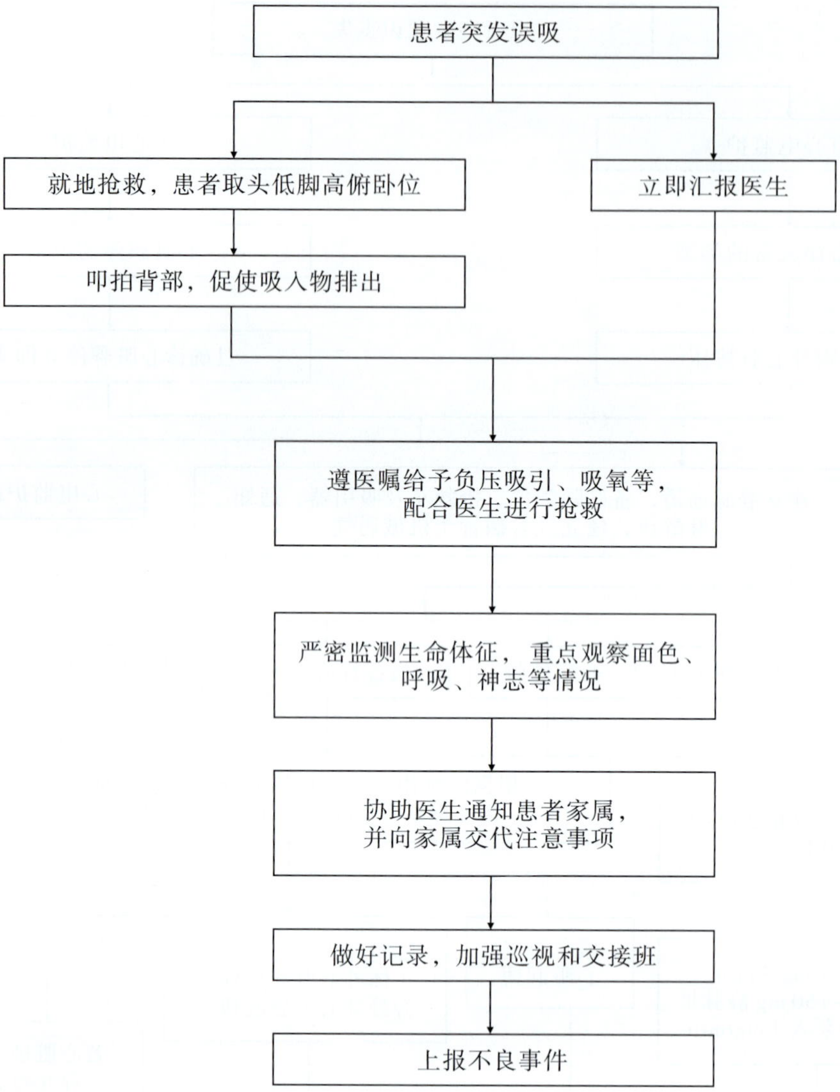

图 22-26　发生误吸的应急方案

二十七、病房发现艾滋病或疑似艾滋病患者的应急方案

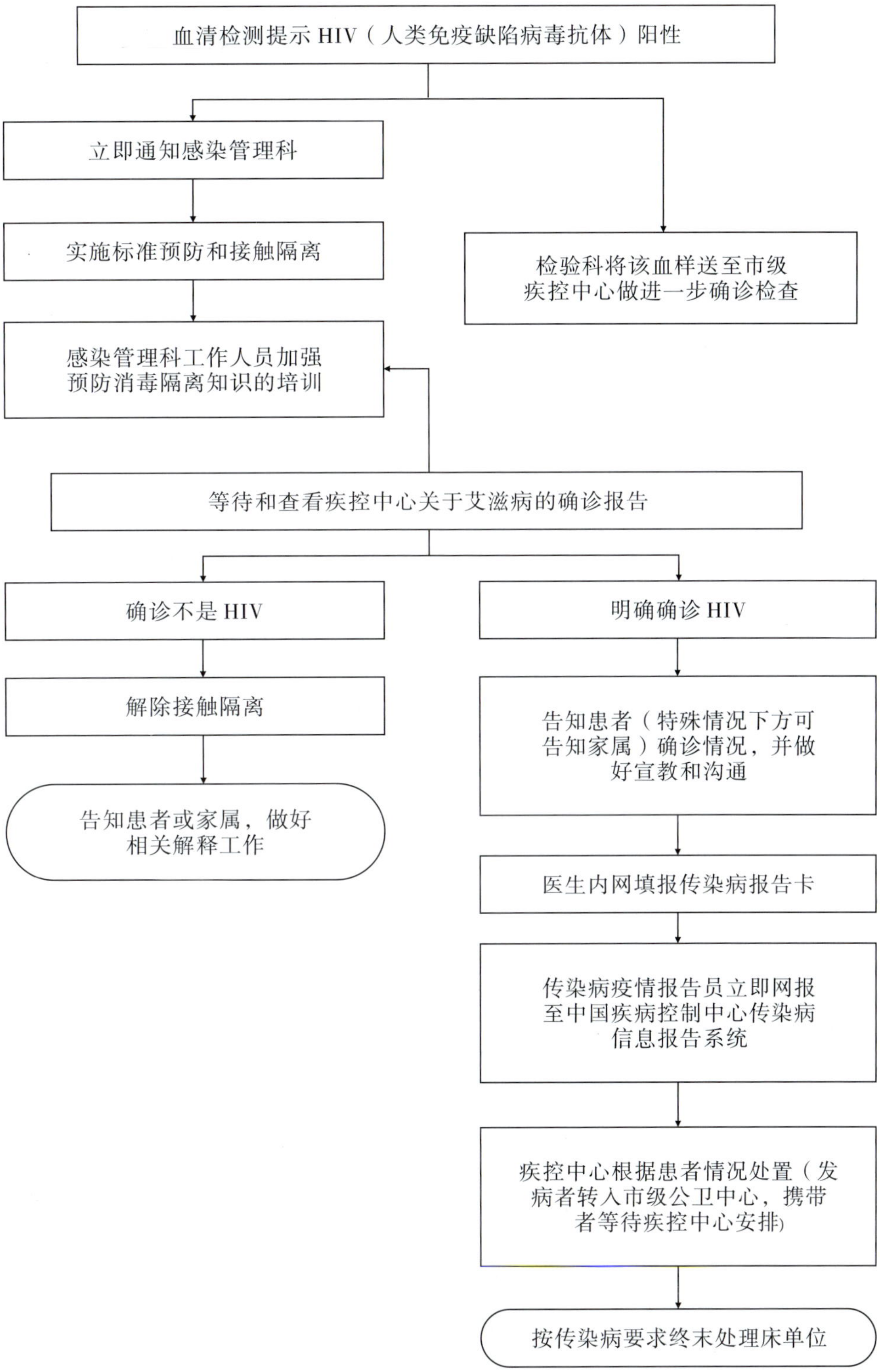

图 22-27　病房发现艾滋病或疑似艾滋病患者的应急方案

二十八、医务人员职业暴露（锐器伤）处理应急方案

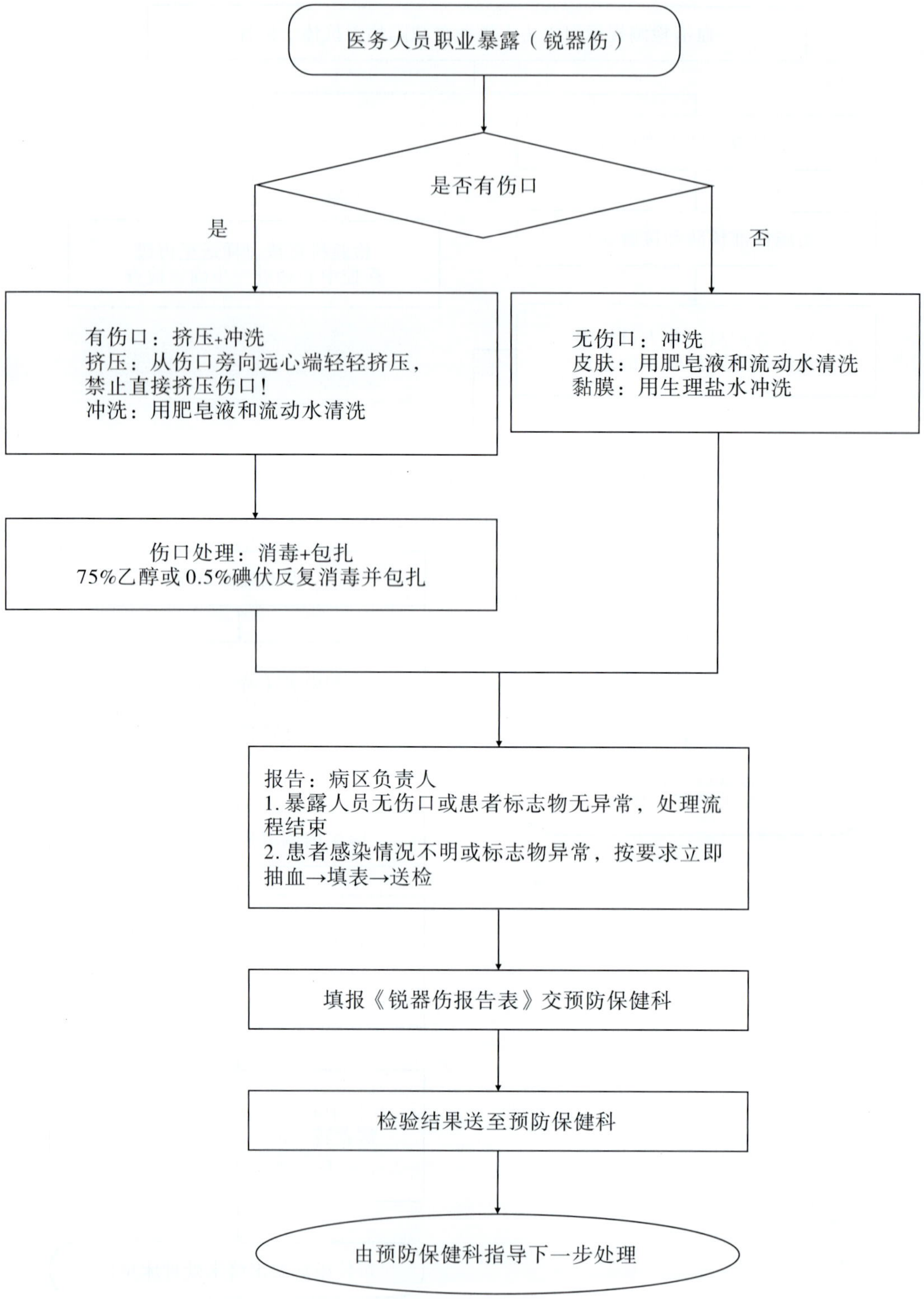

图 22-28　医务人员职业暴露（锐器伤）处理应急方案

二十九、工作场所遇暴力的应急方案

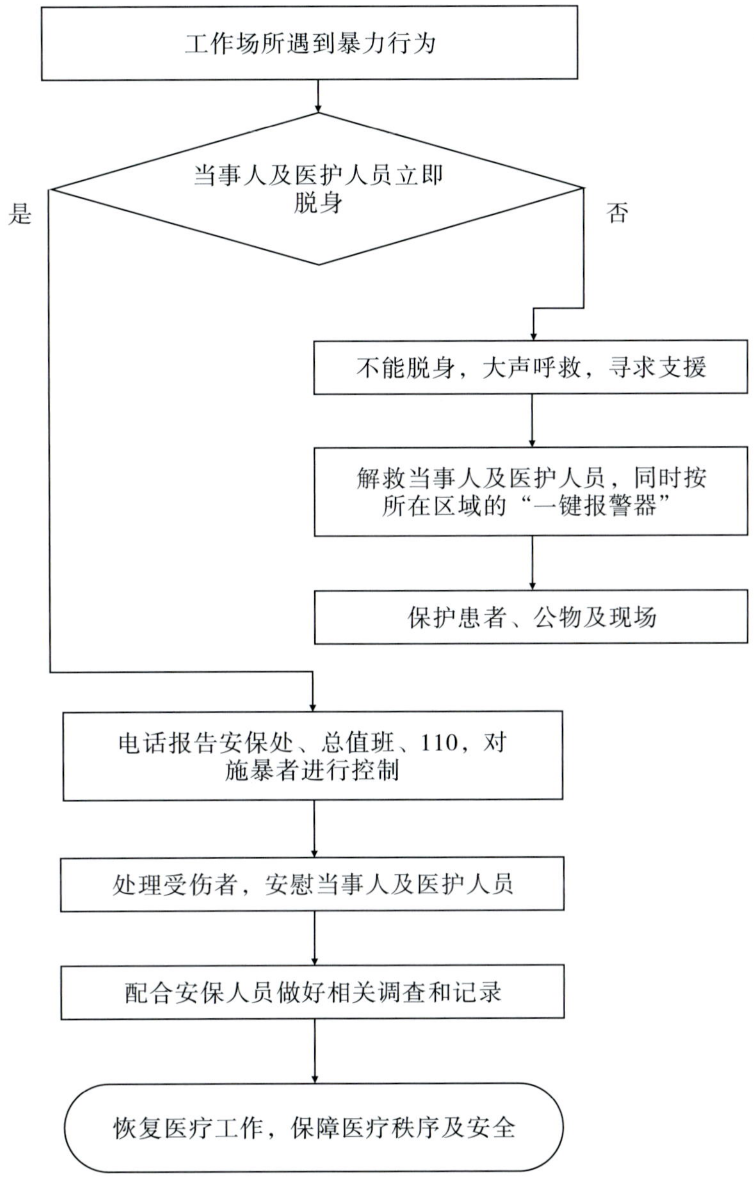

图 22-29　工作场所遇暴力的应急方案

（喻鹏铭　陈文莉）

第四篇

重症康复治疗技术展望与思考

第四篇

第二十三章

重症康复治疗技术理念的更新与进展

为重症患者提供早期康复治疗是多学科临床专家和患者之间在复杂的环境中进行一系列跨学科治疗互动的过程。大量临床实践已经证明，早期重症康复治疗在改善患者预后、提高患者生活质量和促进患者回归正常生活方面都显示出了有效性。回顾过去重症康复治疗起源的文献，主要强调了需要掌握病理生理学知识、清除气道分泌物和提供主被动的运动治疗。随着 1992 年循证医学理念的提出和英国 Cochrane 中心的成立，引发了一场持续至今的康复治疗的变革，并为其中的重症康复治疗提供了坚实证据以确定最有效的管理策略的动力。这些证据再次肯定了重症康复治疗是重症患者综合管理的重要组成部分，并支持重症康复治疗在对整个重症患者干预管理中应排在优先等级。

一、重症康复治疗理念的更新

1. 对重症康复情况的认识：当患者在严重疾病时会出现快速肌肉损失（外周肌肉以每天 1% 的速度丢失，而呼吸肌肌肉更以每天 3% 的速度丢失），这种情况在多器官衰竭的患者中表现更为明显。对于危重疾病的幸存者来说，肌肉力量和身体功能的损伤往往影响深远。重症获得性无力是指临床可检测到的无力，并排除了非特异性炎症之外的其他原因。接受机械通气 >48 h 的患者中普遍存在这种情况，其发病率在 25%~40%，在患有多器官衰竭的患者中这个比例更高。

纵向研究有助于我们了解重症患者的生存负担。即使重症患者出院之后，在很长一段时间仍持续存在肌肉无力以及身体、认知和心理健康问题，这种问题可能还会对患者的家属产生影响。这种对患者和患者家属造成持续影响的问题统称为重症监护后综合征。此外，与不需要入住重症监护病房的患者相比，危重症幸存者的再入院率和出院后对医疗和其他卫生服务的持续需求也会更高。因此，生存不仅对患者及其家人产生长期后果，而且对医疗保健系统也产生潜在的经济后果。

2. 将重症康复治疗融入重症监护环境：创建有活力的重症监护室，这是一种对重症患者综合治疗的新理念。这种将康复治疗融入重症康复病房的理念可以鼓励患者更有动力去接受治疗并且保持对抗疾病的斗志。过去重症救治除关注患者的存活率之外，还关注疼痛、躁动和谵妄 3 大症状。现在在此基础上还提出了更高的要求，将疼痛评估和管理、谵妄评估和管理、促醒、呼吸协调、早期活动、睡眠监测和管理以及家庭参与等整合为新的重症综合集束化管理模式，使得所有患者能够在进入重症病房的早期就能被医疗救治团队的所有成员鼓励更早地接受早期活动和体位管理。最近的一项荟萃分析表明，重症病房中早期活动的潜在安全事件发生率非常低（总体 <2%），最常见的是心血管或呼吸稳定性的短暂变化，但这些变化均不需要医生使用额外的医疗干预。Schweickert 及其同事在 2009 年进行了首次随机对照试验，证实入院 48 h 内开始的早期物理和职业治疗能使患者在出院时有更好的身体功能，同时减少谵妄的发生，并缩短机械通气时间。

3. 重症康复治疗需要考虑的其他因素：到目前为止，在重症康复领域使用的结果指标存在相当大的异质性，这妨碍了评价研究之间的结果。重症康复专家需要就从患者进入重症病房到离开重症病房后整个过程的核心结局指标达成共识，应仔细考虑测量属性（有效性、可靠性和响应性）；措施的临床效用以及下限和上限效应需要在患有危重疾病的个体中具体确定；需要继续阐明评估患者预后改善的最佳时机和方法。

虽然重症康复治疗已成为重症患者综合管理中的一个优先等级的治疗选项，但它仍严重低估了呼吸管理对危重患者的重要作用。单从物理治疗的角度来看，在为重症患者进行康复治疗的个体化过程中至少应考虑两个方面：气道管理和促进呼吸机撤离。清除气道分泌物仍然是物理治疗师的重要工作，但是现在物理治疗师却主动将这项工作交由护士的吸痰和呼吸治疗师的纤支镜替代。事实上，物理治疗师所采取的气道廓清技术可能在清除气道分泌物的基础上还有更多深层的目的，如优化通气血流比值、促进肺复张等，而这些非侵入性的操作还能最大限度地降低感染的风险和对气道的创伤。但是最近几乎很少见到这类的研究报道。1 项调查显示仅 1/3 的澳大利亚物理治疗师在监护病房中使用这些技术。协助呼吸机撤离在重症康复治疗中的证据和地位正在逐步提高，如很多物理治疗师开始为重症患者进行吸气肌训练，以尽量减少呼吸肌的功能障碍，促进成功撤离机械通气，并尽量减少呼吸肌的继发性损伤。

二、重症康复治疗的进展

随着科技的发展与医学的进步，重症康复治疗正在向更加智能化、个性化和人性化的方向发展。未来的康复医学需要继续探索和整合各种资源和知识，以确保每个患者都能获得最适合自己的治疗和关怀。

随着医学技术的进步，重症医学和康复治疗日益受到重视。在提高患者存活率的同时，如何优化患者的康复过程、增进其生活质量，已成为医学研究的关键议题。

综合这些技术的应用，患者的康复过程不仅关注生理康复，还包括心理和社会适应方面的支持，以促进患者全面回归社会和生活。

多感官刺激治疗通过视觉、听觉和触觉刺激促进患者的神经恢复；而基于游戏的 VR 训练则利用虚拟环境中的互动游戏提高患者的参与度和动机，从而在康复过程中取得更好的效果。

近年来，可穿戴技术和虚拟现实在康复医学中的应用逐渐增多。这些技术为患者提供了更加个性化和互动的康复方案，特别是在运动和认知康复方面展现出潜力。多学科团队协作已成为现代康复治疗的标准配置，这种模式结合了医学、物理治疗、职业治疗以及心理支持，以提供全面的治疗方案。

预计未来几年内，随着机器人辅助康复和远程康复技术的成熟，康复治疗将变得更加高效和普及。基于人工智能和大数据分析的个性化康复计划，能更精准地满足患者的需求。通过分析患者的遗传、表型以及行为数据，医生能够制定出更为有效的治疗方案。同时，全人关怀的理念也将进一步融入重症康复治疗，不仅关注身体康复，也关注患者的心理和社会适应。

（潘化平，喻鹏铭）

第二十四章

重症康复专业现状与未来发展方向

一、重症康复专业现状

康复医学作为“四位一体”医学新概念的组成部分，它的学科内涵不仅仅是医疗程序上“时间的延续”，而是医疗程序的“叠加”。因此，随着重症医学的迅速发展，重症康复也随之蓬勃发展。近年来ICU的救治已不再局限于专科病患，更多患者涉及多个学科。对于二级医院以上综合ICU的大部分危重患者而言，康复医学可以参与的工作范围及内容也在不断开拓。另一方面，在当今分级诊疗大背景下，重症康复是三甲医院康复发展的必然，承担着急性期、重症、疑难、复杂少见疾病和损伤的临床康复工作。因此，重视重症康复治疗的发展，拓展学科内涵显得尤为重要。我们通过对重症康复临床工作情况的调查，了解到了重症康复治疗在临床工作中的现状和面临的挑战。

目前国内外开展重症康复的形式主要有两种：ICU床旁康复和重症康复单元的集中康复，后者有康复医生主导或临床医生主导两种形式。因此，我们关于重症康复治疗技术临床工作开展情况的调查中覆盖了各种级别医院不同职称、不同执业范围/类别的工作人员，能较真实地反映目前现状。

重症监护环境是包括ICU、高度依赖病房、烧伤监护病房（burn intensive care unit，BICU）、外科监护病房（surgical intensive care unit，SICU）和内科监护病房（medical intensive unit，MICU）等环境的统称。在以上重症监护环境下开展的多学科团队协作的康复治疗为重症康复，可为患者提供24 h密切医疗监测和照护；同时可开展积极床旁康复训练，在治疗原发疾病的基础上预防并发症，改善功能结局并缩短ICU停留时间和住院时间。本次调查表明，各重症康复单元主要收治神经重症（84%）和呼吸重症（64.3%）患者，康复治疗技术的开展也主要围绕这些患者展开。但受限于医院综合能力等的影响，不同级别医院的收治标准有所不同。三级医院对合并症和并发症较多的复杂重症患者的收治更为积极，二级医院更关注单纯严重肢体功能障碍，而一级医院对于重症康复患者的收治比其他属性医院有所欠缺。

康复评定在患者康复治疗过程中运用较

为广泛，为患者的康复治疗提供了有效的参考，是康复治疗过程中不可缺少的部分。与传统康复不同，重症康复的康复评估应增加安全性评估。大量研究证据证明了重症康复治疗的安全性，但严谨的安全性评估可以进一步提高康复治疗的安全性。我们的调查发现，评估量表的使用体现了一定的职业特点，非康复医生比其他临床工作人员对日常生活能力量表考虑较少（$P<0.001$），康复医生比非康复医生对 APCHE II 评分考虑较少（$P<0.001$），护士对 VTE 评分更加重视（$P<0.001$），康复治疗师对 VTE 评分（$P<0.001$）和 APCHE II 评分（$P<0.001$）考虑较少。相对于一级医院，三级医院的临床工作人员比其他属性医院的临床工作人员对于重症康复评定更加重视。

ICU 患者抢救生命之后存在的三大问题包括躯体问题、认知问题和精神问题。其中躯体问题以 ICU 获得性衰弱最为常见，可继发谵妄、撤机困难等一系列问题。重症康复以改善患者的功能为核心，提高患者的生活水平为目标，因此重症康复治疗技术的核心是早期移动性技术。一项来自德国 168 个 ICU 的 783 名重症患者的调查研究提示，运动治疗的普及率较低，发现仅 24% 的患者行床上移动训练。与 2013 年、2014 年澳大利亚、德国的调查相比，我们的调查发现被调查对象中，82% 的临床工作人员认为运动治疗非常重要并已常规开展；但其他功能障碍的评估和治疗开展则不尽如人意，尤其是一级医院标准吞咽功能评价量表（$P<0.001$）、认知功能评定（$P<0.001$）、VTE 评分（$P<0.001$）、ADL 评定（$P<0.001$）和临床肺部感染评定（$P<0.001$），重视程度远远不级三级医院。近年来国内学者逐渐开始重视重症康复领域，如 2017 年成立中国康复医学会重症康复委员会，重症康复相关书籍的大量翻译出版，2018 年神经重症康复共识的发布以及近期很多医院逐渐开展的一系列重症康复研究，这些都反映出国内重症康复领域的蓬勃发展。但我们的调查也发现了重症康复治疗技术的局限，在 ICU 的康复更限于翻身和主动或被动的关节活动度训练；尤其是患者机械通气时，提示仍然需要大力推广多种综合性治疗模式，多学科团队合作的机制和流程也需要进一步完善。

本次调查还存在一定的局限性。首先，本研究可能受到霍桑效应的影响，被调查者的回答行为可能发生修饰。其次，同一家中心可能有多人参与调查，没有剔除潜在的互相冲突的回答。未来的研究可在此基础上进一步完善。

随着医学技术的不断进步，重症康复的治疗手段更加多样化，重症康复团队的协作机制更加完善，医生、护士、康复治疗师等的专业素质进一步提高。总而言之，重症康复领域正处于快速发展的阶段，需要加强重症康复领域的投入，提高康复资源的供给能力，加强重症康复专业临床工作人员素质的培养，以及开展更为专业的康复服务，使更多的患者能够受益于重症康复治疗，提高生活质量。

二、重症康复治疗的未来发展方向

近 10 年出现的一些重症康复治疗新模式将对未来康复产生持续影响，同时也需要进一步的探索和验证。重症患者是一类高度异质的群体，没有统一的诊断。因此，重症患者中的不同亚组可能对相同的康复治疗干预存在显著的不同反应。这是一个基于近期随机对照试验二次分析的新兴主题，这些分析强调了合并症、年龄、机械通气时间和性别对重症康复治疗反应的潜在影响。重症患者在进入监护病房前的健康状况包括合并症、病前身体功能和虚弱对其后恢复轨迹存在的影响，形成了重症患者恢复的不同轨迹。因此，需要更好地了解患者进入监护病房前的健康状况，转出重症病房后的残疾和康复之间的相互作用，同时还应建立不同患者出监护病房后康复的轨迹，而这些目前未知的领域都将对为该类患者提供康复治疗的个性化决策提出重大挑战。

鉴于最近发表的研究，未来重症康复治疗领域不仅需要确定对康复治疗干预最有效的患者表型，还需要确定最有效的干预时机和类型。迄今为止，没有证据表明某种特定类型的干预措施比另一种干预措施更有效。同时，还需要意识到重症患者的多病共存问题带来的多种功能障碍。因此，如何整合多种重症康复干预措施，并与临床治疗协同推进仍是极大的挑战。

如何评价重症康复治疗带来的最佳结果终点也需要关注。将超声检查引入对康复治疗疗效的评价是一个很好的例子。它不仅仅使康复治疗的疗效有了更客观的评价，同时也推进了康复治疗和临床治疗的有机结合，使临床专家也能更好地理解重症康复对整个治疗到底发挥了什么样的作用。然而，重症康复超声的应用仍处于起步阶段，需要进一步研究来标准化成像程序并了解这种测量工具的有效性和响应性。该领域的物理治疗师也开始对患者离开监护病房后功能障碍的基本科学机制越来越感兴趣。未来的重症研究也将越来越多地包括可能影响康复决策的生物变化的报告。

重症康复的未来发展到底会怎样呢？我们不难从COVID-19的大流行中对重症康复需求急剧的增加中找到希望，并通过这次全球性一致行动的实践进一步强调其重要性，使社会和公众难以忽视。在大流行期间增加对重症康复治疗技术的快速革新和远程服务模式的推广，使那些原本对重症康复一无所知或者不感兴趣的患者和医疗专家开始重新认识重症康复治疗的力量。有理由相信，未来重症康复治疗仍会面对困难和挑战，尤其需要回答现在还模棱两可的问题。但是，重症康复治疗理念的推广和普及，才使得我们有了创新的动力和通过实践来回答这些问题的机会。人们对新技术、身体活动水平、不同国家卫生系统的变化以及对共病和老龄化社会的日益关注，将决定重症康复治疗的下一步发展。持续的研究对于跟上这些变化至关重要。

重症康复治疗目前面临专业人才短缺和资源分配不均的挑战。虽然早期干预和多学科合作已被普遍认为是提高康复效果的重要因素，但在实际操作中，优质资源的不平等分配仍是一个难题。尤其是在低收入地区，这一问题更为突出。

为了提升康复治疗的可及性，多国政府已开始扩大政策支持力度，扩大保险覆盖范围，并投入专项资金支持康复医学的发展。

尽管技术和设备的发展对重症康复治疗及预后带来了积极的影响，但在不同的地区和患者群体中的普及率和应用效果仍存在差异。因此，对于如何将这些技术有效整合到个体化康复治疗计划中，仍需要持续的研究和政策支持。

（喻鹏铭，潘化平）

参考文献

[1] Payen JF, Bru O, Bosson JL, et al. Assessing pain in critically ill sedated atients by using a behavioral pain scale [J]. Crit Care Med, 2001, 29(12): 2258–2263.

[2] Schnaker C, Chatelle C, Demertzi A, et al. What about pain in disorders of consciousness? [J].AAPS J,2012, 14(3):437–444.

[3] Teasdale G, Jennett B.Assessment of coma and impaired consciousness.A practical scale[J].Lancet, 1974, 2(7872): 81–84.

[4] Eken C, Kartal M, Bacanli A, et al. Comparison of the full outline of unresponsiveness score coma scale and the Glasgow coma scale in an emergency setting population[J]. Eur J Emerg Med, 2009, 16(1):29–36.

[5] Wijdicks EF, Bamlet WR, Maramattom BV, et al. Validation of a new coma scale：the FOUR score[J]. Ann Neurol, 2005, 58(4): 585–593.

[6] Wijdicks EF, Kramer AA, Rohs TJr, et al.Comparison of the full outline of unresponsiveness score and the Glasgow coma scale in predicting mortality in critically ill patients[J]. Crit Care Med, 2015, 43(2): 439–444.

[7] Giacino JT, Kalmar K, Whyte J. The JFK coma recovery scale–revised：measurement characteristics and diagnostic utility[J]. Arch Phys Med Rehab, 2004, 85:2020–2029.

[8] McAleese A, Wilson CF, McEvoy M, et al. Comparison of SMART and WHIM as measurement tools in routine assessment of PDOC patients[J]. Neuropsychol Rehabil,2018,28(8):1266–1274.

[9] Davies PL, Chang WP, Gavin WJ. Middle and late latency ERP components discriminate between adults, typical children,and children with sensory processing disorders[J]. Front Integr Neurosci,2010,4:16.

[10] Vanhaudenhuyse A, Laureys S, Perrin E. Cognitive event–related potentials in comatose and post–comatose states[J]. Neurocrit Care,2008,8:262–270.

[11] Kearon C,Akl EA, Ornelas J,et al.Antithrombotic Therapy for VTE Disease: CHEST guideline and expert

panel report[J].Chest,2016,149(2):315–352.

[12] Report on stroke prevention and treatment in China writing group. Brief report on stroke prevention and treatment in China, 2019 [J]. Chin J Cerebrovasc Dis, 2020, 17(5): 272–281.

[13] Yang SN, Pyun SB, Kim HJ,et al. Effectiveness of non–invasive brain stimulation in dysphagia subsequent to stroke: a systenic review and meta–analysis [J]. Dysphagia, 2015,30(4):383–391.

[14] Virani SS, Alonso A, Aparicio HJ, et al. Heart disease and stroke statistics: 2021update:a report from the American Heart Association [J]. Circulation, 2021, 143(8): e254–e743.

[15] Lizy C.Swinnen W,Labeau S,et al. Cuff pressure of endotracheal tubes after changes in body position in critically ill patients treated with mechanical ventilation [J]. AJCC,2014, 23(1):e1–e8.

[16] Kim HC, Lee YH, Kim E, et al. Comparison of the endotracheal tube cuff pressure between a tapered–versus a cylindrical–shaped cuff after changing from the supine to the lateral flank position [J]. Can J Anaesth.2015.62 (10):1063–1070.

[17] Blaser AR, Starkopf J, Alhazzani W, et al. Early enteral nutrition in critically ill patients: ESICM Clinical Practice Guidelines [J]. Intensive Care Med, 2017, 43(3): 380–398.

[18] Kondrup J, Rasmussen HH, Hamberg O, et al. Nutritional risk screening (NRS 2002): a new method based on an analysis of controlled clinical trials[J]. Clin Nutr, 2003, 22(3):321–336.

[19] Khalid I, Doshi P, DiGiovine B. Early enteral nutrition and outcomes of critically ill patients treated with vasopressors and mechanical ventilation[J]. Am J Crit Care, 2010, 19(3):261–268.

[20] Singer P, Blaser AR, Berger MM, et al. ESPEN guideline on clinical nutrition in the intensive care unit[J]. Clin Nutr, 2019, 38(1):48–79.

[21] Rabadi MH,Coar PL,Lukin M,et al. Intensive nutritional supplements can improve outcomes in stroke rehabilitation[J]. Neurology ,2008, 71:1856–1861.

[22] Aquilani R, Scocchi M, Iadarola P, et al. Protein supplementation may enhance the spontaneous recovery of neurological alterations in patients with ischaemic stroke[J]. Clin Rehabil, 2008, 22, 1042–1050.

[23] Kondrup J, Allison SP, Elia M, et al. ESPEN guidelines for nutrition screening 2002[J]. Clin Nutr, 2003, 22,415–421.

[24] Detsky AS, McLaughlin JR, Baker JP, et al. What is subjective global assessment of nutritional status [J]? JPEN J Parenter Enteral Nutr,1987,11:8–13.

[25] Bauer J, Capra S, Ferguson M. Use of the scored patient–generated subjective global assessment (PG–SGA) as a nutrition assessment tool in patients with cancer[J]. Eur J Clin Nutr, 2002, 56:779–785.

[26] Vellas B, Guigoz Y, Garry PJ, et al. The mini nutritional assessment (MNA) and its use in grading the nutritional state of elderly patients[J]. Nutrition, 1999, 15:116–122.

[27] Barone L, Milosavljevic M, Gazibarich BI. Assessing the older person: is the MNA a more appropriate nutritional assessment tool than the SGA[J]. Nutr Health Aging, 2003, 7(1):132–171.

[28] Stratton RJ, Hackson A, Longnore D, et al. Malnutrition in hospital outpatients and inpatients: prevalence, concurrent validity and ease of use the "Malnutrition Universal Screening Tool" (MUST) for adults[J].

British Journal of Nutrition, 2004, 92,799–808.

[29] Teitelbaum D, Guenter P, Howell WH, et al. Definition of terms, style, and conventions used in A.S.P.E.N. guidelines and standards[J]. Nutr Clin Pract, 2005, 20:281–285.

[30] McClave SA, Martindale RG, Vanek VW, et al. Guidelines for the provision and assessment of nutrition support therapy in the adult critically ill patient: society of Critical Care Medicine (SCCM) and American Society for Parenteral and Enteral Nutrition (A.S.P.E.N.)[J]. JPEN, 2009, 33:277–316.

[31] Kirchhof P, Benussi S, Kotecha D, et al.2016 ESC Guidelines for the management of atrial fibrillation developed in collaboration with EACTS[J]. Europace, 2016,18(11): 1609–1678.

[32] January CT, Wann LS,Calkins H,et al.2019 AHA/ACC/HRS focused update of the 2014 AHA/ACC/HRS guideline for the management of patients with atrial fibrillation[J]. JACC, 2019. 74(1)104–132.

[33] 王陇德 . 中国脑卒中防治报告 [M]. 北京 : 人民卫生出版社 ,2017.

[34] 李国宏 . 护理技术操作 [M]. 南京：东南大学出版社 ,2015.

[35] 中华医学会重症医学分会 . 中国成人 ICU 镇痛和镇静治疗指南 [J]. 中华危重病急救医学 ,2018,30(6):497–514.

[36] 中华医学会重症医学分会 . 中国成人 ICU 镇痛和镇静治疗指南 [J]. 中华重症医学电子杂志 ,2018,4(2):9–113.

[37] 王长远 , 曹涛 , 汤辉 , 等 . NEWS 评分 MEWS 评分和 APACHE Ⅱ评分对急诊内科抢救室患者的评估价值 [J]. 中国急救医学 , 2017,37(2):123–126.

[38] 毕红英 , 唐艳 , 王迪芬 . 重症患者的营养风险评估及其预后分析 [J]. 中华危重病急救医学 ,2016,28(6):557–562.

[39] 谭玉花 . 脑卒中患者良肢位姿势纠正相关康复护理标识设计及护理应 [J]. 国际护理学杂志 ,2019,38(9) :1235–1237.

[40] 兰红珍 , 何华英 , 高旭东 , 等 .Bobath 技术运用于失能老年患者体位转移的研究 [J]. 护理学杂志 ,2017,32(19):37–40.

[41] 中国吞咽障碍膳食营养管理专家共识组 . 吞咽障碍膳食营养管理中国专家共识 (2019 版)[J]. 中华物理医学与康复志 ,2019,41(12): 881–888.

[42] 郑窑文 , 蒋莉莉 , 胡嘉乐 , 等 . 口腔护理临床实践指南的质量评价及内容分析 [J]. 中国护理管理 ,2018,18(3):345–351.

[43] 黄丹 , 雷海燕 . 口腔护理临床实践指南的质量评价与内容分析 [J]. 中医药管理杂志 ,2019,27(17):63–65.

[44] 王宇霞 , 夏欣华 . 体位改变对人工气道机械通气患者气囊压力的影响 [J]. 中国实用护理杂志 ,2018,34(9) :698–700.

[45] 吴彦烁 , 宿桂霞 , 尹彦玲 .4 种临床因素对人工气道气囊压力的影响 [J]. 中华护理杂志 ,2017,52(8):934–937.

[46] 罗雯 . 容量 – 时间曲线法管理套囊压力的效果观察 [J]. 吉林医学 ,2016,37(8):2100–2101.

[47] 孙建华 , 刘金榜 , 郭海凌 , 等 . 自动调节气囊压力对预防呼吸机相关性肺炎效果的 Meta 分析 [J].

中国护理管理 ,2017,17(3):319-325.
[48] 李华才 , 林钊华 . 持续泵入碳酸氢钠湿化气道预防真菌性肺炎的效果研究 [J]. 实用心脑肺血管病杂志 ,2013,8(21):119-120.
[49] 何俊华 , 杜丽红 , 张惠 . 微量泵持续湿化人工气道的疗效观察与护理 [J]. 基础护理 ,2013, 10(10):146-147.
[50] 梁娟 , 白博 , 胡雪慧 . 人工气道湿化的研究进展 [J]. 中国医药导报 ,2016, 1336:81-84.
[51] 姜曼 , 敖薪 . 人工气道管理标准的研究与应用现状 [J]. 中华护理杂志 ,2016,51(12):1479-1482.
[52] 赖伟群 . 雾化吸入在人工气道患者中的价值 [J]. 中外健康文摘 ,2012,09(16):248-249.
[53] 冯萍 , 唐燕 . 不同声门下冲洗方式对呼吸机相关性肺炎的影响 [J]. 护理学杂志 ,2016,31(5):39-40.
[54] 郭妙兰 , 温李滔 , 郭锦兰 , 等 . 持续声门下吸引预防呼吸机相关性肺炎的 Meta 分析 [J]. 中国实用护理杂志 ,2015,31(15):1154-1159.
[55] 林乐丹 , 林玲霞 . 持续声门下吸引在晚发性呼吸机相关性肺炎预防中的应用价值 [J]. 中国基层医药 ,2015,10:1458-1460.
[56] 詹梦梅 , 王建宁 , 周松 , 等 . 间歇声门下吸引预防 ICU 患者呼吸机相关性肺炎的 Meta 分析 [J]. 中国护理管理 , 2018, 2: 206-213.
[57] 江方正 , 张靖宜 , 叶向红 , 等 , 机械通气患者声门下吸引的护理进展 [J]. 解放军护理杂志 , 2017, 3: 42-46.
[58] 《中国血栓性疾病防治指南》专家委员会 . 中国血栓性疾病防治指南 [J]. 中华医学杂志 ,2018,98(36):2861-2888.
[59] 李晓强 , 张福先 , 王深明 , 等 . 深静脉血栓形成的诊断和治疗指南（第三版）[J]. 中华血管外科杂志 ,2017,4:201-208.
[60] 中华医学会呼吸病学分会肺栓塞与肺血管病学组 , 中国医师协会呼吸医师分会肺栓塞与肺血管病工作委员会 , 全国肺栓塞与肺血管病防治协作组 . 肺血栓栓塞症诊治与预防指南 [J]. 中华医学杂志 ,2018,14:1060-1087.
[61] 中国医师协会心血管内科医师分会 , 中国医师协会心血管内科医师分会血栓防治专业委员会 , 中华医学会消化内镜学分会 , 等 . 急性冠状动脉综合征抗栓治疗合并出血防治多学科专家共识 [J]. 中华内科杂志 ,2016,55(10):813-824.
[62] 中华医学会心血管病学分会 , 中国老年学学会心脑血管病专业委员会 . 华法林抗凝治疗的中国专家共识 [J]. 中华内科杂志 ,2013,52(1):76-82.
[63] 张澍 , 杨艳敏 , 黄从新 , 等 . 中国心房颤动患者卒中预防规范 (2017) [J]. 中华心律失常学杂志 , 2018, 22(01): 15-30.
[64] 中国医师协会心血管内科医师分会血栓防治专业委员会 , 中华医学会心血管病学分会介入心脏病学组 , 中华心血管病杂志编辑委员会 . 急性冠状动脉综合征特殊人群抗血小板治疗中国专家建议 [J]. 中华心血管病杂志 ,2018,46(04): 255-266.
[65] 中华医学会心血管病学分会动脉粥样硬化与冠心病学组 . 冠心病双联抗血小板治疗中国专家共识 [J]. 中华心血管病杂志 ,2021,49(05): 432-454.